PRAXISBUCH
Reflexzonenmassage

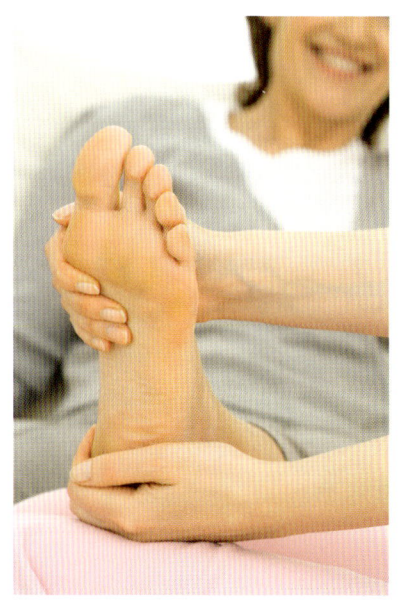

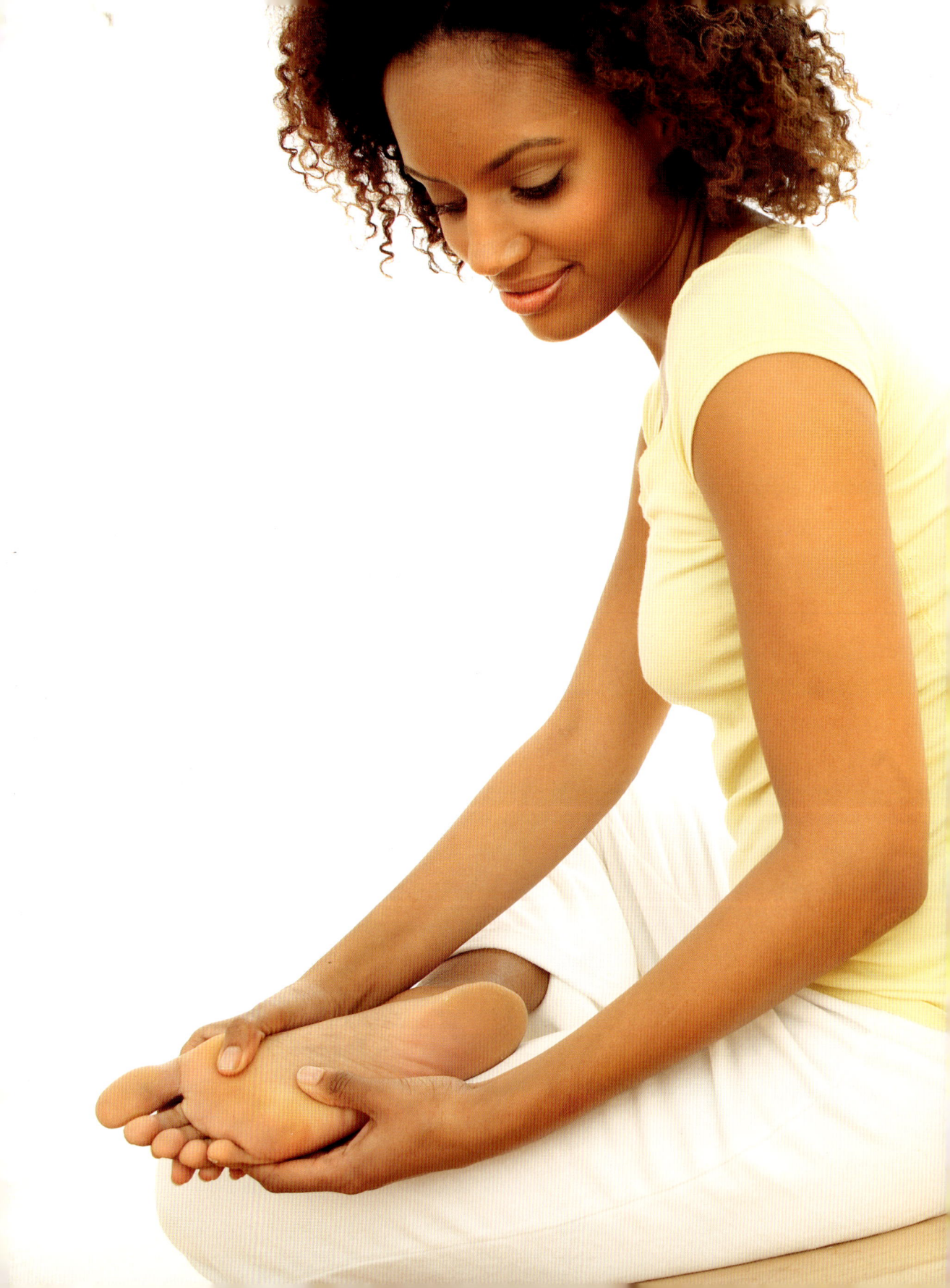

PRAXISBUCH
Reflexzonenmassage

Barbara und Kevin Kunz

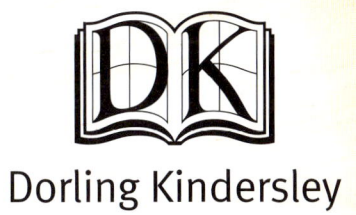

Dorling Kindersley

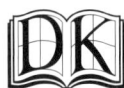

DORLING KINDERSLEY
London, New York, Melbourne, München und Delhi

Lektorat Jo Godfrey Wood
Bildredaktion Peggy Sadler
Redaktion Aditi Ray, Andrea Bagg, Diana Vowles
Gestaltung Arunesh Talapatra
Cheflektorat Penny Warren
Chefbildlektorat Marianne Markham
Herstellung Rebecca Short
Art Director Peter Luff
Programmleitung Mary-Clare Jerram
Fotos Ruth Jenkinson

Für die deutsche Ausgabe:
Programmleitung Monika Schlitzer
Projektbetreuung Kerstin Uhl
Herstellungsleitung Dorothee Whittaker
Herstellung und Covergestaltung Anna Strommer

Bibliografische Information Der Deutschen Bibliothek
Die Deutsche Bibliothek verzeichnet diese Publikation in der Deutschen Nationalbibliografie; detaillierte bibliografische Daten sind im Internet über http://dnb.ddb.de abrufbar.

Titel der englischen Originalausgabe:
Complete Reflexology for Life

© Dorling Kindersley Limited, London, 2007
Ein Unternehmen der Penguin-Gruppe
Text © Barbara und Kevin Kunz

© der deutschsprachigen Ausgabe by Dorling Kindersley Verlag GmbH, München, 2008
Alle deutschsprachigen Rechte vorbehalten

Übersetzung Susanne Janschitz, Daniela Weise

ISBN 978-3-8310-1208-4

Colour reproduction by MDP Ltd., UK
Printed and bound in China by Sheck Wah Tong

Besuchen Sie uns im Internet
www.dk.com

Hinweis
Die Informationen und Ratschläge in diesem Buch sind von den Autoren und vom Verlag sorgfältig erwogen und geprüft, dennoch kann eine Garantie nicht übernommen werden.
Eine Haftung der Autoren bzw. des Verlags und seiner Beauftragten für Personen-, Sach- und Vermögensschäden ist ausgeschlossen.

Inhalt

6 Mit Reflexzonenmassage Ihr Leben verändern
8 Einführung

12 Grundlagen der Reflexzonenmassage

Geschichte 14 • So funktioniert es 18 • Die Reflexzonen 22 • Lage der Reflexzonen 26 • Skelett und Füße 34

36 Vorzüge fürs Leben

Zeigen Sie Anteilnahme 38 • Die heilende Berührung 40 • Gegen Stress 42 • Körperbewusstsein entwickeln 44 • Gesund älter werden 46 • Selbstbehandlung 48 • Eine natürliche Lösung 50 • Der Reflexzonen-Lifestyle 52 • Forschungsergebnisse 54 • Erfolgsgeschichten 56 • Tun Sie etwas für Ihre Füße 58 • Tun Sie etwas für Ihre Hände 62

66 Die Techniken

Vorbereitungen 68 • Grundtechniken 72 • Füße: Extras 78 • Partnermassage: Zehenunterseiten 84 • Zehenansatz 86 • Fußballen 88 • Vorderes Längsgewölbe 90 • Hinteres Längsgewölbe 92 • Fußinnenseite 94 • Zehenoberseiten 96 • Fußoberseite 98 • Fußaußenseite 100 • Linker Fuß 102 • Selbstmassage: Die Zehen 108 • Zehenansatz/Fußballen 110 • Längsgewölbe 112 • Innenseite des Fußes 114 • Obere Seite des Fußes 116 • Spann und Außenseite 118 • Rechter Fuß 120 • Hände: Extras 122 • Partnermassage: Die Finger 126 • Daumen und Ballen 128 • Obere Hand 130 • Untere Handfläche 132 • Fingeroberseiten 134 • Handrücken 136 • Die linke Hand 138 • Extras: Selbstbehandlung 142 • Selbstmassage: Finger und Daumen 146 • Daumenballen 148 • Oberer Teil Handfläche 150

• Handmitte und -ballen 152 • Fingeroberseiten 154 • Handrückseite 156 • Die rechte Hand 158 • Hilfsmittel für die Massage 160 • Golfballmassage 168 • 1. Schritt 170 • 2. Schritt 171 • 3. Schritt 172 • 4. Schritt 173 • 5. Schritt 174 • 6. Schritt 175 • 7. Schritt 176 • Entspannung für die Füße 178 • Entspannung für die Hände 180

182 Wirksame Kurzbehandlungen

Gezielte Behandlung 184 • Erholung nach Verletzungen 186 • Schmerzen 188 • Notfälle 190 • Gesundheitsprobleme 192 • Stress lösen 194 • Trösten und Beruhigen 198

200 Reflexzonenmassage für jede Lebensphase

Für Ihr Baby 202 • Für Ihr Kind 208 • Für Teenager 216 • Für ältere Menschen 222 • Für Frauen 230 • In der Schwangerschaft 238 • Für Männer 242

248 Beschwerden lindern

Die Gesundheit stärken 250 • Verbreitete Beschwerden 252 • Herz und Kreislauf 260 • Der Verdauungstrakt 264 • Das Hormonsystem 268 • Der Bewegungsapparat 272 • Das Nervensystem 276 • Die Atmungsorgane 280 • Die Fortpflanzungsorgane 284 • Das Harnsystem 286

288 Füße und Hände beleben

Grundlagen 290 • Selbsthilfe bei müden Füßen 292 • Programm zur Fußentspannung 294 • Gesundheitswege 302 • Vitalisierung der Füße 306 • Fußbeschwerden 310 • Müde Hände munter machen 314 • Bei müden Händen 320 • Beschwerden der Hand 326

330 Auf einen Blick

Die Übersichten 332

344 Adressen
346 Register
352 Dank

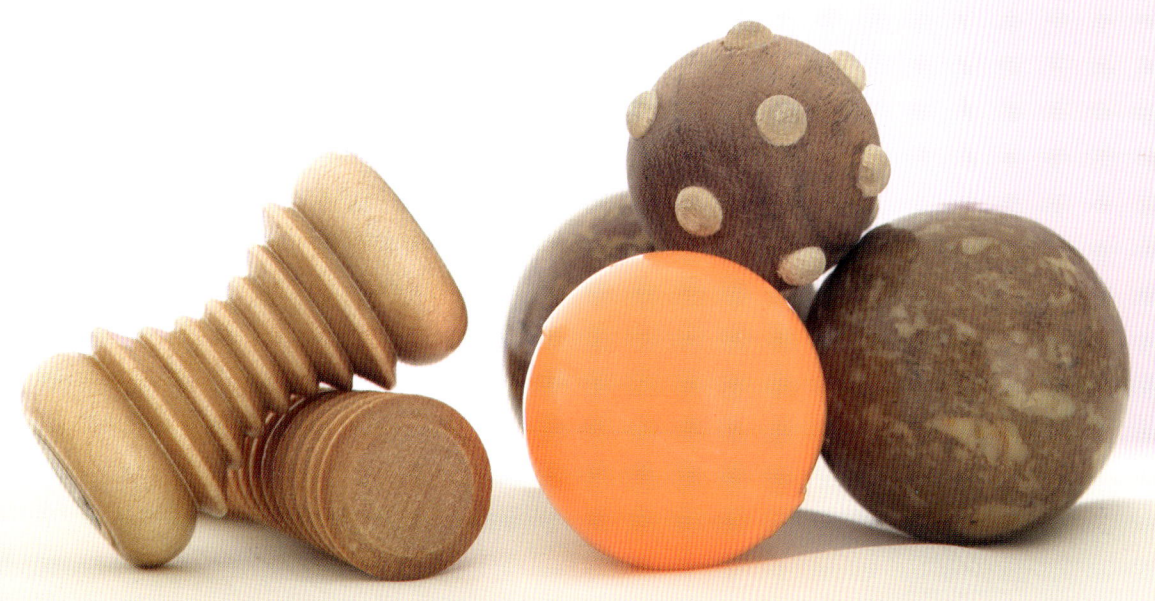

Mit Reflexzonenmassage Ihr Leben verändern

Die Reflexzonenmassage hat zahlreiche Vorzüge, man kann sie ein Leben lang einsetzen: Sie können damit die eigene Gesundheit und das eigene Wohlbefinden ebenso wie das von anderen verbessern; und sie kann in jeder Altersstufe, bei Kleinkindern ebenso wie im hohen Alter, angewandt werden.

Wir selbst, die Autoren, haben seit über 30 Jahren die Reflexzonenmassage in unser Leben integriert. Im Anschluss an einen ihrer Vorträge wurde Barbara tatsächlich einmal gefragt, ob sie die Reflexzonenmassage denn auch privat anwende. Selbstverständlich spielt sie nicht nur eine »theoretische« bzw. berufliche Rolle, sondern für uns und Millionen andere Menschen auf der ganzen Welt ist sie schon lange ein praktischer Weg, aktiv etwas für die Gesundheit zu tun. Auch Sie haben es jederzeit in der Hand, vielmehr in den Fingerspitzen!

In unserem Privatleben war die Reflexzonenmassage immer hilfreich, sie wirkte beruhigend und linderte Schmerzen. Sie erleichterte die Ängste einer Braut vor der Hochzeit und linderte die Fußschmerzen einer anderen nach der Hochzeitsfeier. Sie unterstützte eine Nichte während der Schwangerschaft und eine andere nach einer Sportverletzung. Immer konnten wir durch sie unseren Lieben beistehen und ihnen tatkräftig Hilfe leisten.

Auch in schwierigen Zeiten hat uns die Reflexzonenmassage geholfen: Wenn ein lieber Mensch Beschwerden hat, bietet sie die Möglichkeit, ihm aktiv beizustehen, statt sich einfach nur hilflos zu fühlen. Sie hilft einem Säugling ebenso wie einem 96-Jährigen, ob bei Allergien, Menstruationsproblemen, Verstopfung, Koliken, Nierensteinen, Herzbeschwerden, Infektionen, Ödemen, Rücken- und Fußbeschwerden, in der Schwangerschaft oder nach Unfällen – die Liste ist endlos.

Wenn Sie Ihr Leben durch Reflexzonenmassagen bereichern, werden Sie schnell Erfolge sehen: kurzfristig, aber auch längerfristig. Eine unserer Nichten meinte einmal: »Ich bin damit aufgewachsen. Wann immer es nötig ist, setze ich Reflexzonenbehandlungen ein. Ich habe sie auch schon anderen beigebracht.« Es handelt sich um eine einfache Maßnahme, Problemen aktiv zu begegnen.

Als Therapeuten haben wir uns jahrelang mit den geschichtlichen Entwicklungen, den Kontroversen unter Medizinern und Therapeuten, rechtlichen Fragen und den physiologischen Wirkungen der Reflexzonentherapie beschäftigt. Dabei kamen und kommen wir immer wieder zu dem Schluss, dass es sich bei unserer praktischen Arbeit und der unserer Kollegen, die wir weltweit kennenlernen durften, um eine gute Sache handelt. Uns verbindet der feste Glaube daran, dass man mit Reflexzonenmassagen tatsächlich etwas im Leben verändern kann. Und man kann auch anderen damit helfen. Antoine de Saint-Exupéry schrieb zwar: »Für Menschen gibt es keine Gärtner«, aber wahrscheinlich hat er bloß nie einen Reflexzonentherapeuten kennengelernt …

Barbara K. Kunz

Kevin M. Kunz

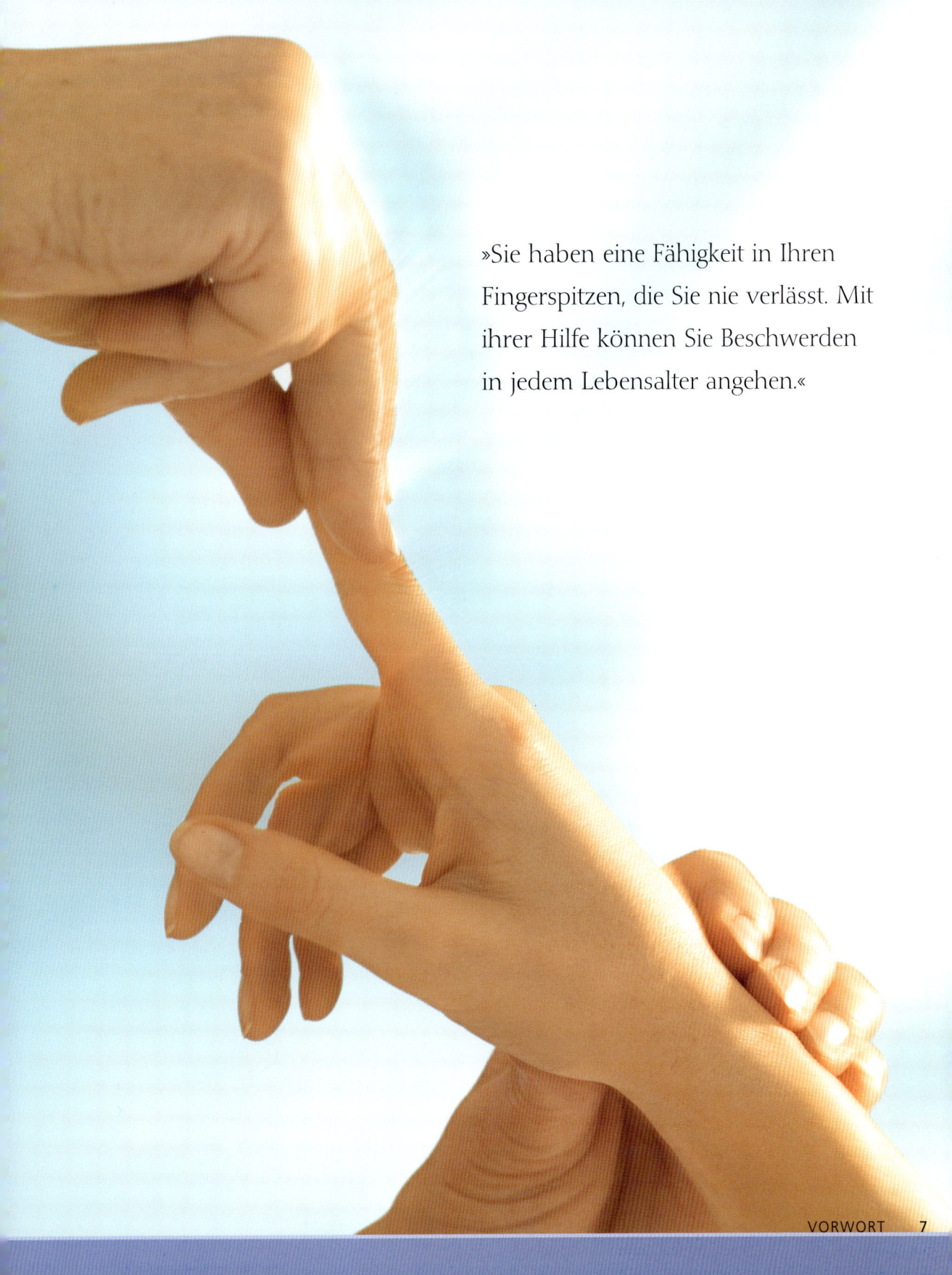

»Sie haben eine Fähigkeit in Ihren Fingerspitzen, die Sie nie verlässt. Mit ihrer Hilfe können Sie Beschwerden in jedem Lebensalter angehen.«

Einführung

Es war schon über 40 Jahre her, dass seine Mutter ihm beim Schlafengehen die Füße massiert hatte, aber mein Patient hatte es nicht vergessen. Wenn ich seine Füße behandelte, schlief er innerhalb von Sekunden mit einem Lächeln auf den Lippen ein; nur sein eigenes Schnarchen konnte ihn dann wieder aufwecken.

Die Reflexzonenarbeit ist etwas Besonderes, denn durch sie kann zwischen zwei Menschen eine einzigartige Verbindung entstehen. Mit ihr lassen sich die Belastung des Heranwachsens, der Stress durch eine Verletzung und ganz allgemein die Probleme des Alltags auf gesunde Weise reduzieren.

DIE STÄRKEN DER REFLEXZONENMASSAGE

Durch die einfachen Griffe und Berührungen bei einer Reflexzonenmassage können Sie ganz besondere Beziehungen zu Ihren Lieben aufbauen, deren Gesundheit fördern und sie spüren lassen, dass sich jemand um sie kümmert. Sie werden fühlen, dass sie geschätzt werden, und ihr Wohlbefinden steigt, denn sie können genau wahrnehmen, dass sie umsorgt werden und ihre Bedürfnisse ernst genommen werden. Außerdem können sich so bereits Kinder daran gewöhnen, ihr Leben lang ihre Gesundheit mit unaufwendigen Maßnahmen zu stärken.

Die Reflexzonenmassage fördert die Gesundheit auf vielfältige Weise und in allen Lebensphasen. Sie können in diesem Band Erfolgsgeschichten von Eltern lesen, die die Beschwerden ihrer Kinder damit linderten; von Partnern, die dadurch innige Momente der Nähe erlebten; und von älteren Menschen, die so regelmäßig das kostbare Geschenk liebevoller Berührungen erhielten. Diese Beispiele reichen von banalen Problemen bis hin zu ernsthaften, sogar lebensbedrohlichen Krankheiten und stehen für die unzähligen positiven Erfahrungen, die Menschen durch die konsequente Anwendung der Reflexzonenmassage gemacht haben.

Die Reflexzonenarbeit wirkt nicht nur über den wohltuenden Hautkontakt, sondern sie beeinflusst ganz konkret den Körper und seine Funktionen. Was ganz genau geschieht, wenn man sie anwendet, haben die Wissenschaftler noch nicht ergründet, doch man geht davon aus, dass die positiven Botschaften

> Die Reflexzonenarbeit wirkt nicht nur über den wohltuenden Hautkontakt, sondern sie beeinflusst den ganzen Körper und seine Funktionen.

über das Nervensystem transportiert werden. Die Druckrezeptoren in den Handflächen und Fußsohlen können ihre Meldungen an jeden Teil des Körpers schicken und der entsprechende Körperteil reagiert darauf, nachdem das Gehirn die Meldung aufgegriffen, ausgewertet und im Körper eine angemessene Reaktion ausgelöst hat. Das alles geschieht natürlich völlig unbewusst, wir bemerken nichts von diesen Vorgängen.

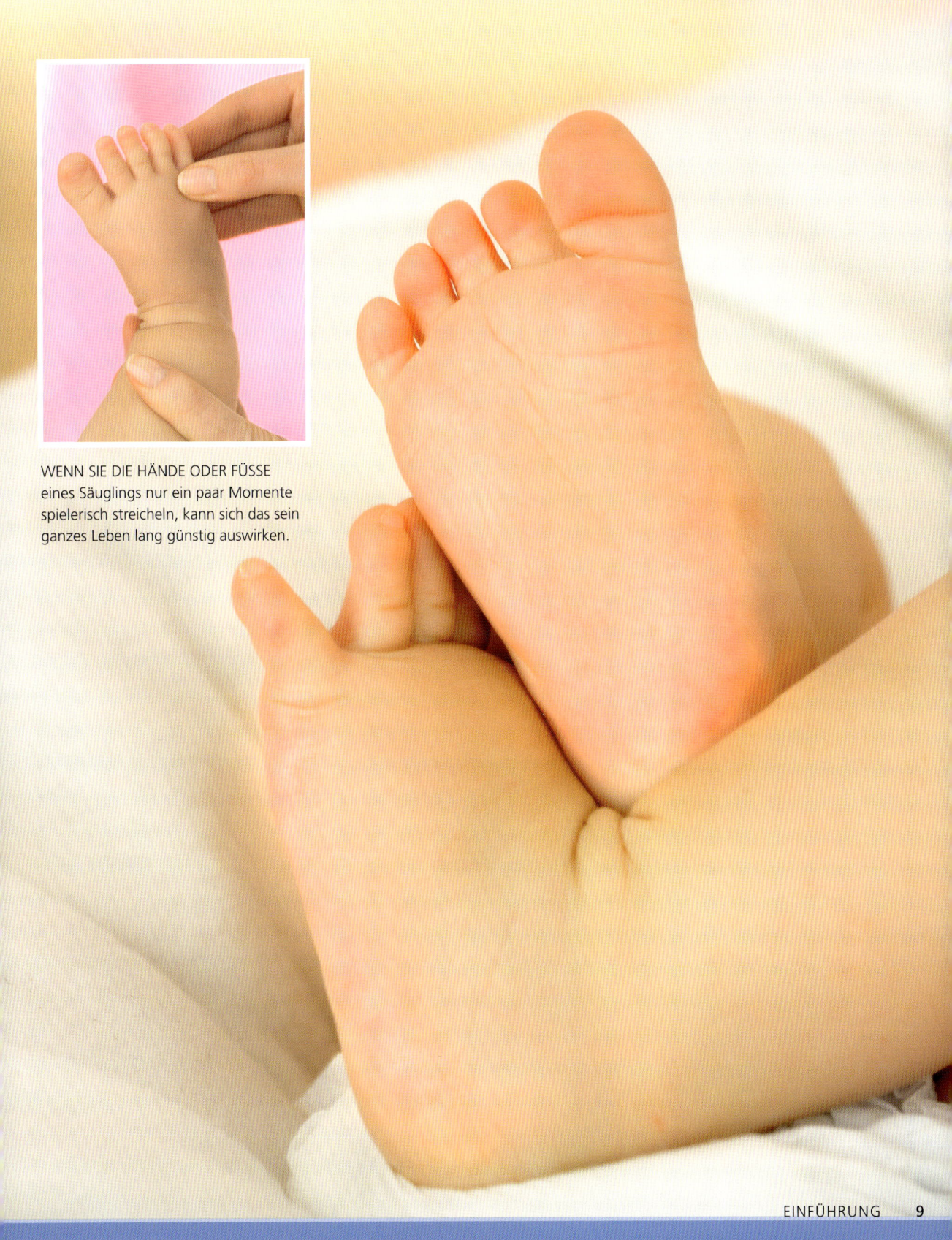

WENN SIE DIE HÄNDE ODER FÜSSE eines Säuglings nur ein paar Momente spielerisch streicheln, kann sich das sein ganzes Leben lang günstig auswirken.

Ein dramatisches Erlebnis machte Kevin einmal deutlich, was in unserem Körper passieren kann, wenn man die Fußreflexzonen massiert. Als er bei einem ganz normalen Hausbesuch gerade die Füße eines Klienten behandelte, hörte er einen Schrei, der aus dem Schlafzimmer kam: »Sie atmet nicht mehr!«, rief eine Pflegekraft, die sich um die Frau des Klienten kümmerte. Die Frau war 72, hatte bereits mehrere Schlaganfälle und war

Millionen Menschen auf der ganzen Welt haben die Reflexzonenmassage bereits angewandt, um die Gesundheit und das Wohlbefinden zu stärken.

dement. Man rief den Notarzt, und Kevin versuchte es mit Mund-zu-Mund-Beatmung – ohne Erfolg. Er meinte zu mir (Barbara): »Mit der Herzdruckmassage kenne ich mich nicht aus! Was soll ich denn machen?« Ich antwortete: »Mach, was du am besten kannst: Arbeite an ihren Füßen!« Kevin massierte ihr daraufhin die Nebennierenzonen und die Hypophysenzonen. (Die Hypophysenzonen liegen an der großen Zehe und gelten traditionell als Zonen für Wiederbelebung in Notfällen.)

Als er damit fertig war, saß die Frau wieder aufrecht im Rollstuhl und baumelte mit den Beinen. Kevin klappte die Fußstützen zur Seite, damit sie sich nicht verletzte, und fragte sie: »Wissen Sie, wer ich bin, Frau W.?« Sie antwortete: »Sie sind ein Esel!« Alle lachten, denn sie sagte immer solche Sachen und sie wussten, dass sie wieder die Alte war. Sie lebte noch zwei Jahre lang.

IHRE CHANCE

Eine so dramatische Erfahrung bleibt Ihnen hoffentlich erspart, doch auch Sie können durch

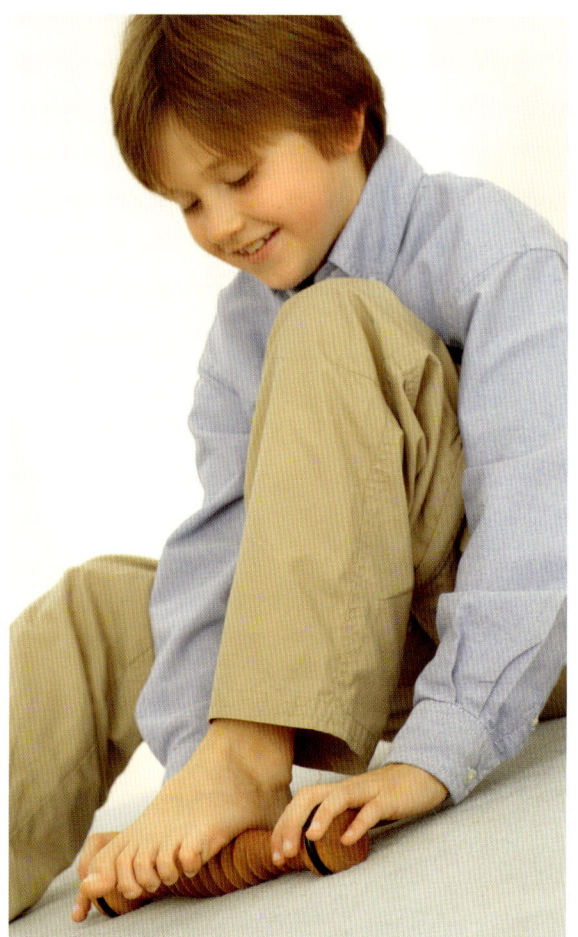

DIE REFLEXZONENARBEIT kann viel Spaß machen, man kann sie bei Erwachsenen wie bei Kindern ganz unaufwendig und spielerisch einsetzen.

Reflexzonenmassagen Einfluss auf den Körper nehmen. Über die Reflexzonen können Sie mit inneren Organen und Muskeln kommunizieren. Eine gründliche Behandlung führt dazu, dass der gesamte Organismus wieder ins Gleichgewicht kommt. Wenn Sie systematisch vorgehen, können Sie Stress lösen, Beschwerden lindern und den Körper auf einen gesünderen, ausgeglichenen Level bringen.

Millionen Menschen auf der ganzen Welt haben schon von der Reflexzonenmassage profitiert und sie ist wohl so beliebt, weil sie sich einfach und direkt anwenden lässt und so wirkungsvoll ist.

Dieses Buch möchte Sie mit den nötigen Informationen und Anleitungen ausstatten, damit auch Sie mit Reflexzonenmassagen nachhaltig das Wohlbefinden anderer sowie Ihr eigenes steigern können. Sie können selbst entscheiden, welche Rolle die Reflexzonentherapie in Ihrem Leben spielen soll, ob Sie Ihre Lieben oder nur sich selbst damit behandeln möchten. Mithilfe dieses Buches lernen Sie:

- Hände und Füße zu massieren
- Stress und Beschwerden zu lindern
- Die Regeneration von müden Füßen und überanstrengten Händen zu fördern
- Sich selbst und andern zu helfen
- Sich selbst mit und ohne Hilfsmittel zu massieren

DIE GRUNDLAGEN

In den folgenden Kapiteln lernen Sie die Grundprinzipien der Reflexzonenmassage im Detail kennen. Die genaue Lage der einzelnen Zonen finden Sie in den Übersichten auf Seite 22–35 erläutert. Darüber hinaus beschreiben wir die Techniken und Sie erfahren, wo, wie lange und wie oft Sie sie am besten einsetzen. Sie lernen, wie Sie die Griffe kombinieren können, um Beschwerden zu lindern, und was speziell bei der Massage von Säuglingen, Kindern, Teenagern, Männern, Frauen, Schwangeren und älteren Menschen alles zu beachten ist.

Der vielleicht größte Nutzen der Reflexzonenmassage liegt darin, Menschen zusammenzubringen, um ihr Wohlbefinden oder die Freundschaft zwischen ihnen zu fördern. Ihr ganz persönlicher Weg mit der Reflexzonenmassage beginnt, wie alle Reisen und Veränderungen, mit dem ersten Schritt. Wir wünschen Ihnen, dass Sie diesen ersten Schritt wagen!

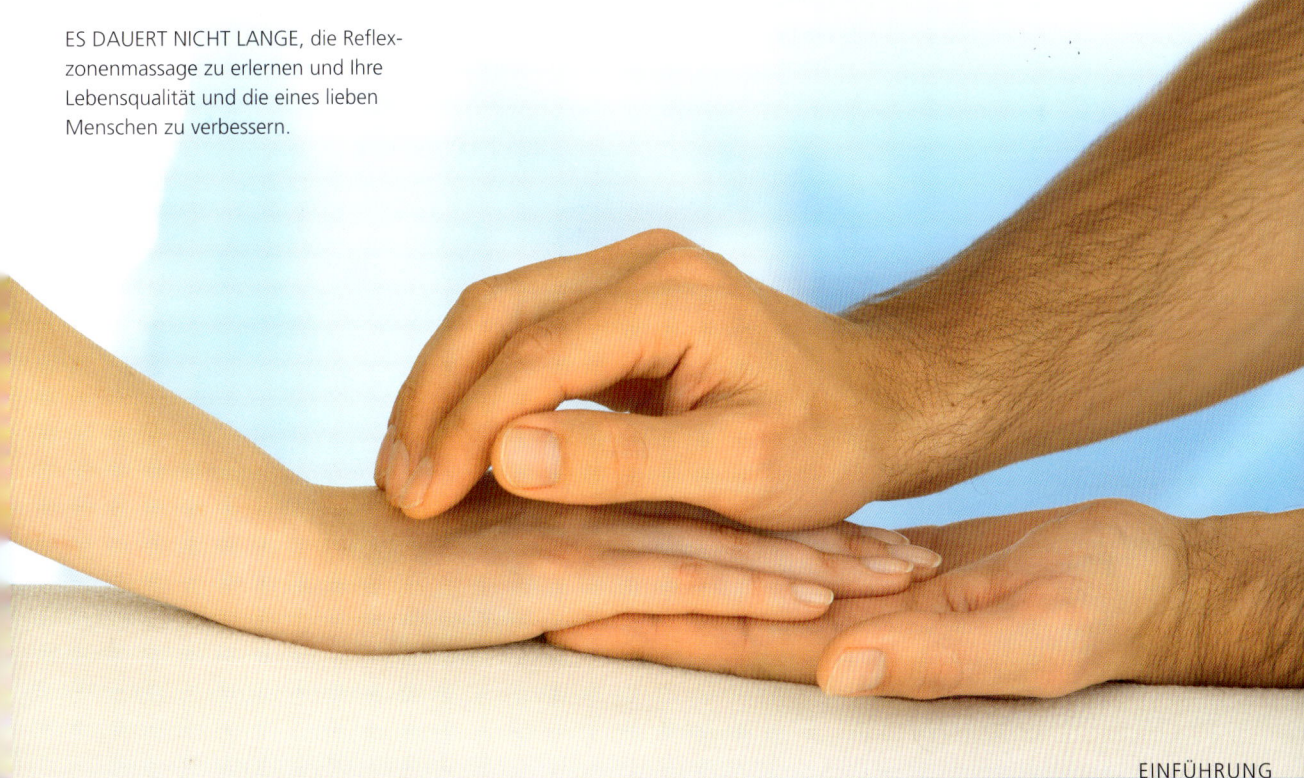

ES DAUERT NICHT LANGE, die Reflexzonenmassage zu erlernen und Ihre Lebensqualität und die eines lieben Menschen zu verbessern.

EINFÜHRUNG

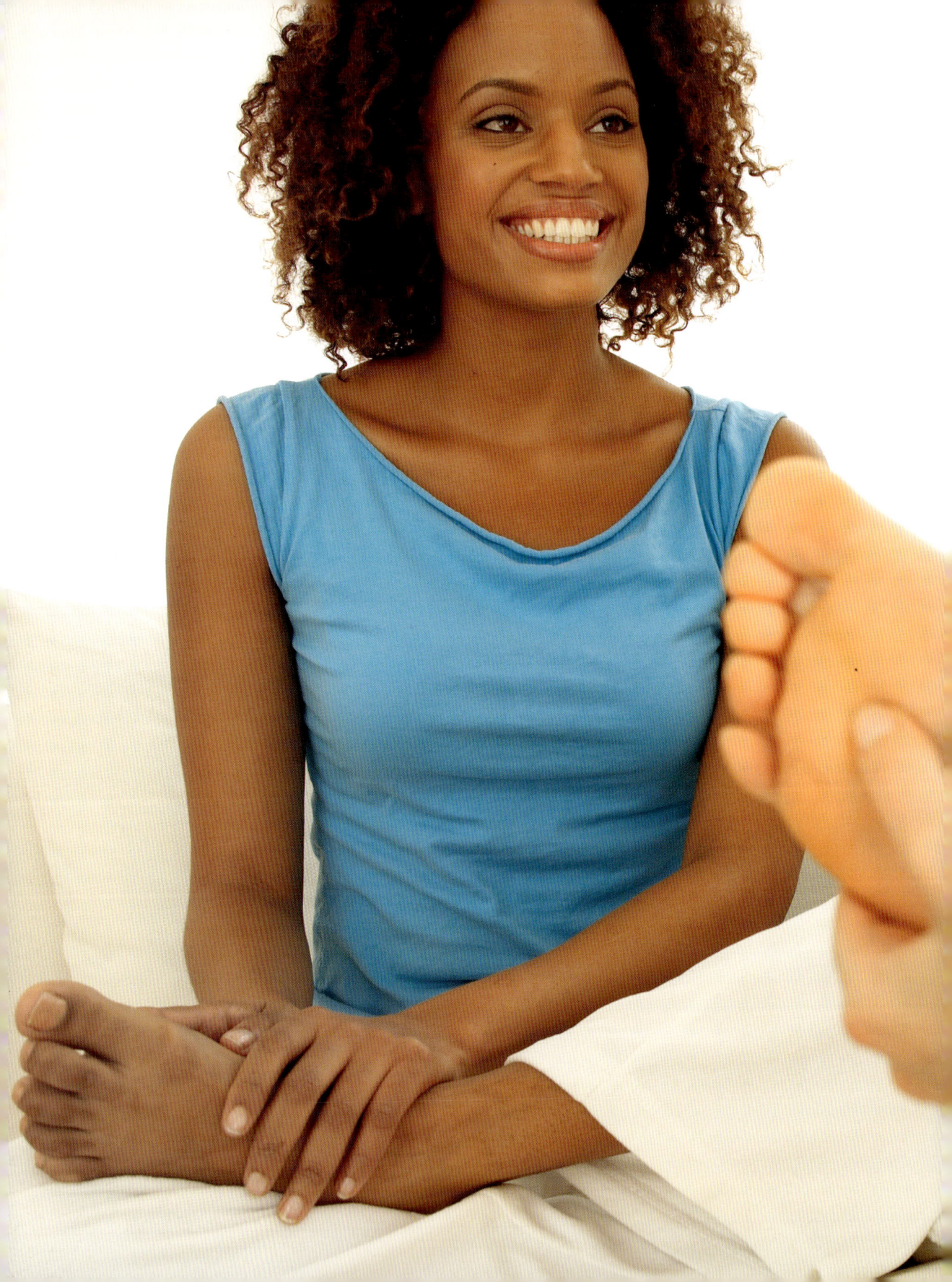

Kapitel 1

Grundlagen der Reflexzonenmassage

Bei der Reflexzonenmassage wird Druck auf die Hände oder die Füße ausgeübt, um auf andere Körperteile einzuwirken. Die Techniken stimulieren die Druckrezeptoren und lösen im ganzen Körper die Spannung. Die Reflexzonenmassage fördert die Gesundheit, entspannt, lindert Schmerzen, beugt Krankheiten vor und erhöht die Lebensqualität. In diesem Kapitel führen wir Sie in die Geschichte, die Grundlagen und die Wirkungsweise der Reflexzonenmassage ein.

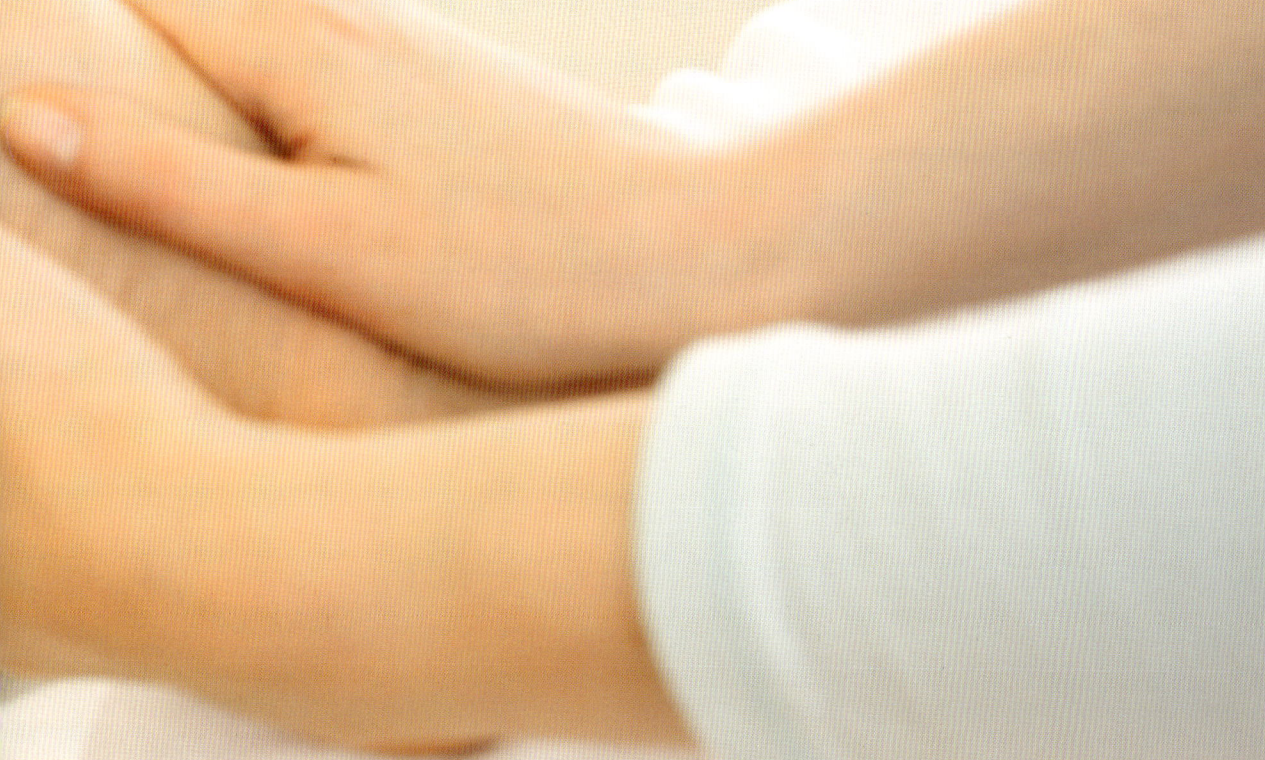

Geschichte

Seit alters behandeln Menschen zu gesundheitlichen Zwecken und zum Wohlbefinden die Füße. Die genauen Techniken früherer Zeiten sind nicht überliefert, doch deuten archäologische Funde darauf hin, dass zahlreiche Gesellschaften rund um den Globus – von Südamerika über Ägypten bis nach Japan und China, ja in ganz Asien – zur Unterstützung von Heilungsprozessen die Reflexzonenbehandlung einsetzten.

DAS ALTE ÄGYPTEN

Zu den ältesten Abbildungen ärztlicher Praktiken gehören die am Grab des Arztes in Sakkara entdeckten Malereien. Sie stammen aus der Zeit der 6. Dynastie. Dort sind auch andere medizinische Behandlungen zu sehen, die zeigen, wie in alter Zeit über die Füße Heilung bewirkt wurde. Besonders interessant sind für uns die Hieroglyphen, die übersetzt lauten: »Lass es nicht schmerzhaft sein« und: »Ich mache es so, wie du sagst«. Diese Aussagen gelten für die Reflexzonenmassage bis heute. Im nahe gelegenen Grab von Khentika, das ebenfalls aus dieser Zeit datiert, finden sich ähnliche Malereien mit Hieroglyphen wie: »Mache es angenehm, mein Lieber, und ich werde dich preisen.«

Im Amontempel in Karnak ist ein Heiler abgebildet, der bei der Schlacht von Kadesch den Fußsoldaten die Füße behandelte. Der lange Marsch dieses berühmten Feldzugs von 1274 v.Chr. führte vermutlich bei zahlreichen Soldaten zu wunden Füßen. In einen Obelisken geritzte Hieroglyphen stellen den mit diesem Feldzug errungenen Sieg von Ramses II. dar, der von 1279 bis 1213 v.Chr. herrschte. In der Realität gab es freilich keinen eindeutigen Sieg, und Ramses konnte das Territorium nicht erobern.

Historiker berichten auch, dass der römische Herrscher Markus Antonius (83-30 v.Chr.) die Füße der ägyptischen Königin Kleopatra (69-30 v.Chr.) massierte. Kaiser Augustus (63-14 n.Chr.) schrieb, Markus Antonius habe sich auf erbärmliche Weise zum Sklaven gemacht: »Bei Abendveranstaltungen hat er ihr sogar die Füße massiert.« Für uns beschwört diese Vorstellung

> Zu den ältesten Darstellungen medizinischer Praktiken gehören Bilder von Hand- und Fußbehandlungen.

das Bild eines Menschen herauf, der ohne Worte einen Kontakt zu einem anderen herstellt.

DAS ALTE CHINA

Die Geschichte der Heilbehandlung von Füßen ist im Alten China nicht durch solche Relikte belegt. Gleichwohl datieren einige die Reflexzonenbehandlung in China bis auf die Herrschaft des legendären Kaisers Huang Ti im dritten Jahrtausend v.Chr. und sein Buch *Der Klassiker des Gelben Kaisers zur inneren Medizin* zurück. Darin soll die »Fußuntersuchungsmethode« enthalten sein. Während der Han-Dynastie (206-220 n.Chr.)

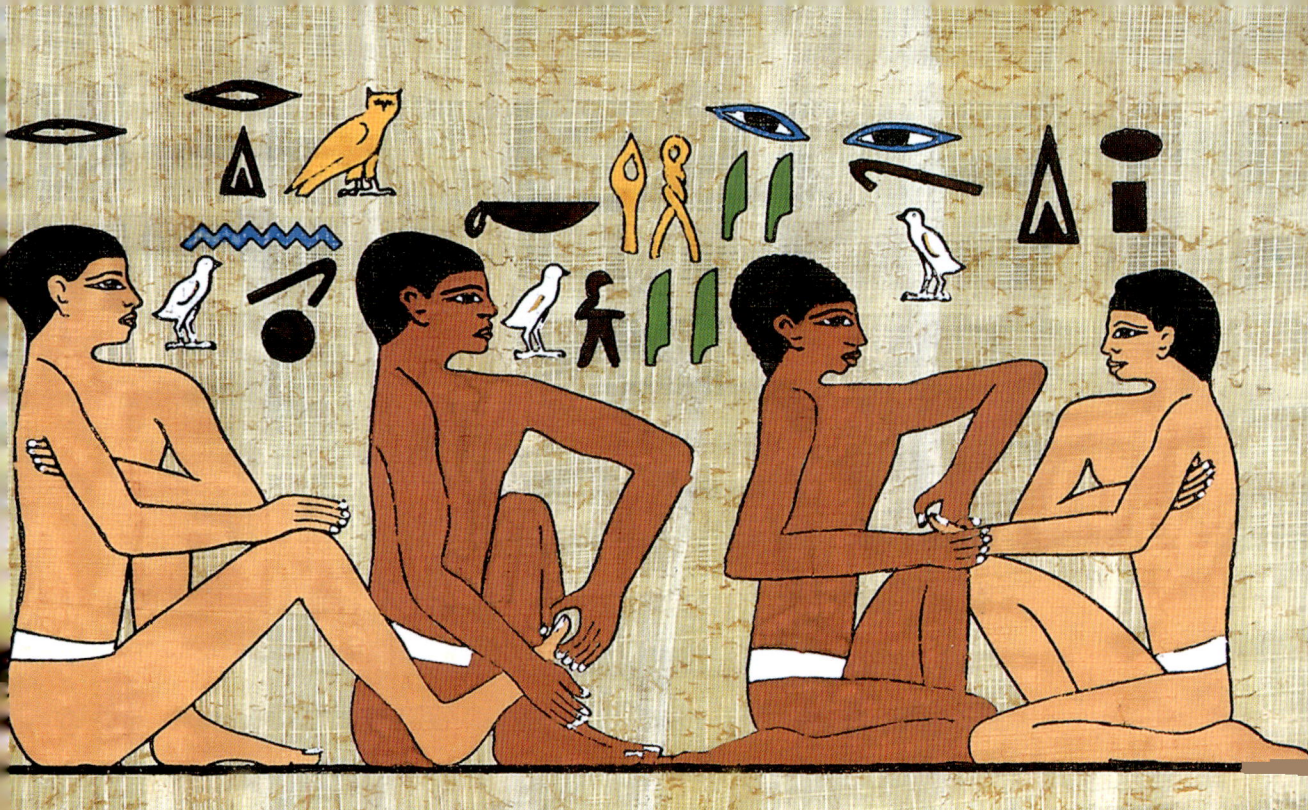

ZU DEN FRÜHESTEN ABBILDUNGEN der Heilbehandlung von Füßen und Händen gehört ein bemaltes Relief im Grab des Arztes in Sakkara, Ägypten, aus dem Jahr 2330 v. Chr.

wurde diese Methode von einem bekannten Arzt erforscht und systematisiert. Er bezeichnete sie als das »Dao der Mitte des Fußes«. Reflexzonenbehandlungen erlebten während der Tang-Dynastie (618-907) eine Blütezeit und gelangten zu dieser Zeit auch nach Japan.

Weitere Berichte aus der frühen chinesischen Geschichte sind bruchstückhaft, denn mit den Jahren geriet die Fußbehandlung ins Hintertreffen wie auch andere Methoden der traditionellen chinesischen Medizin. Der Mangel an historischen Belegen geht einerseits darauf zurück, dass die Reflexzonenbehandlungen meist nicht schriftlich festgehalten wurden, andererseits sind auch bereits existierende Texte vernichtet worden. Doch man geht davon aus, dass Vorläufer moderner Reflexzonenmassagen auf dem Land weiterhin praktiziert wurden.

JAPAN

Die frühesten Hinweise auf Heilbehandlungen am Fuß finden sich in Nara im Yakushiji-Tempel, dem Tempel der Heilkunstlehrer aus dem Jahr 680. In den aufgestellten Fuß der sitzenden Buddha-Statue ist ein Fußabdruck geritzt. Auf dem Gelände steht auch das Bussokudo genannte Gebäude, in dem sich ein berühmter Stein befindet, der Bus-soku-seki, auf dem Buddhas Fußabdruck eingraviert ist. Die genaue Bedeutung dieser Fußabdrücke verliert sich im Dunkel der Geschichte. Das Interesse an der Beziehung zwischen Füßen und Gesundheit bestand jedoch fort. Samuraikrieger schnitten im 12. Jahrhundert Bambusrohre in Stücke und gingen darauf, um Ausdauer und Kampfgeist zu schulen. Diese *takefumi* genannte Praxis gibt es noch heute.

ANDERE KULTUREN

Die besondere Rolle des Fußes zeigt sich in den Religionen vieler früherer Kulturen. So schreibt Barbara Walker in ihrem Buch *Die geheimen Symbole der Frauen* von 1988: »Für die Ägypter, die Babylonier und andere Völker des Altertums war es wichtig, geheiligten Boden immer nur barfuß zu betreten, um die heilige Wirkung von Mutter Erde auch aufzunehmen.«

Bei dem Stamm der Kogi in Kolumbien besteht auch heute noch der Glaube, dass Schuhe den Kontakt zu Mutter Erde abschneiden. Daher gehen sie barfuß. Auch in Russland hält sich die Überzeugung, dass das Barfußgehen auf natürlichem Untergrund eine Wohltat für den Körper ist. Und in Afrika, Asien und Indien beziehen viele Gebräuche die Behandlung von Füßen zu Gesundheitszwecken ein.

VORSTELLUNGEN IM WESTEN

Der Einsatz der Reflexzonenbehandlung zu medizinischen Zwecken hat seinen Ursprung im 19. Jahrhundert und basiert auf der Erforschung des Nervensystems durch westliche Wissenschaftler und praktizierende Ärzte.

Unser Nervensystem nimmt Informationen aus der Umwelt auf und löst im Körper bestimmte Reaktionen darauf aus. Mitte bis Ende des 19. Jahrhunderts untersuchten Forscher den Reflex und bezeichneten ihn als eine »unfreiwillige Reaktion auf einen Stimulus«. In der Folge gingen sie der Vorstellung von »Reflexen« und ihren Auswirkungen auf den Gesundheitszustand des Körpers weiter nach. Man setzte bestimmte Körperzonen Hitze oder Kälte aus, brachte Umschläge und Kräuterwickel an, um so einen anderen Körperteil zu beeinflussen. Das »Konzept von den einflussreichen Zonen«, die, wenn sie gereizt werden, an einer anderen Stelle im Körper eine Reaktion auslösen, erklärt solche Phänomene.

ENTWICKLUNGEN IN GROSSBRITANNIEN

Der Durchbruch in der Erforschung des Nervensystems gelang 1893 Sir Henry Head (1861–1940). Er entdeckte, dass bestimmte Hautzonen infolge der Erkrankung eines inneren Organs unter Umständen überempfindlich reagieren. Dies, so fand er heraus, verdankt sich der Tatsache, dass Organ und Hautzone von Nerven aus demselben Abschnitt des Rückenmarks versorgt werden. Die von ihm mit bestimmten Organen in Verbindung gebrachten Hautzonen sind inzwischen als Head-Zonen bekannt. Durch das Aufkommen neuer Medikamente und ausgeklügelter chirurgischer Techniken wurden Heads Ideen jedoch nicht weiter entwickelt.

ENTWICKLUNGEN IN RUSSLAND

Experimente des Nobelpreisträgers Iwan Pawlow (1849–1936) brachten den Beweis, dass die inneren Organe von Hunden so konditioniert werden können, dass sie auf bestimmte Stimuli reagieren. Daraufhin stellten russische Ärzte zu Beginn des 20. Jahrhunderts die These auf, dass die Gesundheit von äußeren Stimuli beeinflusst werden könne. Man nannte dieses Konzept »Reflextherapie«. Der Arzt Wladimir Bechterew (1857–1927) prägte den Begriff »Reflexzonentherapie«. Zu jener Zeit waren Mediziner der Ansicht, dass ein Organ deshalb erkrankte, weil es vom Gehirn die falschen Informationen bekomme. Indem ein Reflextherapeut den schädlichen Informationsfluss unterbrach, konnte er den Körper zur Heilung veranlassen.

BLÜTENBLÄTTER UND MÜNZEN schmücken eine steinerne Darstellung von Buddhas Fußabdrücken beim Mahabodhi-Tempel im indischen Bihar. Den Buddhisten dienen Fußabdrücke als Erinnerung an die Präsenz und die Fülle Buddhas.

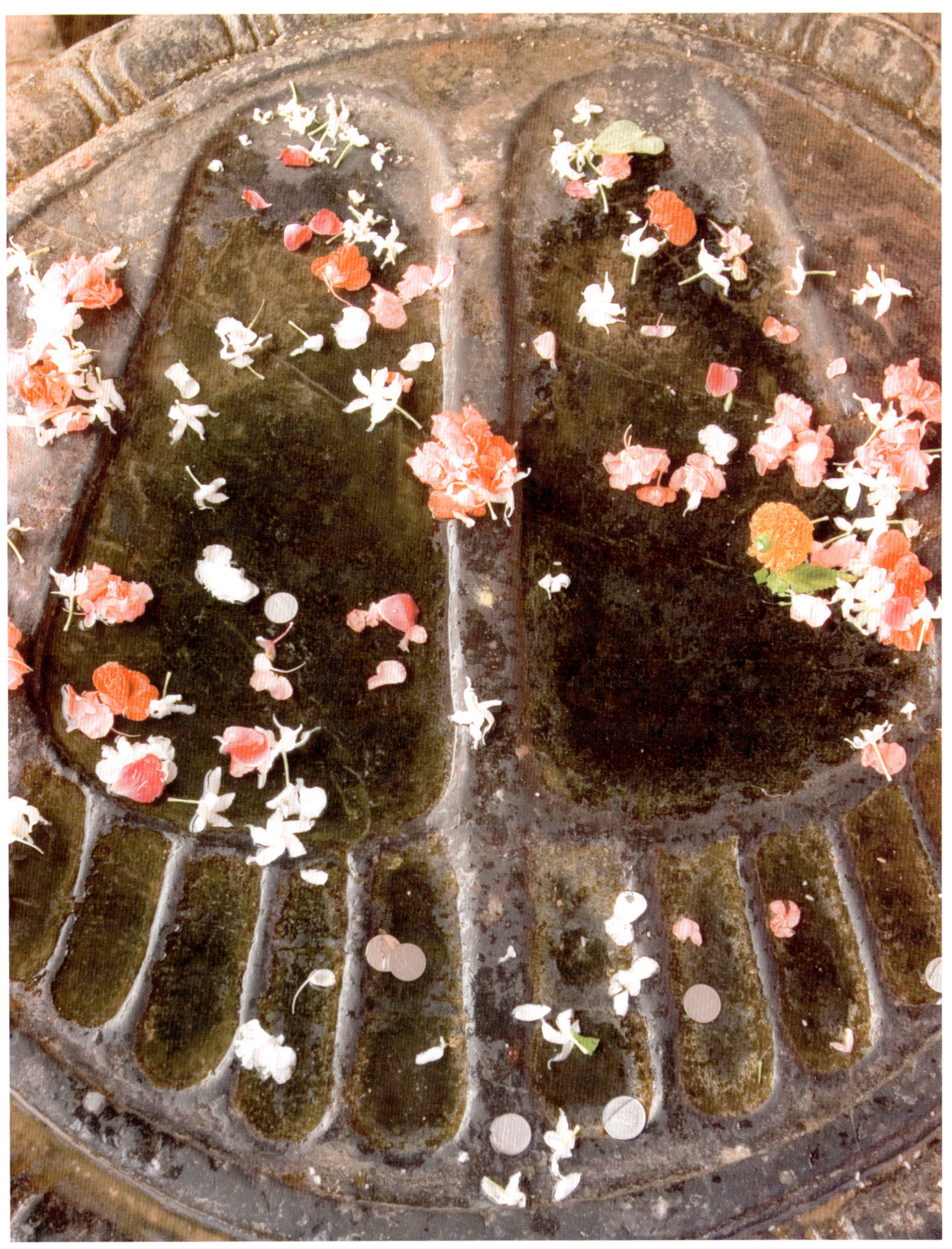

So funktioniert es

Reflexzonentherapeuten üben mit verschiedenen Techniken Druck auf Hände und Füße aus und stimulieren auf diese Weise bestimmte Reflexzonen mit dem Ziel, auf andere Körperpartien wohltuend einzuwirken. Auf Übersichtskarten werden diese Zonen und die korrespondierenden Körperteile dargestellt. Das Spiegelbild des Körpers, wie es sich in Füßen und Händen darstellt, hilft sowohl Therapeuten wie Laien, die richtigen Stellen am Fuß oder an der Hand zu finden.

In gefährlichen Situationen drängt uns ein uralter Überlebensmechanismus des Körpers: Fliehen oder kämpfen! Dabei werden Informationen aus der Umgebung unmittelbar an Gehirn, innere Organe und Muskeln weitergeleitet, damit der Körper angemessen reagiert. Füße wie Hände sind Teil dieser Reaktion.

WIE DIE FÜSSE REAGIEREN

Beim Kampf-oder-Flucht-Reflex müssen die Füße zu beidem bereit sein. Das tun sie, indem sie Informationen aus der Umgebung verarbeiten, die sie durch Druckrezeptoren in den Fußsohlen gesammelt haben, was dem Körper dabei hilft, den Energiepegel und den Sauerstoffgehalt des Blutes optimal einzustellen.

Laufen erfordert z.B. viel mehr Sauerstoff als Gehen. Füße »auf der Flucht« benötigen einen anderen Energie- und Sauerstoffpegel als Füße im Stand, die sich auf einen Kampf vorzubereiten haben. Deshalb teilen Drucksignale der Fußsohlen dem Gehirn mit, ob der Körper steht, sitzt oder liegt. Nun kann dieser entscheiden, ob Blutzuckerspiegel und Sauerstoffgehalt stimmen und ob Muskeln angespannt oder entspannt werden. Geschieht dies nicht, sendet das Gehirn

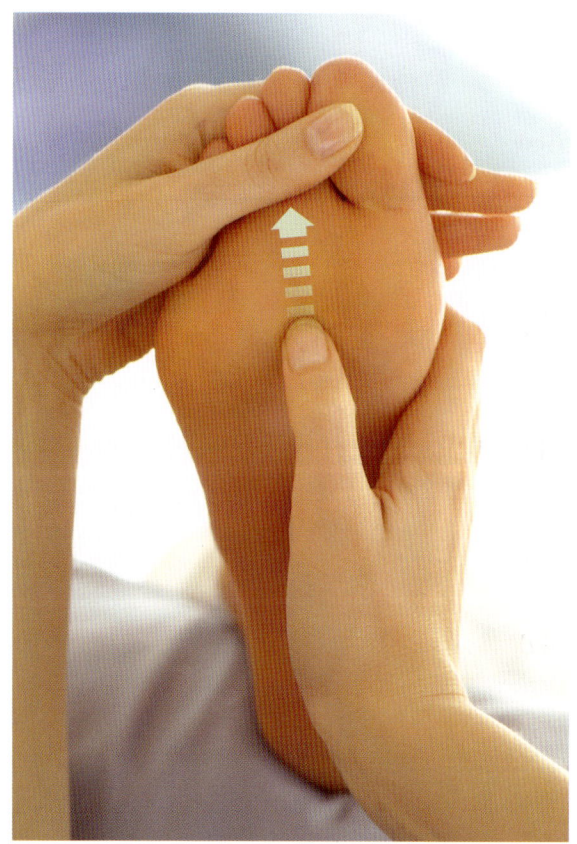

DIE DRUCKREZEPTOREN an den Füßen stehen in unmittelbarer Verbindung mit dem Gehirn, den inneren Organen und anderen Körperteilen. Damit befähigen sie uns, Gefahren nötigenfalls auszuweichen.

»Die Füße sind für den Körper eine Art Stimmgerät: Bewegungen der Füße regen das gesamte System an.«

Signale an den Körper, damit dieser Anpassungen vornimmt. Bedenken Sie, was geschieht, wenn jemand joggt: Erhöhter Druck auf die Füße teilt dem Gehirn mit, dass der Jogger läuft. Um die angemessene Energie bereitstellen zu können, justiert der Körper die Organe entsprechend. Mit der Zeit gewöhnt sich der Körper eines Joggers daran und funktioniert besser.

Reflexzonenmassage ist schwereloses Joggen, denn es spricht ähnliche Druckrezeptoren an, ohne dass man stehen muss und ohne dass Gewicht auf den Füßen lastet. Zum Beispiel führt eine einzige Nervenbahn von der Mitte der großen Zehe zu dem Teil des Gehirns, der Bewegung, Atmung und Herzfrequenz kontrolliert. Wenn man nun Druck auf die Mitte der großen Zehe ausübt, die Reflexzone für die Hypophyse, stellt sich eine belebende Wirkung ein.

WIE DIE HÄNDE REAGIEREN

Mit den Händen berühren wir die Welt. Wir können mit ihnen jemanden begrüßen, uns verteidigen oder etwas aufheben, und sie helfen uns dabei zu überleben. Über die Druckrezeptoren in den Händen kommunizieren wir mit anderen, wirken auf unsere Umgebung ein, führen unsere täglichen Aufgaben aus und fassen die Werkzeuge und Geräte an, die wir brauchen, um diese Aufgaben auszuführen.

Wie die Füße sind auch die Hände für unser Überleben wesentlich: Mit ihnen können wir uns schützen, Nahrung besorgen und unsere Kinder füttern. In Gefahrensituationen sind die Hände beim Kampf-oder-Flucht-Reflex mit von

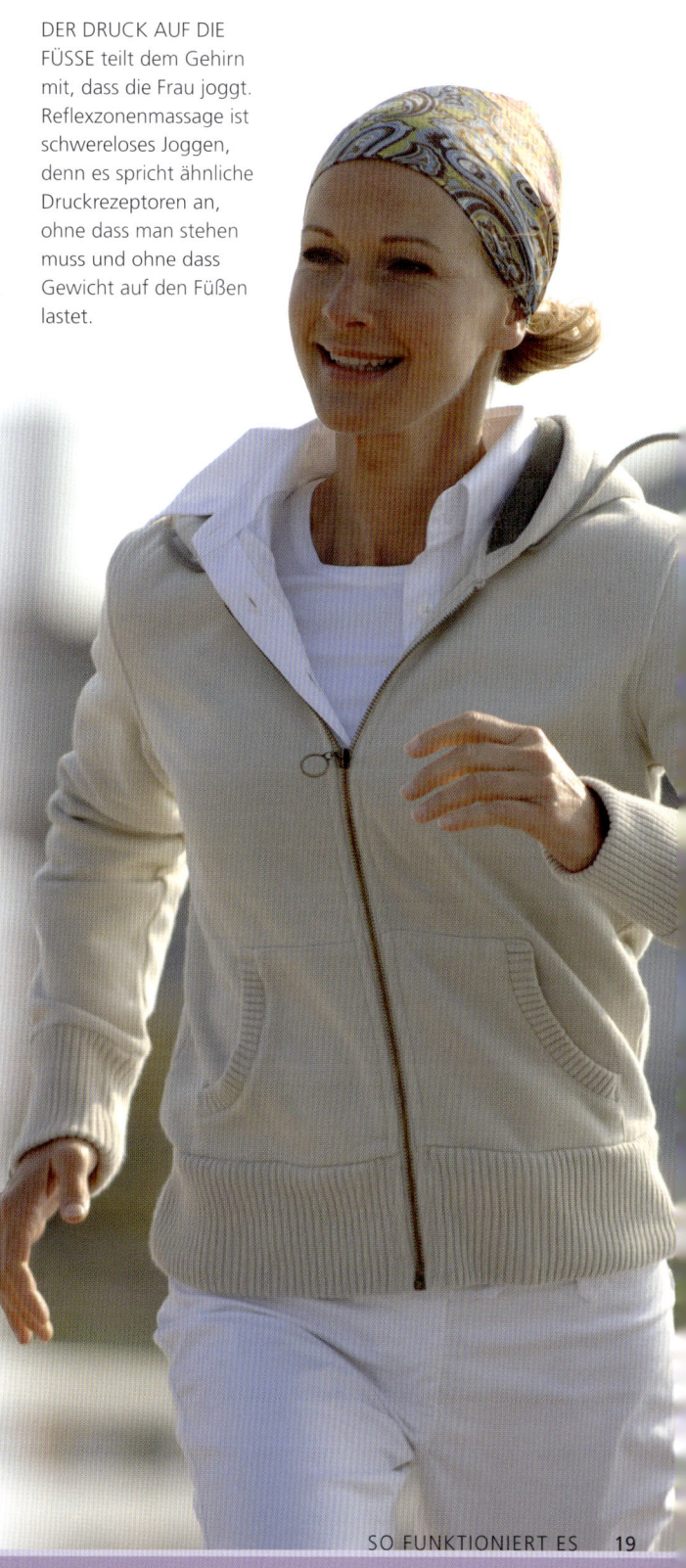

DER DRUCK AUF DIE FÜSSE teilt dem Gehirn mit, dass die Frau joggt. Reflexzonenmassage ist schwereloses Joggen, denn es spricht ähnliche Druckrezeptoren an, ohne dass man stehen muss und ohne dass Gewicht auf den Füßen lastet.

SO FUNKTIONIERT ES

der Partie. Der blitzschnelle Adrenalinanstieg, der Menschen dazu befähigt, nach einem Unfall ein Auto hochzuheben, ist ein Beispiel für die außergewöhnliche Reaktion auf Stress.

STRESSMUSTER AUFBRECHEN

Dieser Mechanismus ist auch bei den Erfordernissen des Alltags am Werk. Dauerstress verursacht allerdings Verschleißerscheinungen. Dem Forscher Hans Selye (1907–1982) zufolge sind

Regelmäßige Reflexzonenmassagen lassen uns auch mit Stress besser umgehen.

75 Prozent aller Erkrankungen auf Stress zurückzuführen. Wenn man nun das Stressmuster und damit die Routine aufbricht, so Selye, kann man die negativen Begleiterscheinungen von Dauerstress auflösen. Hand- und Fußreflexzonenmassage greifen genau hier, sie unterbrechen den Stress und helfen, den richtigen Tonus im Körper wiederherzustellen. Hände und Füße reagieren auf die sensorischen Reize der Reflexzonenmassage, womit die Stressmuster unterbrochen werden und sich der Körper entspannen kann.

Regelmäßig angewandt, unterbricht die Reflexzonenmassage nicht nur die Stressmuster, sondern ermöglicht künftig auch einen besseren Umgang mit Stress.

WIE REFLEXE ABLAUFEN

Stellen Sie sich vor, Sie treten in einen Reißnagel. Durch den ganzen Körper zieht sich ein Reflex. Mithilfe der Muskeln ziehen Sie den Fuß zurück, der Adrenalinspiegel steigt, das Gleichgewicht und die Organfunktionen verändern sich. Der gesamte Körper tritt in Aktion, um sich vor dieser Verletzung zu schützen. Ganz allgemein finden Reflexe mit jedem Schritt und jeder Handbewegung statt.

Darauf basiert auch die Reflexzonenmassage – sämtliche Reflexe laufen über das Nervensystem ab. Füße, Hände und andere Sinnesorgane verhalten sich nicht jeden Tag auf neue Weise, sondern sie verarbeiten vielmehr Informationen, die sie im Lauf des Lebens gesammelt haben. Daher sind ihre Reaktionen auf Ereignisse schon vorher festgelegt. Mit anderen Worten: Um mit einem ständig

DIE NEUEN SENSORISCHEN REIZE der bei der Reflexzonenmassage angewandten Drucktechniken entspannen den gesamten Körper.

»Eine Reflexzonenmassage reduziert den Stress im Nervensystem und ist eine Wohltat für den ganzen Körper.«

sich verändernden Umfeld umgehen zu können, müssen wir für die Informationen unserer Sinnesorgane empfänglich sein und nach den Vorgaben unser Gehirns darauf reagieren.

Dies wiederum ermöglicht einen reflektorischen Einfluss auf den ganzen Körper. Das Gehen ruft nach einer automatischen, unbewussten Antwort auf die Beschaffenheit des Bodens. Ändert sich dieser, so wird sich auch der Reflex des Fußes und der inneren Organe ändern, die die Bewegung initiieren. So bringt etwa eine Bergwanderung zusätzliche Erfordernisse mit sich: z. B. eine Extraportion Sauerstoff sowie Nährstoffe für die aktivierten Muskeln.

Die Techniken der Reflexzonenmassage stimulieren die Druckrezeptoren von Händen und Füßen und lösen im ganzen Körper eine Reflexreaktion aus. Die reflektorische Wirkung besteht darin, dass der Körper die Stressmechanismen zurückfährt. Wenn Techniken der Reflexzonenmassage an einem bestimmten Bereich von Hand oder Fuß angewandt werden, kommt es zu einer Entspannungsreaktion im entsprechenden Körperteil. Reflexzonenkarten der Hände (s. S. 30–33) und der Füße (s. S. 26–29) bilden die Beziehungen ab. Wenn Sie dauerhaft die Techniken der Reflexzonenmassage anwenden, werden Sie dem Stress des Alltags leichter begegnen können.

Reflexzonenarbeit spricht den Körper hauptsächlich in dreierlei Weise an: Es kommt zu einer allgemeinen Entspannung, der Reflex wirkt spezifisch, und Hände und Füße verjüngen sich. Darüber hinaus verbessert sie die Beweglichkeit der Hände und Füße, und wir werden bewusster, was die Verletzungsgefahr mindert.

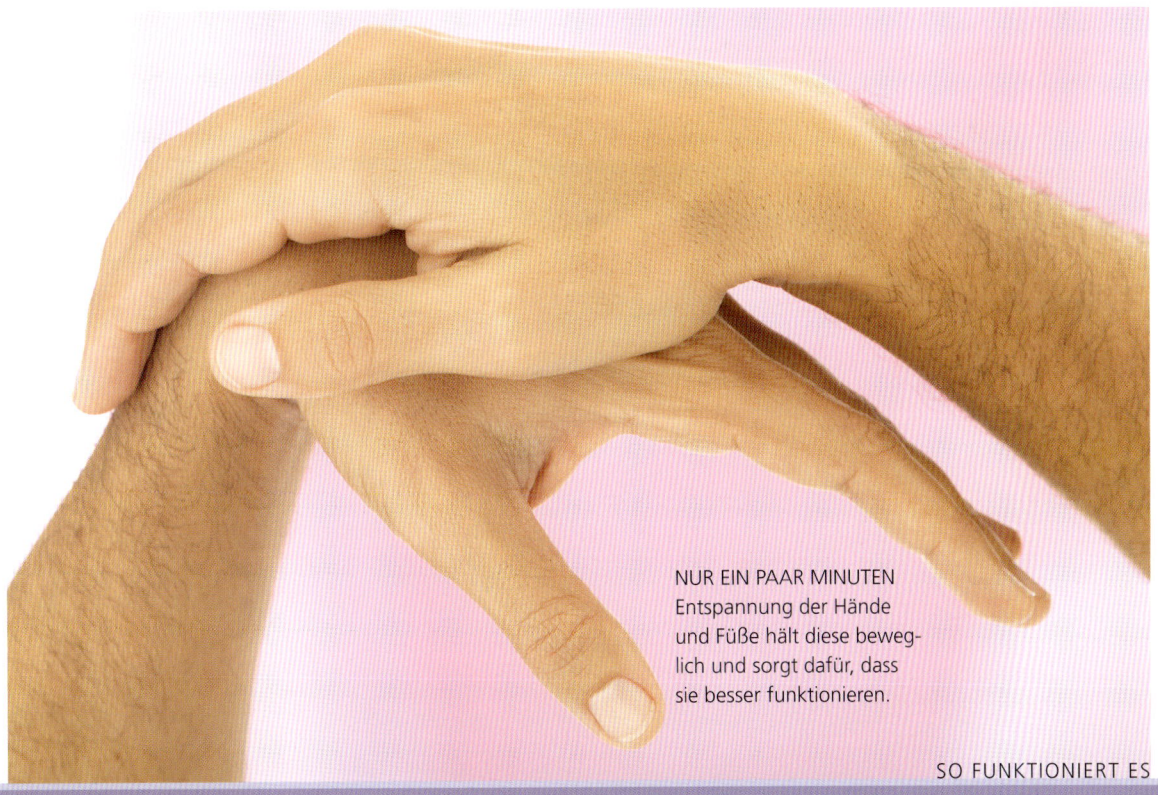

NUR EIN PAAR MINUTEN
Entspannung der Hände und Füße hält diese beweglich und sorgt dafür, dass sie besser funktionieren.

Die Reflexzonen

Der Reflexzonenmassage liegt die sogenannte Zonentheorie zugrunde. Sie ähnelt der Vorstellung von Meridianen in der Akupunktur. Genau wie die Meridiane verschiedene Körperteile verbinden, bestehen Zusammenhänge zwischen Händen und Füßen einerseits mit Organen und Körperstrukturen andererseits.

Gemäß der Zonentheorie wird der Körper in zehn Zonen unterteilt, wobei jeweils ein bestimmter Finger und eine bestimmte Zehe eine Körperzone repräsentiert. Wenn man auf eine Stelle in einer Zone drückt, so wirkt sich dies in der ganzen Zone aus. Druck am Zeigefinger ruft z. B. eine *Entspannungsreaktion* entlang der gesamten Zone 2 hervor. Waagrechte Unterteilungen stellen eine weitere Orientierungshilfe zwischen den Händen oder den Füßen und dem restlichen Körper her (siehe rechts). Will man etwa auf ein Organ in Zone 1 im Bereich der Taille einwirken, muss man Druck auf denjenigen Bereich der Hand oder des Fußes ausüben, der Zone 1 und Taille entspricht (s. S. 23–24). Auf Seite 26–33 sind die Reflexzonen noch genauer dargestellt.

DIE ARBEIT MIT ÜBERSICHTSKARTEN

Um herauszufinden, welche Bereiche an Hand oder Fuß mit welchen Körperteilen in Verbindung stehen, benutzen wir Karten. So kam z. B. eine unserer Klientinnen, Janine, mit ihrer Tochter in die Notaufnahme. Während das Mädchen auf eine Blinddarmoperation vorbereitet wurde, konnte Janine die Schmerzen lindern, indem sie die entsprechenden Reflexzonen in der Hand ihrer Tochter massierte.

Therapeuten arbeiten mit Übersichten und Karten, um zu bestimmen, wo und wie lange sie welche Technik anwenden.

ÜBERSICHT ÜBER DIE ZONEN

In der Reflexzonentherapie arbeiten wir mit Zonenkarten wie der unten stehenden, um festzustellen, welche Handzone mit einem bestimmten Körperteil korrespondiert. Der Körper wird hierfür in zehn Längszonen und vier Querzonen unterteilt. Die Querlinien sind: Halsansatz, Zwerchfell (unteres Ende des Brustkorbs), Taille und Beckenboden.

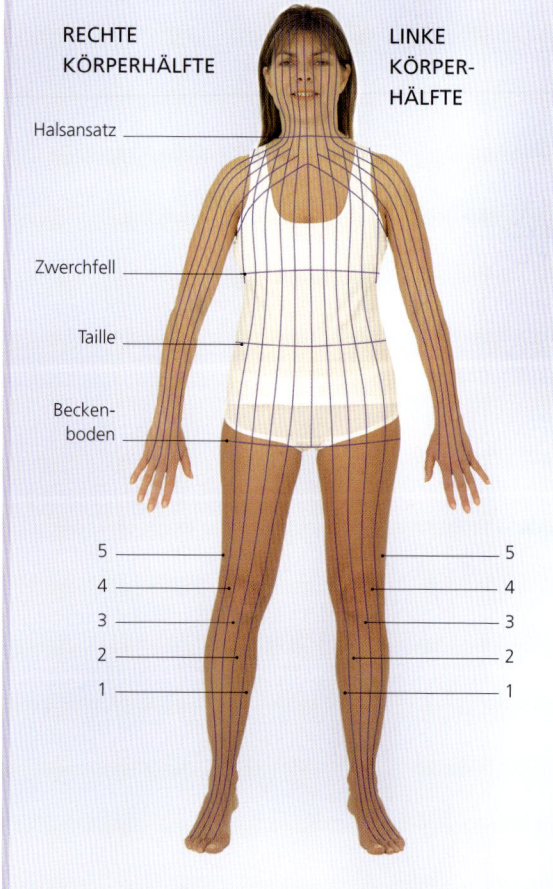

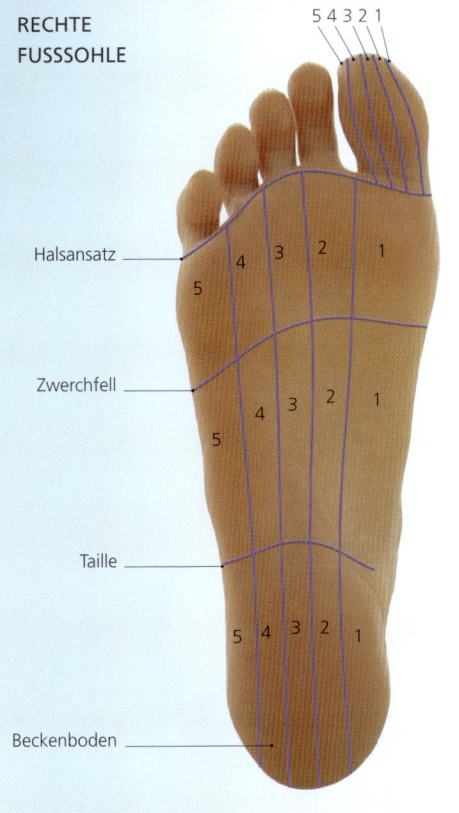
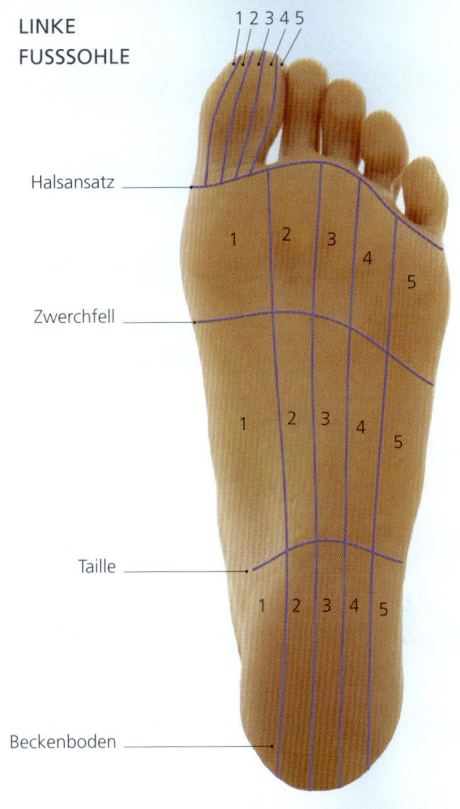
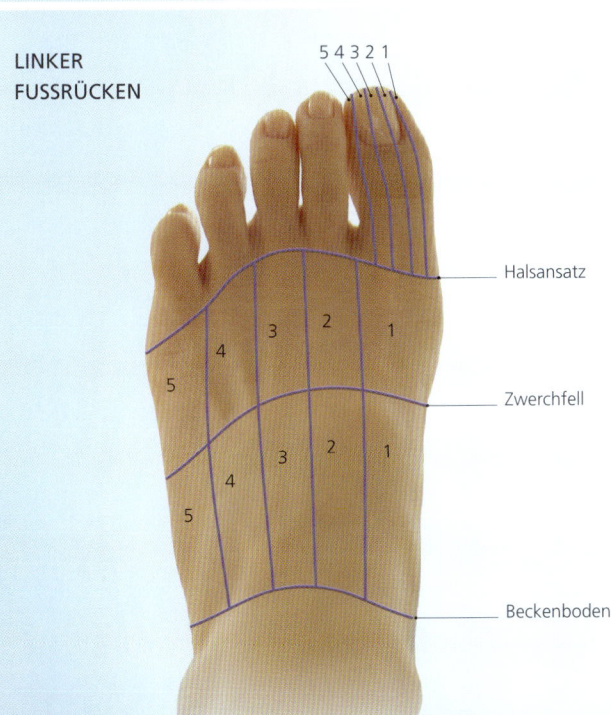
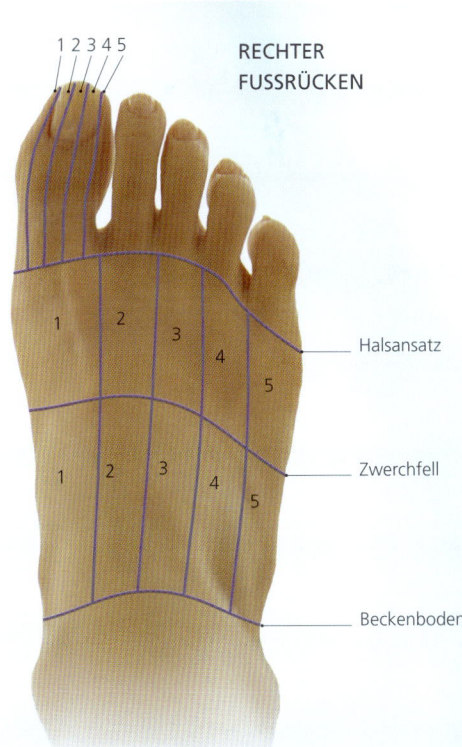

DIE REFLEXZONEN

LINKE HANDFLÄCHE

RECHTE HANDFLÄCHE

LINKER HANDRÜCKEN

RECHTER HANDRÜCKEN

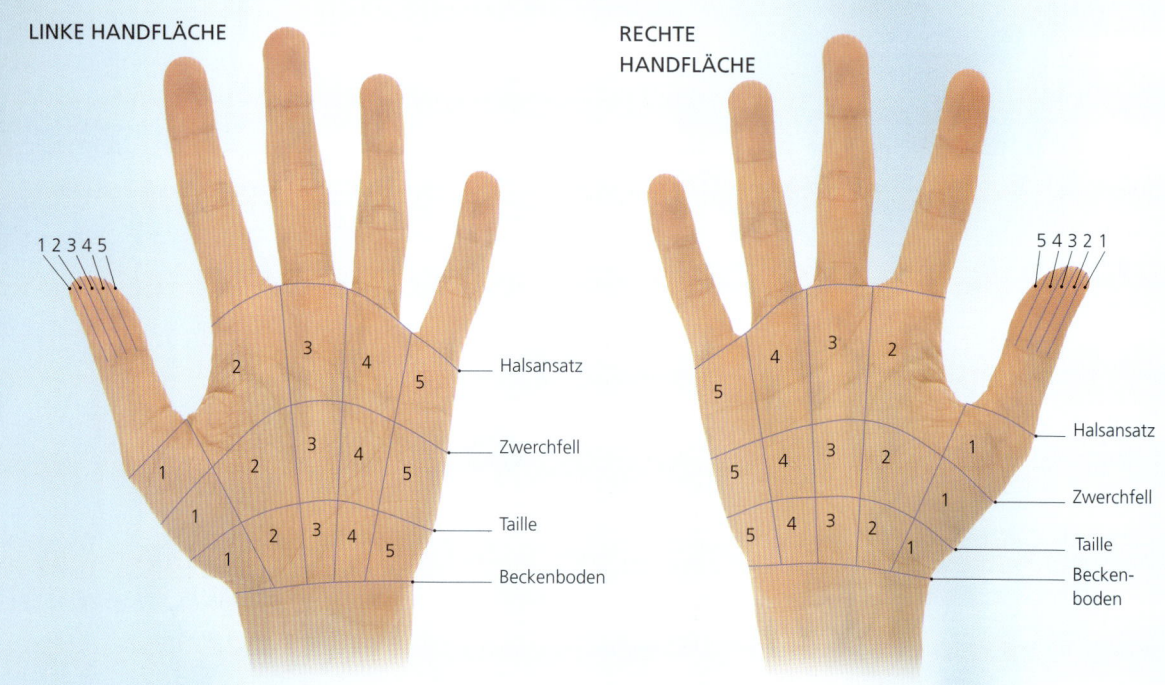

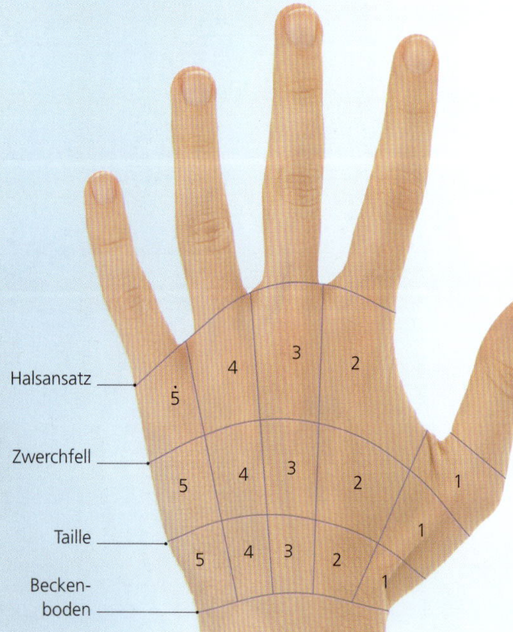

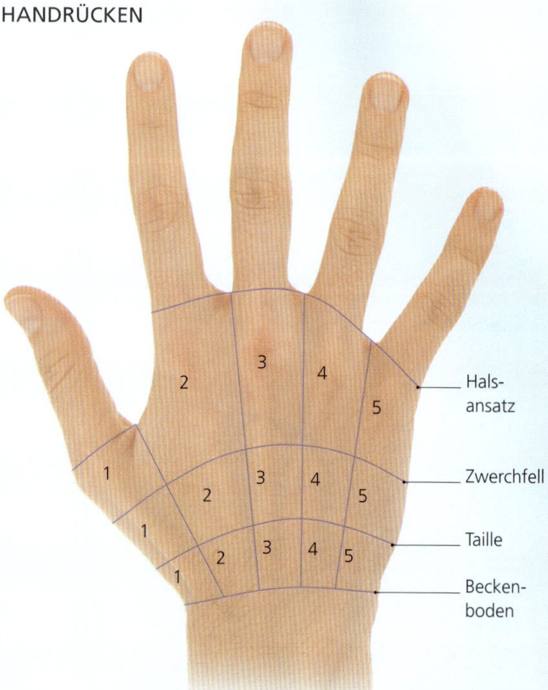

BEZUGSZONEN

Die Bezugszonen stellen über die Reflexzonen eine Verbindung zwischen Gelenken und Extremitäten her. Die Behandlung von Bezugszonen dient dazu, Schmerzen zu lindern und die Heilung von Verletzungen an einem Gelenk, am Arm oder am Bein zu beschleunigen. Um die Beziehungen nachvollziehen zu können, sollten Sie Ihren rechten Arm und Ihr rechtes Bein mit den Abbildungen vergleichen. Der Arm spiegelt das Bein wider, die Finger entsprechen den Zehen, die Hand dem Fuß, das Handgelenk dem Fußknöchel, der Unterarm der Wade, der Ellbogen dem Knie, der Oberarm dem Oberschenkel und die Schulter der Hüfte.

Zum Einsatz kommen die Bezugszonen dann, wenn die Arbeit an einem bestimmten Körperteil infolge einer Verletzung nicht möglich ist. Zum Beispiel hatte sich Annas Tochter den Knöchel verletzt. Es sah so aus, als würde sie nicht am Footballspiel zum Schulabschluss teilnehmen können.

Die Bezugszone, das Handgelenk, wurde bearbeitet, und das Mädchen erlernte die Technik auch selbst. Der Knöchel heilte, und sie konnte mitspielen!

Die Bezugszonen sind weiter unterteilt. So kann ein verletzter kleiner Finger über die kleine Zehe behandelt werden. Die beiden stehen in Verbindung, da sie in der gleichen Körperzone liegen.

BEZUGSZONEN IN DER PRAXIS

Als Erstes schauen wir nach der Bezugszone für einen schmerzhaften Bereich. Eine Prellung am Schienbein etwa ist am Unterarm zu behandeln. Suchen Sie die Stelle zwischen Knöchel und Knie und dann die entsprechende Stelle zwischen Handgelenk und Ellbogen. Denken Sie sich dann eine gerade Linie, die von der Prellung zu einer Zehe führt. Wenn es die Zehe neben der großen Zehe ist, dann gehen Sie vom Zeigefinger den Arm hinauf bis zur Höhe, auf der sich die der Prellung am Bein entsprechende Stelle befindet. Wenden Sie hier den Daumengang an.

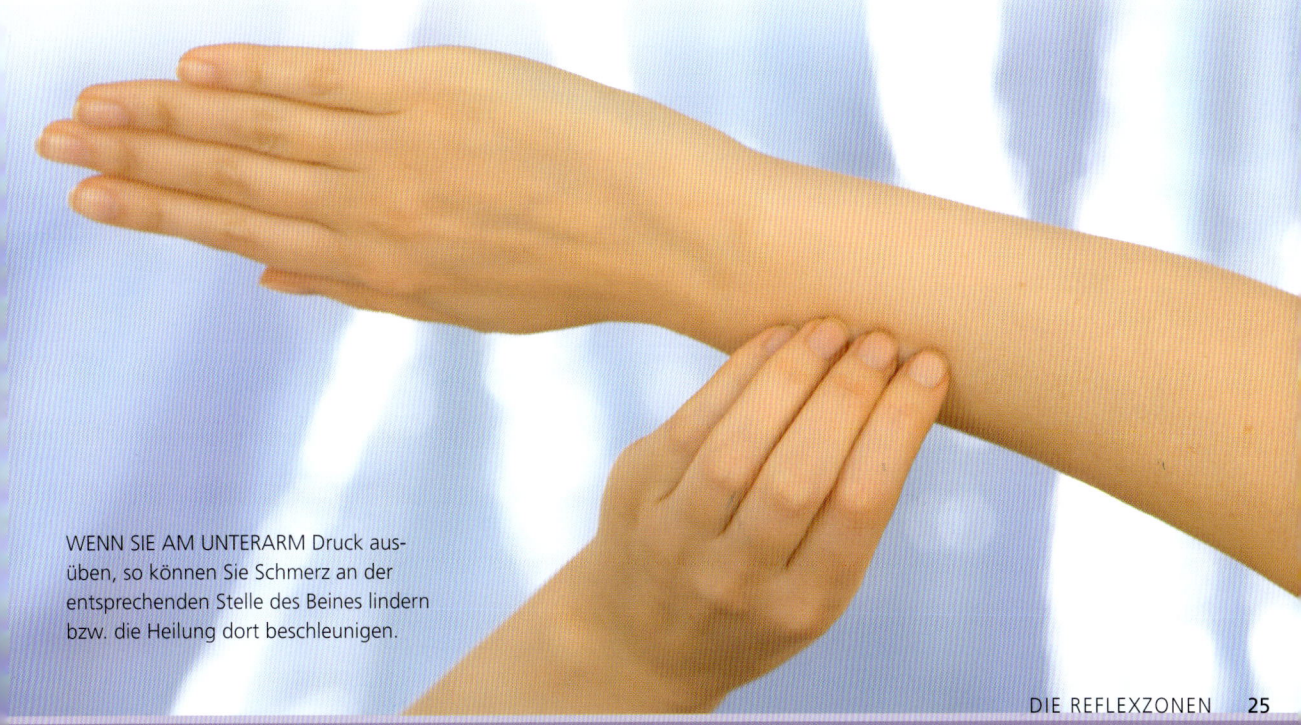

WENN SIE AM UNTERARM Druck ausüben, so können Sie Schmerz an der entsprechenden Stelle des Beines lindern bzw. die Heilung dort beschleunigen.

Lage der Reflexzonen

Therapeuten behandeln die Reflexzonen der Fußsohlen mit Druck, um so über das zentrale Nervensystem andere Körperteile zu erreichen und in ihrer Funktion bestmöglich zu unterstützen.

Die Fußreflexzonen

Die Reflexzonen der Füße ergeben »Landkarten«, die der Anatomie des Körpers ähneln, wobei die Zonen des Kopfes an den Zehen und die des unteren Rückens an den Fersen liegen. Gestrichelte Linien zeigen, wo sich Reflexzonen überschneiden.

RECHTE FUSSSOHLE

Die Reflexzonen des rechten Fußes stehen in Verbindung mit der rechten Körperseite. So bezieht sich beispielsweise die Armzone auf den rechten Arm, und die Leberzone ist hier viel größer als am linken Fuß, weil die Leber größtenteils in der rechten Körperhälfte liegt.

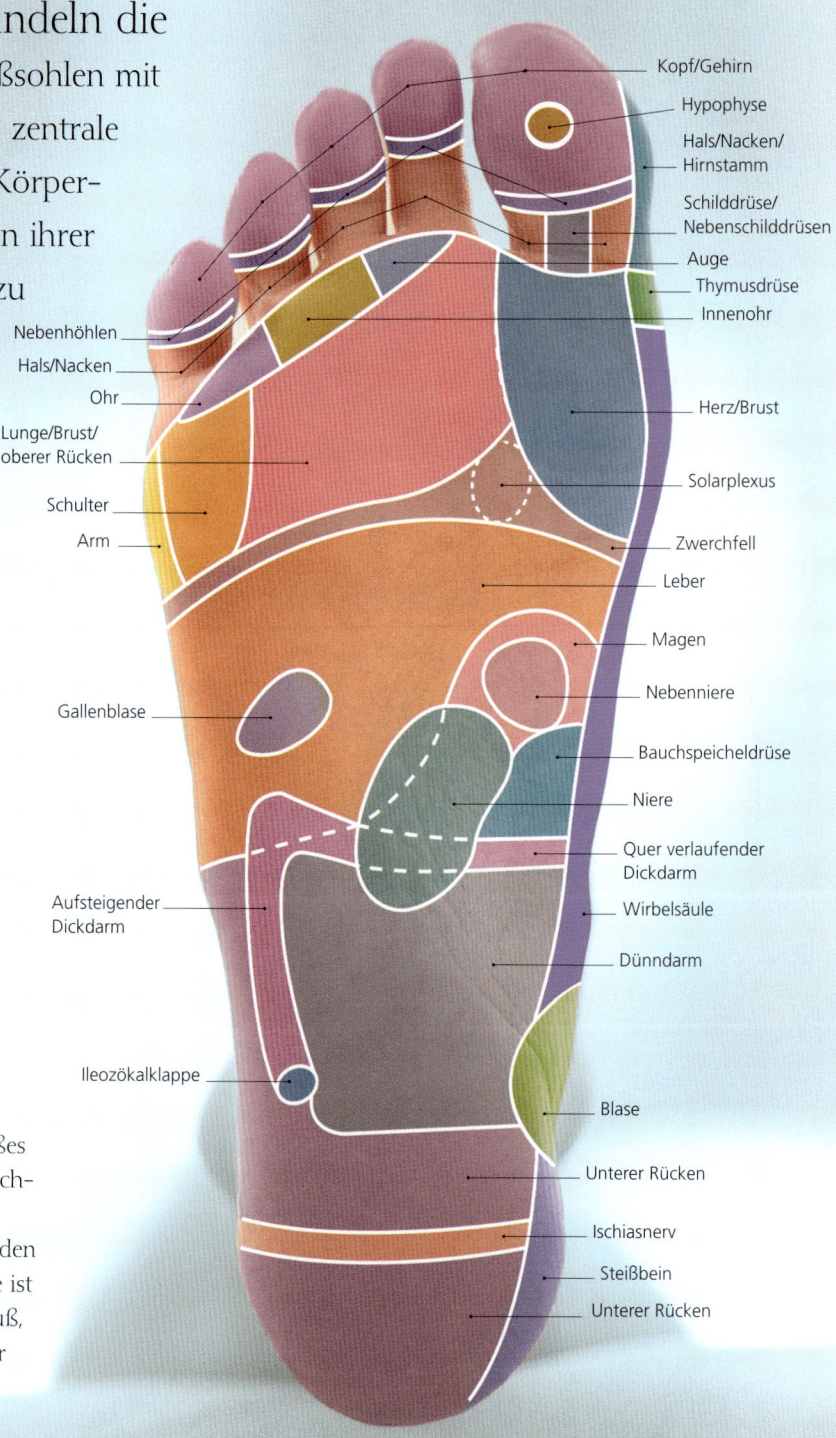

GRUNDLAGEN DER REFLEXZONENMASSAGE

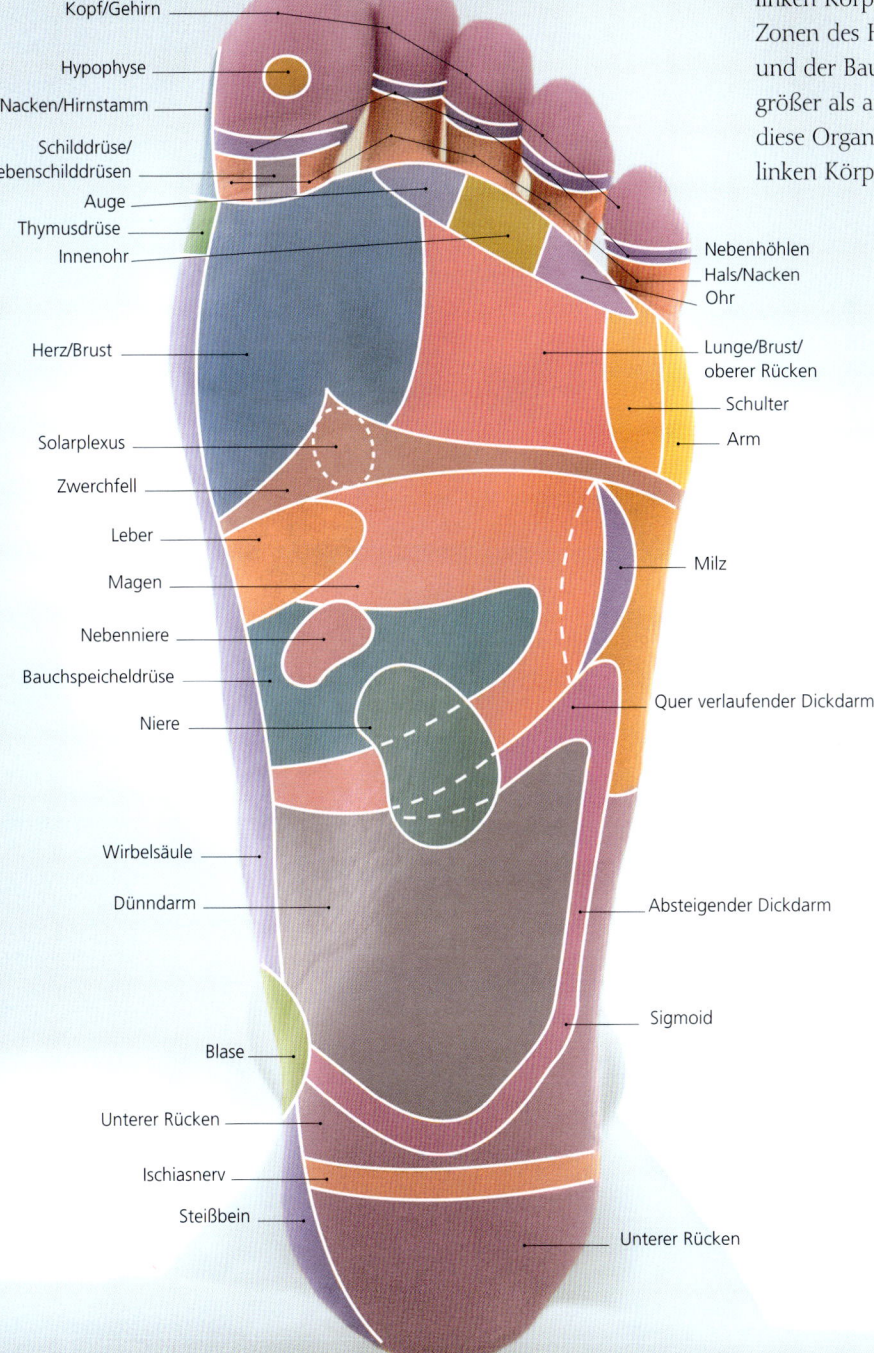

LINKE FUSSSOHLE

Die Reflexzonen des linken Fußes stehen in Verbindung mit der linken Körperseite. Hier sind die Zonen des Herzens, des Magens und der Bauchspeicheldrüse viel größer als am rechten Fuß, weil diese Organe überwiegend in der linken Körperseite liegen.

LAGE DER REFLEXZONEN

LINKER FUSSRÜCKEN

Diese Reflexzonen beziehen sich auf die linke Körperhälfte. Merken Sie sich zur Orientierung, dass die Zone der Wirbelsäule an der Fußinnenseite verläuft und die Schulterzone an der Außenseite liegt. Die Zonen für die Lunge, für Brust und Brustkorb sowie für den oberen Rücken fallen hier zusammen, der entsprechende Bereich erstreckt sich von der Wirbelsäulenzone bis zur Schulterzone.

FUSSINNENSEITE

Hier sehen Sie, wie die Wirbelsäulenzone an der Fußinnenseite entlangläuft. Die Halszone liegt an der großen Zehe, die Zone des Bereichs auf Höhe der Schulterblätter ist am Fußballen, die Zone der Lendenwirbelsäule verläuft am Längsgewölbe entlang und die Steißbeinzone liegt an der Ferse.

Kopf/Gehirn
Hals/Nacken
Nacken/Hirnstamm
Oberseite der Schulter
Thymusdrüse
Wirbelsäule
Oberer Rücken
Taille
Blase
Lymphknoten/Eileiter/Leiste
Unterer Rücken
Knie/Bein
Ellbogen
Lunge/Brustkorb/Brust/oberer Rücken
Arm
Zähne/Zahnfleisch/Kiefer
Gesicht/Nebenhöhlen

Gebärmutter/Prostata
Lymphknoten/Leiste/Eileiter
Unterer Rücken
Oberer Rücken
Lunge/Brustkorb/Brust/oberer Rücken
Oberseite der Schulter
Zähne/Zahnfleisch/Kiefer
Hals/Nacken
Gesicht/Nebenhöhlen
Kopf/Gehirn
Nacken/Hirnstamm
Thymusdrüse
Wirbelsäule
Blase

Steißbein | Unterer Rücken | Mittlerer Rücken | Oberer Rücken | Hals

WIRBELSÄULE

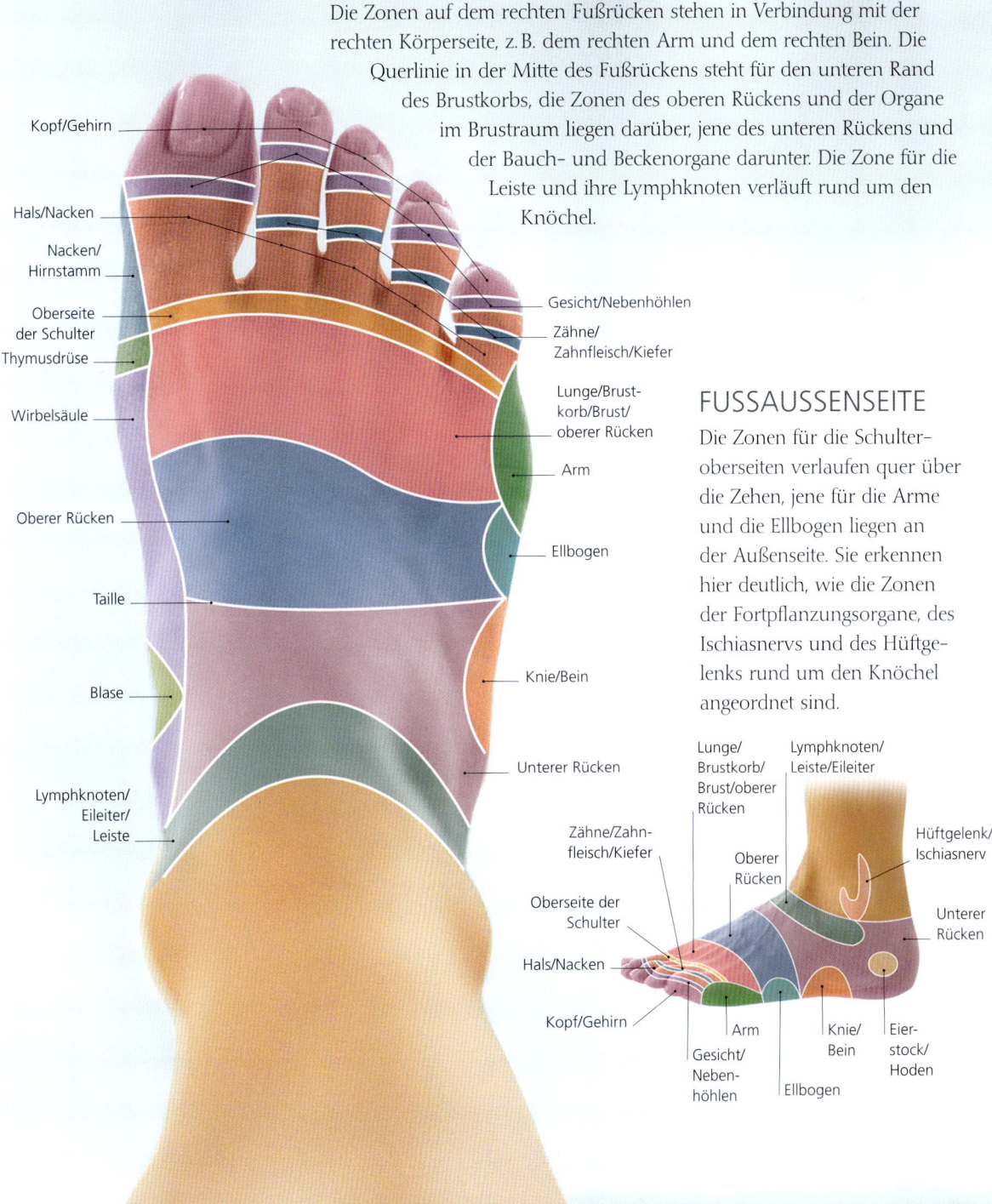

RECHTER FUSSRÜCKEN

Die Zonen auf dem rechten Fußrücken stehen in Verbindung mit der rechten Körperseite, z. B. dem rechten Arm und dem rechten Bein. Die Querlinie in der Mitte des Fußrückens steht für den unteren Rand des Brustkorbs, die Zonen des oberen Rückens und der Organe im Brustraum liegen darüber, jene des unteren Rückens und der Bauch- und Beckenorgane darunter. Die Zone für die Leiste und ihre Lymphknoten verläuft rund um den Knöchel.

FUSSAUSSENSEITE

Die Zonen für die Schulteroberseiten verlaufen quer über die Zehen, jene für die Arme und die Ellbogen liegen an der Außenseite. Sie erkennen hier deutlich, wie die Zonen der Fortpflanzungsorgane, des Ischiasnervs und des Hüftgelenks rund um den Knöchel angeordnet sind.

LAGE DER REFLEXZONEN

Die Handreflexzonen

Die Anatomie des Körpers spiegelt sich in den Reflexzonen in den Handflächen und am Handrücken. Dabei korrespondiert der Kopf mit den Fingerenden. Gestrichelte Linien zeigen an, wo sich Reflexzonen überschneiden.

LINKE HANDFLÄCHE

Die Reflexzonen der linken Hand sind mit der linken Körperseite verbunden. Die Zone der Wirbelsäule verläuft den Daumen entlang, die der Schulter liegt mehr in Richtung Handkante. Die Zonen für Kopf und Nacken befinden sich an den Fingern.

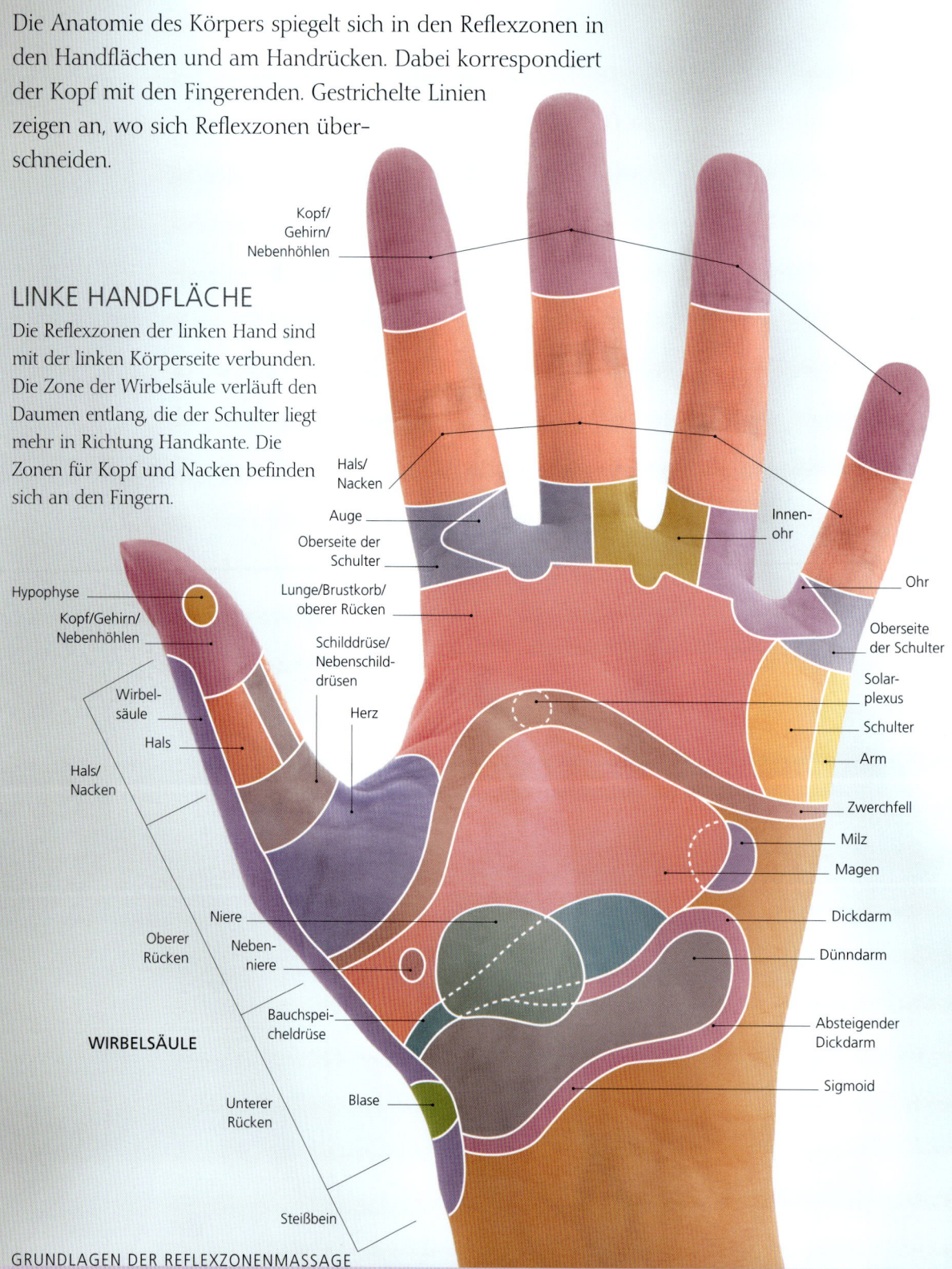

RECHTE HANDFLÄCHE

Die Reflexzonen in der rechten Handfläche beziehen sich auf die rechte Körperhälfte. Da die inneren Organe nicht völlig symmetrisch im Körper liegen, unterscheiden sich auch die Reflexzonen in beiden Händen. Für die Leber z. B. gibt es nur in der rechten Hand eine Reflexzone.

- Kopf/Gehirn/Nebenhöhlen
- Hals/Nacken
- Innenohr
- Ohr
- Oberseite der Schulter
- Auge
- Oberseite der Schulter
- Lunge/Brustkorb/oberer Rücken
- Hypophyse
- Kopf/Gehirn/Nebenhöhlen
- Solarplexus
- Schilddrüse/Nebenschilddrüsen
- Hals
- Wirbelsäule
- Schulter
- Herz
- Arm
- Hals
- Zwerchfell
- Gallenblase
- Leber
- Nebenniere
- Oberer Rücken
- Quer verlaufender Dickdarm
- Niere
- Aufsteigender Dickdarm
- Magen
- Ileozökalklappe
- Bauchspeicheldrüse
- Dünndarm
- **WIRBELSÄULE**
- Blase
- Unterer Rücken
- Steißbein

LAGE DER REFLEXZONEN

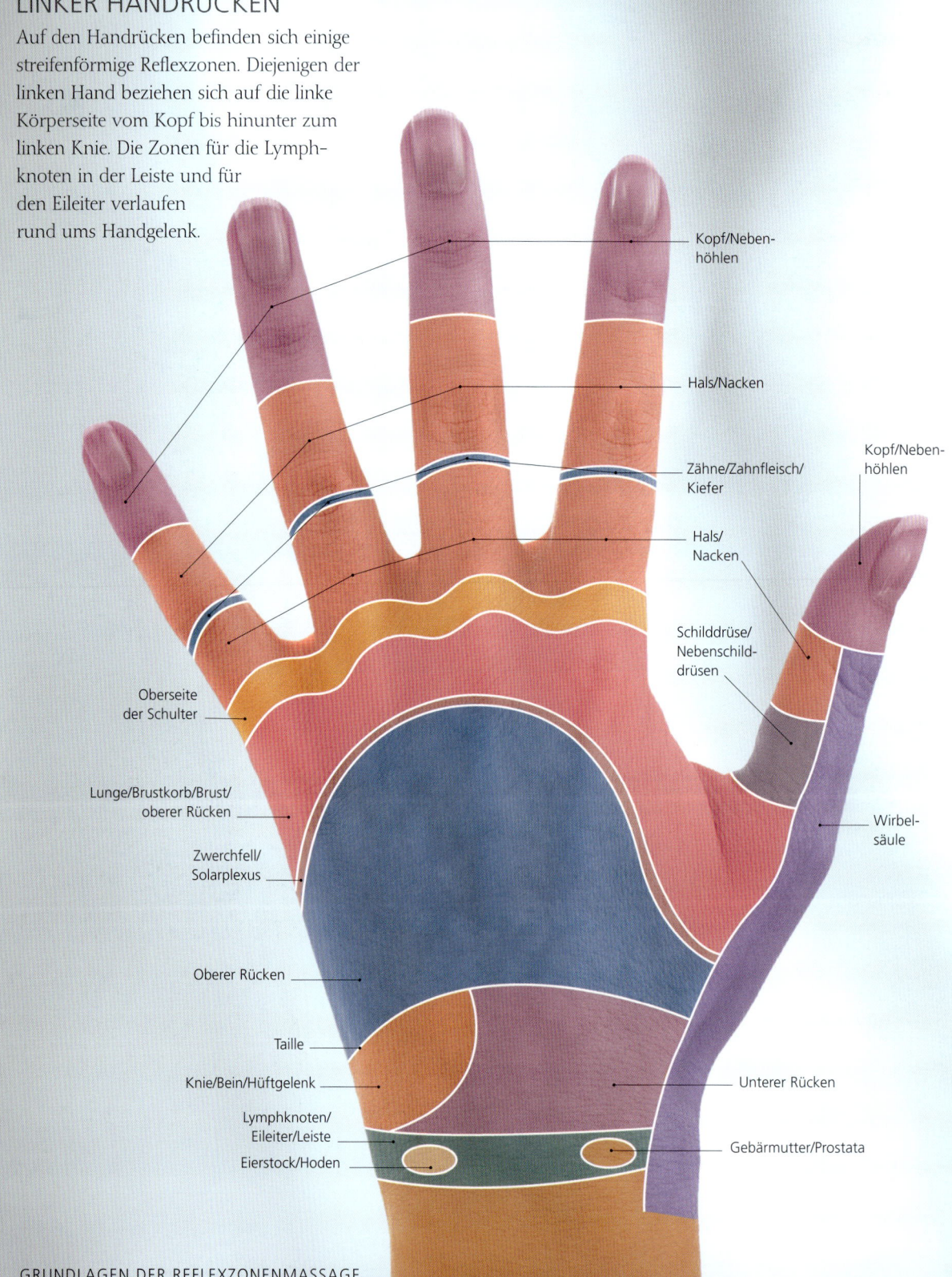

LINKER HANDRÜCKEN

Auf den Handrücken befinden sich einige streifenförmige Reflexzonen. Diejenigen der linken Hand beziehen sich auf die linke Körperseite vom Kopf bis hinunter zum linken Knie. Die Zonen für die Lymphknoten in der Leiste und für den Eileiter verlaufen rund ums Handgelenk.

RECHTER HANDRÜCKEN

Diese Reflexzonen beziehen sich auf die rechte Körperhälfte. Am unteren Ende der langen Mittelhandknochen verläuft quer die Linie der Taille, die dem unteren Ende des Brustkorbs entspricht. Oberhalb davon liegt die Zone des oberen Rückens, darunter jene des unteren Rückens, des Hüftgelenks und der Bauch- und Beckenorgane.

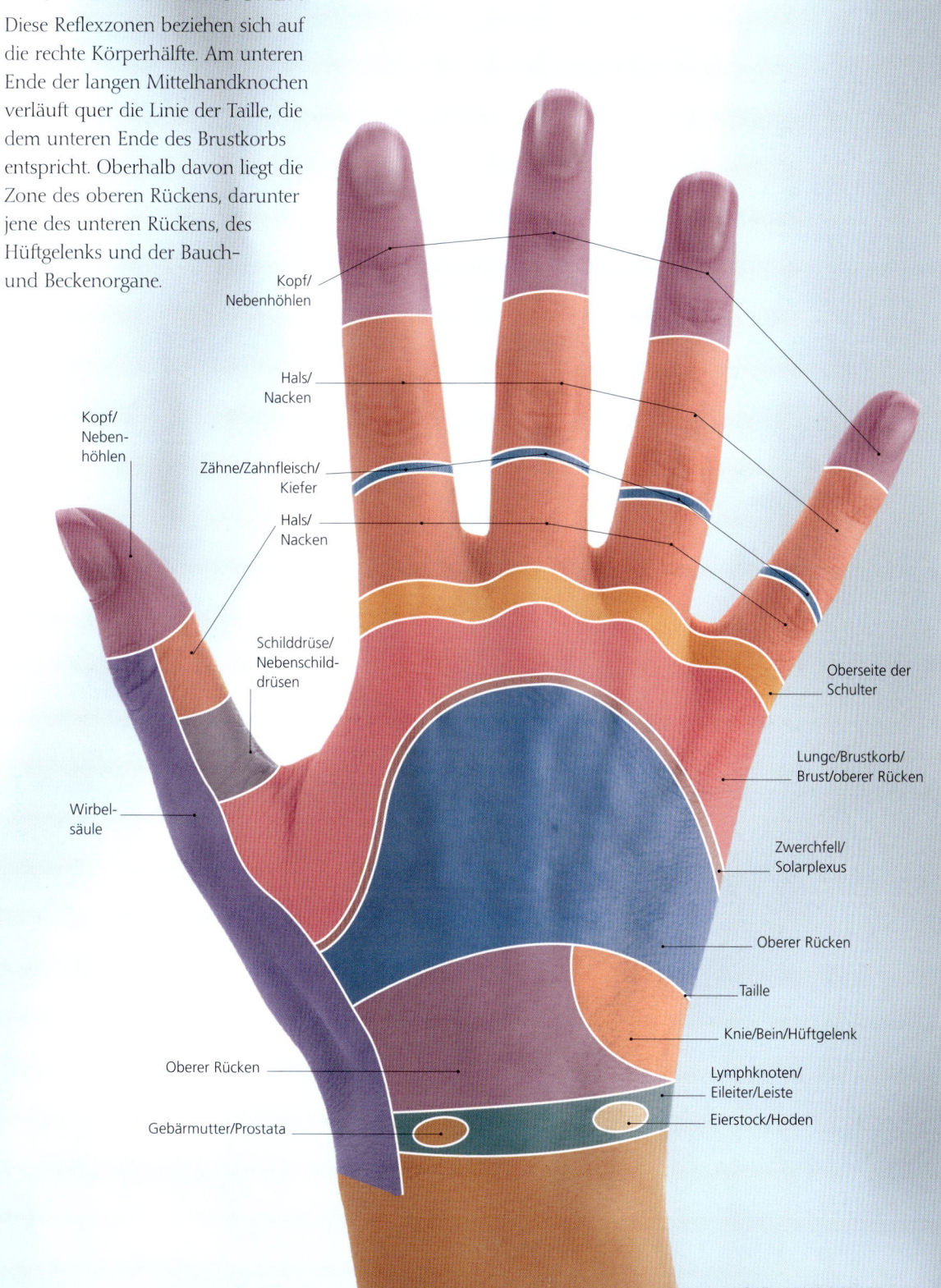

- Kopf/Nebenhöhlen
- Hals/Nacken
- Kopf/Nebenhöhlen
- Zähne/Zahnfleisch/Kiefer
- Hals/Nacken
- Schilddrüse/Nebenschilddrüsen
- Wirbelsäule
- Oberseite der Schulter
- Lunge/Brustkorb/Brust/oberer Rücken
- Zwerchfell/Solarplexus
- Oberer Rücken
- Taille
- Knie/Bein/Hüftgelenk
- Lymphknoten/Eileiter/Leiste
- Oberer Rücken
- Eierstock/Hoden
- Gebärmutter/Prostata

DIE HANDREFLEXZONEN

Skelett und Füße

Genau wie die Organe des Körpers sind auch die Knochen, das Skelett, auf der Fußsohle abgebildet. Dieses Abbild reicht von den Halswirbeln (die entsprechende Zone befindet sich an der großen Zehe) bis zum Steißbein (diese Zone ist an der Ferse zu lokalisieren). Die entsprechenden Verbindungen können Sie auf der gegenüberliegenden Seite sehen.

Die Skelettanteile des rechten Fußes stehen mit der rechten Körperseite in Verbindung. Der Halsansatz findet sich im Ansatz der großen Zehe wieder. Die Reflexzone des Ellbogens, der real auf der Höhe der Taille liegt, findet sich auch am Fuß seitlich der »Taille« am Ansatz des Mittelfußknochens. Sehen Sie sich einmal Ihre Füße an. Die Zone der sieben Halswirbel zwischen Schädel und Halsansatz verläuft am Rand der großen Zehe. Hier kann man bei Schmerzen oder Erkrankungen der Halswirbel massieren. Von der Halswirbelsäule gehen die Nerven aus, die zu den Händen führen. Wenn nun die Übertragung von Nervenreizen zu den Fingern eingeschränkt ist, kommt es dort womöglich zu Taubheit. Wendet man die Reflexzonentherapie an der großen Zehe an, so kann man etwas dagegen unternehmen, ebenso gegen Halsprobleme.

SCHMERZEN LINDERN

Die zwölf Brustwirbel reichen vom Halsansatz bis zur Taille. Dies entspricht am Fuß dem Abschnitt vom Ansatz der großen Zehe bis zum Ansatz des Mittelfußknochens, der zur großen Zehe führt. Hier können Sie Beschwerden und Schmerzen zwischen den Schulterblättern lindern.

Den fünf Lendenwirbeln unterhalb der Taille bis zum Kreuzbein entspricht an der inneren Fußkante das Stück vom Ansatz des ersten Mittelfußknochens bis zum Beginn der Ferse. An dieser Stelle können Schmerzen im unteren Rücken behandelt werden. Die Reflexzonen von Kreuzbein und Steißbein finden sich schließlich entlang der Innenseite der Ferse. Beschwerden durch Verletzungen des Kreuzbeins oder Steißbeins kann man hier angehen.

DIE GENESUNG BESCHLEUNIGEN

Techniken der Reflexzonentherapie können darüber hinaus an Reflexzonen angewendet werden, wenn man Schmerzen im Skelett und an den Extremitäten lindern oder die Heilung von Verletzungen beschleunigen möchte. Ob Tennisellbogen, Schleimbeutelentzündung der Schulter oder Hüftschmerzen – mit der Reflexzonenmassage werden Sie positive Resultate erzielen.

Das Skelett erhält Stabilität durch Muskeln, Sehnen und Bänder. Schmerzen im unteren Rücken sind beispielsweise nicht unbedingt auf die Wirbel dort zurückzuführen, sondern eventuell auch auf die Muskeln in diesem Bereich. Zum unteren Rücken gehört alles unterhalb der Taille, und somit umfasst der ganze Bereich unterhalb der gedachten Fuß-»Taille« Reflexzonen des unteren Rückens. Um Probleme des unteren Rückens zu beheben, sollten Sie also nicht nur die betreffende Reflexzone, sondern auch die umliegenden Reflexzonen mitbehandeln.

RECHTE FUSSSOHLE

Die Skelett-Reflexzonen der rechten Fußsohle stehen in Verbindung mit der rechten Körperseite. So bezieht sich etwa die Reflexzone der hier eingezeichneten Schulter auf die rechte Schulter.

LINKE FUSSSOHLE

Die Skelett-Reflexzonen der linken Fußsohle stehen in Verbindung mit der linken Körperseite. So bezieht sich etwa die Reflexzone des hier eingezeichneten Ellbogens auf den linken Ellbogen.

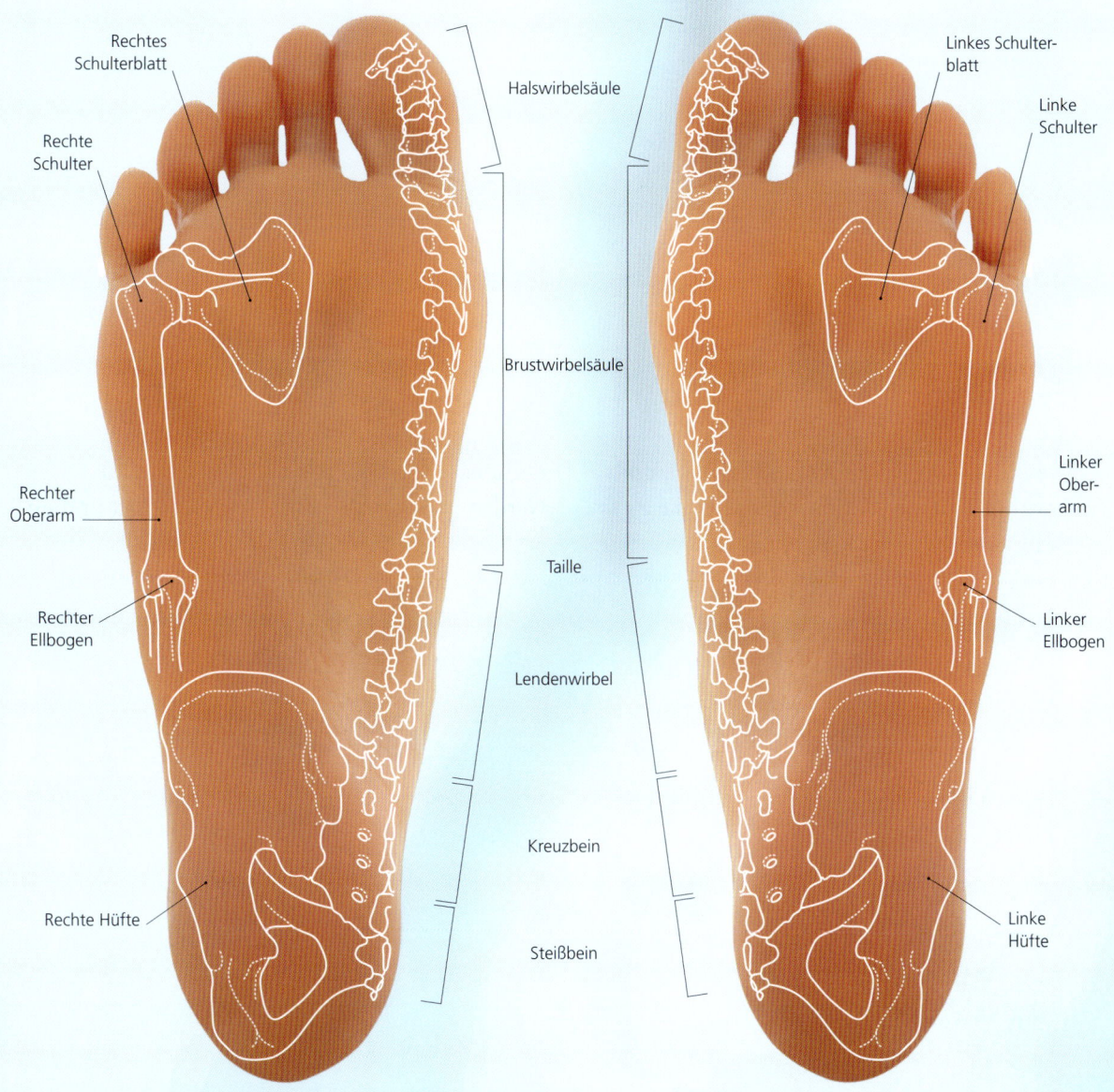

SKELETT UND FÜSSE

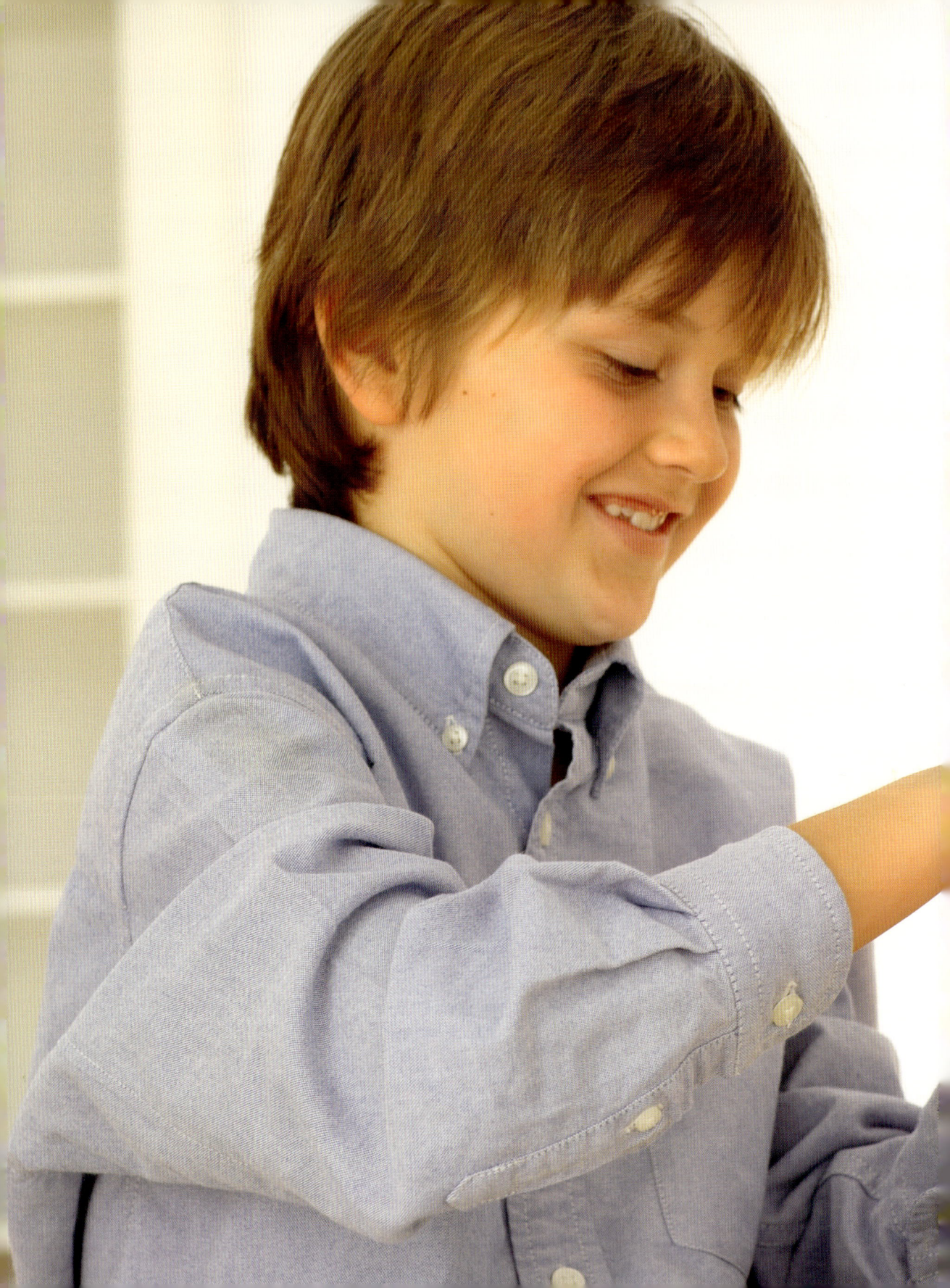

Kapitel 2

Vorzüge fürs Leben

Die Vorzüge der Reflexzonentherapie sind so vielseitig wie die Menschen, die sich ihrer bedienen. Die Kommunikation über die Hände stellt eine Verbindung zwischen zwei Menschen her, vertieft Beziehungen, fördert eine gesunde Lebensführung und stärkt sowohl den Gebenden wie den Empfangenden. Denken Sie beim Lesen dieses Kapitels darüber nach, welcher Bereich Ihres Lebens von der Reflexzonenmassage profitieren könnte und wie dies genau geschehen kann.

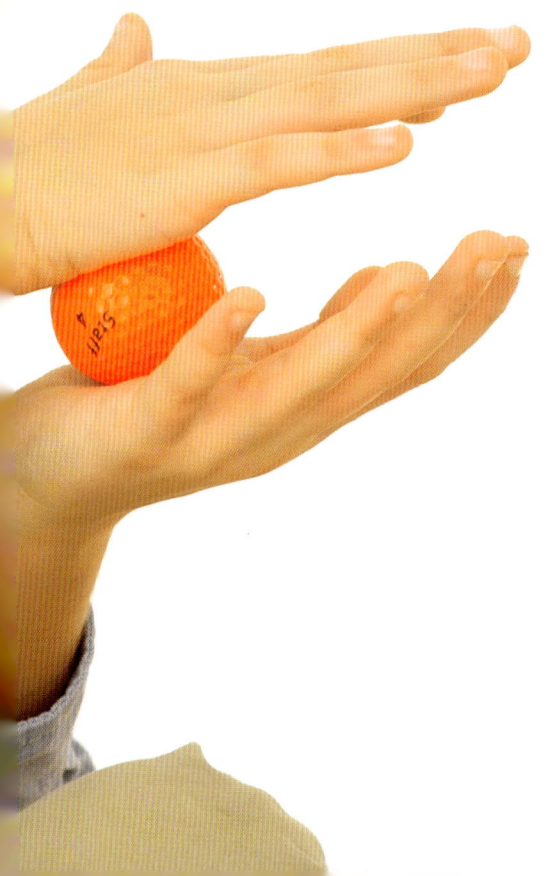

Zeigen Sie Anteilnahme

Die Reflexzonenmassage stellt eine großartige Möglichkeit dar, sich eines Menschen liebevoll anzunehmen. Egal ob es Ihr Anliegen ist, einen ruhigen Moment herzustellen, bei einer Krankheit für Wohlbefinden zu sorgen oder einfach nur zu sagen: »Ich liebe dich« – mit der Reflexzonenmassage können Sie all das ohne Worte ausdrücken. Sie werden es als eine wunderbare Wohltat empfinden, das Leben eines geliebten Menschen in eine positive Richtung zu lenken.

Denkt man an die Reflexzonenmassage, so tauchen vor dem geistigen Auge Bilder von herzerwärmenden Erfahrungen zwischen zwei Menschen auf. So berichtete eine Frau, dass ihre zweijährige Nichte sie eher »Fuß« als »Tante« nannte, weil sie bei ihr immer an die Fußreflexzonenmassage dachte. Eine andere Frau erzählte, wie ihr Vater den Kindern sonntags immer einen Tauschhandel vorschlug: Wenn sie seine Füße behandelten, erhielten sie im Gegenzug von ihm ein ganz spezielles Frühstück. Das war jede Woche ein Vergnügen außer der Reihe und stellte eine Nähe zwischen dem Vater und den Kindern her. Gegenseitige Rücksichtnahme und familiärer Zusammenhalt spiegelten sich in dieser gemeinsamen Erfahrung.

UNTERSTÜTZUNG UND LIEBE ZEIGEN

Wo Worte nicht genügen, können Sie mit Hilfe der Reflexzonenmassage Ihre Anteilnahme zum Ausdruck bringen. Einer Studie zufolge litten Krebspatienten, deren Familienmitglieder sie massierten, weniger unter Schmerzen und fühlten sich auch nicht so isoliert. Die Familien wiederum hatten so eine Möglichkeit, Hilfestellung zu leisten und ihre Zuneigung zu zeigen. So konnten die Verwandten eine Verbindung zu ihren Lieben herstellen und diese sich deren Unterstützung gewiss sein. Beiden Seiten gab die Geste des Sich-Kümmerns moralischen Auftrieb.

Allein die Tatsache, dass wir uns Zeit nehmen, uns Mühe geben und dem Betreffenden Aufmerksamkeit schenken, hat schon einen therapeutischen Effekt.

Sowohl der Gebende wie der Empfänger erfährt eine Stärkung. Ersterer darf das Geschenk des Gebens und die Wohltat des Körperkontakts mit jemandem erleben, Letzterer profitiert davon, dass er im Zentrum der Aufmerksamkeit steht. Welcher Art auch immer ihre Beziehung ist – für beide ist die Reflexzonenmassage gewinnbringend.

DIE FREUNDSCHAFT PFLEGEN

Viele Freundschaften sind durch die gemeinsame Erfahrung der Reflexzonenmassage gewachsen. Man half sich gegenseitig. Die Reflexzonenmassage belebt den Geist. Da half z. B. eine Frau ihrer Freundin, deren Sucht in den Griff zu bekommen. Die beiden wussten zu schätzen, dass die eine für die andere ein offenes Ohr hatte, die Reflexzonenmassage war jedoch ein echtes Mittel, um das destruktive Verhalten zu ändern.

Eine Reflexzonenbehandlung schafft Sicherheit und Geborgenheit und erlaubt es so einem Menschen, sich auszudrücken.

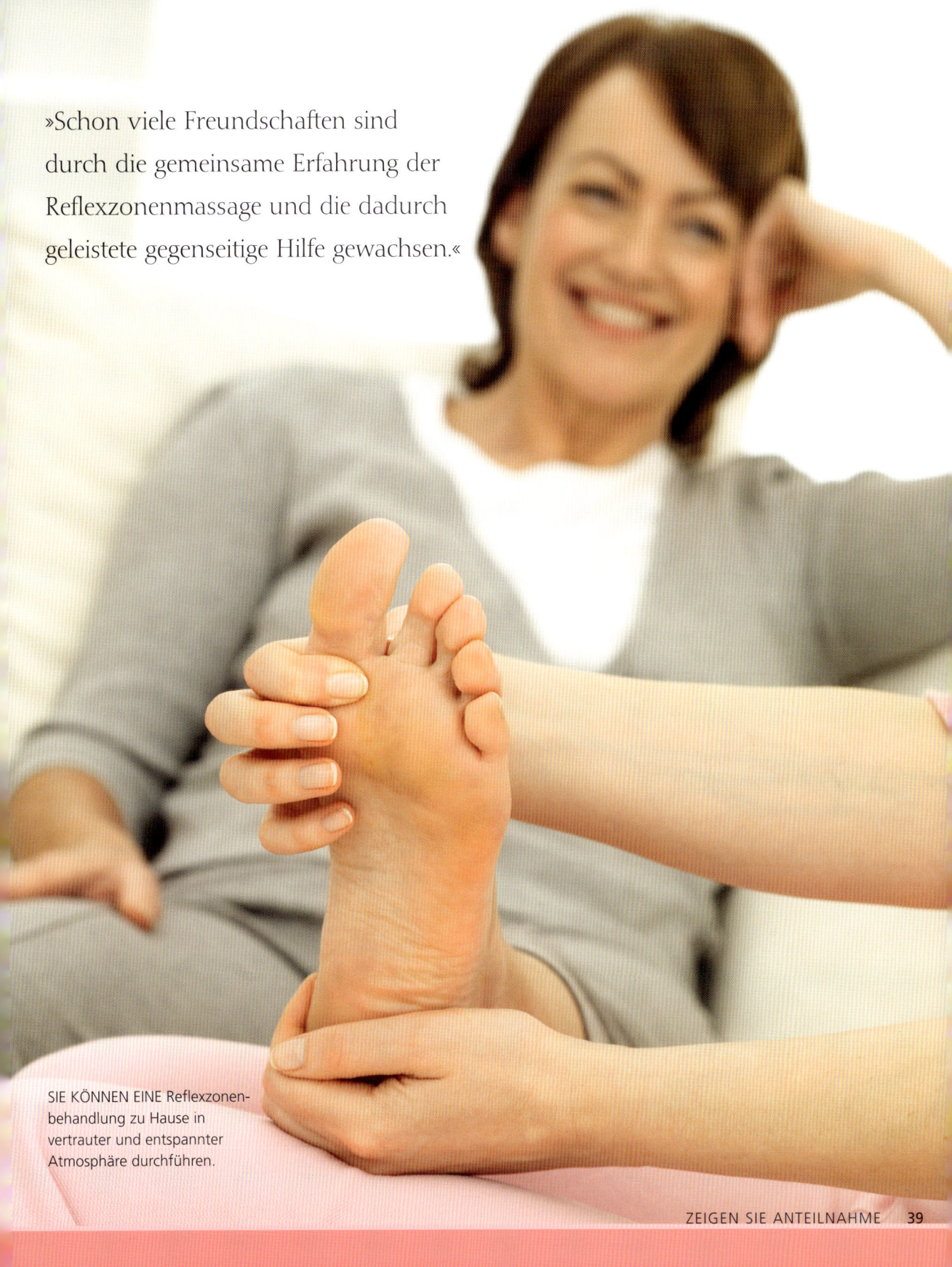

»Schon viele Freundschaften sind durch die gemeinsame Erfahrung der Reflexzonenmassage und die dadurch geleistete gegenseitige Hilfe gewachsen.«

SIE KÖNNEN EINE Reflexzonenbehandlung zu Hause in vertrauter und entspannter Atmosphäre durchführen.

Die heilende Berührung

Mit einer Reflexzonenbehandlung können Sie einen Menschen, der Ihnen am Herzen liegt, verwöhnen. Berührung ist eine einzigartige Form der Kommunikation, ihr Wert ist durch zahlreiche Studien belegt. Der Blutdruck sinkt, das Selbstwertgefühl wird gestärkt. Babys nehmen zu und schlafen besser durch. Selbst derjenige, der die Behandlung durchführt, profitiert. Berührungen wirken körperlich wie psychisch. Sie trösten, beruhigen und heilen.

Reflexzonenmassagen unterstützen und fördern die körperliche Entwicklung. Zum Beispiel befürchtete die Mutter eines Kindes, das auf einem Auge erblindet war, dass dieses Auge den Bewegungen des sehenden Auges nicht würde folgen können. Sie wandte über Jahre die Reflexzonenmassage an und konnte so erreichen, dass die Bewegungen der beiden Augen aufeinander abgestimmt abliefen. Der acht Monate alte Alexander litt an einer verzögerten Sprachentwicklung. Untersuchungen erbrachten, dass er auf einem Ohr schlechter

Mütter, die sich um die Entwicklung ihrer Kinder sorgten, haben die Reflexzonenmassage dazu eingesetzt, das Potenzial ihrer Kinder bestmöglich auszuschöpfen.

hörte als auf dem anderen. Seine Eltern wandten die passenden Techniken der Reflexzonenmassage an und erreichten, dass er schon auf ein Flüstern mit einer Kopfbewegung reagierte.

In einem indischen Zeitungsartikel von 1995 geht es um die Anwendung der Reflexzonentherapie in einer Schule für behinderte Kinder. Die Direktorin erklärte: »Auch wenn man eine geistige Behinderung nicht vollständig heilen kann, so ist die Reflexzonentherapie doch auf jeden Fall eine Wohltat. Sie verbessert die Aufgewecktheit, verlängert die Konzentrationsfähigkeit und trägt positiv zur Verhaltensweise bei. Ganz allgemein fördert sie die Gesundheit.«

MENSCHEN ZUSAMMENBRINGEN

»Mit Hilfe der Reflexzonentherapie kommen sich Kinder und Eltern näher, die zuvor keine besonders innige Beziehung hatten«, so Gary Phillips, Leiter der Lilian Baylis Technology School in London. Das Angebot an Reflexzonenmassagen für Kinder und ihre Eltern gehörte zu den Innovationen, die dazu dienen sollten, Leistungs- und Disziplinprobleme zu lindern sowie etwas gegen die geringen Anwesenheitszahlen zu unternehmen. 2006 gehörte die Schule zu denjenigen Schulen in London, die am meisten Fortschritte gemacht hatten, wie es in einem Bericht hieß.

Da die Berührung in der Reflexzonenmassage nichts Bedrohliches hat, kann sie die Intimität fördern. Wir haben schon Paare getroffen, deren erster körperlicher Kontakt über die Reflexzonenmassage lief, die sie sich gegenseitig zuteil werden ließen. So konnten sie sich unbefangen näher kennenlernen.

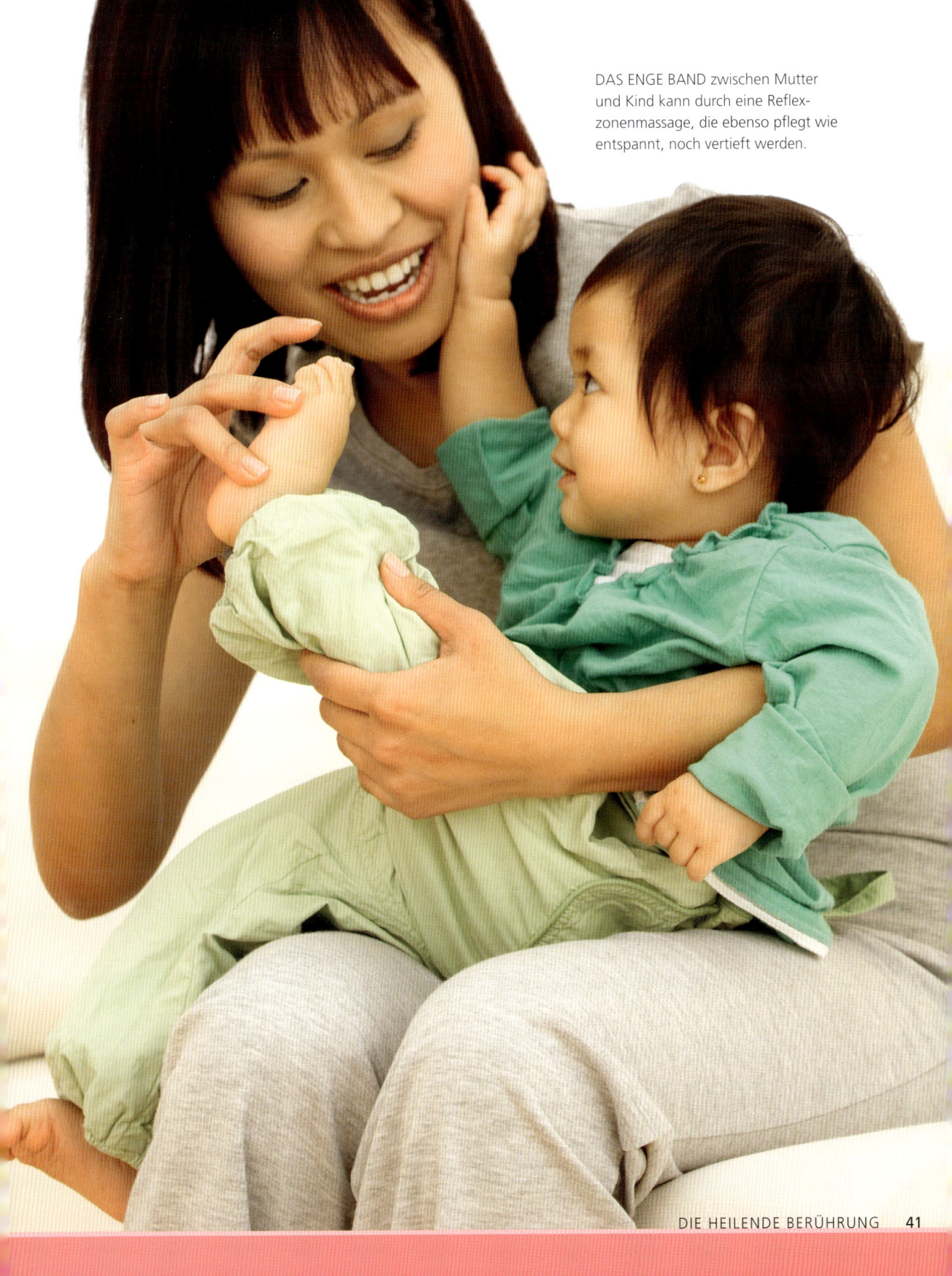

DAS ENGE BAND zwischen Mutter und Kind kann durch eine Reflexzonenmassage, die ebenso pflegt wie entspannt, noch vertieft werden.

Gegen Stress

Von Dr. Robert Sapolsky, Professor für Neurologie an der Stanford-Universität, stammt die Feststellung, dass Zebras keine Tumoren bekommen. Der durch die Begegnung mit einem Raubtier ausgelöste Stress endet für das Zebra relativ schnell, denn entweder gelingt ihm die Flucht oder es wird verspeist. Männer und Frauen bekommen Geschwüre, weil sie Stresssituationen nicht so leicht auflösen können. Stress wird darüber hinaus für 80 Prozent aller Krankheiten, darunter chronische degenerative Erkrankungen, verantwortlich gemacht.

EIN GESUNDES LEBEN FÜHREN

Für die meisten Menschen gehört Stress zum Leben dazu. Bis zu einem gewissen Grad kann er anregend, ja erfreulich sein. Doch wenn das Stressniveau zu hoch ist, ohne dass es zu einer Entlastung kommt, können Probleme einsetzen. Die Reflexzonentherapie kann auf gesunde Weise den Stress im alltäglichen Leben zum Verschwinden bringen, indem sie ihn auflöst oder wenigstens unterbricht und so die Stressmechanismen des Körpers herabsetzt.

Ist dies erst einmal gelungen, hilft die Reflexzonentherapie dabei, den gesunden Zustand wiederherzustellen und den Betreffenden in einen Zustand des Wohlbefindens zu bringen. Dazu gehört das Wissen, wie man seine Lebensqualität verbessern kann. Nehmen wir z. B. unseren Klienten Bob. Er hatte einen sehr anstrengenden Job und wollte die Reflexzonentherapie einmal ausprobieren. Bald ließen sich immer mehr seiner Mitarbeiter von seiner Begeisterung anstecken und kamen ebenfalls zu uns. Bisher waren viele unserer Klienten aufgrund von ernsthaften Erkrankungen zu uns gekommen. Nun kamen auch noch solche hinzu, die einfach etwas für ihr Wohlbefinden und zur Vorsorge tun wollten.

Dass die Reflexzonenmassage stresslindernd wirkt, ist klinisch erwiesen. So untersuchten im Jahr 2004 Wissenschaftler in Singapur Testpersonen beim Ausruhen. Erst hörten sie klassische Musik, dann Rockmusik, schließlich wurden ihre Fußreflexzonen stimuliert. Die elektrische Aktivität des Gehirns wurde mittels Elektroenzephalogramm (EEG) gemessen. Bei allen verstärkten sowohl die Fußreflexzonenbehandlung wie die klassische Musik die Alphawellen, die einen Entspannungszustand anzeigen.

EIN WERKZEUG FÜR JEDEN

Sicher, die Reflexzonenbehandlung entspannt, doch was man aus einem solchen Werkzeug macht, liegt im Ermessen jedes Einzelnen. Stress hat starke Auswirkungen auf den Körper. So entzieht er ihm lebensnotwendige Nährstoffe und bringt das empfindliche Fortpflanzungssystem aus dem Gleichgewicht. Auf dem Weg zu einem gesünderen Leben kann die Reflexzonentherapie eine bedeutende Rolle spielen, denn sie unterstützt den Körper dabei, Nährstoffe optimal zu nutzen, und stimuliert das Lymphsystem, damit der Körper Giftstoffe ausscheiden kann. Ein ungesunder Lebensstil und Mangelernährung erschweren es, von den Vorzügen der Reflexzonenmassage zu profitieren.

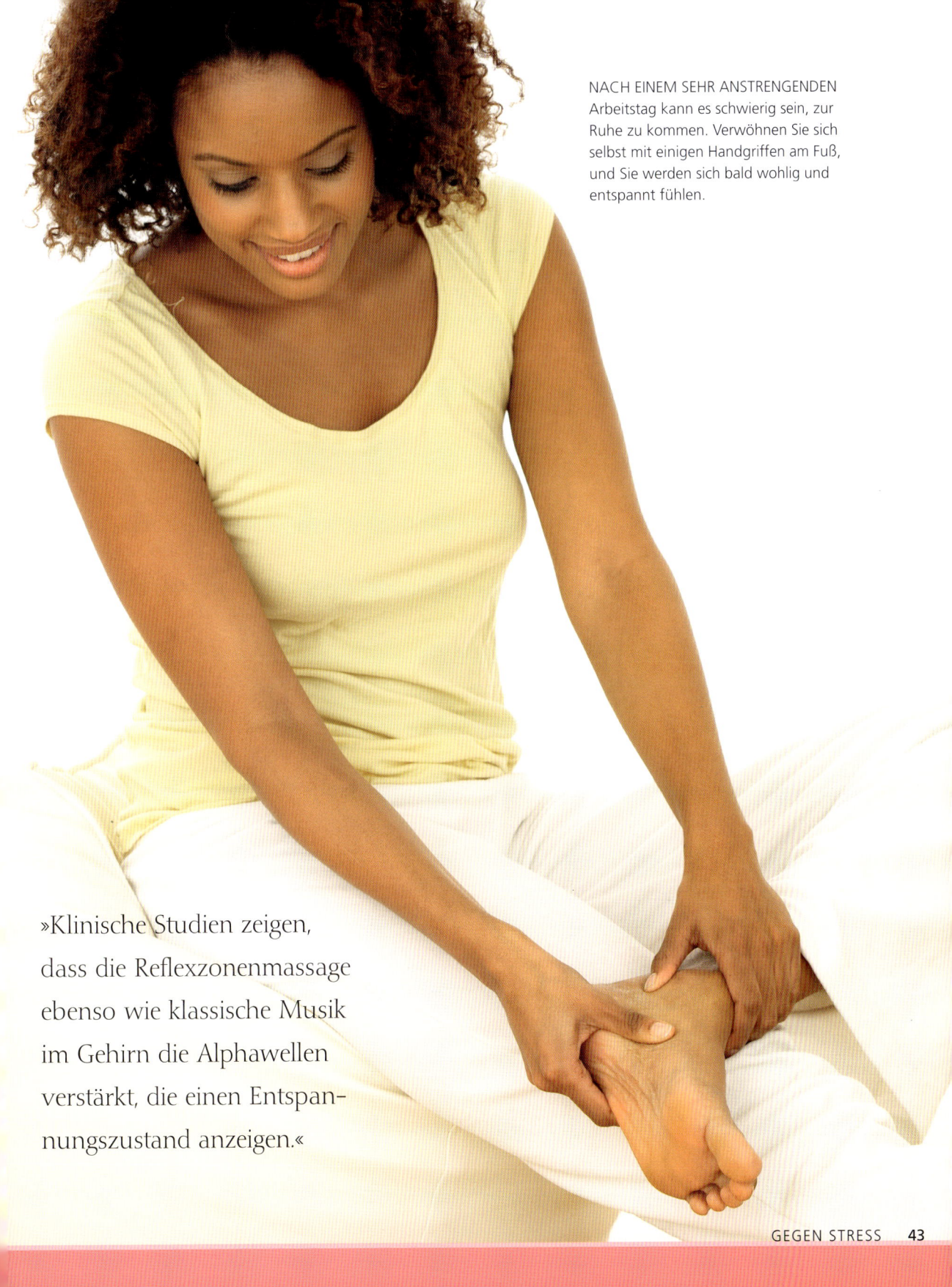

NACH EINEM SEHR ANSTRENGENDEN Arbeitstag kann es schwierig sein, zur Ruhe zu kommen. Verwöhnen Sie sich selbst mit einigen Handgriffen am Fuß, und Sie werden sich bald wohlig und entspannt fühlen.

»Klinische Studien zeigen, dass die Reflexzonenmassage ebenso wie klassische Musik im Gehirn die Alphawellen verstärkt, die einen Entspannungszustand anzeigen.«

Körperbewusstsein entwickeln

Im Alltag machen wir immer wieder die gleichen Bewegungen, was bei Händen und Füßen zu Abnutzungserscheinungen führt. Die Rolle der Reflexzonentherapie beim Aufbau von Körperbewusstsein besteht nun in Übungen für Hände und Füße, um deren Potenzial voll auszuschöpfen. Es handelt sich bei ihnen um Sinnesorgane, und wenn sie möglichst vielfältigen Situationen ausgesetzt sind, können sie sich gesund entwickeln.

In der Regel klagen Erwachsene, die einen Reflexzonentherapeuten aufsuchen, über Fußbeschwerden. Nach der Behandlung sagen sie dann: »Es ist, als würde ich auf Kissen gehen.« Oder: »Meine Füße fühlen sich leichter an.« Dieses ungewohnte Gefühl verdankt sich den Drucktechniken der Reflexzonenmassage, die sich von dem harten Untergrund unterscheiden, auf dem wir normalerweise gehen. Auch die Hände führen im Lauf des Tages immer wieder die gleichen Aktivitäten durch, und eine Reflexzonenmassage verschafft ihnen Erholung.

HÄNDE UND FÜSSE ERZIEHEN

Die Resultate der Reflexzonentherapie sind keineswegs nur von kurzer Dauer. Vielmehr bringt sie Händen und Füßen bei, wie sie sich fühlen sollten. Wenn Sie darauf achten, können Sie sie effektiver nutzen. Eine unserer Klientinnen war Lehrerin und sie hatte vom vielen Stehen im Klassenzimmer über die Jahre ganz müde Füße bekommen. Es bestand sogar die Gefahr der Berufsunfähigkeit. Wir zeigten ihr einige Selbsthilfetechniken, um den Füßen Erleichterung zu verschaffen. Nachdem sie gelernt hatte, ihren Füßen etwas Gutes zu tun, konnte sie etwas gegen die Auswirkungen des langen Stehens unternehmen.

Hände und Füße sind von wesentlicher Bedeutung, wenn sich ein Kleinkind grundlegende Fähigkeiten aneignet. Wenn es eine Tasse hochnimmt oder eine Treppe hinaufsteigt, bekommt das Gehirn Übung darin, wie man mit Gegenständen umgeht oder Bewegungen initiiert.

Die Achtsamkeit für Füße und Hände, die ein Kind erfährt, wenn es eine Reflexzonenmassage bekommt, kann das gesamte Leben über äußerst hilfreich sein. Die regelmäßige Anregung von Händen und Füßen durch eine Reflexzonenmassage kann vorbeugend gegen einen späteren Funktionsverlust wirken.

> Hände und Füße sind von wesentlicher Bedeutung, wenn sich ein Kleinkind grundlegende Fähigkeiten aneignet.

Wenn wir frühzeitig achtsam mit Händen und Füßen umgehen, können wir unsere Unabhängigkeit wahren. Die Reflexzonentherapie kann älteren Menschen dabei helfen, sich ihre Beweglichkeit zu erhalten, indem sie ein Bewusstsein für ihre Füße, Beine und Gehgewohnheiten entwickeln.

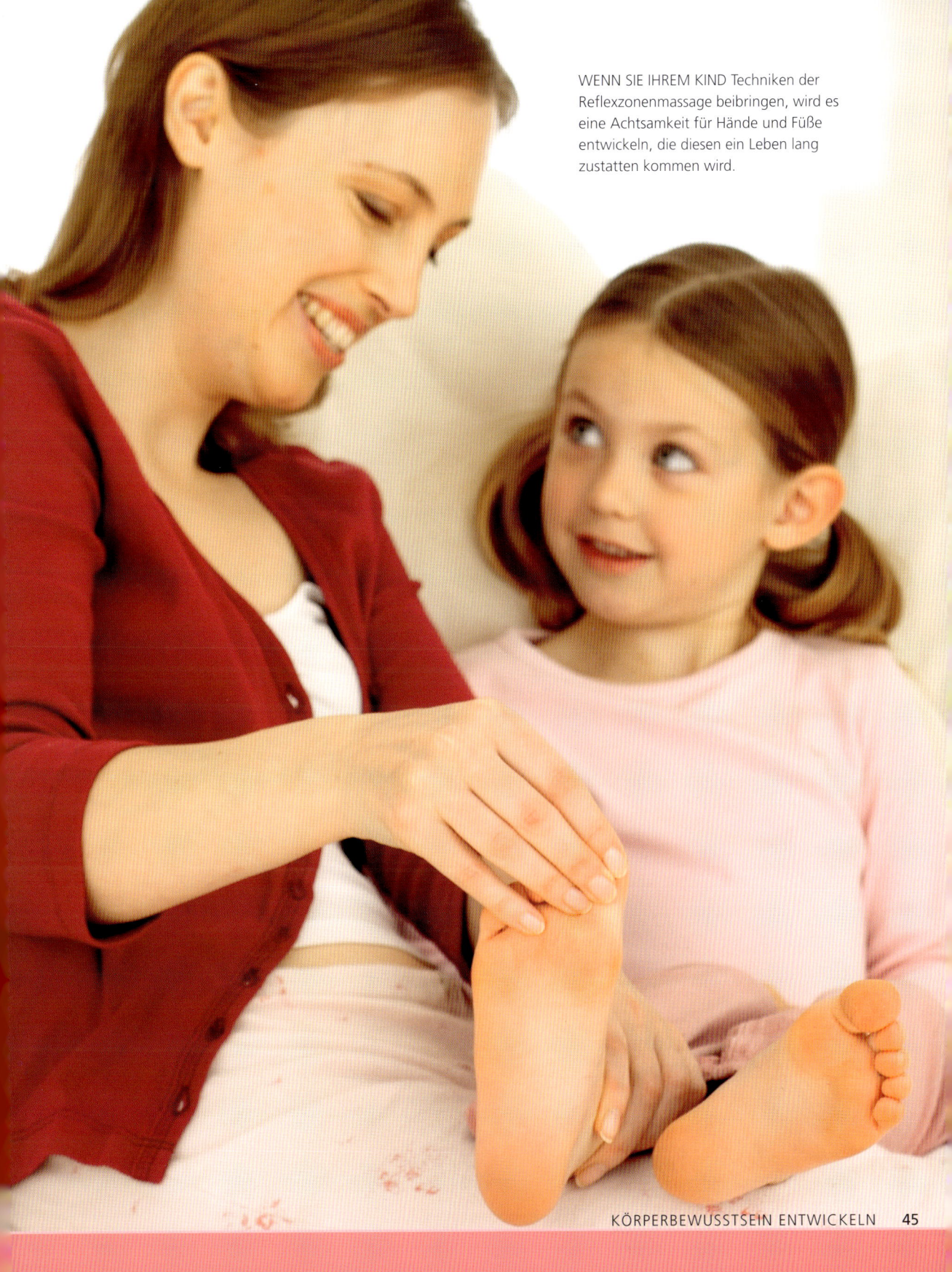

WENN SIE IHREM KIND Techniken der Reflexzonenmassage beibringen, wird es eine Achtsamkeit für Hände und Füße entwickeln, die diesen ein Leben lang zustatten kommen wird.

KÖRPERBEWUSSTSEIN ENTWICKELN

Gesund älter werden

Ein Sprichwort sagt, man ist so alt wie seine Füße. Jeder sollte etwas dafür tun, dass er selbst den Alterungsprozess aktiv mitbestimmen kann. Wenn Ihnen sehr daran liegt, etwas für Ihre Gesundheit im Alter zu tun, haben Sie die Dinge schon selbst in die Hand genommen. Dass Sie auf dem richtigen Weg sind, werden Sie bald merken, denn Forschungen wie auch persönliche Erfahrungen zeigen, dass sich die Reflexzonentherapie darauf auswirkt, wie wir altern.

KÖRPERFUNKTIONEN VERBESSERN

Allein das Wissen, dass Sie mit der Reflexzonenmassage etwas für Ihre Gesundheit tun, hat etwas Bestärkendes, denn es verleiht Ihnen das Gefühl, dass Sie über Ihre Gesundheit bestimmen. Wie Forschungen gezeigt haben, bewirkt die Reflexzonentherapie positive Veränderungen im Körper, und zwar im Hinblick auf nahezu jedes Organ und Funktionssystem. So konnte etwa bei mehreren Studien gezeigt werden, dass sich bei Menschen, die mit Reflexzonenmassage behandelt wurden, der Harnapparat und die Verdauung besser funktionierten. Auch das Immunsystem wurde gestärkt. Bei einer Kontrollgruppe konnten keine Veränderungen festgestellt werden.

Persönliche Erfahrungen zeigen ebenfalls, dass die Reflexzonentherapie dem Prozess des Älterwerdens zugute kommt und Ihnen dabei helfen kann, die Beschwerden der späten Jahre zu umschiffen und sich rundherum wohl zu fühlen. Sogar ganz erhebliche Veränderungen sind möglich. Wir trafen einst in einem Krankenhaus John, einen Schlaganfallpatienten. Wie viele seiner Leidensgenossen hatte er das Gefühl, von seinem Körper betrogen worden zu sein. Wir behandelten seine gelähmte Hand reflexzonentherapeutisch, woraufhin er den Arm in einer Weise hin und her schwingen konnte, die ihm vorher nicht möglich war. John hatte eine Starthilfe gebraucht, um sich wieder mit dem aus seiner Sicht enttäuschenden Arm zu verbinden.

Wenn wir die Reflexzonenmassage dafür einsetzen, dass wir im Alter gesund bleiben, fassen wir bestimmte Bereiche ins Auge. Ein älterer Herr erklärte beispielsweise, er wende jeden Morgen die Technik des Fingernägel-Polierens an (s. S. 144), die den Kopf anspricht, um sein Gehirn in die Gänge zu bringen.

VORBEUGUNG

Bei jüngeren Menschen macht es Sinn, bestimmte Bereiche zu bearbeiten, um zukünftige Probleme zu vermeiden. Eine Klientin war sehr interessiert zu erfahren, dass ihre Fußballenentzündung über die Reflexzonen mit ihrem oberen Rücken und dem Nackenbereich in Verbindung stand. Gleich wollte sie Techniken erlernen, die Problemen in diesem Bereich vorbeugen, denn ihre Mutter hatte einen krummen Rücken.

Die Reflexzonentherapie kann vorbeugend gegen erbliche Prädispositionen eingesetzt werden, aber auch gegen so verbreitete Erkrankungen wie Bluthochdruck und erhöhte Cholesterinwerte sowie gegen die verbreiteten Altersprobleme Verwirrung, Stürze, Inkontinenz und Bewegungseinschränkung.

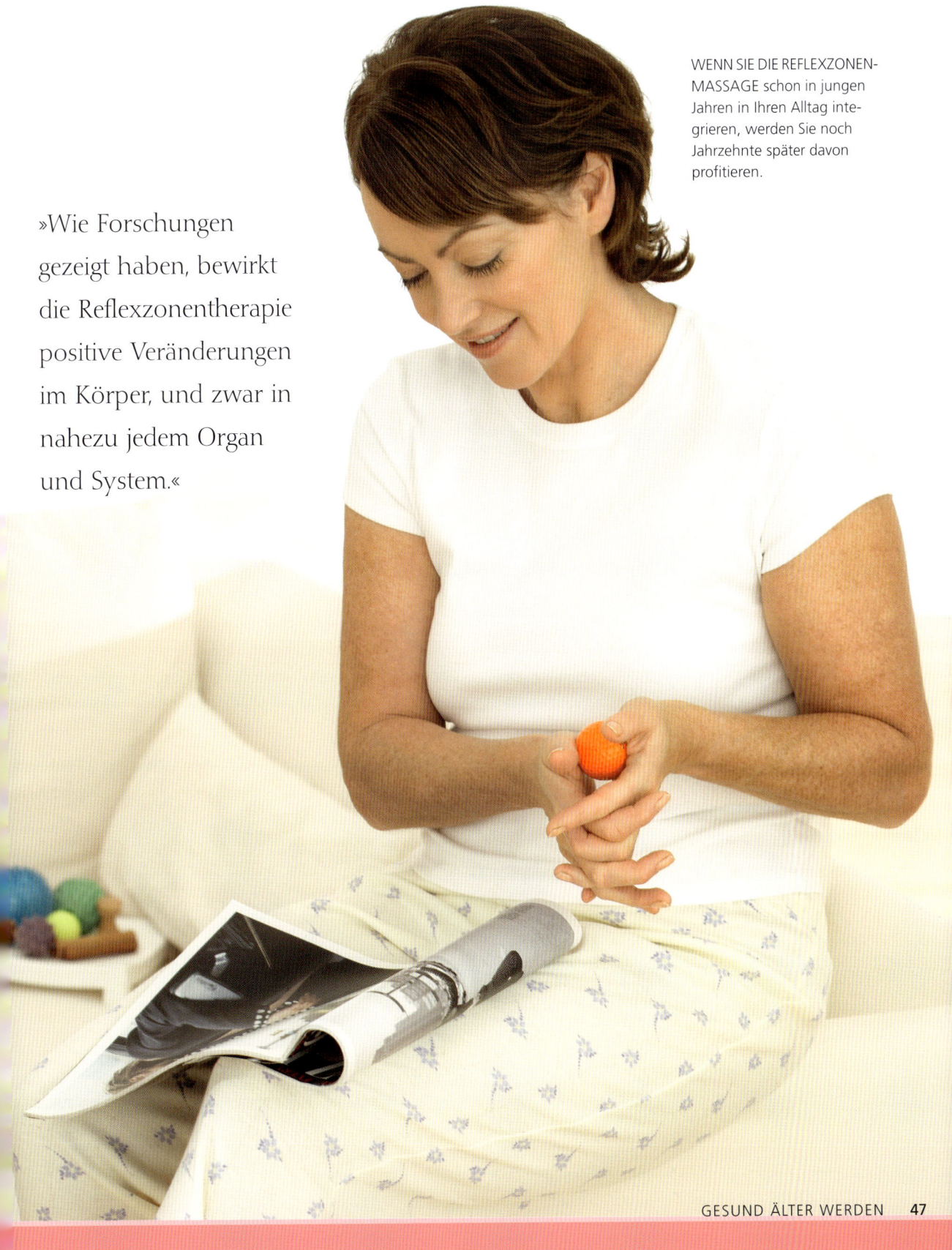

WENN SIE DIE REFLEXZONEN-MASSAGE schon in jungen Jahren in Ihren Alltag integrieren, werden Sie noch Jahrzehnte später davon profitieren.

»Wie Forschungen gezeigt haben, bewirkt die Reflexzonentherapie positive Veränderungen im Körper, und zwar in nahezu jedem Organ und System.«

GESUND ÄLTER WERDEN

Selbstbehandlung

Eltern können ihren Kindern Techniken der Reflexzonenmassage beibringen. Diese kann so ein wertvoller Bestandteil des Alltags werden. Es ist für jeden Menschen, egal welchen Alters, lohnenswert, sich Methoden zur Selbstbehandlung anzueignen, die der Gesundheit dienen. Hier können Sie sowohl Ihren Freunden wie auch Ihren Familienmitgliedern als Vorbild dienen, insbesondere wenn diese die positiven Wirkungen der Reflexzonenmassage bei Ihnen sehen.

SO BEKOMMEN KINDER SELBSTVERTRAUEN

Kleine Kinder sind Meister der Nachahmung, und es wird ihrer Aufmerksamkeit nicht entgehen, wenn jemand eine Reflexzonenmassage durchführt. Wenn sie sehen, dass ihre Eltern die Techniken bei sich selbst anwenden, werden sie den Wunsch verspüren, es ihnen gleichzutun.

Den Kindern ein Werkzeug zur Gesundheitsförderung wie die Reflexzonenbehandlung an die Hand zu geben, ist gar nicht hoch genug zu bewerten. So waren einmal Eltern mit ihrem fünfjährigen Sohn unterwegs zu einer Geburtstagsparty. Er bestand darauf, dass sie noch einmal zurückfuhren und seinen Golfball holten. Da erst merkten die Eltern, dass er eine Selbsthilfetechnik der Reflexzonenmassage gegen seine Migräne anwandte. Woher er die hatte? Sein Kindermädchen hatte die Golfballtechnik bei sich gegen Kopfschmerzen eingesetzt.

Ein Kind hat dadurch die Möglichkeit, selbst etwas gegen seine Wehwehchen zu unternehmen. Manche Kinder sind noch zu klein, um ihre Schmerzen näher zu beschreiben, ältere Kinder befinden sich nicht immer in der Nähe ihrer Eltern, wenn ihnen der Bauch wehtut oder sie hingefallen sind. Bringt man ihnen Techniken der Reflexzonentherapie bei, so können sie den kleinen und größeren Beschwerden des Alltags auch ohne elterliche Hilfe beikommen.

Nicht nur Ihre Kinder, sondern auch Erwachsene werden der Tatsache, dass Sie die Reflexzonenmassage bei sich anwenden, Beachtung schenken. Einer unserer Klienten nahm den Golfball zur Selbstbehandlung seiner Nasennebenhöhlenprobleme mit in die Arbeit. Ein Kollege klagte ständig über die gleichen Beschwerden. Am Ende massierten sich beide mit dem Ball.

EINE LOHNENDE ERFAHRUNG

Besonders lohnenswert ist es, ältere Freunde und Verwandte zur Selbstbehandlung zu ermutigen. Bei einer Studie des Oregon Research Institute kam heraus, dass die Selbstanwendung der Fußreflexzonenmassage mittels Steinmatten bei älteren Menschen zu signifikanten Verbesserungen des geistigen wie des körperlichen Befindens führte. Auch der Blutdruck normalisierte sich, und Schmerzen sowie Müdigkeit während des Tages wurden weniger. Die Fähigkeit, den Anforderungen des Alltags zu begegnen, nahm beträchtlich zu. Die Teilnehmer wussten darüber hinaus zu berichten, dass sie die Gefahr zu stürzen wesentlich besser im Griff hatten.

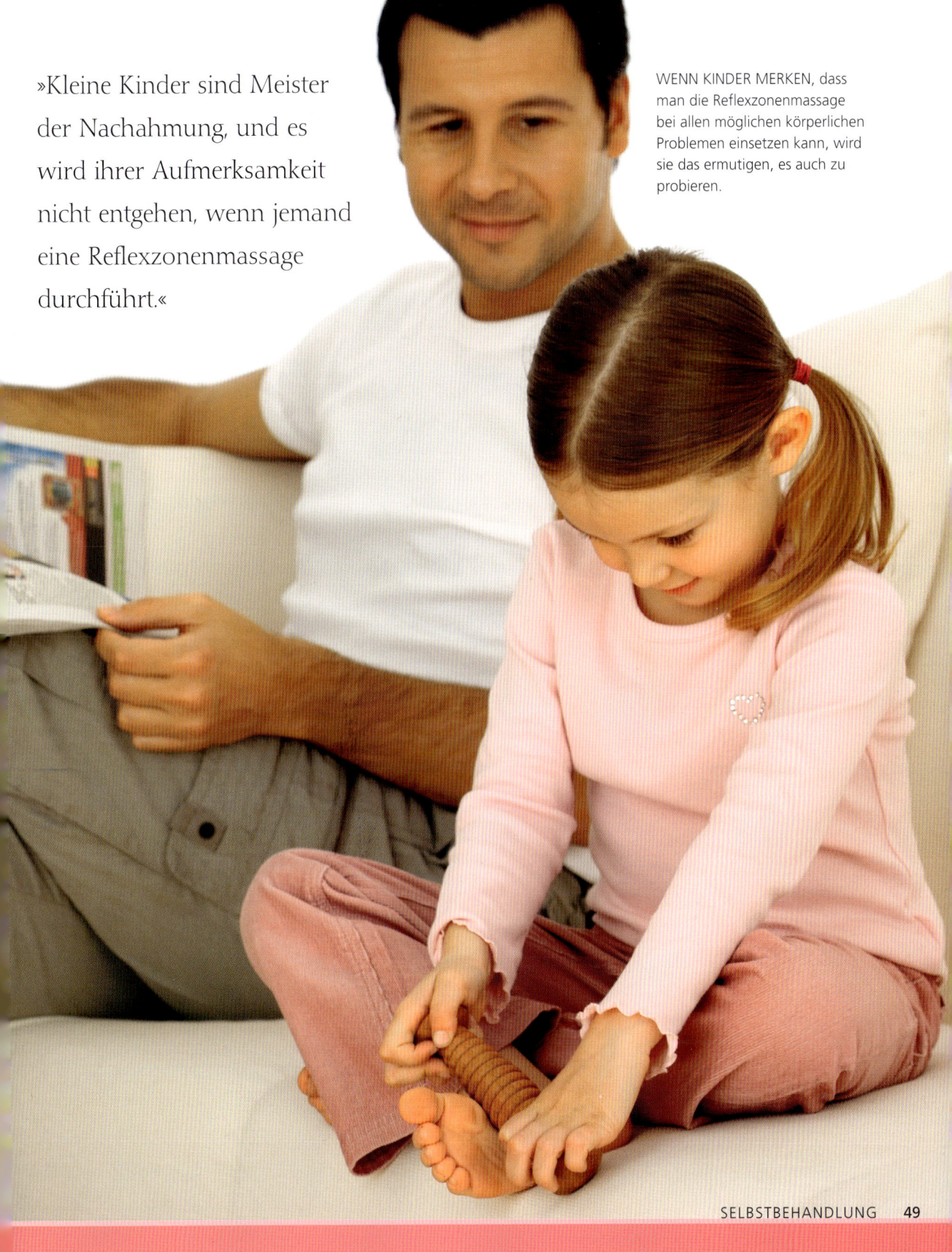

»Kleine Kinder sind Meister der Nachahmung, und es wird ihrer Aufmerksamkeit nicht entgehen, wenn jemand eine Reflexzonenmassage durchführt.«

WENN KINDER MERKEN, dass man die Reflexzonenmassage bei allen möglichen körperlichen Problemen einsetzen kann, wird sie das ermutigen, es auch zu probieren.

SELBSTBEHANDLUNG

Eine natürliche Lösung

Studien belegen zwar die Wirksamkeit der Reflexzonentherapie, sagen aber in keinster Weise etwas über ihre menschliche Seite aus. Egal ob Sie sich selbst behandeln oder einem lieben Menschen etwas Gutes tun wollen – die Reflexzonenmassage hat viele Vorteile: Sie können sie jederzeit und überall anwenden, es gibt keine Nebenwirkungen, sie ist natürlich, und man merkt sogleich etwas.

Der Lohn der Reflexzonenarbeit ist beträchtlich. Ein Gesundheitsproblem durch eigene Bemühungen in den Griff zu bekommen, ist überaus zufriedenstellend, nicht zuletzt, weil Sie die Dinge selbst in die Hand nahmen und außerdem ohne Medikamente ausgekommen sind. Eine unserer Klientinnen ist entzückt darüber, dass sie ihre Ohrgeräusche abstellen kann, nicht nur weil ihr das Erleichterung verschafft, sondern weil sie dadurch das Gefühl hat, ihren Körper selbst positiv beeinflussen zu können. Einem anderen Klienten ist es zu seiner Freude gelungen, seine Allergiesymptome zu lindern, weshalb er für Menschen mit ähnlichen Problemen eine Anleitung ausdruckt, damit sie ebenfalls von der Selbstbehandlung profitieren können. Die Reflexzonenmassage kann dort helfen, wo andere

»Vom kleinsten Problem bis zu den großen Herausforderungen des Lebens kann die Reflexzonenmassage das natürliche, sanfte Mittel der Wahl sein.«

Methoden versagen, etwa bei Menstruationsbeschwerden (Dysmenorrhoe), dem häufigsten Grund, weshalb weibliche Teenager in der Schule oder in der Arbeit fehlen. Einer chinesischen Studie zufolge konnte bei allen teilnehmenden jungen Mädchen, die unter Dysmenorrhoe litten, ein Rückgang der Symptome durch die Reflexzonentherapie festgestellt werden. Dass sie Frauen zu leichteren Schwangerschaften sowie zu schnelleren und weniger schmerzhaften Geburten verhilft, ist ebenfalls wissenschaftlich untermauert.

Mit ihren starken Nebenwirkungen ist die Chemotherapie alles andere als eine natürliche Heilweise bei Krebs. Ein Patient fühlte sich aufgrund der durch die Chemotherapie verursachten Übelkeit und Müdigkeit derart miserabel, dass er beschloss, die Reflexzonentherapie auszuprobieren, obwohl er ihr anfangs sehr skeptisch gegenüberstand. Er konnte die Veränderungen kaum glauben: »Ich war erstaunt, dass sich das Gefühl nicht mehr einstellte, das ich normalerweise nach einer Runde Chemo hatte. Dem Körper geht es dann nämlich nicht gut«, sagte er. »Von allem, worunter ich in der Vergangenheit gelitten hatte, war nach diesen Behandlungen nichts mehr zu spüren.« Vom kleinsten Problem bis zu den großen Herausforderungen des Lebens kann die Reflexzonenmassage das natürliche, sanfte Mittel der Wahl sein.

ÄLTEREN GESCHWISTERN kann es Spaß machen, die Hände und Füße des Babys zu bearbeiten, das sich über die Aufmerksamkeit ebenso wie über die Körperempfindungen freuen wird.

Der Reflexzonen-Lifestyle

Reflexzonen-Lifestyle bedeutet, von all dem zu profitieren, was die Reflexzonentherapie zu bieten hat: die Bearbeitung von Händen und Füßen, Selbsthilfe, Behandlung von Freunden und Familienmitgliedern sowie eventuell die Behandlung durch einen Therapeuten und vielleicht sogar die Ausbildung zum Profi.

Sie werden sicherlich den Zugang wählen, der Ihnen am meisten liegt: Wenn Sie die Hand von jemandem bearbeiten, müssen Sie Druck ausüben können. Wenn Sie Ihre eigenen Füße behandeln wollen, müssen Sie sie mühelos fassen können.

VERSCHIEDENE HERANGEHENSWEISEN

Lassen Sie sich Zeit und probieren Sie verschiedene Möglichkeiten aus. Wenn Sie die Reflexzonenmassage bei sich selbst anwenden wollen, experimentieren Sie mit der Golfballtechnik. Vielleicht möchten Sie auch einen Fußroller verwenden oder im Garten auf Steinen gehen. Sie müssen einfach reflektorisch an der Stelle an Händen oder Füßen Druck ausüben, an der Sie im Körper Resultate wünschen.

Ehe Sie sich daranmachen, jemand anderen zu behandeln, sollten Sie die Techniken bei sich selbst erprobt haben. Beginnen Sie dann mit einem Freund, der damit einverstanden ist, Ihr Lernobjekt zu sein. Ideal ist es, wenn Sie jemand Gleichgesinntes finden, sodass Sie sich abwechselnd gegenseitig behandeln können, weil Sie dabei auch lernen, wie sich eine Reflexzonenmassage anfühlt. Wenn Sie selbst ständig anderen Massagen geben, jedoch keine erhalten – was nur allzu leicht geschieht –, dann bitten Sie doch Freunde und Verwandte darum, Sie zu massieren oder sich einige Selbsthilfetechniken anzueignen. Unsere Freundin Ruth beherzigte diesen Rat, nachdem sie einmal an Weihnachten neun Familienmitglieder behandelt hatte! In der Folge brachte sie diese dazu, sie zu massieren.

Viele Menschen behandeln sich selbst an Händen und Füßen, lassen sich aber auch von jemand anderem massieren. Die Golfball-Selbstbehandlung hilft beispielsweise gut bei Allergien, ein Fußroller bei müden Füßen, und nichts entspannt so sehr wie die Berührung durch einen anderen Menschen.

Schaffen Sie die Voraussetzungen für die Reflexzonenmassage. Legen Sie Golfbälle oder Fußroller dahin, wo Sie sie verwenden werden, und richten Sie das Sofa so her, dass Sie dort jemandem die Füße behandeln können. Sowohl Sie wie auch diejenigen, die die Massage empfangen, sollen sich wohl fühlen.

FLEXIBILITÄT IST WICHTIG

Wenn Sie mit der von Ihnen gewählten Herangehensweise doch nicht klarkommen oder die Reflexzonenbehandlung für Sie eine lästige Aufgabe wird, dann überlegen Sie einmal, wie Sie an die Dinge herangehen. Versuchen Sie es mit einer anderen Herangehensweise oder ändern Sie Ihre Ziele oder die Stellen, die Sie behandeln. Positive Ergebnisse werden Sie motivieren. Unsere Klientin Betty suchte uns zunächst auf, um etwas über die Reflexzonenmassage zu erfahren und Selbsthilfetechniken zu erlernen. Jetzt hat sie einen elektrischen Fußroller, den sie täglich benutzt.

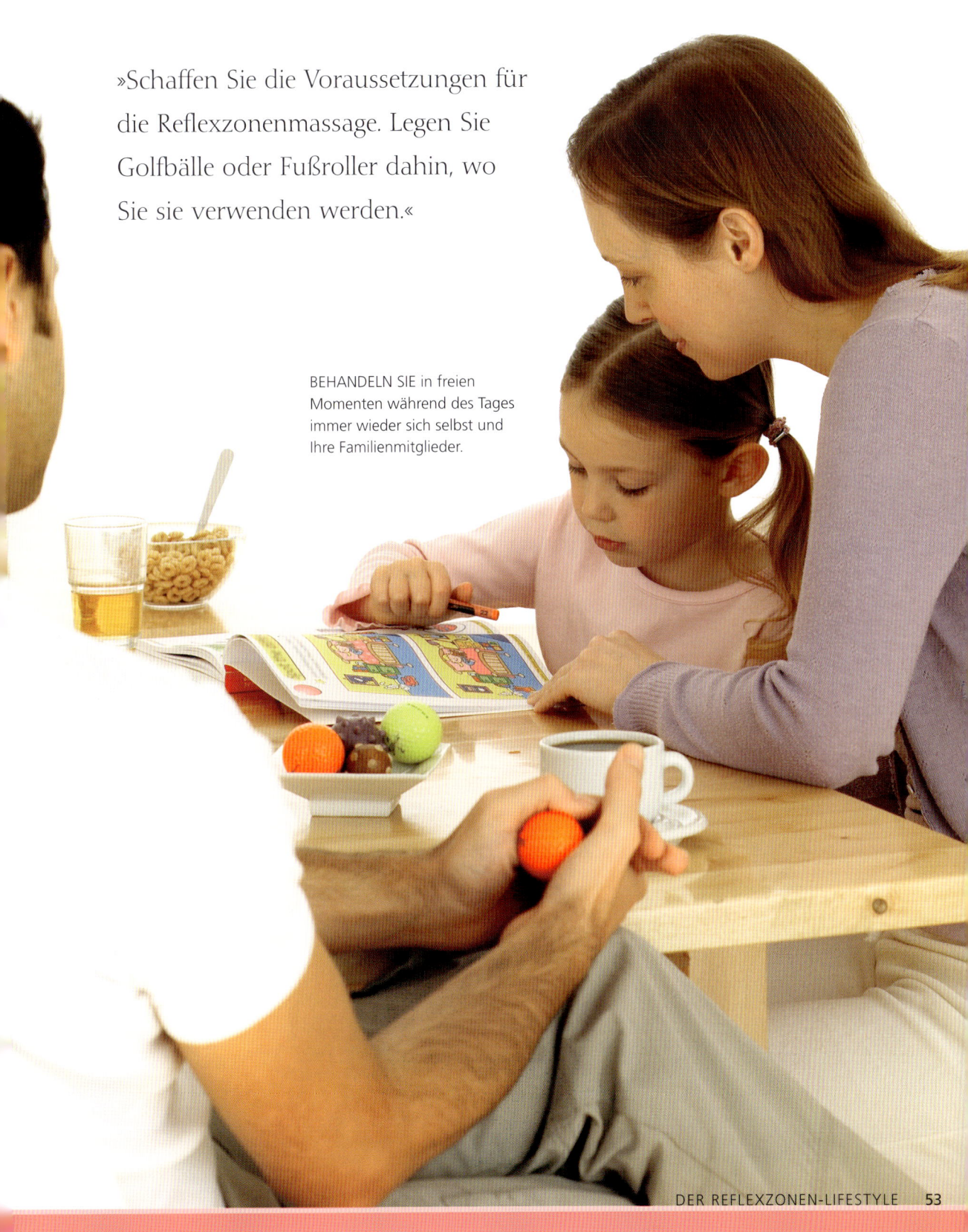

»Schaffen Sie die Voraussetzungen für die Reflexzonenmassage. Legen Sie Golfbälle oder Fußroller dahin, wo Sie sie verwenden werden.«

BEHANDELN SIE in freien Momenten während des Tages immer wieder sich selbst und Ihre Familienmitglieder.

DER REFLEXZONEN-LIFESTYLE

Forschungsergebnisse

Wissenschaftliche Untersuchungen bestätigen den Nutzen der Reflexzonenmassage. So zeigen Studien, dass die Reflexzonentherapie die Körperfunktionen verbessert, die Wirkung von Medikamenten unterstützt, die Genesung nach einer Krankheit oder Operation fördert sowie Schmerzen und andere Symptome lindert. Und sie verbessert die Lebensqualität eines Menschen, egal welchen Alters.

BABYS UND KINDER

Die Reflexzonentherapie hilft Kindern dabei, sich von Krankheiten zu erholen. Einer dänischen Studie aus dem Jahr 2001 zufolge ging es Kindern mit Koliken, die Reflexzonenmassagen erhielten, besser als einer unbehandelten Vergleichsgruppe. Laut einer chinesischen Untersuchung von 1996 erholten sich Kinder von einer Lungenentzündung schneller, wenn sie zusätzlich zu Medikamenten Reflexzonentherapie erhielten. In einem anderen Test sprachen Bronchitiskranke besser auf Reflexzonenmassage als auf Antibiotika oder auf Antibiotika kombiniert mit chinesischen Heilkräutern an.

Reflexzonentherapie kann auch Menschen helfen, die mit einer Behinderung auf die Welt gekommen sind. Chinesische Forschungen der 90er-Jahre des letzten Jahrhunderts ergaben, dass sich Kinder mit zerebralen Lähmungen mit Reflexzonentherapie besser entwickelten; ebenso konnte eine verbesserte Entwicklung bei Kindern mit Lernschwierigkeiten nachgewiesen werden.

ERWACHSENE

Eine österreichische Studie von 1999 und eine chinesische Studie von 1994 legen nahe, dass bei den Probanden, die Reflexzonentherapie erhielten, Nieren und Darm besser funktionierten. Eine britische Studie 1997 und eine Studie 2005 in Singapur wiesen nach, dass sich Reflexzonenmassagen günstig auf die Herzfunktion auswirken.

Reflexzonentherapie kann auch die Nebenwirkungen von Medikamenten lindern. Mehrere Studien (2000 und 2003 in den USA, 2000 in Großbritannien und 2005 in Korea) haben nachgewiesen, dass sie Übelkeit und Erbrechen infolge einer Chemotherapie bei Krebspatienten reduziert. Weitere Untersuchungen – zu Kopfschmerzen (1997 in Dänemark), Migräne (1993 in Österreich), Zahnschmerzen (1994 in China), Schmerzen aufgrund von Herzkranzgefäß-Erkrankungen (1998 in China) und multipler Sklerose (1997 in Großbritannien) –

Neuere Forschungen haben gezeigt, dass die Reflexzonentherapie die Körperfunktionen normalisiert.

bestätigen, dass sich die Symptome bei Menschen, die Reflexzonenmassage erhielten, besserten.

Bei Nierenentzündungen und Diabetes konnte die Wirksamkeit von Medikamenten erhöht werden, so chinesische Untersuchungen von 1993 und 1996. Eine weitere chinesische Studie zeigte 1998, dass mit Reflexzonentherapie bei der Behandlung von Leukopenie (Mangel an weißen Blutkörperchen) mehr erreicht werden konnte als mit Medikamenten.

Menschen, die an Nieren- oder Harnsteinen litten, konnten diese dank reflexzonentherapeutischer Behandlung leichter ausscheiden, so eine chinesische Studie von 1996.

MÄNNER UND FRAUEN

Die Reflexzonentherapie eignet sich auch für geschlechtsspezifische Beschwerden. Chinesische Studien zeigten deren Effektivität bei Männern mit sexueller Dysfunktion (1996) und mit Problemen beim Wasserlassen aufgrund einer Prostatavergrößerung (1998).

Die meisten für eine chinesische Studie 1996 befragten Frauen fanden durch Reflexzonenmassage Erleichterung bei Schmerzen während der Monatsblutung. Etwa der Hälfte der für eine US-amerikanische Untersuchung 1993 befragten Frauen half sie beim Prämenstruellen Syndrom. Während des Geburtsvorgangs eingesetzt, konnten sie nach einer dänischen Studie 1989 die Wehen verkürzen und eine chinesische Untersuchung von 1996 berichtet, dass durch Reflexzonenmassagen die Milch schneller einschoss.

REFLEXZONENARBEIT wird in zunehmendem Maße in Krankenhäusern bei der Schmerzbehandlung und nach Operationen eingesetzt.

ÄLTERE MENSCHEN

Die Lebensqualität älterer Menschen lässt sich deutlich durch Reflexzonenmassagen verbessern. Britische Forschungen zeigten 1995, dass sie bei Menschen mit Alzheimererkrankung die Unruhe und das Umherwandern verringerten und auch Steifheit und Arthritis minderten. Bewohner eines Pflegeheims konnten dank Reflexzonenmassagen besser schlafen und litten weniger an Depressionen, so eine koreanische Untersuchung von 2006.

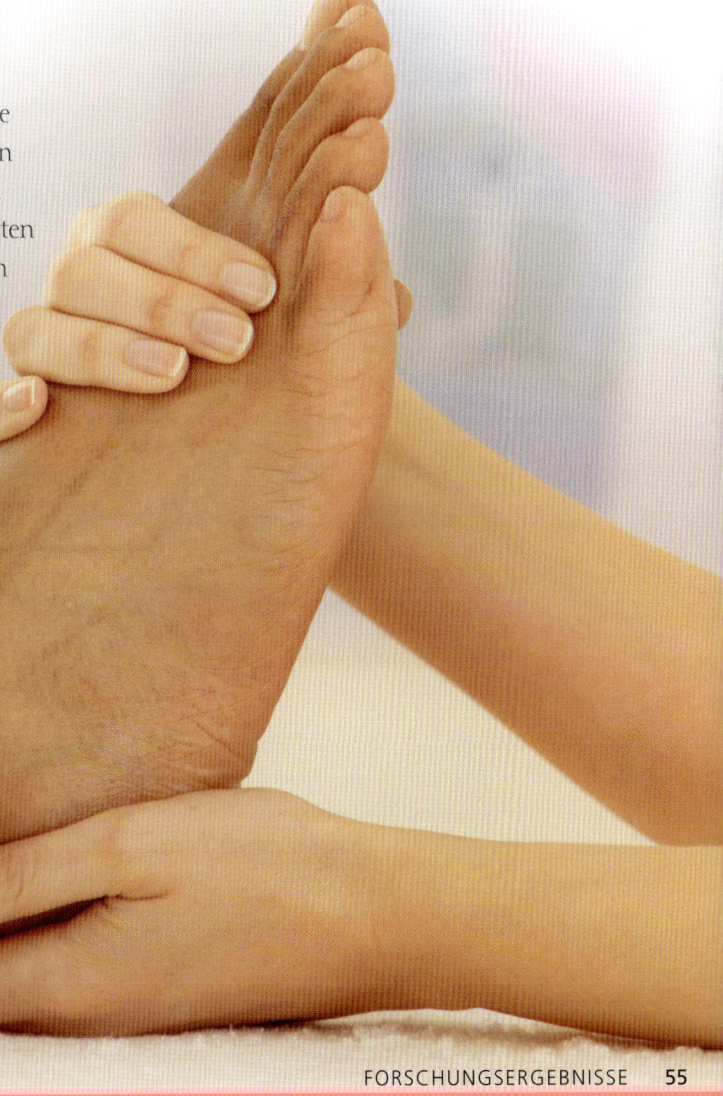

FORSCHUNGSERGEBNISSE

Erfolgsgeschichten

Therapeuten wie Patienten wissen unzählige Erfolgsgeschichten über die Reflexzonentherapie zu berichten. Das verdeutlicht auch, dass die Menschen an ihrem eigenen Heilungsprozess interessiert sind – ein Faktor, der für die Wirksamkeit alternativer Heilweisen wesentlich sein könnte.

Erfolgsgeschichten zeugen vom Nutzen der Reflexzonentherapie; eine wichtige Wirkung besteht darin, dass sie auf natürliche Weise und ohne Medikamente eine Entspannungsreaktion in Körper und Geist hervorruft. Sie kann Endorphine freisetzen, die »Wohlfühl«-Chemikalien des Körpers, vielleicht die beste Art, Stress zu lindern.

Dank Reflexzonenmassagen können Menschen anstrengende Jobs aushalten sowie ein intensives Familienleben und sportliche Aktivitäten bewältigen. Die Reflexzonentherapie wird auch sehr als Mittel geschätzt, Reaktionen im Körper auf bestimmte Beschwerden hervorzurufen und Körper, Geist und Emotionen ins Gleichgewicht zu

Allein zu wissen, dass man etwas für die eigene Gesundheit tun kann, hebt die Stimmung.

bringen. Nicht zuletzt findet sie in der Gesundheitsvorsorge Einsatz bzw. kann verhindern, dass eine bestehende Krankheit schlimmer wird.

Forschungen haben gezeigt, dass man durch den Einsatz der Reflexzonentherapie Medikamente herabsetzen kann bzw. dass sie die Effektivität der Medikamente steigert. Wenn Sie die Fallgeschichten auf der rechten Seite lesen, bekommen Sie einen Eindruck davon, wie die Reflexzonentherapie Ihr Leben und dasjenige anderer bereichern kann. Versuchen Sie es einfach! Wenden Sie die Techniken bei sich selbst an. So werden Sie mit den Reflexzonen und dem richtigen Einsatz der Techniken vertraut. Probieren Sie es mit anderen aus, die Interesse daran haben. Tauschen Sie sich mit jemandem aus oder nehmen Sie die Dienste eines Therapeuten in Anspruch.

Je mehr positive Ergebnisse Sie erzielen, desto mehr werden Sie die Reflexzonenarbeit zu einem wichtigen Teil Ihres Lebens machen wollen.

BLEIBEN SIE DRAN!
Manchmal bringt eine Reflexzonenmassage unmittelbar Resultate, manchmal erst nach einer Weile. Schon allein die Unterbrechung der Stressreaktionen und die Tatsache, dass Sie etwas für sich tun, können Sie als Erfolg verbuchen. Je mehr positive Ergebnisse Sie erzielen, desto mehr werden Sie die Reflexzonenarbeit zu einem wichtigen Teil Ihres Lebens machen wollen. Legen Sie sich einen Golfball auf den Schreibtisch, gönnen Sie Familienmitgliedern eine Massage und beraten Sie Freunde mit Gesundheitsproblemen, aber natürlich sollten Sie die Reflexzonenmassage auch für sich selbst nutzen.

FALLBEISPIELE

Chemikalien am Arbeitsplatz

Über Jahre hin war Gaby durch ihre Arbeit mit Kosmetika Chemikalien und Sprays ausgesetzt. Dank der Bemühungen eines Reflexzonentherapeuten fiel ihr das Atmen wieder leichter. Mit der Zeit bekam sie das Problem dann ganz in den Griff.

Eine leichtere Geburt

Johanna wurde schon in den Kreißsaal geschoben, da fiel ihr ein, dass sie ihren Golfball gar nicht zur Hand hatte. Da ihr Golfballtechniken schon während der Schwangerschaft geholfen hatten, bat sie eine Schwester, ihr den Ball zu bringen. Das anwesende medizinische Personal zeigte sich überrascht, wie leicht die Geburt verlief.

Müde Füße

Marias Arbeit als Kellnerin in einem viel besuchten Restaurant brachte es mit sich, dass sie täglich viele Stunden im Gehen und Stehen verbrachte. Das war nicht nur für ihre Füße anstrengend, sie litt auch noch unter Kopf- und Rückenschmerzen und war ganz allgemein erschöpft. Reflexzonenmassagen konnten nicht nur die Symptome lindern, sondern dank der vollkommenen Entspannung auch ihren Gesundheitszustand verbessern. Sie erlernte Selbsthilfetechniken, die sie tagsüber einsetzen kann.

Die Genesung unterstützen

Robert hatte eine lebensbedrohliche Krankheit überstanden – nun war er ausgelaugt, entmutigt und abhängig von zahlreichen Medikamenten. Mit reflexzonentherapeutischer Behandlung bekam er wieder Farbe ins Gesicht, und der Arzt konnte die Medikamente herabsetzen. Robert fühlt sich nach eigenem Bekunden gut.

Abwendung eines Schocks

Alex' Wanderausflug war gründlich schief gegangen. Er war von einem Felsvorsprung gestürzt und hatte sich ernsthaft Beine und Becken verletzt. Seine Freunde transportierten ihn, doch es dauerte einige Stunden, ehe sie medizinische Hilfe erreichten. Mit Techniken der Reflexzonenmassage versuchten sie einem Schock vorzubeugen. Der Notarzt im Krankenhaus war erstaunt über den Zustand von Alex und meinte, er habe nicht erwartet, jemanden, der ein solches Trauma erlebt habe, in so guter Verfassung zu sehen.

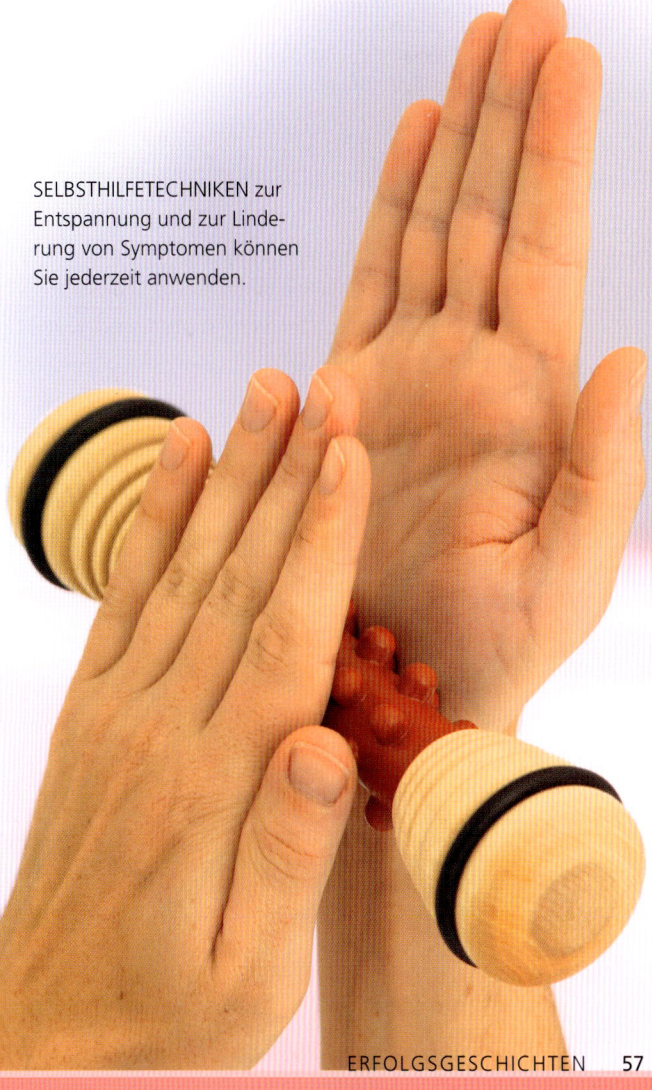

SELBSTHILFETECHNIKEN zur Entspannung und zur Linderung von Symptomen können Sie jederzeit anwenden.

ERFOLGSGESCHICHTEN

Tun Sie etwas für Ihre Füße

Die moderne Welt tut unseren Füßen nicht gut. Das alte Kopfsteinpflaster musste Gehwegen aus Beton und Asphalt ohne jede Oberflächenstruktur weichen, und so gleicht sich die Bewegung der Füße tagaus, tagein. Daher sind sie anfällig für Verletzungen. Beugen Sie dem vor, indem Sie neben regelmäßigen Reflexzonenbehandlungen die folgenden Ratschläge beherzigen.

Füße können sich unterschiedlichen Anforderungen hervorragend anpassen, z. B. auf glattem Untergrund gehen oder einen Grashügel hinaufsteigen. Wenn jedoch keine Abwechslung gegeben ist, schadet dies den Füßen und in der Folge dem ganzen Körper. Der Fuß kann sich vorübergehend stressigen Situationen anpassen, indem ein anderer als der anatomisch eigentlich dafür vorgesehene Teil des Fußes dessen Aufgabe übernimmt. Wenn das jedoch wiederholt geschieht, führt es zu einer ungleichen Belastung und daraus resultierenden Muskelverspannungen.

DIE GANZE BANDBREITE AN BEWEGUNGEN

Sie können die Gesundheit Ihrer Füße allein dadurch verbessern, dass Sie auf verschiedenen Oberflächen gehen, laufen und stehen. So werden verschiedene Druckrezeptoren angeregt, und der Fuß kann die ganze Bandbreite seiner Bewegungsmöglichkeiten ausschöpfen. Wenn Sie z. B. auf Gesundheitswegen gehen, können bislang vernachlässigte Druckrezeptoren stimuliert und fest sitzende Stressmuster aufgebrochen werden. Auf Gesundheitswegen wie den auf S. 302–304 vorgestellten wirkt die Schwerkraft, der die Füße ausgesetzt sind, in Kombination mit verschiedenen Oberflächen, was Muskeln, Sehnen, Knochen und Druckrezeptoren anspricht.

Der Fuß reagiert auf unterschiedliches Terrain mit seiner Fähigkeit, sich in vier Hauptrichtungen zu bewegen. Das Abrollen von der Ferse zu den Zehen bei einem Schritt enthält die gebräuchlichsten Bewegungen. Weniger üblich ist das Abbiegen des Fußes

> Sie können die Gesundheit Ihrer Füße allein dadurch verbessern, dass Sie auf verschiedenen Oberflächen gehen, laufen und stehen. So werden verschiedene Druckrezeptoren angeregt, und der Fuß kann seine ganze Bandbreite an Bewegungsmöglichkeiten ausschöpfen.

nach innen und nach außen. Wenn Sie Übungen für diese vier Richtungen machen, ermöglichen Sie dem Fuß sein ganzes Bewegungsspektrum.

Auf welchem Untergrund wir gehen, ist auch ganz wesentlich für die Stoßdämpfung. Wenn eine Unterlage einen Stoß nicht abfedert, wird dieser ganz auf den Körper übertragen. Je härter die Oberfläche, desto weniger Abfederung. Und im Alltag haben wir es meist mit hartem Untergrund zu tun. Die Reflexzonenmassage stellt einen Ausgleich dazu her.

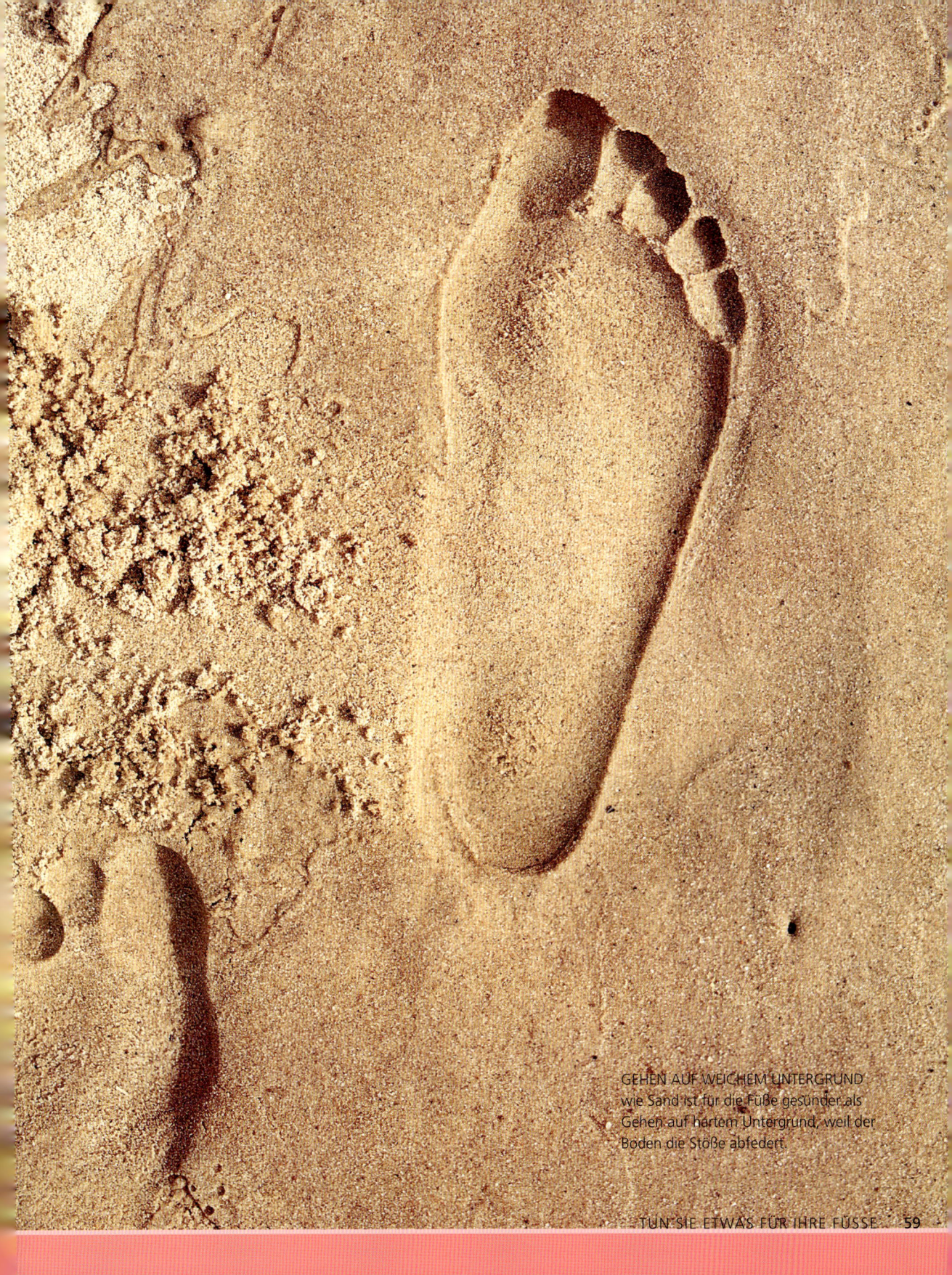

GEHEN AUF WEICHEM UNTERGRUND wie Sand ist für die Füße gesünder als Gehen auf hartem Untergrund, weil der Boden die Stöße abfedert.

DIE RICHTIGEN SCHUHE

Auf natürlichem Untergrund sollten Sie idealerweise barfuß gehen, auf Betonboden wäre das hingegen, wie Forscher herausgefunden haben, nicht empfehlenswert. Die Polsterung der Ferse müsste ganz allein den Stoß einer harten Oberfläche auffangen. Die richtigen Schuhe haben also einen großen Einfluss auf das Wohlbefinden Ihrer Füße, aber auch des ganzen Körpers. Tragen Sie niemals Schuhe, die Ihnen wehtun.

Die Größe

Auch bei einem Erwachsenen kann sich die Schuhgröße verändern, besonders bei schwangeren Frauen. Bei einem Kind verändert sie sich viele Male. Lassen Sie sich beim Schuhkauf die Füße vermessen. Vermutlich ist auch bei Ihnen, wie bei den meisten Menschen, ein Fuß länger als der andere. Kaufen Sie für den größeren Fuß! Damit die Schuhe richtig passen, sollten Sie den Einkauf am Nachmittag oder am Abend tätigen, denn da sind die Füße meist leicht angeschwollen.

Auf Bequemlichkeit achten

Kaufen Sie keine Schuhe, nur weil sie toll aussehen. Ein schicker Schuh, der Sie schmerzt, zieht Ihren ganzen Körper in Mitleidenschaft. Hohe Absätze verlagern z.B. das Gewicht auf die Fußballen und ziehen eine ungünstige Haltung der Trägerin nach sich. Spitze Schuhe hindern die Zehen daran, ihren Part beim Gehen zu spielen. Bei einem Schuh mit Pfennigabsatz ist das Fußbett zu schmal. Plateausohlen können zu Knöchelverdrehungen führen, und Hightech-Laufschuhe haben nur eine begrenzte Lebensdauer. All diese Schuhe sehen gut aus, können aber auch viel Schaden anrichten. Auch gute Schuhe können Probleme machen, wenn sie längere Zeit getragen wurden.

Socken sind wichtig

Tragen Sie beim Einkauf Socken bzw. Strümpfe von der Art, wie Sie sie auch später zu tragen gedenken. Die Zehen sollten nebeneinander liegen und Bewegungsfreiheit haben.

Beachten Sie die Fußform

Die Schuhform sollte zur Fußform passen. Wenn die Mittelfußknochen und Zehen, die so wesentlich für die Bewegung sind, eingeengt sind, kann das zu einer Überlastung der kleinen Zehe und der Außenkante des Fußes führen. Der Druck sollte jedoch auf der großen Zehe und der Fußinnenseite stattfinden. Wenn die Fußmuskulatur langfristig fehlbelastet wird, übernehmen die Mittelfußknochen anstatt der Zehen die meiste Arbeit. Dann rollen sich die Zehen oft ein. Wenn also Ihr Fuß eckig ist, sollte dies auch der Schuh sein; wenn der Fuß vorne breit ist, ist ein entsprechender Schuh empfehlenswert; für einen schmalen Fuß sollte man schmale Schuhe wählen. Ein hoher Rist legt Schuhe zum Schnüren nahe.

Die Sohle sollte zu Ihrem Lebensstil passen

Ihr Schuh sollte zu der Oberfläche passen, auf der Sie am häufigsten gehen. Eine weiche Sohle ist für die meisten Oberflächen gut, auf jeden Fall dient sie als Stoßdämpfer für einen harten Boden. Forschungen der Firma Nike legen jedoch nahe, dass Schuhe mit harten Sohlen auf einem harten Boden möglicherweise passender sind. Während sich der Körper bemüht, aufrecht zu stehen, sind die dafür notwendigen Muskeln ständig in Bewegung. Der stabile »Sockel« eines Schuhs mit harter Sohle leistet dem Fuß, der ständig seine Position verändert, die besten Dienste. Ein Schnürschuh ist optimal für die Stabilität.

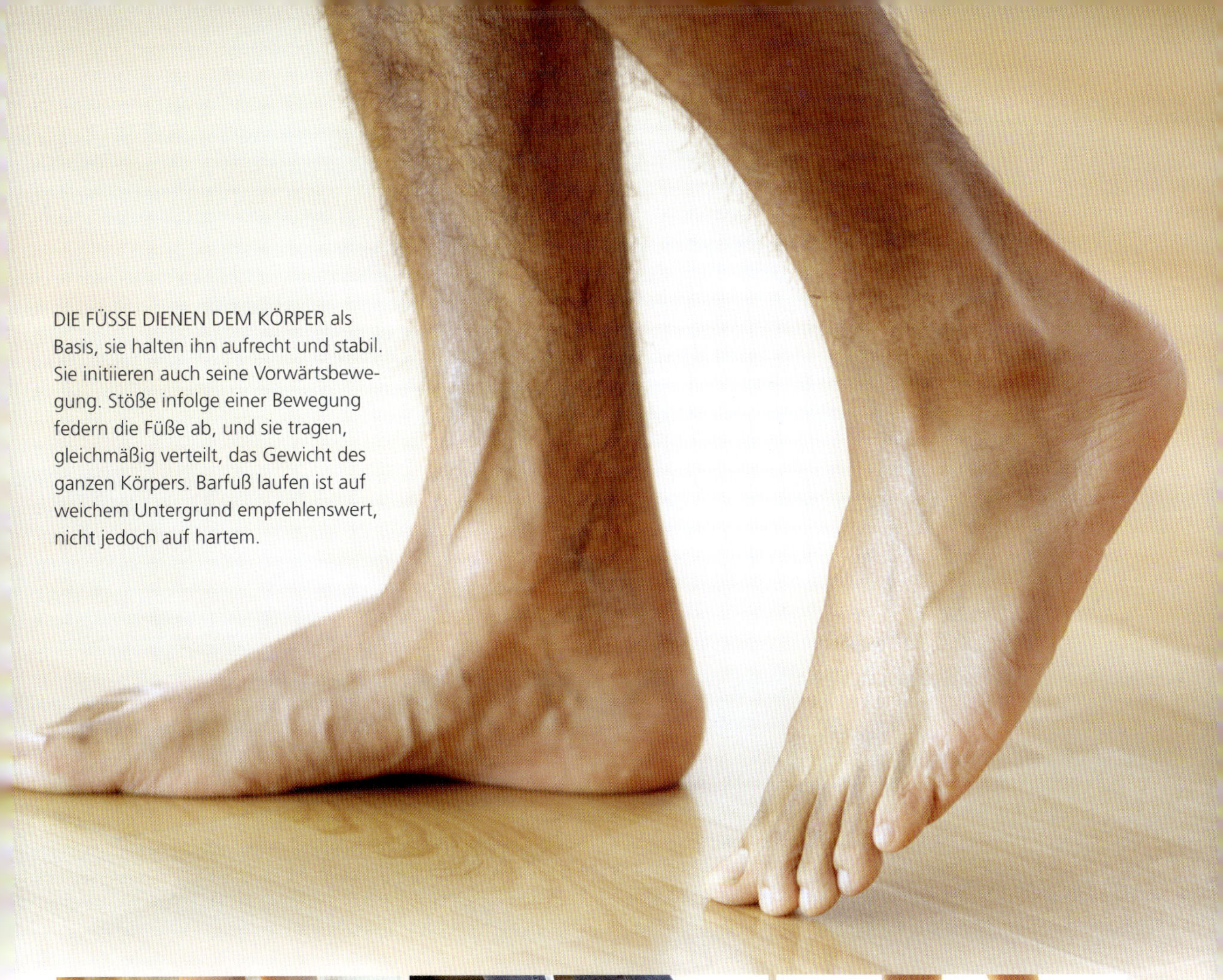

DIE FÜSSE DIENEN DEM KÖRPER als Basis, sie halten ihn aufrecht und stabil. Sie initiieren auch seine Vorwärtsbewegung. Stöße infolge einer Bewegung federn die Füße ab, und sie tragen, gleichmäßig verteilt, das Gewicht des ganzen Körpers. Barfuß laufen ist auf weichem Untergrund empfehlenswert, nicht jedoch auf hartem.

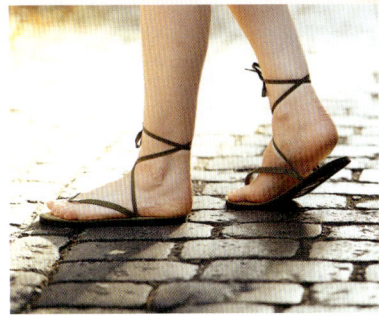

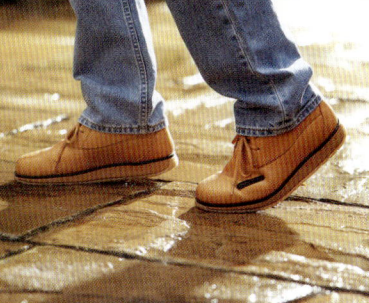

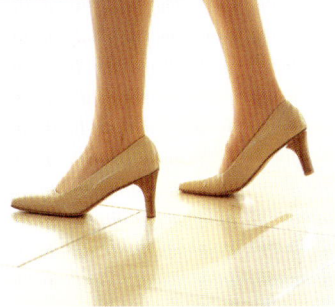

SANDALEN SIND MEIST BEQUEM, denn sie engen die Zehen nicht ein. Doch oft bieten Sandalen nicht den Halt, der für harten Untergrund, längere Wege oder das Laufen erforderlich ist. Um längere Strecken zu bewältigen, gibt es spezielle Trecking-Sandalen.

KOMFORTSCHUHE WURDEN IN DEN LETZTEN JAHREN für Arbeit, Sport und Freizeit entwickelt. Sie haben Raum für die Zehen, eine weiche, flexible Sohle, niedrige Absätze und sie bestehen aus luftdurchlässigen Materialien.

HOHE ABSÄTZE (ÜBER 5 CM) können zur Verkürzung der Wadenmuskeln führen, die Mittelfußknochen schädigen und Probleme im unteren Rücken, an den Schultern und am Nacken nach sich ziehen. Längere Strecken auf hohen Absätzen zu gehen, fordert mehr Energie und kann der Grund dafür sein, dass man am Abend erschöpft ist.

Tun Sie etwas für Ihre Hände

Ihre Hände helfen Ihnen den lieben langen Tag, sie berühren, greifen, heben und halten. Verlassen Sie sich nicht darauf, dass das immer so ist. Schützen Sie sie vor Verletzungen, halten Sie sie mit Übungen fit, entspannen und verwöhnen Sie sie. Sie können Überlastungen und Verletzungen vermeiden, indem Sie für die optimale Handhaltung sorgen, wenn Sie bestimmte Aufgaben erledigen.

So wie man sich aufwärmt, ehe man mit sportlichen Übungen beginnt, sollte man auch die Hände am Beginn eines Tages aufwärmen. Wenn Sie sie allmorgendlich dehnen, werden sie ihren Aufgaben besser gerecht werden können und sind besser vor Verletzungen geschützt. Führen Sie die Übungen auch im Lauf des Tages durch, wenn Sie pausieren.

WELLNESS ZU HAUSE

Hände lassen sich liebend gerne verwöhnen, ob mit Creme, Maniküre oder einer Reflexzonenbehandlung. Machen Sie sich doch Ihr eigenes Spa für die Hände! Tauchen Sie erschöpfte Hände für eine Weile in eine Schüssel mit warmem Wasser. Regen Sie die Durchblutung an, indem Sie die Hände mit einem Luffaschwamm massieren. Trocknen Sie sie mit einem warmen, weichen Handtuch und tragen Sie dann eine Handlotion auf. Die Creme kann über Nacht wunderbar einwirken, wenn Sie Baumwollhandschuhe tragen. Ein warmes Paraffinbad ist ein besonderer Luxus.

ETWAS FÜR DIE HAUT TUN

Die Haut an den Händen ist bei vielen Menschen in der Arbeit Belastungen ausgesetzt. Muss man sich im Job häufig die Hände waschen, besonders wenn es mit heißem Wasser und einer scharfen Seife ist, trocknet die Haut aus und wird spröde. Wenn Sie im Freien arbeiten, benötigen Ihre Hände besondere Pflege. Ganz allgemein sollten Sie Ihre Hände mit kaltem Wasser und milder Seife waschen und mit ausreichend Lotion eincremen. Reiben Sie vor dem Schlafengehen die Hände großzügig mit einer Feuchtigkeitscreme ein.

UNSERE EMPFEHLUNGEN

▶ Achten Sie auf Sicherheit in der Küche, besonders im Umgang mit scharfen Messern. Die Notaufnahmen der Krankenhäuser sind voll von Leuten, die sich beim Zubereiten des Essens in den Finger geschnitten haben.

▶ Handschuhe können vor Verletzungen schützen. Achten Sie darauf, dass die Handschuhe zu der von Ihnen geplanten Aktivität passen. Bei der Gartenarbeit sollten es dicke Handschuhe sein, mit Haushaltshandschuhen können Sie spülen und putzen, mit Baumwollhandschuhen Staub wischen. Wann immer Sie bei kaltem Wetter draußen sind, sollten Sie ebenfalls Handschuhe tragen.

▶ Wenn Sie mit Werkzeug hantieren, z.B. in der Werkstatt oder in der Garage, sollten Sie besonders auf Ihre Hände aufpassen.

▶ Entwickeln Sie Feingefühl in den Händen und vermeiden Sie so Verletzungen.

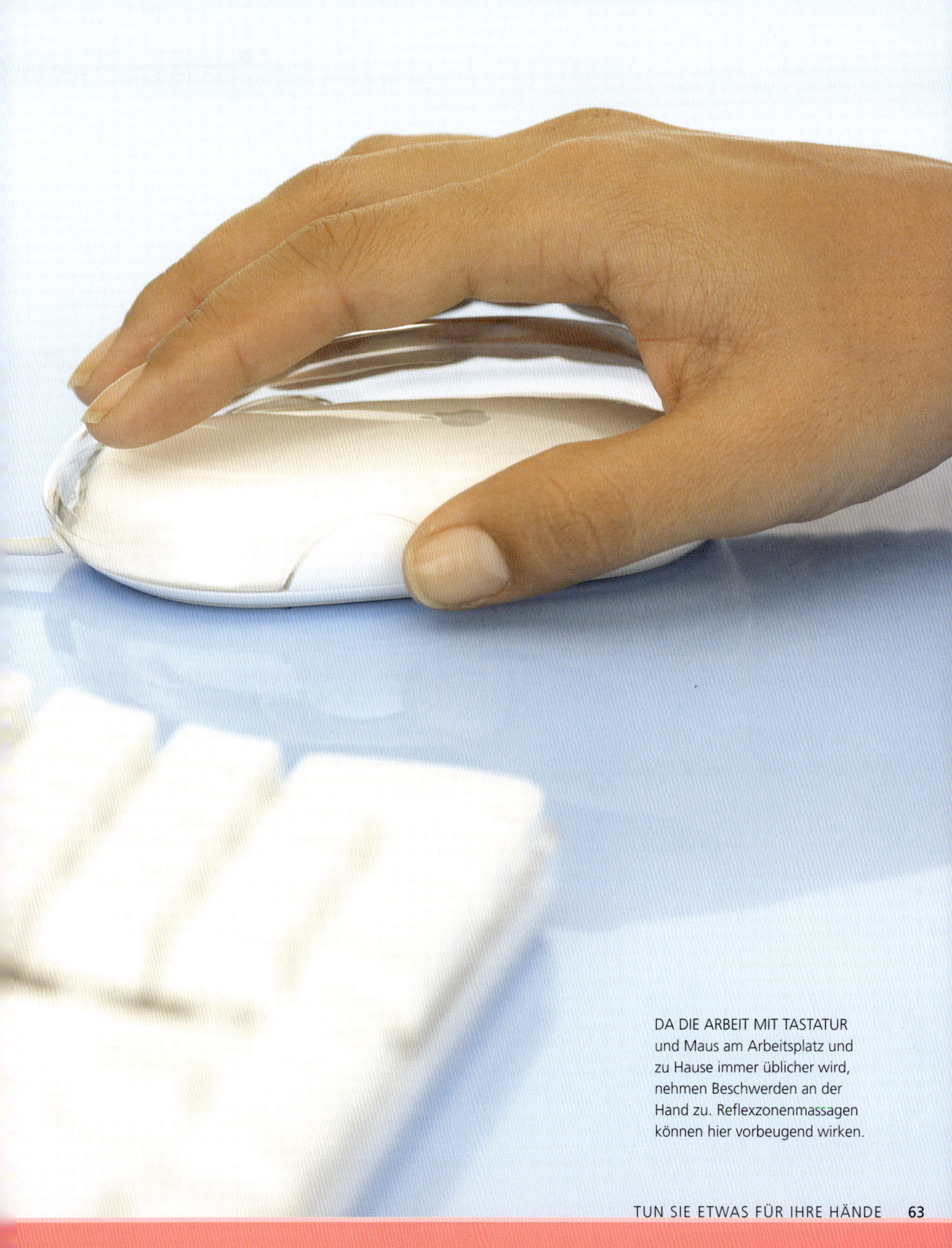

DA DIE ARBEIT MIT TASTATUR und Maus am Arbeitsplatz und zu Hause immer üblicher wird, nehmen Beschwerden an der Hand zu. Reflexzonenmassagen können hier vorbeugend wirken.

HÄNDE UND ERGONOMIE

Ihre Hände erledigen so viele notwendige Dinge, dass Sie sich ein Leben ohne sie wahrscheinlich nicht vorstellen könnten. Daher ist es wichtig, gut auf sie aufzupassen und sie zu pflegen, nicht nur durch regelmäßige Reflexzonenmassagen, sondern auch indem Sie Überlastungen und Verletzungen vorbeugen. Wenn Sie ergonomische Gesichtspunkte berücksichtigen, auch bei Ihrer Körperhaltung, sorgen Sie gut für Ihre Hände.

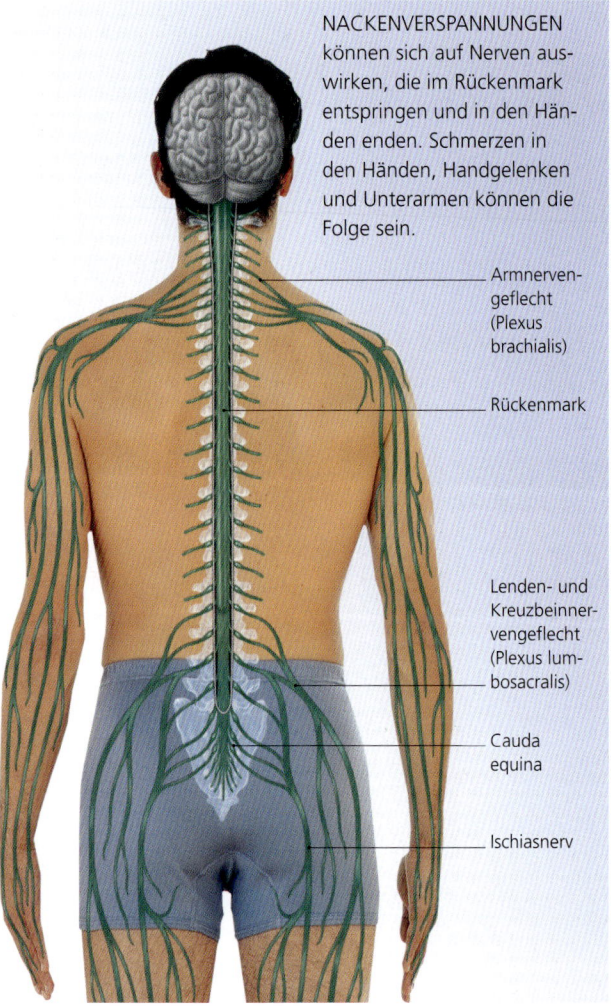

NACKENVERSPANNUNGEN können sich auf Nerven auswirken, die im Rückenmark entspringen und in den Händen enden. Schmerzen in den Händen, Handgelenken und Unterarmen können die Folge sein.

Armnervengeflecht (Plexus brachialis)

Rückenmark

Lenden- und Kreuzbeinnervengeflecht (Plexus lumbosacralis)

Cauda equina

Ischiasnerv

Was ist Ergonomie?

Die Ergonomie beschäftigt sich mit den Zusammenhängen zwischen Menschen und ihrer Arbeitsumgebung, besonders mit den Arbeitsmitteln und Werkzeugen, die sie verwenden. Man untersucht etwa, wie sich die Form eines Bürostuhls oder einer Computertastatur auf die Körperhaltung auswirkt, um Beschwerden und Probleme zu verhindern, die durch körperliche Belastung und monotone Tätigkeiten entstehen könnten.

Die Ergonomie wurde während des Zweiten Weltkriegs wichtig, als durch die starke Ausbreitung technischer Neuerungen viele neue Maschinen und Systeme entstanden, die von Arbeitern bedient werden mussten. Diese Systeme gehörten zu den ersten, bei deren Gestaltung berücksichtigt wurde, wie die Menschen überhaupt an ihnen arbeiten würden. Das Ergebnis der Untersuchung führte zu einem Design, aufgrund dessen die Menschen daran sicher und effektiv arbeiten konnten.

Warum ist Ergonomie so wichtig?

Die Ergonomie betrifft grundsätzlich den ganzen Körper, doch gerade unsere hart arbeitenden Hände sind zahllosen Belastungen und Anstrengungen ausgesetzt. Die wiederkehrenden Aufgaben, die sie im Alltag erfüllen müssen, belasten die Muskeln, Sehnen und Bänder auf immer gleiche Weise. Also können diese Strukturen auch überbeansprucht und überanstrengt werden. Nicht nur Phonotypistinnen und Menschen, die am Fließband arbeiten, gehören zur Risikogruppe: Jede manuelle Tätigkeit, die immer wieder ausgeführt wird, kann den Händen schaden. Dazu gehören Stricken und Nähen ebenso wie das Musizieren auf einem Instrument oder sportliche Aktivitäten. Wenn man hier nicht eingreift, können die gleichförmigen Bewegungsmuster schmerzhafte Folgen haben. Wer etwa regelmäßig an der Computertastatur arbeitet, ohne die

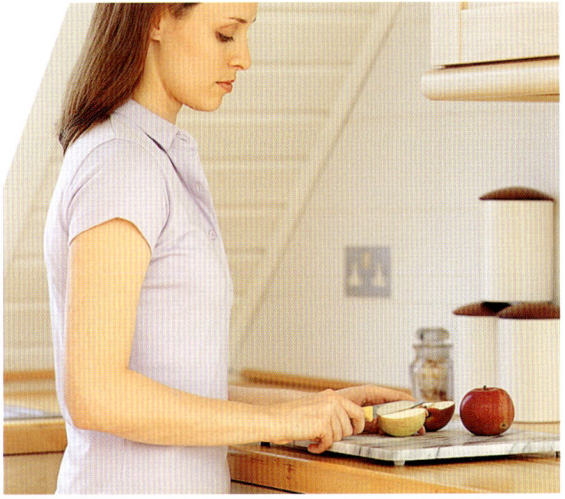

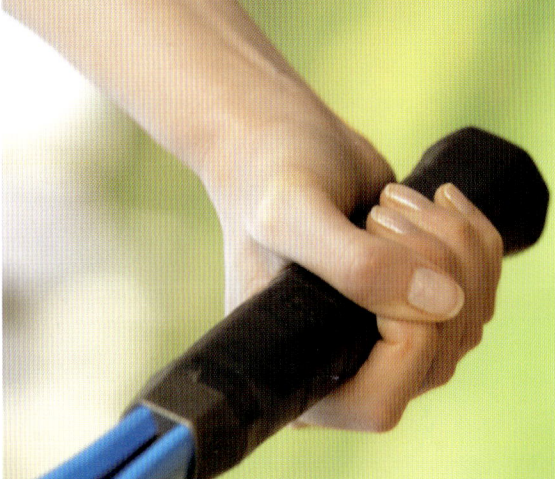

Hände zwischendrin zu entlasten, riskiert Schäden wie Sehnenscheidenentzündungen oder ein Karpaltunnelsyndrom (s. S. 328).

Was soll ich tun?

Zu den Beschwerden beim Karpaltunnelsyndrom zählen etwa Schmerzen, Taubheit und Kribbeln in den Händen; sie gehen auf eine Kompression des Mittelnervs (Nervus medianus) am Handgelenk zurück. Stress und eine ungünstige Körperhaltung sind weitere Ursachen, wie Studien ergaben. Wenn Sie speziell in den Händen und Unterarmen Schmerzen haben, sollten Sie Ihre Haltung (und die Ihrer Hände) während der Arbeit unter Umständen verändern. Wenn Sie am Schreibtisch arbeiten, prüfen Sie, ob Ihr Stuhl zu hoch oder zu niedrig ist. Müssen Sie bei der Computerarbeit weit bis zur Maus greifen? Wie halten Sie beim Tippen Ihre Handgelenke? Wenn Ihr Arbeitsplatz nicht optimal gestaltet ist, können all diese Faktoren Ihre Beschwerden verstärken. Informieren Sie sich über die optimale Gestaltung eines Computerarbeitsplatzes.

ÜBERPRÜFEN SIE IHRE HANDSTELLUNG, wenn Sie mit Instrumenten und Hilfsmitteln arbeiten, etwa beim Schneiden mit einem Küchenmesser, beim Tennisspielen und beim Tippen an einer Tastatur.

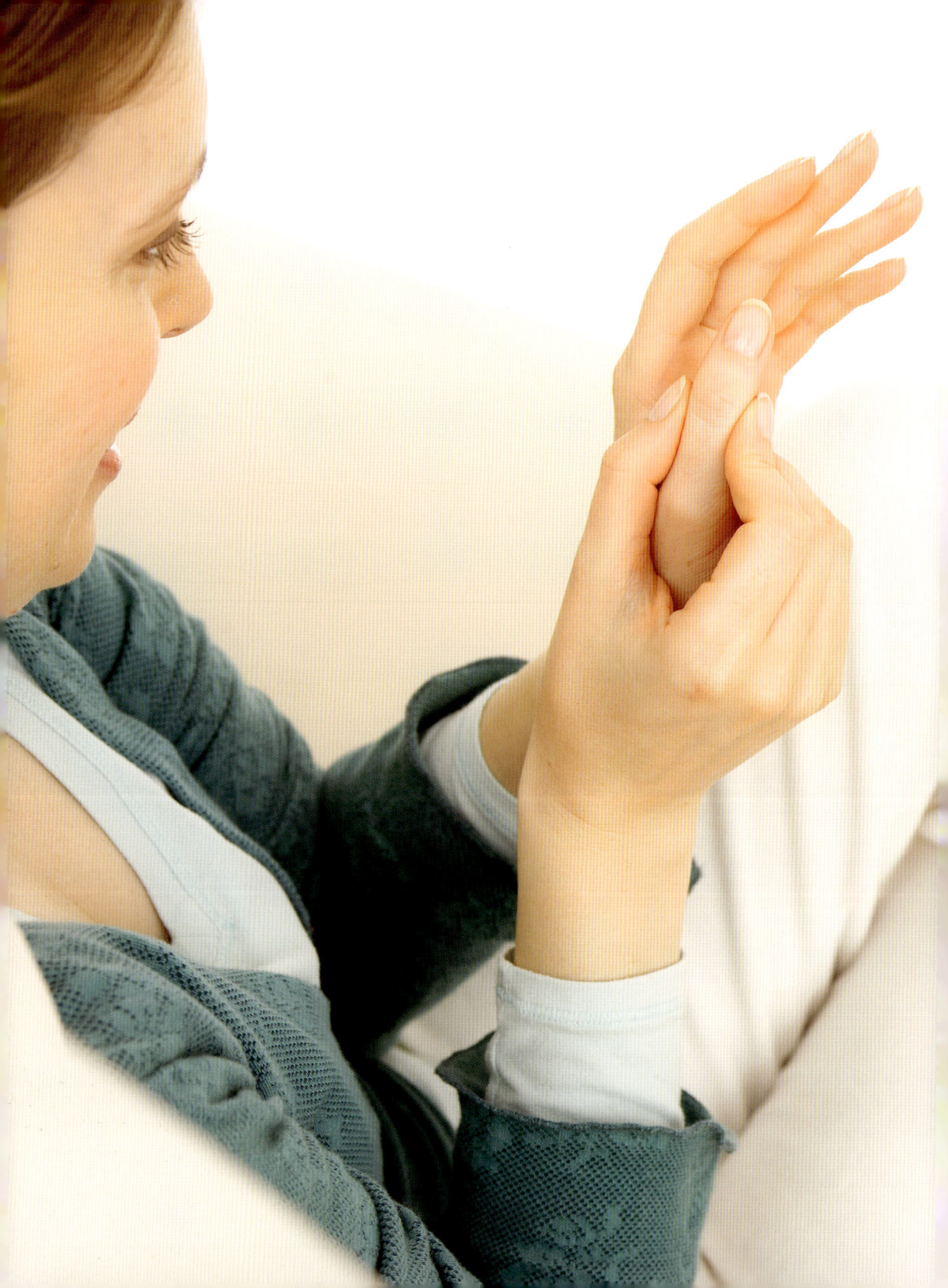

Kapitel 3

Die Techniken

In diesem Kapitel lernen Sie die Griffe kennen, mit denen eine Reflexzonenmassage durchgeführt wird, und Sie erfahren, welche Behandlungsfolgen möglich sind: Sie bekommen Schritt-für-Schritt-Anleitungen, wie Sie einen anderen oder sich selbst mit und ohne Hilfsmittel massieren können. Sie können nachhaltig die Gesundheit fördern, indem Sie das Programm Ihrer Wahl regelmäßig anwenden.

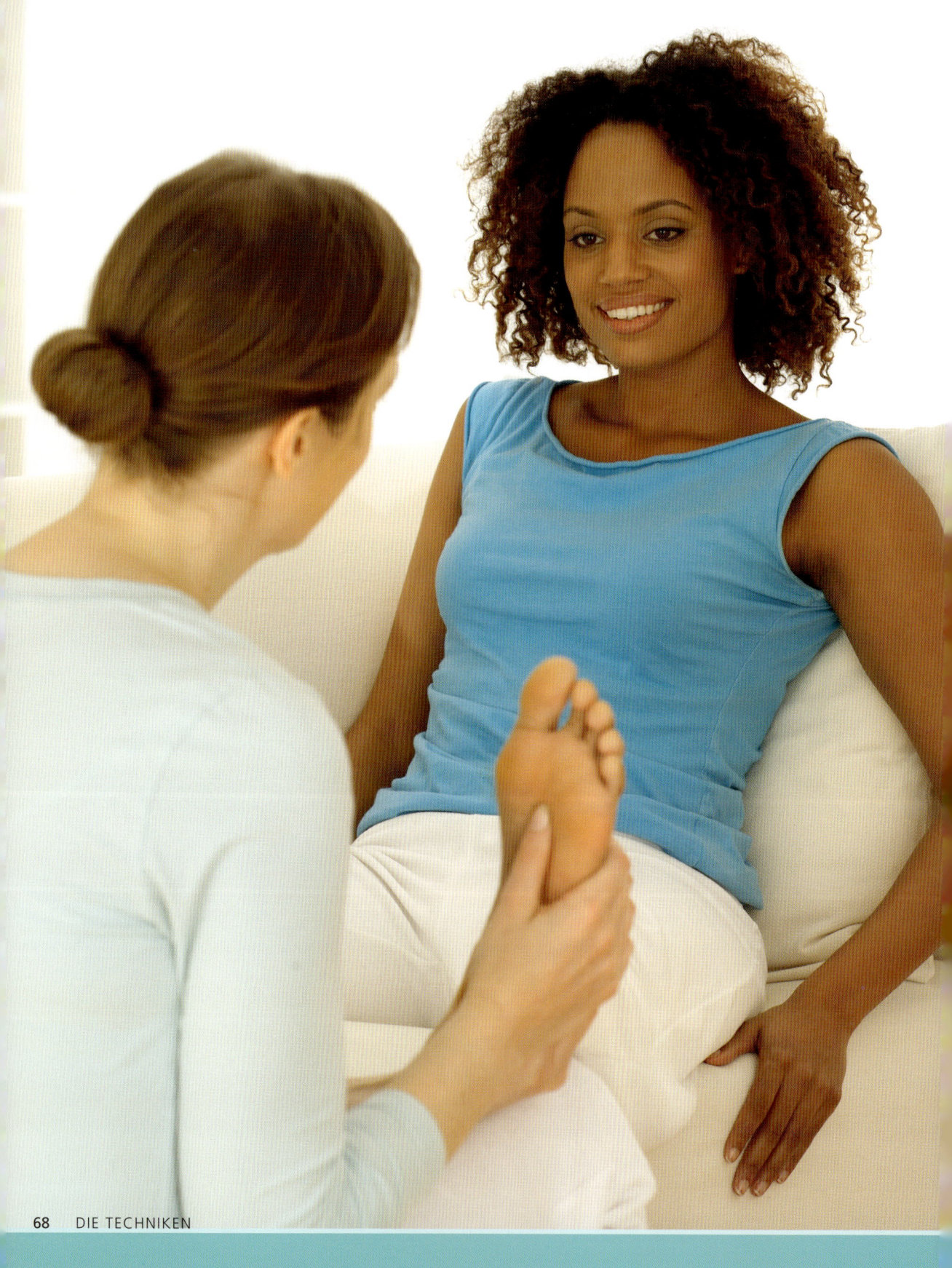

Vorbereitungen

Wenn Sie eine Massagesitzung vorbereiten, sollten Sie für eine Atmosphäre sorgen, in der Sie und Ihr Freund oder Verwandter sich entspannt fühlen. Nehmen Sie sich ausreichend Zeit und lassen Sie während der Sitzung Ihre Aufmerksamkeit nicht abschweifen, damit fördern Sie die entspannende Wirkung Ihrer Massage.

Achten Sie zunächst darauf, dass Ihre Fingernägel glatt und nicht zu lang sind; wenn sie kratzen oder in die Haut piksen, leidet die Entspannung. Wenn Sie von oben auf Ihre liegenden Finger schauen, sollten Sie die Fingerkuppen sehen können.

Nehmen Sie sich die Zeit, alle notwendigen Hilfsmittel bereitzulegen, damit die Sitzung ungestört ablaufen kann. Sie benötigen ein Kissen oder ein gefaltetes Handtuch, auf das Ihr »Patient« seine Hand oder seinen Fuß legen kann. Mit weiteren Kissen können Sie die Höhe noch verändern. Eine leichte Decke kann nötig sein, damit sie oder er nicht friert, und Taschentücher werden auch immer wieder gebraucht.

Betrachten Sie nun den Raum: Ein Telefon, ein Fernseher, andere Menschen, zu grelles Licht – alles, was im Blickfeld Ihrer Lieben ist, kann sie ablenken und ihre Entspannung stören. Sprechen Sie ab, welche Umgebung Ihnen beiden am angenehmsten ist.

DIE BESTE POSITION

Bei einer Reflexzonentherapie sitzen bzw. liegen die Patienten meist in einem Behandlungsstuhl oder auf einer Liege. Bei der Fußbehandlung sitzt der Therapeut gegenüber auf einem niedrigen Hocker, bei der Handbehandlung sitzt man nebeneinander mit Blickkontakt. Privat könnten Sie auf dem Sofa sitzen, entweder jeder an einem Ende, um die Füße zu massieren, oder nebeneinander, um die Hände zu behandeln. Oder Sie sitzen sich an einem schmalen Tisch gegenüber und Ihr Partner legt die Hand auf eine weiche Unterlage auf dem Tisch. Möchten Sie Ihr Kind massieren, dann könnten Sie sich auch vor dem Einschlafen einige Minuten zu ihm aufs Bett setzen

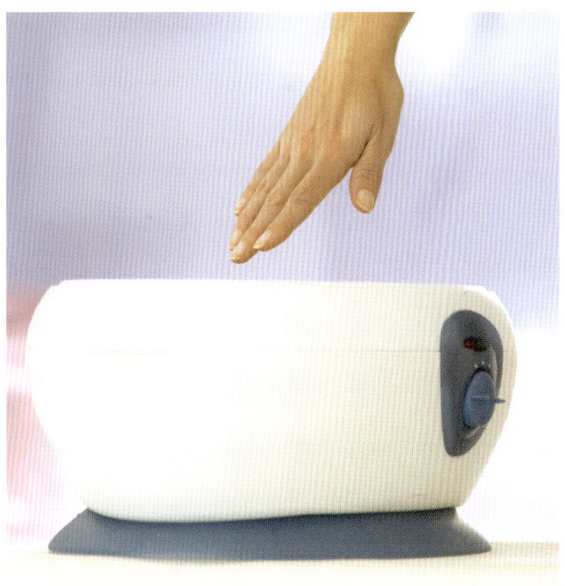

EIN PARAFFINBAD kann die Entspannung der Hände fördern. Beachten Sie die Gebrauchsanweisung und spüren Sie, welche Wirkung Sie wahrnehmen.

und es mit einer kurzen Behandlungsfolge verwöhnen.

Wie auch immer Sie sich positionieren, Sie sollten immer das Gesicht Ihres Gegenübers sehen und seine Reaktionen verfolgen können. So merken Sie, welche Griffe angenehm sind und welche heikel. Stirnrunzeln und Wegziehen des Fußes oder der Hand sind schlechte Zeichen. Es gibt auch das sogenannte »Wohlweh«, einen angenehmen Schmerz – doch richtige Schmerzen dürfen Sie selbstverständlich nicht zufügen.

Achten Sie während jeder Massage darauf, dass Ihr Rücken gerade und entspannt bleibt und Sie sich nicht verspannen. Sie sollten sich anschließend nicht ausgelaugt fühlen.

MÖGLICHE PROBLEME

Vielleicht fühlt es sich anfangs komisch an, jemandes Hand zu massieren, weil man sich an die Intimität des Händchenhaltens erinnert fühlt. Einen Fuß anzufassen ist meist einfacher. Durch ein paar Höflichkeitsrituale machen Sie die erste Berührung für Sie beide leichter. Fragen Sie erst: »Darf ich deine/Ihre Hand bzw. deinen/Ihren Fuß haben?« Das signalisiert, dass die Sitzung beginnt. Am Ende könnten Sie sagen: »Ich bin fertig, du kannst die Hand/den Fuß jetzt wieder haben.« Halten Sie während jeder Behandlungsfolge durchgehend Hautkontakt. Das fühlt sich gut an und erweckt Vertrauen.

DER AUFBAU EINER SITZUNG

Fragen Sie zunächst nach, ob Ihr Gegenüber Schmerzen oder Verletzungen hat, die Sie berücksichtigen müssen. Ältere Menschen leiden z. B. manchmal unter Arthritis in den Fingergelenken. Hier müssen Sie vorsichtig vorgehen. Beginnen Sie immer mit einigen Entspannungsgriffen (»Extras«, s. S. 78–83 u. 122–125). Wenn Sie einen Bereich durchgearbeitet haben und zum nächsten übergehen möchten, fügen Sie ebenfalls einige Extras ein; sie sollten auch den Abschluss Ihrer Massage bilden.

Wie lange Sie eine Reflexzone behandeln, hängt davon ab, wen Sie massieren. Bei Babys, Kindern und Älteren ist es besser, mit wenig Druck und kürzer zu arbeiten. Klagt jemand über Schmerzen, haben Sie wahrscheinlich zu fest und zu lange massiert. Setzen Sie an der Stelle aus, bis die Empfindlichkeit abgeklungen ist, und massieren Sie sie später leichter.

Wenn Sie mit der Reflexzonenarbeit beginnen, stellen Sie wahrscheinlich fest, dass Ihre Hände und Daumen schnell ermüden. Schon eine halb-

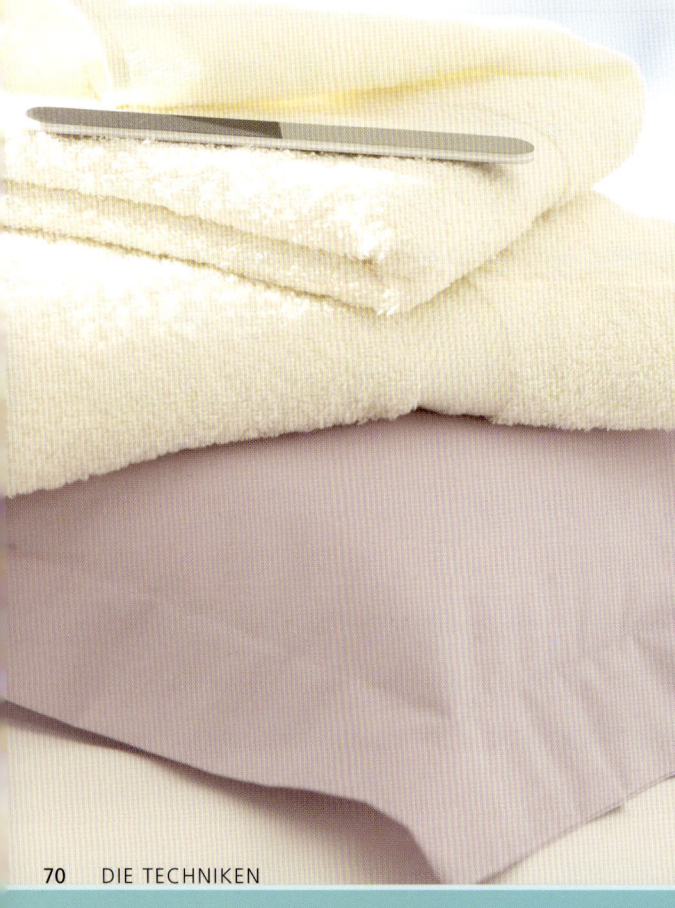

LEGEN SIE VOR DER MASSAGESITZUNG alles bereit, was Sie benötigen: beispielsweise Kissen und Handtücher zur Polsterung sowie eine Nagelfeile, falls ein Nagel noch zu lang oder rau sein sollte.

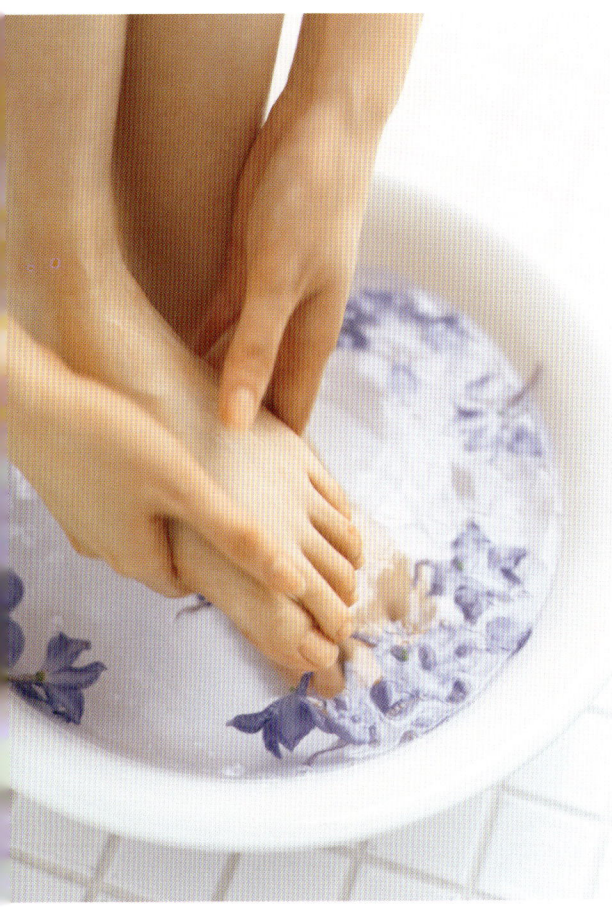

EINE FUSSWÄSCHE vor der Behandlung garantiert Ihnen eine saubere und fettfreie Haut, auf der Sie alle Massagetechniken gut ausführen können.

BESCHWERDEN BEHANDELN

Wenn Sie den ganzen Fuß bzw. die Hand durchmassiert haben, können Sie – im Rahmen Ihrer Möglichkeiten – noch auf spezielle Bedürfnisse der Behandelten eingehen, auch wenn Sie als Laie selbstverständlich nicht therapeutisch arbeiten dürfen.

Auf Seite 248–287 erfahren Sie, welche Zonen Sie bei welchen Beschwerden am besten massieren und welche Griffe besonders geeignet sind. Anschließend gehen Sie nach einigen Entspannungsgriffen zum anderen Fuß bzw. der anderen Hand über.

ZEICHENERKLÄRUNGEN

▸ **Fingergang**

▸ **Daumengang**

▸ **Einhaken und ziehen**

▸ **Hin und her rollen**

▸ **Druck ausüben**

▸ **Strecken, ziehen, drücken**

▸ **Kreisen oder um einen Punkt rotieren**

▸ **Drehen**

▸ **Fußsohle oder Handfläche lockern und schaukeln**

▸ **Zu behandelnde Stelle**

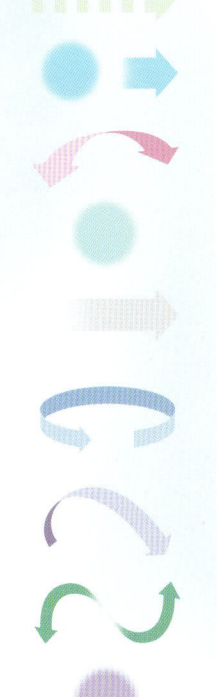

stündige Sitzung kann zu lang sein. Sie sollten mit kürzeren Behandlungen beginnen und auch Ihre eigenen Hände regelmäßig behandeln (s. S. 142–161 u. 168–177). Nehmen Sie sich die Zeit, die Sie brauchen, um die Techniken sauber zu erlernen und einzuüben. Wenn Sie die Anleitungen befolgen, sollten Ihre Hände nicht überanstrengt werden. Besonders wenn Sie zwischendurch immer wieder Extras einstreuen (s. S. 78–83 u. 122–125), verschaffen Sie auch Ihren eigenen Händen und Daumen Entspannungspausen. Wechseln Sie auch regelmäßig die Arbeitshand, um nicht eine Seite zu sehr zu strapazieren.

Grundtechniken

Bei der Reflexzonenmassage werden vier Grundtechniken eingesetzt. Wie bei jeder anderen Fertigkeit kann es auch hier ein wenig dauern, bis Sie sie beherrschen. Üben Sie daher auf Ihrem Unterarm oder an Ihrer anderen Hand. Wenn die Finger wehtun oder ermüden, legen Sie eine Pause ein, üben Sie mit der anderen Hand oder gehen Sie zu den Extras über (s. S. 78–83 und 122–125).

Der Daumengang

Ziel dieser Technik ist es, möglichst gleichmäßig Druck auf die Hand oder den Fuß auszuüben, doch müssen Sie dazu wahrscheinlich erst ein wenig üben. Lassen Sie sich Zeit und trainieren Sie geduldig, bis Sie diese wichtige Technik wirklich gut beherrschen und anwenden können.

TIPP

Daumengang: Legen Sie beide Hände flach und entspannt nebeneinander auf den Tisch und prägen Sie sich ein, welcher Teil der Daumen die Tischplatte berührt. Diesen Teil der Daumenaußenseite sollten Sie beim Daumengang einsetzen, dann erzielen Sie auch die beste Hebelwirkung mit den anderen Fingern.

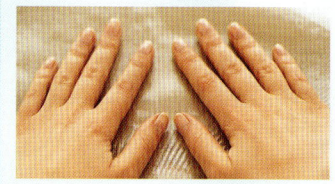

SO TRAINIEREN SIE

Der Daumengang beruht auf dem Beugen und Strecken des äußeren Daumenglieds. Es geht dabei darum, sich in ganz kleinen Schritten vorwärtszubewegen, sodass sich der Druck und die Bewegung ganz gleichmäßig anfühlen.

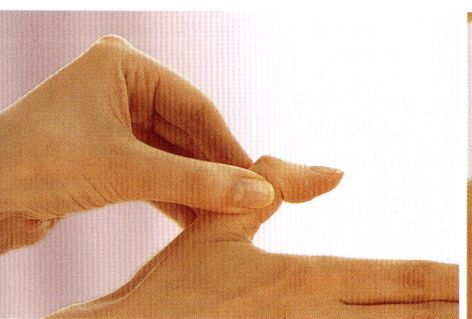

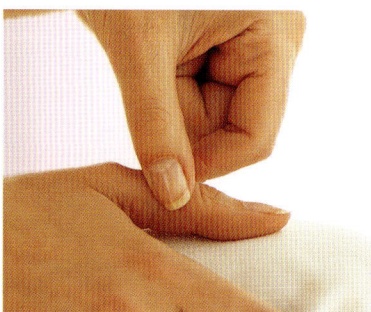

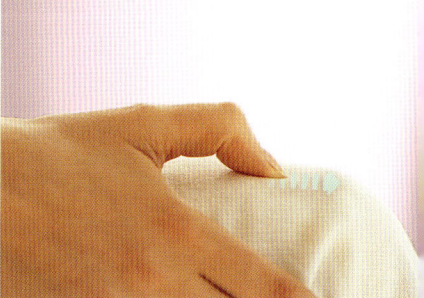

1 Üben Sie zunächst die Bewegung des Daumens, indem Sie ihn unter dem Endgelenk festhalten und das Gelenk einige Male beugen und strecken.

2 Halten Sie den Daumen weiter fest und setzen Sie ihn mit der Außenseite auf Ihrem Bein auf. Beugen und strecken Sie ihn mehrmals und schaukeln Sie dabei am Rand des Fingernagels entlang hin und her.

3 Lassen Sie den Daumen los und versuchen Sie, ihn mit der gleichen Bewegung – beugen und strecken – wie eine Raupe vorwärtszubringen. Drücken Sie ihn nicht nach vorne.

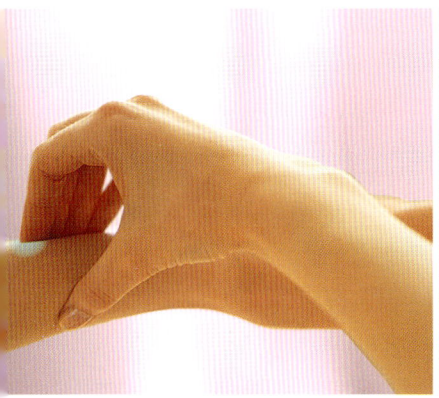 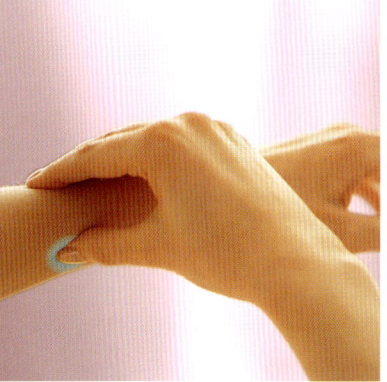 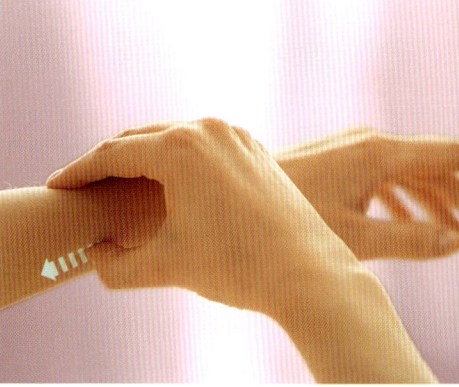

4 Legen Sie nun die Finger und den Daumen wie abgebildet auf Ihren Unterarm. Durch das Zusammenspiel entsteht eine Hebelwirkung, die für den nötigen Druck sorgt.

5 Senken Sie das Handgelenk, sodass der Daumen jetzt Druck ausübt. Der Druck entsteht aber nicht allein durch die Kraft des Daumens, sondern ergibt sich aus dem Zusammenspiel von Fingern, Hand und Unterarm.

6 Beugen und strecken Sie jetzt den Daumen und gehen Sie bei jedem Strecken ein wenig weiter vorwärts. Üben Sie an Ihrem Unterarm, bis sich der Druck und die Bewegung ganz gleichmäßig anfühlen.

HÄUFIGE FEHLER

Ein weit verbreiteter Fehler besteht darin, den Fuß zu packen und den Daumen nur durch Drücken und Schieben vorwärtszubewegen (s. unten). Das belastet das Daumengrundgelenk sehr stark. Sie sollten immer etwas Luft zwischen Ihrer Arbeitshand und der Fußsohle lassen. Gehen Sie nie rückwärts, sondern immer nur nach vorne, von sich weg. Halten Sie den Daumen auch immer ein wenig abgeknickt, um ihn nicht zu überdehnen.

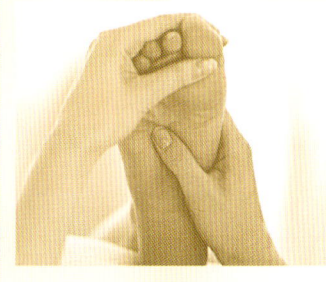

ANWENDUNG

Schaffen Sie eine gleichmäßige Oberfläche an den Stellen der Hände und Füße, auf denen Sie den Daumengang ausführen möchten, indem Sie die Hand oder den Fuß mit der anderen Hand stabilisieren.

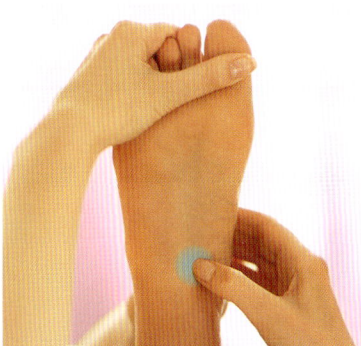 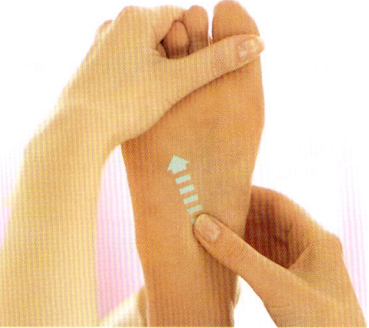

1 Dehnen Sie die Fußsohle mit einer Hand, legen Sie den Daumen der Arbeitshand auf die Sohle und die Finger auf die Fußoberseite. Senken Sie das Handgelenk, um mit dem Daumen Druck auszuüben.

2 Beugen und strecken Sie das Daumenendgelenk und bewegen Sie den Daumen dadurch vorwärts. Setzen Sie die Finger neu an, wenn die Hand gestreckt ist, und gehen Sie dann weiter.

Der Fingergang

Dieser Griff ähnelt der Massagetechnik des Daumengangs (s. S. 72), nur geht es beim Fingergang um das Beugen und Strecken des Zeigefinger-Endglieds. Die Technik wird vor allem zur Behandlung der Fuß- und Handrücken und an den Seiten eingesetzt.

SO TRAINIEREN SIE

Der Handrücken ist ein ideales Übungsgelände für den Fingergang. Die Vorwärtsbewegung entsteht dabei wieder wie beim Daumengang durch das Beugen und Strecken des vorderen Fingergelenks, wodurch die Fingerspitze entlang dem Nagelrand vor- und zurückschaukelt.

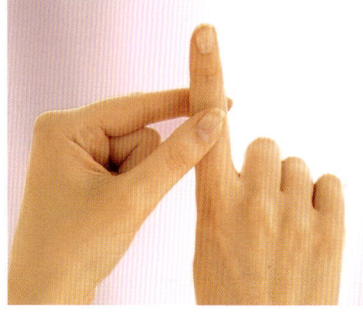

1 Halten Sie den Zeigefinger wie abgebildet am mittleren Gelenk fest. Üben Sie nun, das äußerste Fingerglied zu beugen und zu strecken.

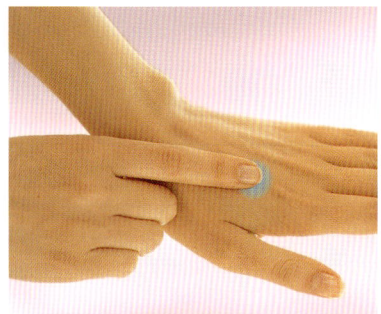

2 Wenn Sie diese Bewegung ohne Mühe ausführen können, setzen Sie den Zeigefinger auf dem Handrücken der anderen Hand auf.

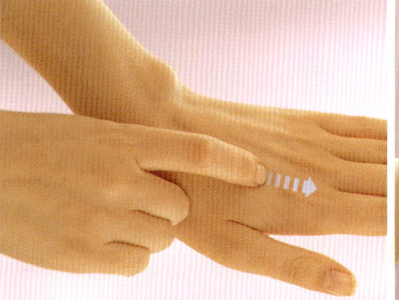

3 Versuchen Sie jetzt, die gleiche Streck- und Beugebewegung durchzuführen, während die Fingerspitze auf der Hand aufliegt. Wippen Sie entlang des Nagelrandes vor und zurück.

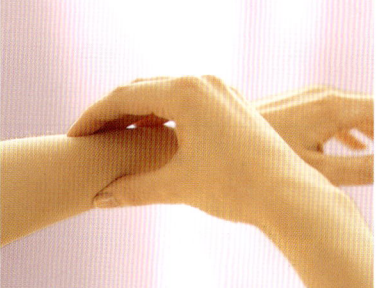

4 Um mit Hebelwirkung zu arbeiten, setzen Sie den Daumen gegenüber den anderen Fingern auf. Üben Sie wie abgebildet an Ihrem Unterarm.

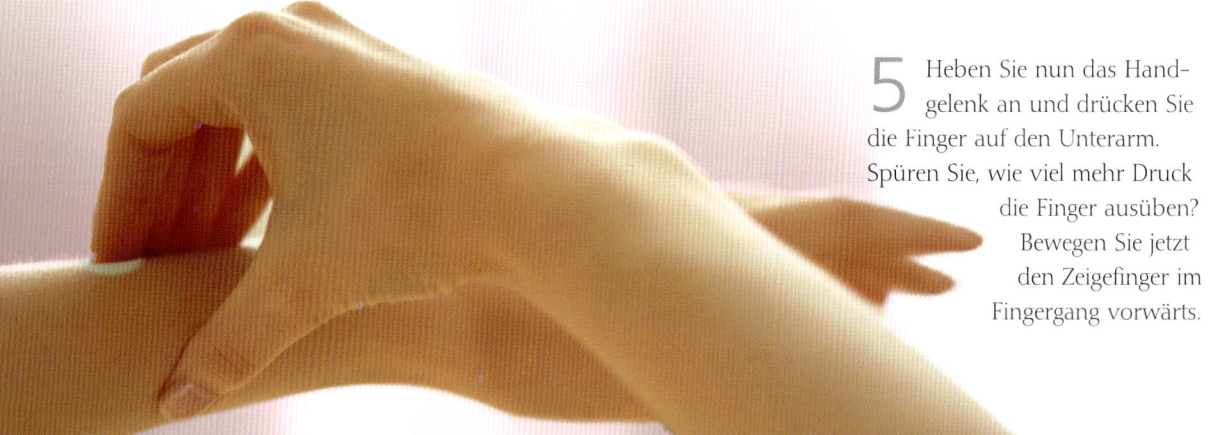

5 Heben Sie nun das Handgelenk an und drücken Sie die Finger auf den Unterarm. Spüren Sie, wie viel mehr Druck die Finger ausüben? Bewegen Sie jetzt den Zeigefinger im Fingergang vorwärts.

DIE TECHNIKEN

ANWENDUNG

Auch für den Fingergang benötigt man eine stabile Oberfläche. Halten Sie deshalb die Hand oder den Fuß, die Sie bearbeiten, mit der anderen Hand fest.

1 Die eine Hand hält die Zehen fest und stabilisiert so den Fuß in seiner aufrechten Position. Der Daumen liegt dabei auf der Fußsohle.

2 Gehen Sie nun mit dem Zeigefinger der anderen Hand im Fingergang bis zur Fußmitte hinunter.

HÄUFIGE FEHLER

Meist gibt es Probleme, das Endgelenk des Zeigefingers zu beugen. Weichen Sie nicht aus, indem Sie mehr die ganze Hand als den Finger bewegen, und vermeiden Sie es, den Fingernagel in die Haut zu drücken, den Zeigefinger nach hinten zu ziehen, statt nach vorne zu pressen, oder den Finger zur Seite zu drehen. Falls Sie damit Schwierigkeiten haben, überprüfen Sie Ihre Technik anhand der Bildfolge gegenüber.

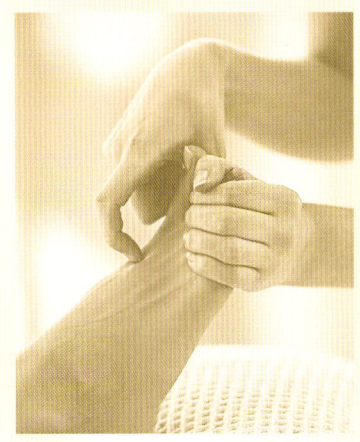
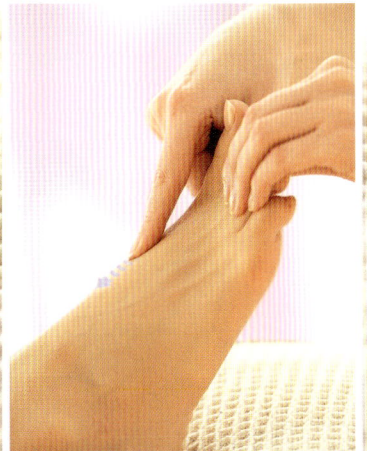

GRUNDTECHNIKEN

Einhaken und ziehen

Mit diesem Griff bearbeitet man nur bestimmte Stellen, keine größeren Flächen. Sie bewegen dabei nur den Daumen ein wenig, die Hand bleibt ganz ruhig.

> **TIPP**
>
> Um nicht den Fingernagel in die Haut zu drücken, üben Sie mehr Druck mit der Kuppe des Daumens aus.

SO ÜBEN SIE

Wie bei allen Techniken ist auch hier die Hebelwirkung sehr wichtig, um tiefer gelegene Punkte zu erreichen. Wie beim Daumengang entsteht sie durch die Finger und die Stellung des Handgelenks.

1 Setzen Sie den Daumen auf der Handfläche der anderen Hand auf, die Finger liegen auf dem Handrücken. Beugen Sie das Daumengelenk, nur der Daumenrand liegt auf. Ziehen Sie zur Druckausübung den Daumen zurück.

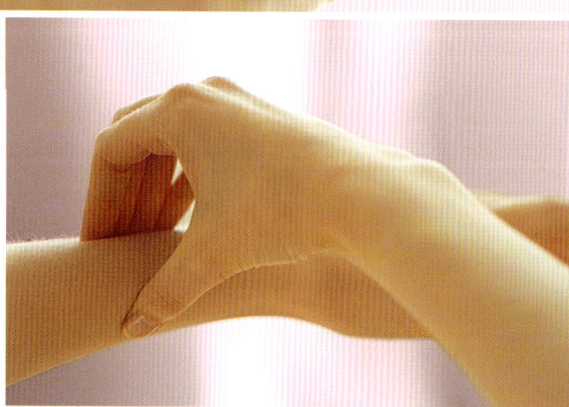

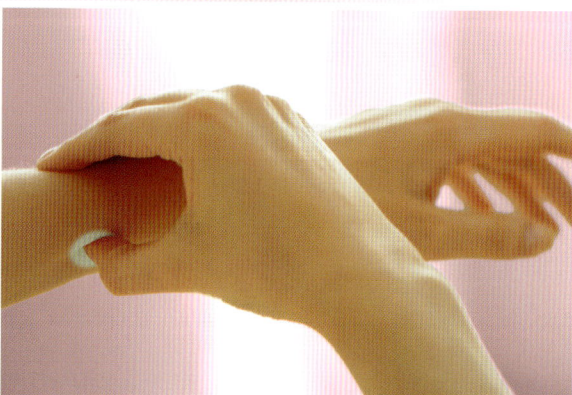

2 Um die Hebelwirkung zu trainieren, setzen Sie die vier Finger und den Daumen wie abgebildet auf dem Unterarm an.

3 Senken Sie das Handgelenk, sodass der Druck des Daumens auf den Unterarm verstärkt wird. Haken Sie in dieser Stellung den Daumen ein und ziehen Sie ihn leicht zurück.

ANWENDUNG

Die Haltehand muss die Stelle, die behandelt wird, ruhig halten.

Um einen Punkt rotieren

Wie der Name schon sagt, geht es bei dieser Technik darum, eine Reflexzone mit dem Mittelfinger zu fixieren und dann das Fuß- oder Handgelenk um diesen Punkt herum kreisen zu lassen. Der Mittelfinger bewegt sich dabei nicht, sodass durch die Rotation mal stärkerer und mal leichterer Druck auf die Zone ausgeübt wird.

TIPP

Packen Sie den Fuß nicht an den Zehen. Die Innenseite der Knöchel ist sehr empfindlich. Drücken Sie nicht mit den Fingern, sondern lassen Sie den Druck durch die Rotation des Gelenks entstehen.

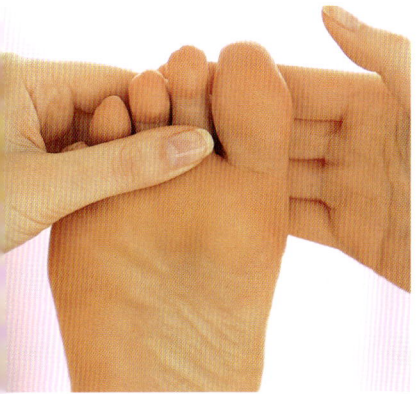

1 Halten und stützen Sie die Stelle, die Sie bearbeiten möchten, indem Sie den Fuß mit der Hand umfassen und mit Daumen und Fingern festhalten. Legen Sie die Finger Ihrer Arbeitshand über die der Haltehand wie abgebildet.

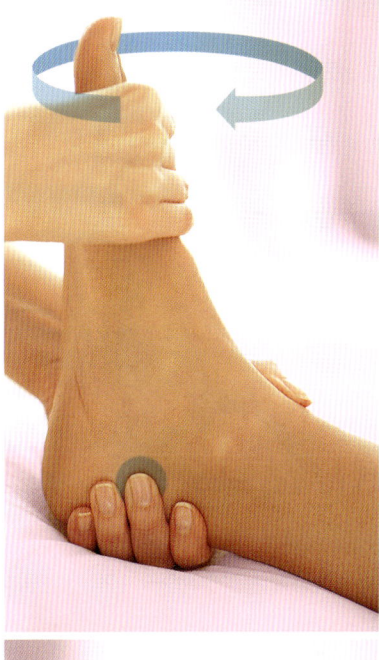

1 Nehmen Sie die Ferse so in Ihre Haltehand, dass der Daumen am Knöchel liegt. Umfassen Sie mit der anderen Hand den Fußballen und bewegen Sie ihn mehrere Male im Uhrzeigersinn. Achten Sie auf eine gleichmäßige Bewegung, durch die der unbewegte Mittelfinger der Haltehand wie ein Ein-/Ausschalter abwechselnd starken und leichten Druck ausübt.

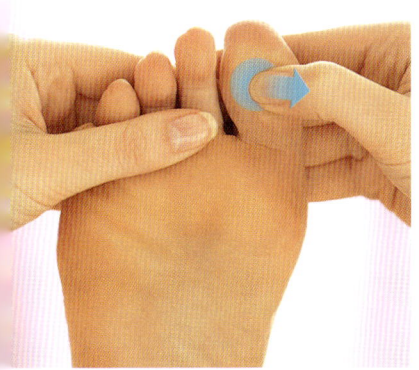

2 Platzieren Sie den Daumen der Arbeitshand. Haken Sie mit dem Rand des Daumens ein und ziehen Sie ihn zurück.

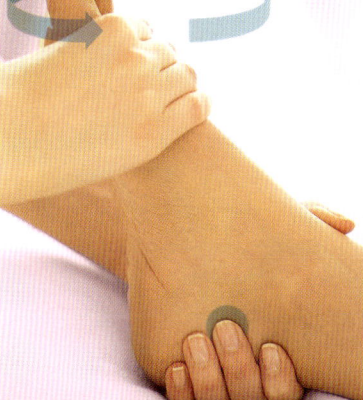

2 Wiederholen Sie das Kreisen nun einige Male entgegen dem Uhrzeigersinn und achten Sie wieder auf möglichst gleichmäßige Bewegungen bei der Rotation.

Füße: Extras

Diese Techniken mögen fast alle gern. Sie dienen dazu, den Fuß zu entspannen, und sind geeignet als Einstieg, als Abschluss, beim Übergang von einer Zone zur nächsten und als Behandlungspause, wenn der Fuß zwischendurch zu empfindlich ist. Sie erleichtern auch den Therapeuten die Arbeit, weil entspannte Patienten viel besser auf eine Behandlung ansprechen.

Hin und her

Mit dieser Technik bewegt man den Fuß hin und her, um ihn zu lockern. Der Fuß wird dabei gekippt und leicht gedreht. Da die Füße im Alltag meist beim Gehen nur nach oben und unten bewegt werden, sind die Seitwärtsbewegungen eine willkommene und angenehme Abwechslung.

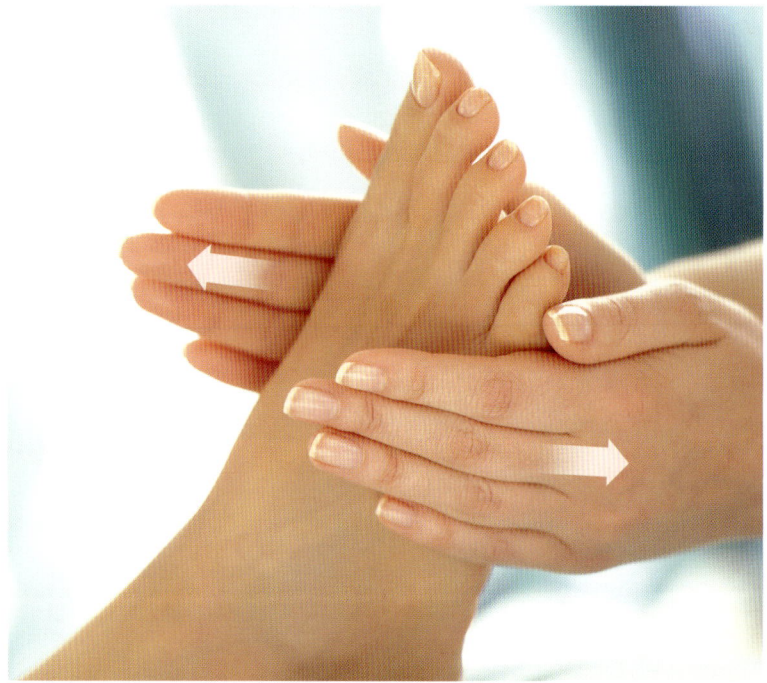

1 Legen Sie die Hände seitlich an den Fuß an. Bewegen Sie die eine Seite mit der rechten Hand von sich weg, während Sie gleichzeitig die andere mit der linken Hand zu sich hinziehen.

2 Jetzt ziehen Sie Ihre rechte Hand mit der rechten Seite des Fußes zu sich hin und drücken die linke Seite mit Ihrer linken Hand von sich weg. Führen Sie die Bewegungen abwechselnd durch und steigern Sie das Tempo.

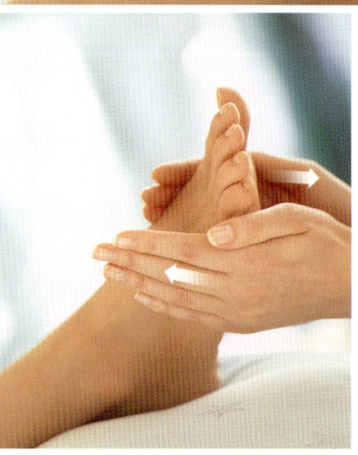

TIPP

Am wirksamsten ist diese Technik, wenn sie rhythmisch und schnell ausgeführt wird. Lassen Sie Ihre Hände mit leichtem Druck am Fußballen. Pressen Sie nicht zu fest, sonst schränken Sie die Beweglichkeit des Fußes ein. Durch Übung gelingt Ihnen der Griff immer schneller und Sie können ihn auch immer länger ausführen.

Wirbeldrehung

Bei dieser Technik wird die Reflexzone der Wirbelsäule entspannt, daher der Name. Am angenehmsten ist sie, wenn alle Finger mitarbeiten.

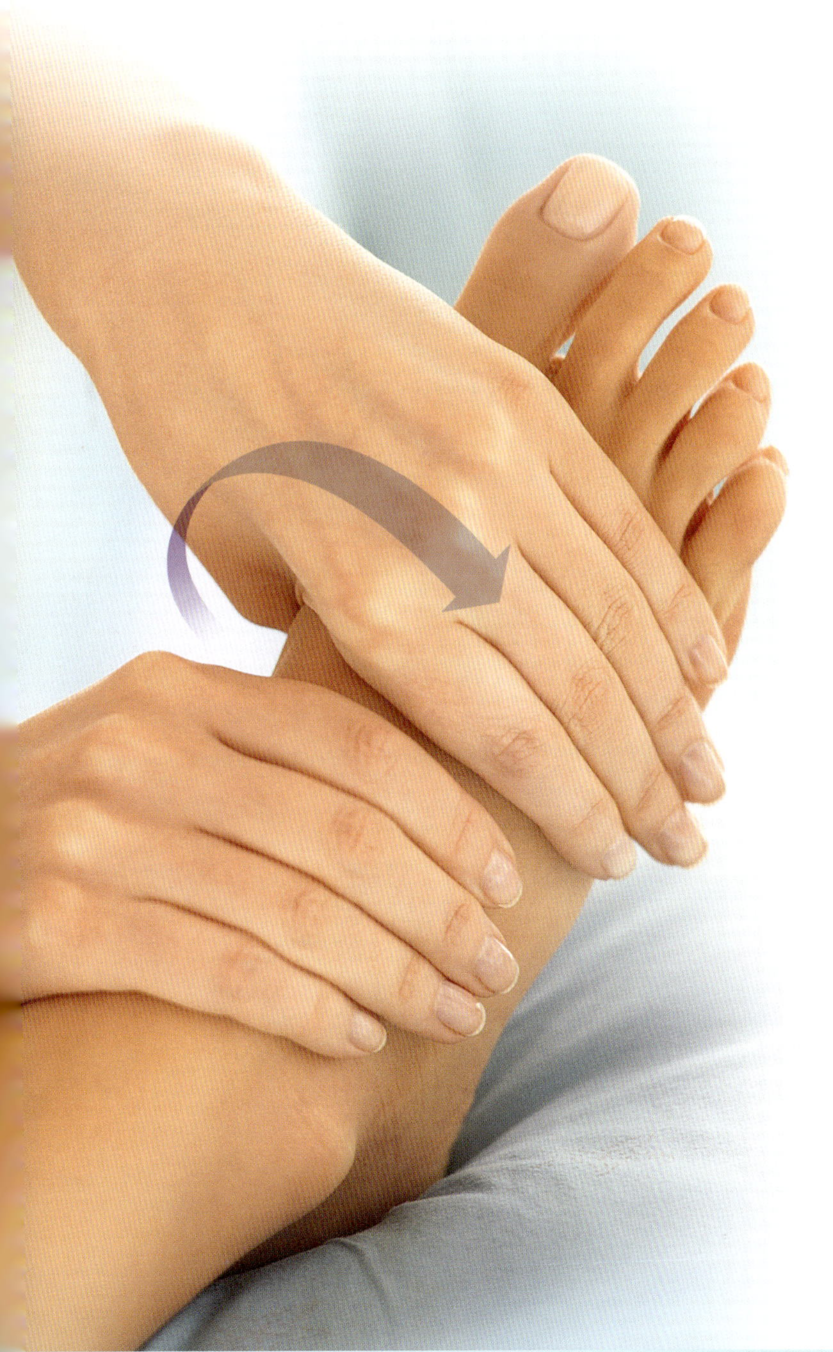

TIPP

Dieser Griff wirkt am besten, wenn Sie ihn sanft und fließend ausführen. Halten Sie den Fuß nicht zu fest. Die Hände und Finger sollten möglichst großflächig aufliegen. Ergreifen Sie nicht die Zehen, das kann wehtun. Bewegen Sie immer nur eine Hand, sonst erzeugen Sie Reibung.

1 Umfassen Sie den Fuß mit beiden Händen von der Innenseite, die Daumen liegen auf der Sohle. Drehen Sie den Fuß mit der Hand, die näher an den Zehen liegt, die andere bewegt sich nicht.

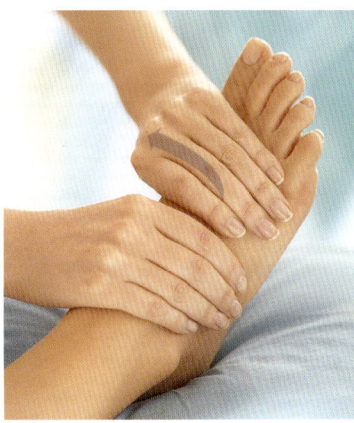

2 Drehen Sie den Fuß jetzt mit derselben Hand in die andere Richtung, die Haltehand bleibt wieder ruhig. Drehen Sie den Fuß noch einmal sanft in beide Richtungen. Setzen Sie beide Hände dann etwas näher am Knöchel an und wiederholen Sie die Technik noch einige Male.

Fußsohlenschaukel

Bei dieser Technik geht es darum, die Knochen am Fußballen in Bewegung zu bringen. Dadurch entspannen sich die Zonen der Lunge, des Brustkorbs, des oberen Rückens und des Zwerchfells, die bei Stress häufig verspannt sind.

TIPP

Versuchen Sie, Ihre Hände leicht kreisförmig zu bewegen, das fühlt sich außerordentlich gut an. Drücken Sie nicht am Fußrücken mit den Fingernägeln in die Haut. Wenn Sie nicht sicher sind, prüfen Sie, ob Sie Abdrücke Ihrer Nägel sehen können.

1 Fassen Sie den Fuß unterhalb der großen und der zweiten Zehe. Die Fingerspitzen und Daumen liegen auf den Höckern der Mittelfußknochen. Drücken Sie den Fuß mit der rechten Hand sanft von sich weg und ziehen Sie ihn gleichzeitig mit der linken Hand zu sich hin.

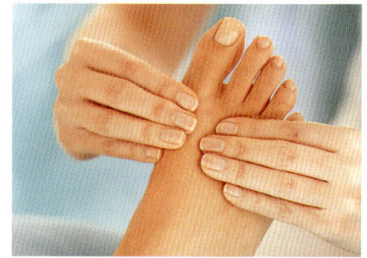

Die Fingerspitzen liegen auf dem Fußrücken, die Daumen auf der Fußsohle.

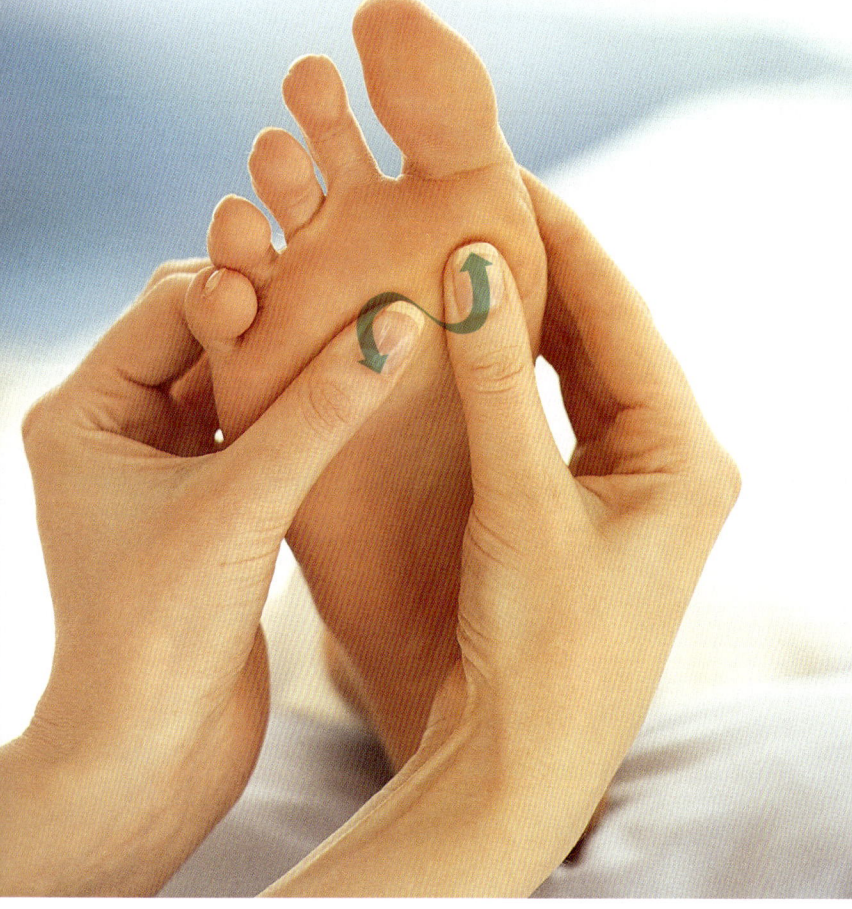

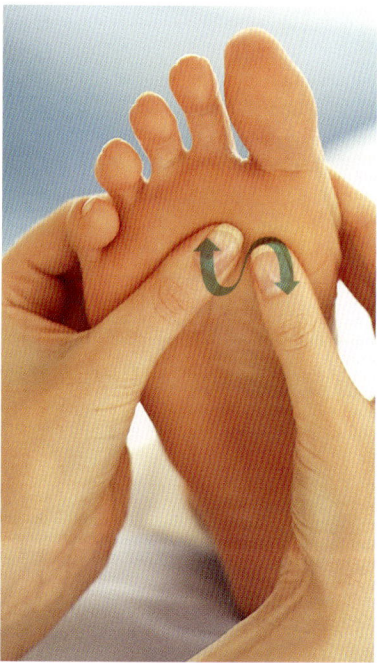

2 Jetzt ziehen Sie mit rechts und drücken mit links. Wechseln Sie weiter ab und wiederholen Sie die Bewegung so oft, bis Sie sie rhythmisch durchführen können. Dann gehen Sie zur Stelle unter der zweiten und dritten Zehe, dann unter der dritten und vierten Zehe und schließlich unter der vierten und der kleinen Zehe.

Lungenpresse

Dieses Extra entspannt die Lungenzone, die am Fußballen liegt. Die Kunst besteht darin, mit beiden Händen synchronisierte fließende, weiche Bewegungen auszuführen. Nehmen Sie sich Heranrollen und Abebben einer Welle zum Vorbild: Erst drückt die eine Hand von unten (Anbranden), dann presst die andere den Fuß zusammen (Abebben).

TIPP

Das Extra kommt am besten an, wenn Sie fest, aber sanft arbeiten. Wenn Sie zu stark zusammenpressen, wird der Fuß gequetscht. Drücken und pressen Sie abwechselnd. Legen Sie nicht die Knöchel an den Fußballen, sondern die Außenfläche der Finger, und setzen Sie die Faust nicht auf den Zehen oder dem Fußgewölbe auf.

1 Machen Sie mit der linken Hand eine Faust und legen Sie sie flach an den Fußballen. Umfassen Sie den Fußrücken mit der rechten Hand und drücken Sie mit der Faust dagegen.

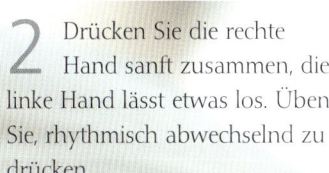

2 Drücken Sie die rechte Hand sanft zusammen, die linke Hand lässt etwas los. Üben Sie, rhythmisch abwechselnd zu drücken.

Den Fuß strecken

Damit entspannen Sie den ganzen Fuß. Die Zugkraft wirkt der Kompression entgegen, der der Fuß bei jedem Schritt ausgesetzt ist.

1 Halten Sie den Fuß wie abgebildet. Ziehen Sie ihn sanft mit beiden Händen zu sich hin. Nach 10–15 Sekunden lassen Sie ihn los.

TIPP
Ziehen Sie gleichzeitig den Fußballen und die Ferse mit beiden Händen gleichmäßig zu sich hin.

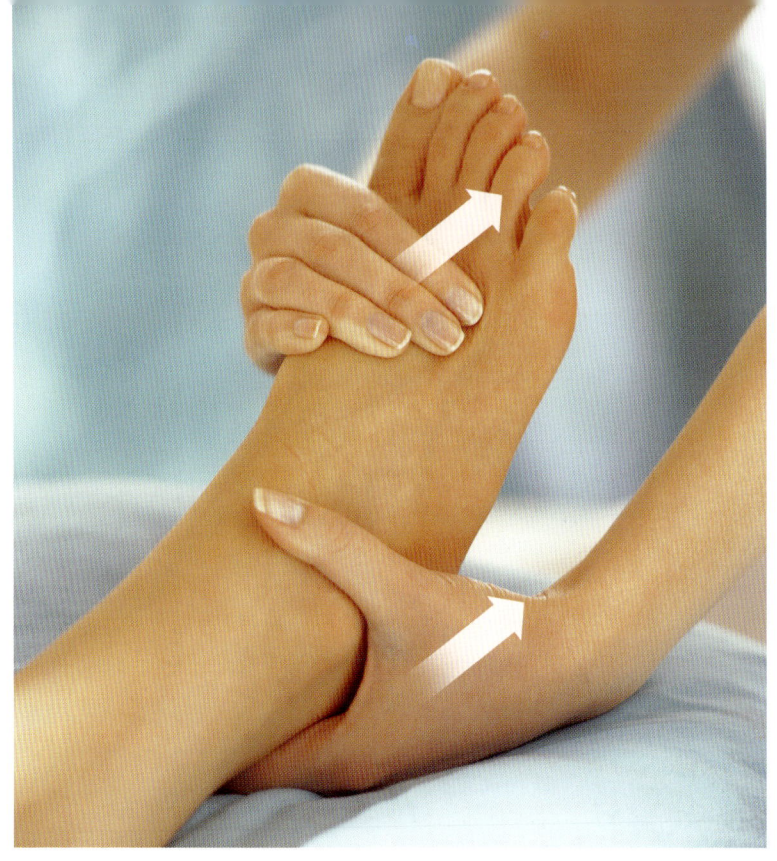

Den Mittelfuß lockern

Die Gelenke im Mittelfuß werden oft durch schlechte Schuhe und langes Stehen zusammengedrückt. Das bedeutet Stress für den ganzen Fuß und die Reflexzonen in der Mitte. Mit dieser Technik lösen Sie diesen Stress.

TIPP
Drücken Sie den Fuß beim Rotieren in Richtung Ihrer Haltehand. Sie können mit der Haltehand auch das Fußgelenk statt den Mittelfuß festhalten.

1 Halten Sie mit Ihrer Haltehand die Mitte des Fußrückens fest. Fassen Sie mit der anderen Hand den Fußballen und bewegen Sie ihn im Uhrzeigersinn im Kreis herum. Mehrmals wiederholen.

2 Bewegen Sie den Fußballen entgegengesetzt einige Male.

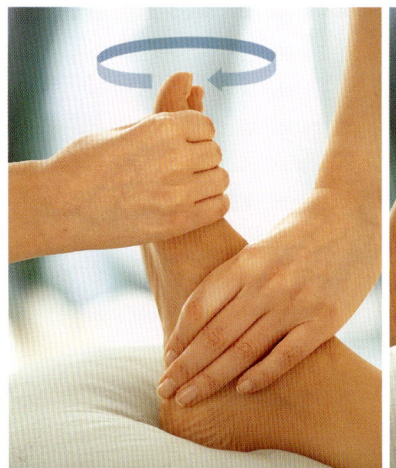 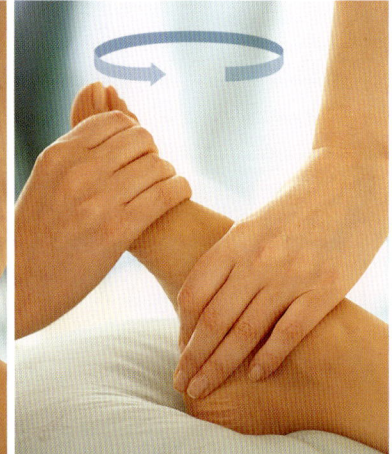

Zehenrotation

Mit diesem Extra entspannen Sie sanft die Zehen und stärken sie gleichzeitig, indem Sie die Muskeln dehnen.

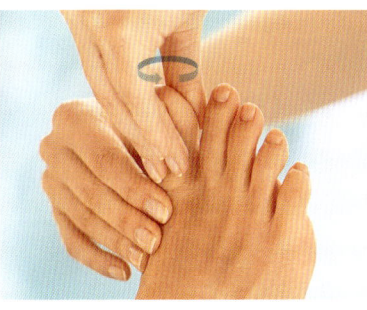
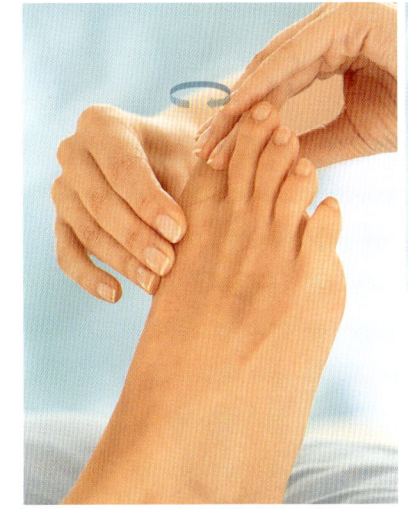

1 Halten Sie den Fuß mit der Haltehand fest. Fassen Sie mit der Arbeitshand die große Zehe und lassen Sie sie gleichmäßig und langsam mehrmals im Uhrzeigersinn kreisen.

2 Bewegen Sie die Zehe nun mehrmals in die andere Richtung. Bearbeiten Sie unter konstantem Druck und leichtem Zug nach oben auch die anderen Zehen.

Rotation des Fußgelenks

Dieses Extra fördert die Beweglichkeit des Fußes. Indem Sie ihn um 360 Grad drehen, trainieren und entspannen Sie die vier wichtigsten Muskelgruppen, die den Fuß bewegen, und Schwellungen am Knöchel gehen zurück.

TIPP

Den Daumen der Haltehand unterhalb des Knöchels auflegen und den Fuß zu sich hinziehen, ehe Sie ihn mit der anderen Hand kreisen lassen.

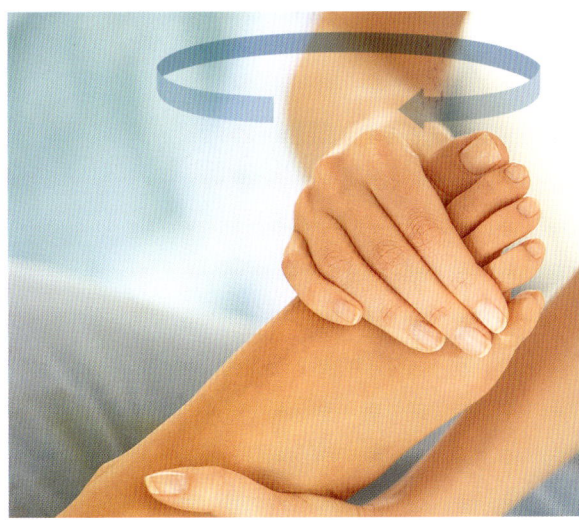
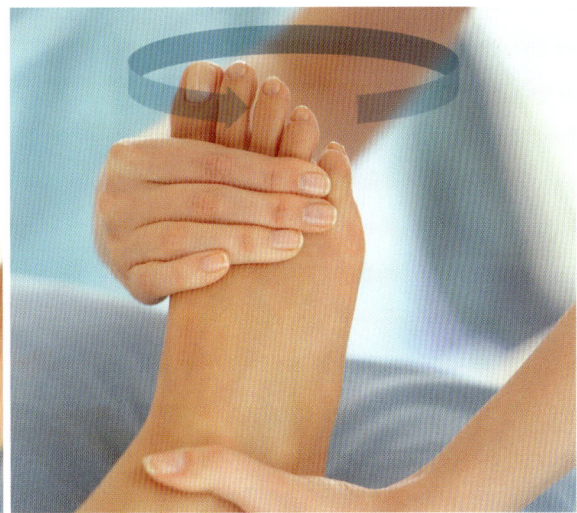

1 Umfassen Sie den Knöchel mit der Haltehand. Greifen Sie den Fußballen mit der anderen Hand und beschreiben Sie mit den Zehen mehrmals einen großen Kreis.

2 Bewegen Sie den Fuß dann einige Male andersherum.

Zehenunterseiten

1. Schritt – Partnermassage

Ein Großteil der Reflexzonen, die bei diesem Schritt bearbeitet werden, stehen in Verbindung mit Körperteilen, die Abläufe in unserem Körper regulieren. Im Gehirn etwa werden Informationen gesammelt und verarbeitet. Die Behandlung der Reflexzonen regt die entsprechenden Organe an und verbessert ihre Funktion. Prüfen Sie, ob es Bereiche am Fuß gibt, die Sie nicht behandeln sollten, etwa wegen Pilzbefall, und beginnen Sie mit den folgenden Extras zur Entspannung des Fußes.

EXTRAS Hin und her (S. 78) • Wirbeldrehung (S. 79) • Lungenpresse (S. 81) Zehenrotation (S. 83)

BEHANDELTE ZONEN

- **Hypophyse** Die Behandlung kann einen Großteil des Hormonhaushalts regulieren, z. B. den Stoffwechsel.
- **Hals/Nacken** Hier können Verspannungen gelöst werden.
- **Schilddrüse und Nebenschilddrüsen** Sie sind wichtig für den Stoffwechsel, das Wachstum und den Kalziumgehalt im Blut. Die Behandlung verbessert ihre Funktion.
- **Kopf und Gehirn** Sie koordinieren jegliche Aktivität im Körper, daher spielen diese Zonen eine Schlüsselrolle bei der Behandlung.
- **Nebenhöhlen** Die Behandlung dient dazu, sie gesund zu erhalten.

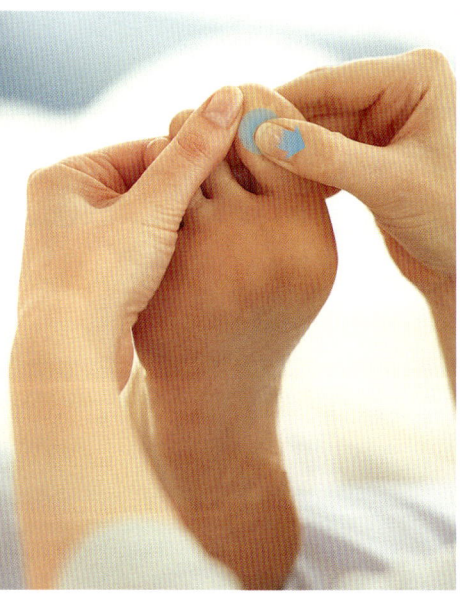

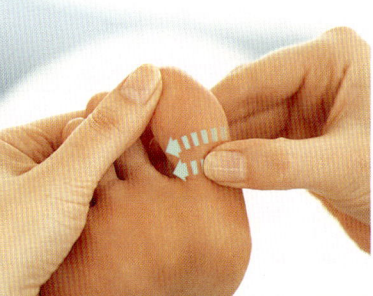

1. Halten Sie die große Zehe mit der linken Hand fest. Legen Sie den rechten Daumen knapp neben die Zone der HYPOPHYSE. Haken Sie den Daumen ein und ziehen Sie ihn über die Zone. Wiederholen Sie den Griff.

2. Nun setzen Sie den Daumen auf die Zonen für HALS, SCHILDDRÜSE UND NEBENSCHILDDRÜSEN. Wandern Sie mit dem Daumengang quer über das erste Zehenglied, mindestens einmal weiter oben und einmal unten.

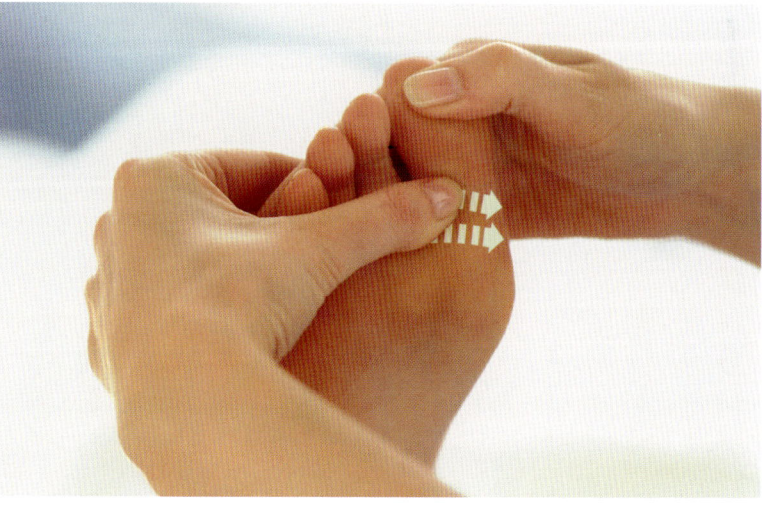

3. Hände wechseln und in entgegengesetzter Richtung quer über die ersten Zehenglieder gehen. Mehrmals wiederholen.

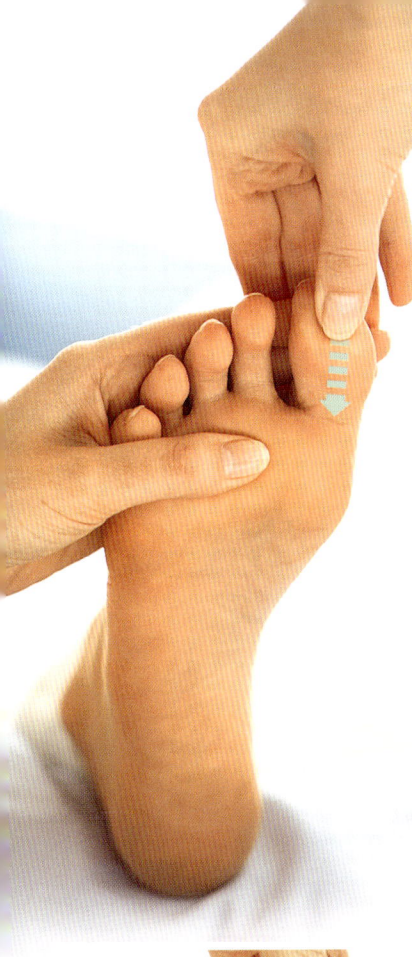

4. **Zonen für Kopf, Gehirn, Nebenhöhlen und Hals:** Zehen mit der linken Hand halten. Mit dem Daumengang von der Spitze zur Wurzel der großen Zehe wandern.

5. Setzen Sie den Daumen neu an und gehen Sie die Seite der großen Zehe hinunter.

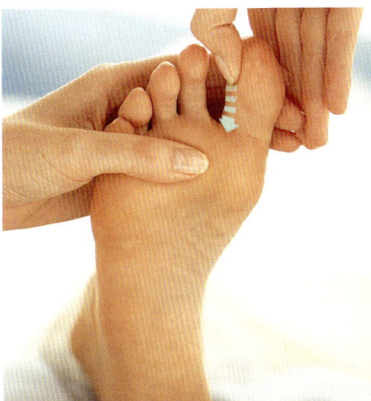

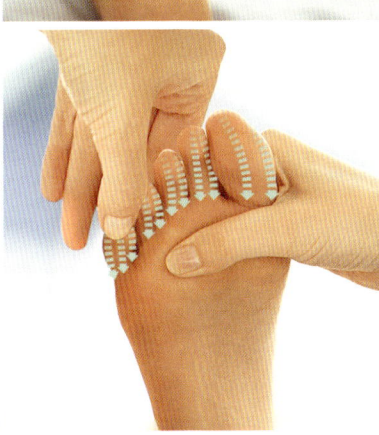

6. Halten Sie mit der linken Hand die zweite Zehe fest und gehen Sie mit dem Daumen in der Mitte und an der Seite hinunter. An der dritten und vierten Zehe wiederholen.

7. An der kleinen Zehe wiederholen. Dann die Zehe mit der rechten Hand festhalten und mit dem linken Daumen in der Mitte und an der anderen Seite jeder Zehe hintergehen.

EXTRAS Hin und her (S. 78) • Lungenpresse (S. 81) • Zehenrotation (S. 83)

ZUR ORIENTIERUNG

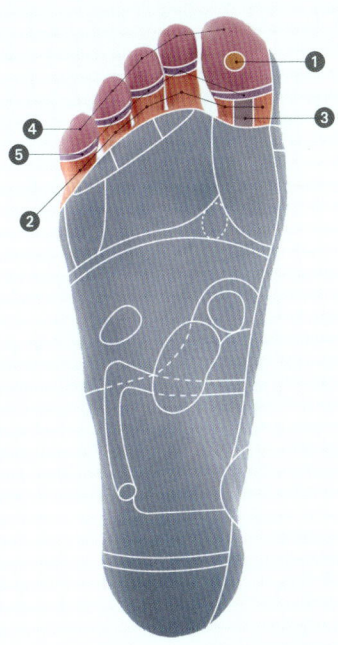

RECHTER FUSS

Die Zone der Hypophyse liegt bei beiden Füßen in der Mitte der großen Zehe ❶. An den Zehen finden Sie die Zonen für den Hals und den Nacken zwischen dem Grundgelenk und dem mittleren Gelenk ❷. Alle Zehen haben eine Reflexzone für Hals und Nacken, die entsprechende Zone der großen Zehen jedoch schließt auch die Schilddrüse und die Nebenschilddrüsen ein ❸. Das Gebiet an den Endgliedern der Zehen entspricht den Reflexzonen für den Kopf und das Gehirn ❹. Die Zonen für die Nebenhöhlen liegen dabei gleich neben den mittleren Gelenken ❺.

Die Reflexzonen der Zehen am rechten Fuß entsprechen spiegelbildlich denen am linken Fuß, wobei die Zonen des rechten Fußes sich auf die rechte Körperseite beziehen und die des linken Fußes auf die linke Körperseite.

Zehenansatz

2. Schritt – Partnermassage

Die Reflexzonen, um die es in diesem Abschnitt geht, stehen in Verbindung mit einer Reihe von Körperteilen, von den Augen und Ohren bis zur Oberseite der Schultern. Wenn Sie sie bearbeiten, verbessert sich die Funktion der entsprechenden Organe und Gelenke und Sie können auch Spannung und Schmerzen in den Schultern lindern. Arbeiten Sie am rechten Fuß bei Beschwerden in der rechten Schulter, am linken, um die linke Schulter zu behandeln.

BEHANDELTE ZONEN

- **Augen** Die Behandlung kann übermüdete Augen beruhigen.
- **Innenohr** Im Innenohr liegt unser Gleichgewichtssinn.
- **Ohren** Die Behandlung kann Ohrenschmerzen und Tinnitus lindern.
- **Oberseite der Schultern** Diese Muskeln sind häufig verspannt und können wieder gelockert werden, besonders durch mehrmalige Behandlung.

1 Umfassen Sie den Fußballen mit der linken Hand und ziehen Sie mit dem Daumen das Gewebe nach unten, damit Sie besser arbeiten können.

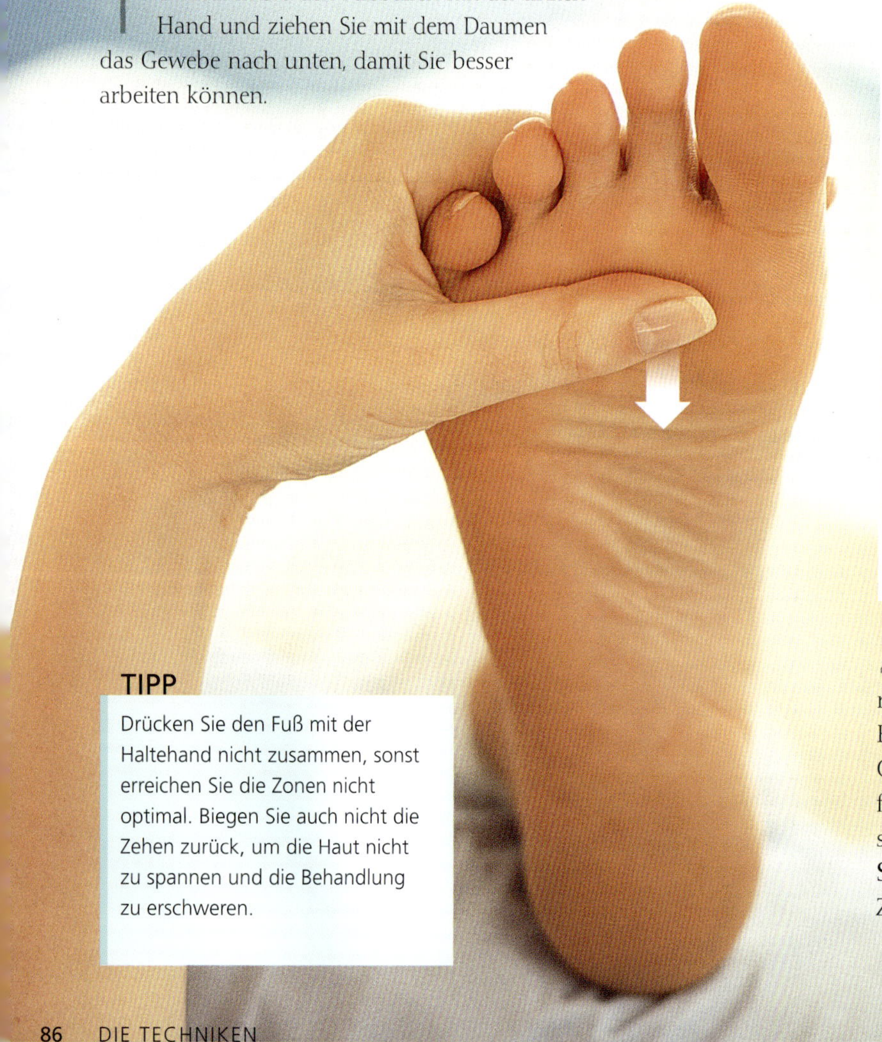

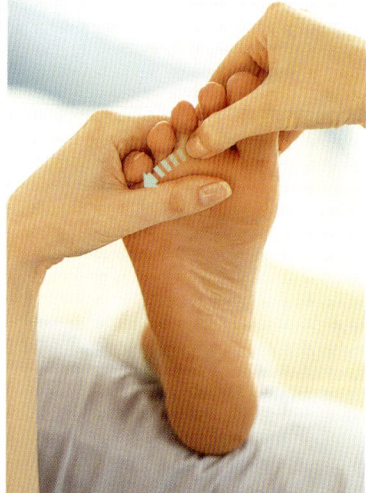

2 Bearbeiten Sie die Zone für das AUGE, indem Sie mit dem rechten Daumen über das obere Ende des Fußballens wandern. Gehen Sie dann über die Zonen für das INNENOHR und das OHR sowie die Zone der OBERSEITE DER SCHULTER, die hinter den anderen Zonen liegt.

TIPP

Drücken Sie den Fuß mit der Haltehand nicht zusammen, sonst erreichen Sie die Zonen nicht optimal. Biegen Sie auch nicht die Zehen zurück, um die Haut nicht zu spannen und die Behandlung zu erschweren.

3 Wechseln Sie die Hände und arbeiten Sie mit dem linken Daumen in entgegengesetzter Richtung. Beginnen Sie bei der Zone des OHRS. Wenn Sie in beide Richtungen arbeiten, ist sichergestellt, dass Sie die Zonen gründlich behandeln.

4 Um die Zone der AUGEN zu bearbeiten, halten Sie den Fuß mit der rechten Hand fest. Legen Sie die Spitze des rechten Daumens und die des rechten Zeigefingers zwischen die zweite und dritte Zehe, kneten Sie sanft das Gewebe durch.

ZUR ORIENTIERUNG

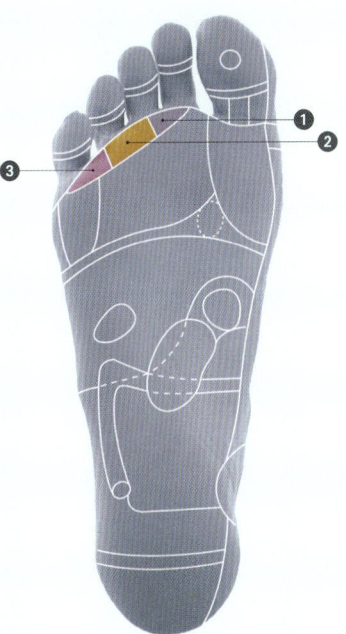

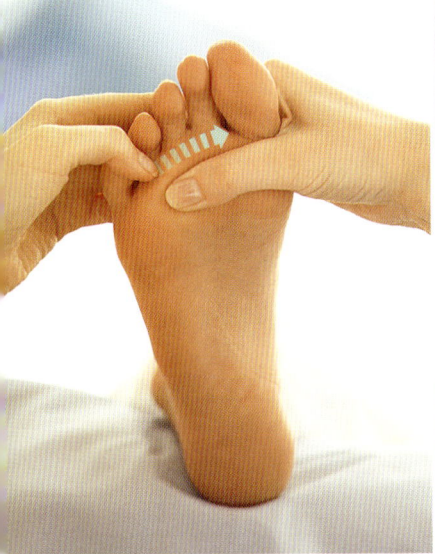

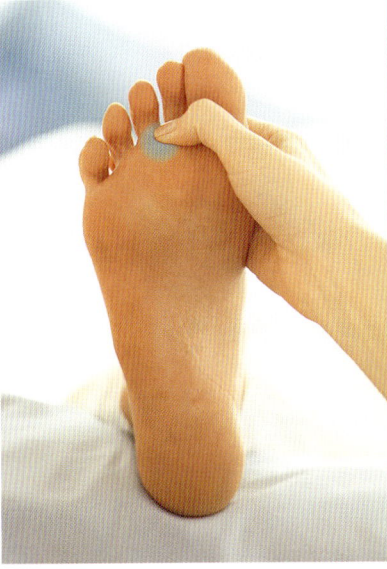

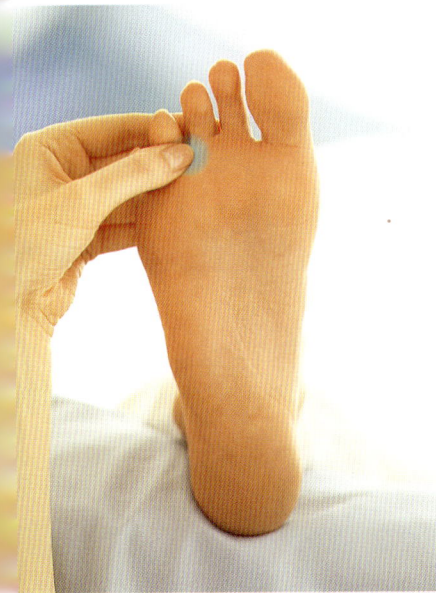

5 Behandlung der INNENOHR-Zone: Fuß mit der linken Hand halten. Spitze des linken Daumens und die des linken Zeigefingers zwischen die dritte und vierte Zehe legen und das Gewebe mehrmals durchkneten. Den Griff zur Behandlung des OHRS zwischen der vierten und der kleinen Zehe wiederholen.

EXTRAS Hin und her (S. 78) • Lungenpresse (S. 81) • Fußsohlenschaukel (S. 80)

RECHTER FUSS

Die Reflexzonen für unsere Seh-, Hör- und Gleichgewichtsorgane liegen ganz nah beieinander am Übergang von den Zehen zum Fußballen. Die Reflexzonen der Zehen am rechten Fuß entsprechen spiegelbildlich denen am linken Fuß, wobei die Zonen des rechten Fußes sich auf die rechte Körperseite beziehen und die des linken Fußes auf die linke Körperseite.

Die Zonen für die AUGEN liegen knapp unterhalb des Zwischenraums zwischen den zweiten und dritten Zehen ❶. Die Zonen für das INNENOHR finden Sie unter dem Zwischenraum zwischen den dritten und vierten Zehen ❷, die für die OHREN zwischen den vierten und den kleinen Zehen ❸. Die Reflexzone für die OBERSEITE DER SCHULTERN liegt hinter diesen drei Zonen und erstreckt sich über den gesamten Zehenansatz.

Fußballen

3. Schritt – Partnermassage

In dieser Folge behandeln Sie einige Reflexzonen, die mit der Lunge und anderen mit der Atmung und dem Sauerstofftransport im Körper in Verbindung stehenden Körperteilen korrespondieren. Weitere Teile des Oberkörpers, die behandelt werden, sind etwa der obere Rücken und die Schultern. Bearbeiten Sie die entsprechenden Zonen, wenn Sie in diesen Bereichen Spannung abbauen und die Organfunktionen verbessern möchten.

BEHANDELTE ZONEN

- **Zwerchfell und Solarplexus** Die Behandlung entspannt und verbessert die Funktion der Muskelplatte und des Nervengeflechts, die für die Atmung bzw. das vegetative Nervensystem von zentraler Bedeutung sind.
- **Herz** Es transportiert das lebenswichtige Blut in alle Körperteile.
- **Lunge und Brustkorb** Die Reflexzonenbehandlung kann die Lunge und den Brustkorb gesund und beweglich halten.
- **Oberer Rücken und Schultern** Die Behandlung dieser Zonen kann Verspannungen im Oberkörper lockern oder lösen.

1 Die Zehen mit der linken Hand etwas nach hinten biegen. Von der Zone des Zwerchfells aus mit dem Daumengang nach oben über die Zonen für das Herz und den Brustkorb wandern. Diese große Zone mehrmals bearbeiten.

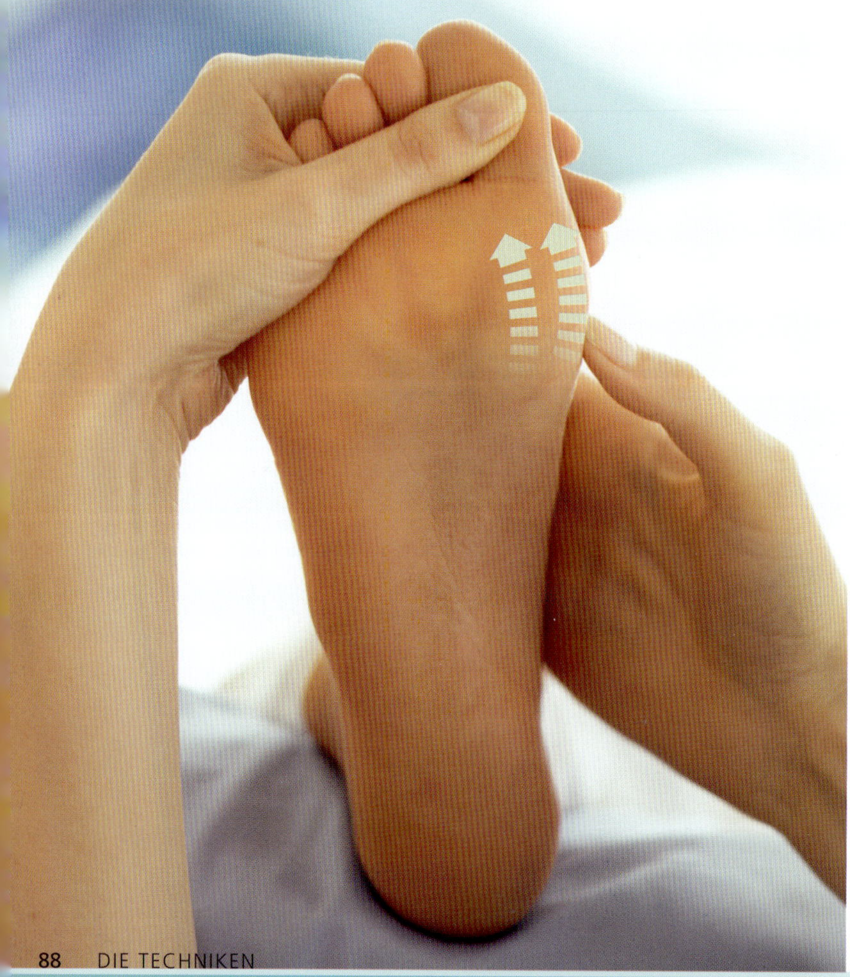

2 Setzen Sie den rechten Daumen nun auf der Reflexzone des Solarplexus auf und wandern Sie wieder im Daumengang mehrmals von unten nach oben durch die Zone.

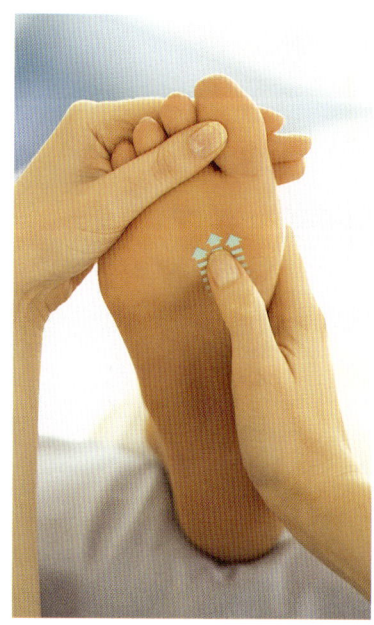

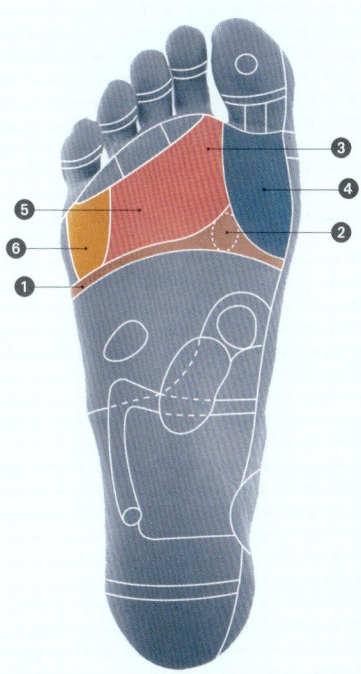

ZUR ORIENTIERUNG

3 Als Nächstes gehen Sie mit dem Daumengang durch die Zonen für die LUNGE, den BRUST-KORB und den OBEREN RÜCKEN. Wandern Sie wieder mehrmals von unten nach oben bis zwischen die zweite und die dritte Zehe.

RECHTER FUSS

Die Reflexzone des ZWERCHFELLS verläuft am unteren Rand des Fußballens entlang ❶. Darin eingebettet liegt die kleine Zone des SOLARPLEXUS ❷. Die breite Zone für den BRUSTKORB und den OBEREN RÜCKEN ❸ erstreckt sich über einen großen Teil des Fußballens oberhalb der Zwerchfellzone. Sie überschneidet sich sowohl mit der HERZ-Zone ❹ wie auch mit der Lungen-Zone ❺. Der fleischige Bereich unterhalb der kleinen Zehe schließlich ist die SCHULTER-Zone ❻.

Die Reflexzonen am rechten Fuß beziehen sich auf die rechte Körperseite und die des linken Fußes auf die linke Körperseite. Obwohl das Herz auf der linken Körperseite liegt, gibt es auch am rechten Fuß eine Reflexzone für das Herz.

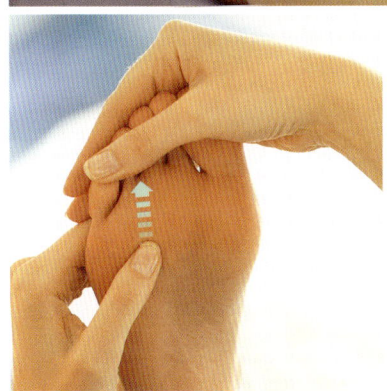
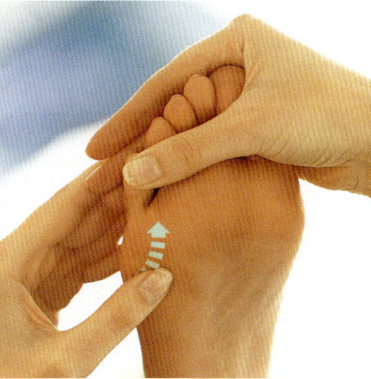

4 Wechseln Sie die Hände und halten Sie die Zehen nun mit der rechten Hand nach hinten. Arbeiten Sie mit dem linken Daumen ausgehend von der ZWERCH-FELL-Zone im Daumengang diesen Bereich der Reflexzone der LUNGE, des BRUSTKORBS und des OBEREN RÜCKENS durch bis zwischen die dritte und vierte Zehe.

5 Fangen Sie wieder an der ZWERCHFELL-Zone an und behandeln Sie nun die SCHULTER-Zone mit dem linken Daumen.

EXTRAS Hin und her (S. 78) • Lungenpresse (S. 81) • Fußsohlenschaukel (S. 80)

Längsgewölbe vorn

4. Schritt – Partnermassage

Die Reflexzonen dieses Abschnitts stehen in Verbindung mit Organen, die für die Verdauung, die Energie im Körper und den Wasserhaushalt verantwortlich sind. Die Nieren reinigen außerdem das Blut, und andere Organe produzieren Enzyme für die Verwertung der Nahrung. Merken Sie sich zur Orientierung, dass die Linie der Taille quer über die Mitte des Fußes und die Zwerchfellzone am unteren Rand des Fußballens entlang verläuft. Arbeiten Sie zwischen diesen Zonen, um die entsprechenden Organe anzuregen und zu stärken (s. Kasten rechts).

BEHANDELTE ZONEN

- **Bauchspeicheldrüse** Sie reguliert u. a. den Blutzuckerspiegel.
- **Nebennieren** Die Behandlung kann den Hormonhaushalt, besonders das Stresshormon Adrenalin, regulieren.
- **Nieren** Sie filtern das Blut, scheiden Schadstoffe aus und regulieren den Wasserhaushalt.
- **Magen** Die Behandlung kann die Verdauung stärken.
- **Leber, Gallenblase, Milz** Die Behandlung stärkt die Funktion dieser Organe, z. B. die Entgiftung.

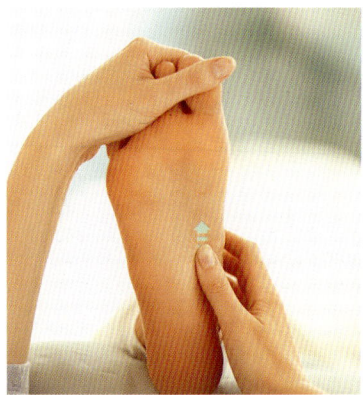

1 Mit der linken Hand die Zehen zurückbiegen, mit dem rechten Daumen durch die Zone der BAUCHSPEICHELDRÜSE gehen. Am linken Fuß erstreckt sich diese Zone über den ganzen Fuß.

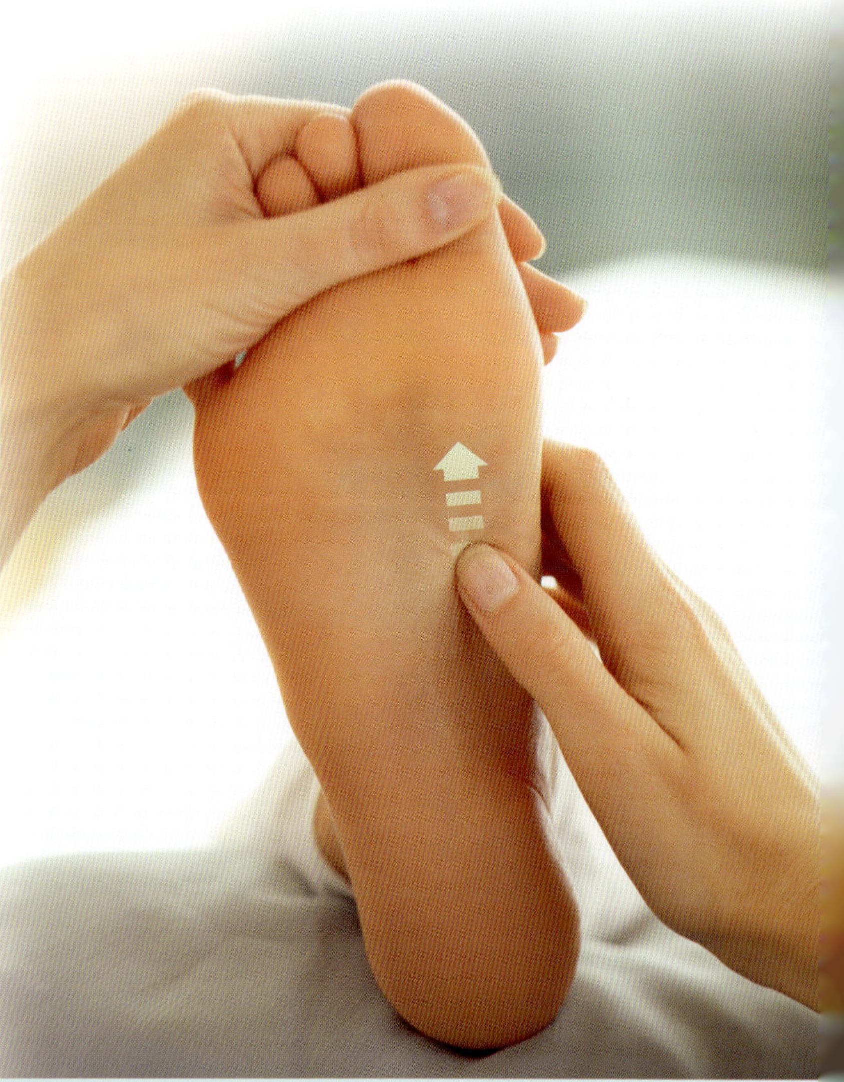

2 Auf der Hälfte des langen Mittelfußknochens (s. S. 26) liegen die Reflexzone der NEBENNIERE und ein Teil der MAGENZONE. Gehen Sie in diesem Bereich im Daumengang mehrmals von unten nach oben.

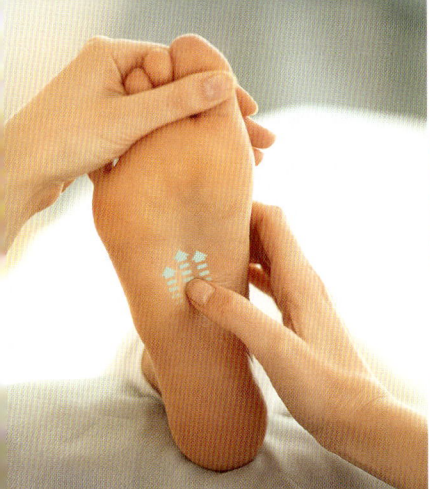

ZUR ORIENTIERUNG

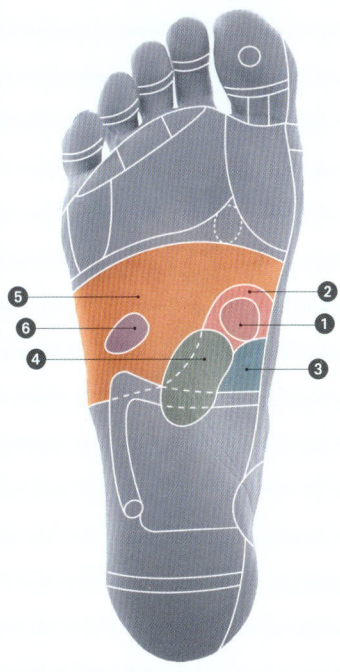

3 Setzen Sie den rechten Daumen auf der NIEREN-Zone an. Wandern Sie dann mit dem Daumengang mehrmals durch diese Zone.

4 Als Nächstes wandern Sie, ausgehend von der NIEREN-Zone, mehrmals diagonal durch die Zonen der LEBER und der GALLENBLASE.

ACHTUNG!

Wenn Sie die Zehen zurückbiegen, dürfen Sie nicht auf die lange Sehne, die längs durch den Fuß verläuft, drücken. Sie finden sie, indem Sie die Zehen nach hinten spannen und mit dem Daumen über das Fußgewölbe wandern. Um Probleme zu vermeiden, lassen Sie die Zehen locker, wenn Sie Reflexzonen über dieser Sehne bearbeiten.

5 Wechseln Sie die Hände. Wandern Sie mit dem linken Daumen, ausgehend von der Taille, in der Mitte des Fußes wieder diagonal durch die Reflexzonen von LEBER und GALLENBLASE.

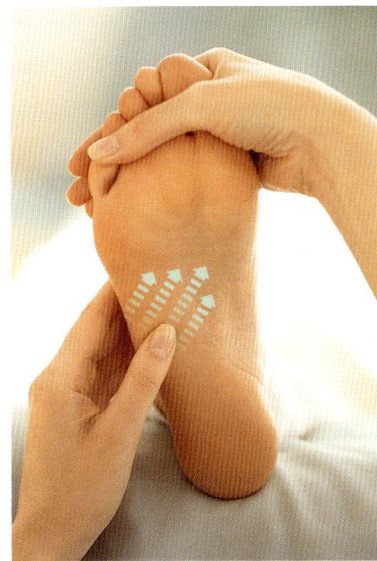

RECHTER FUSS

Die Reflexzonen vieler Verdauungs- und Ausscheidungsorgane liegen im vorderen Längsgewölbe des Fußes. Die gestrichelten Linien zeigen an, dass Zonen sich überlappen.

Die Reflexzone der NEBENNIERE ❶ ist von der MAGEN-Zone ❷ umgeben. Direkt darunter liegt die Zone der BAUCHSPEICHELDRÜSE ❸ und neben ihr die charakteristisch geformte NIEREN-Zone ❹. In die große Reflexzone der LEBER ❺ ist die kleine Zone der GALLENBLASE ❻ eingebettet.

Beachten Sie, dass die Reflexzonen dieser Organe nicht an beiden Füßen genau die gleiche Lage oder Größe haben, weil die Organe selbst nicht symmetrisch angeordnet sind. Die Magenzone ist z. B. am linken Fuß sehr viel größer als am rechten. Die Zone der Gallenblase gibt es dagegen überhaupt nur am rechten Fuß. (Die genaue Lage der Zonen am linken Fuß finden Sie auf S. 27.)

EXTRAS Hin und her (S. 78) • Fußsohlenschaukel (S. 80) • Lungenpresse (S. 81)

Längsgewölbe hinten

5. Schritt – Partnermassage

In diesem Abschnitt geht es um die Reflexzonen von Organen, die die Nahrung verwerten, wertvolle Stoffe absorbieren und nutzlose oder schädliche Stoffe ausscheiden. Wenn Sie diese Zonen bearbeiten, fördern Sie die Funktion des Dünndarms, des Dickdarms und der Ileozökalklappe zwischen Dünndarm und Dickdarm.

BEHANDELTE ZONEN

- **Ileozökalklappe** Sie schleust unverdaute Nahrung vom Dünndarm in den Dickdarm.
- **Dickdarm** Die Behandlung der Dickdarmzonen kann die Ausscheidung und Entgiftung fördern.
- **Dünndarm** Wenn Sie die Dünndarmzonen bearbeiten, unterstützen Sie den Darm bei der Verdauung und Verwertung von Nahrung.

1 Um die Reflexzone der Ileozökalklappe zu finden, wandern Sie am rechten Fuß den langen Mittelfußknochen unter der kleinen Zehe hinab (s. S. 26), bis Sie eine Vertiefung spüren. Die Zone liegt genau am tiefsten Punkt. Haken Sie hier den Daumen ein und ziehen Sie ihn über die Zone etwas zurück.

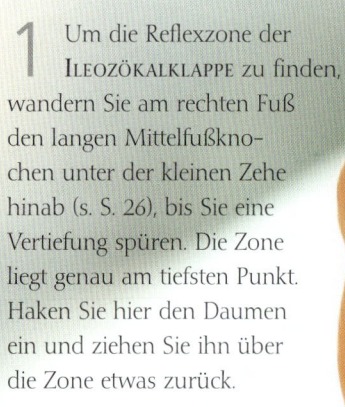

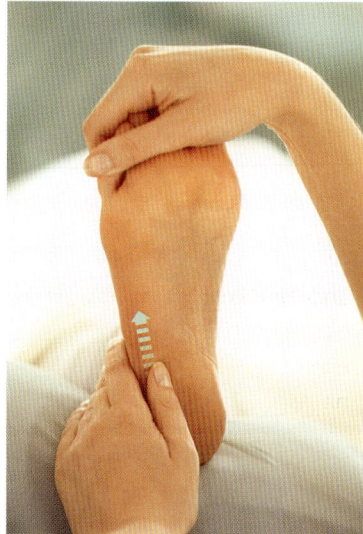

2 Von dort aus gehen Sie mit dem Daumengang durch die Zone des Dickdarms. Biegen Sie die Zehen etwas nach hinten und wandern Sie mit dem linken Daumen durch die Zone des aufsteigenden Dickdarms nach oben.

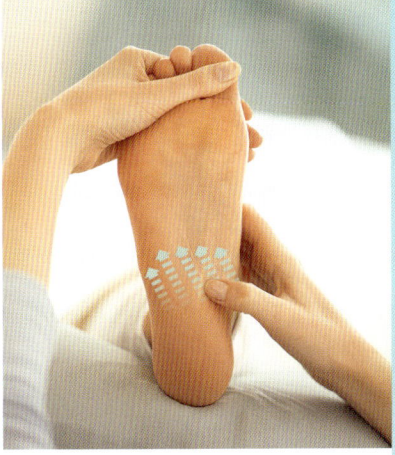

ZUR ORIENTIERUNG

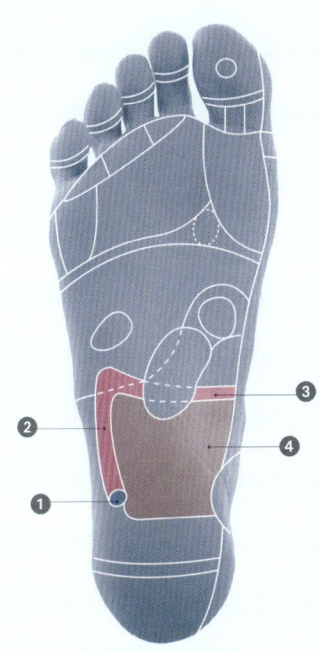

3 Setzen Sie den linken Daumen an der Fußmitte neu an und wandern Sie wie abgebildet mit dem Daumengang von außen nach innen durch die Zone des QUER VERLAUFENDEN DICKDARMS.

4 Hände wechseln. Mit dem rechten Daumen diagonal von unten nach oben durch die DÜNNDARM-Zone gehen. Die Zehen locker lassen, wenn Sie über die große Sehne gehen (s. S. 80).

5 Wechseln Sie nochmals die Hände und gehen Sie mit dem linken Daumen noch einmal diagonal durch die DÜNNDARM-Zone. Die obere Begrenzung ist die Zone des QUER VERLAUFENDEN DICKDARMS.

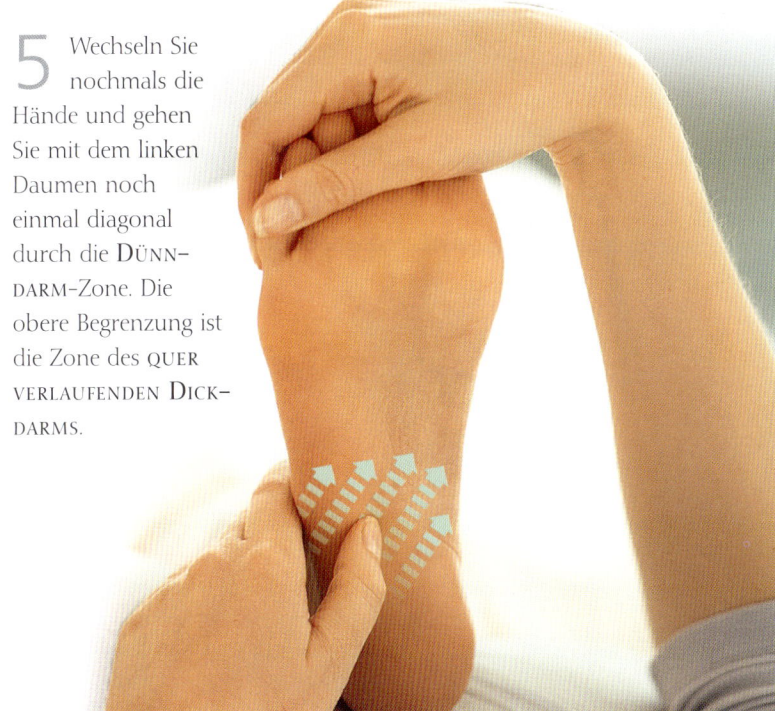

EXTRAS Zehenrotation (S. 83) • Den Fuß strecken (S. 82) • Den Mittelfuß lockern (S. 82)

RECHTER FUSS

Die Reflexzonen für den Bauch finden Sie direkt über dem Fersenballen.

Die Reflexzone der ILEOZÖKALKLAPPE liegt oberhalb der Ferse am rechten Fuß ❶. Die Zone des DICKDARMS verläuft von dort aus am rechten Fuß nach oben (aufsteigender Dickdarm ❷), dann quer über die Fußmitte (quer verlaufender Dickdarm ❸), und zwar am rechten Fuß von außen nach innen, am linken Fuß von innen nach außen, und am linken Fuß von oben nach unten (absteigender Dickdarm). Die DÜNNDARM-Zone ❹ wird von der DICKDARM-Zone eingerahmt.

Am linken Fuß gibt es keine Ileozökalklappenzone. Die Dickdarmzone verläuft von innen nach außen quer über den Fuß, entlang der Seite nach unten und über den oberen Fersenrand wieder nach innen. Immer nur in dieser Richtung behandeln. (Die Lage der Zonen am linken Fuß finden Sie auf S. 27 dargestellt.)

HINTERES LÄNGSGEWÖLBE

Fußinnenseite

6. Schritt – Partnermassage

Die Reflexzonen in diesem Bereich stehen z. B. in Verbindung mit der Wirbelsäule – die entsprechende Zone verläuft entlang der Innenseite des Fußes. Außerdem behandeln wir die Zonen der Blase, der Gebärmutter und der Prostata.

BEHANDELTE ZONEN

- **Gebärmutter/Prostata** Die Behandlung stärkt Gebärmutter bzw. Prostata.
- **Wirbelsäule** Die Reflexzone erstreckt sich innen am Fuß entlang.
- **Blase** Dort können Sie Entzündungen vorbeugen.
- **Hals und Hirnstamm** Die Behandlung dieser Zonen kann zu tiefer Entspannung führen.

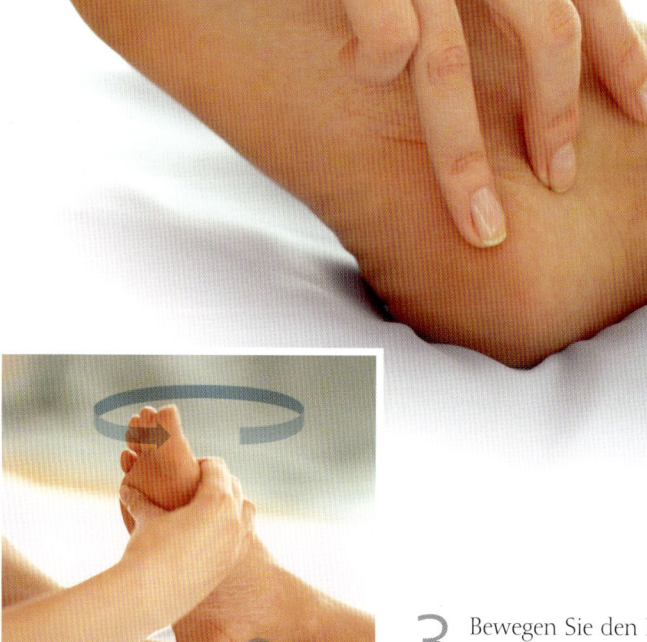

1 Sie finden die kleine Zone der Gebärmutter bzw. Prostata, indem Sie die Spitze des rechten Zeigefingers auf den Knöchel legen und die Spitze des rechten Ringfingers auf das hintere Ende der Ferse. Ziehen Sie nun den Mittelfinger zurück, bis seine Spitze auf einer Linie mit den anderen Fingern liegt, und zwar genau in der Mitte. Dort ist auch die Reflexzone.

2 Nehmen Sie die Ferse in die linke Handfläche und legen Sie den Mittelfinger auf den gefundenen Punkt. Fassen Sie mit der rechten Hand den Fußballen und lassen Sie den Fuß um den Punkt rotieren (s. S. 77).

3 Bewegen Sie den Fuß mit der gleichen Technik jetzt mehrmals entgegen dem Uhrzeigersinn.

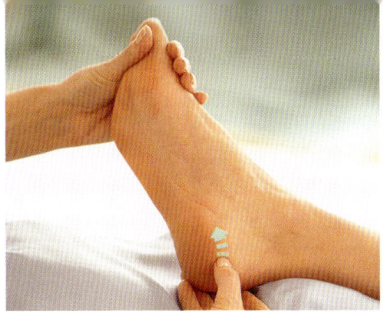
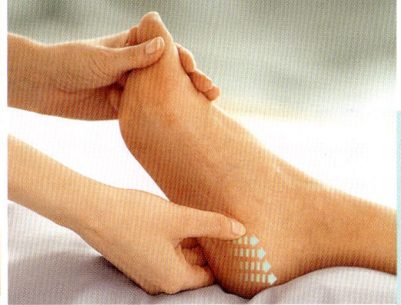

ZUR ORIENTIERUNG

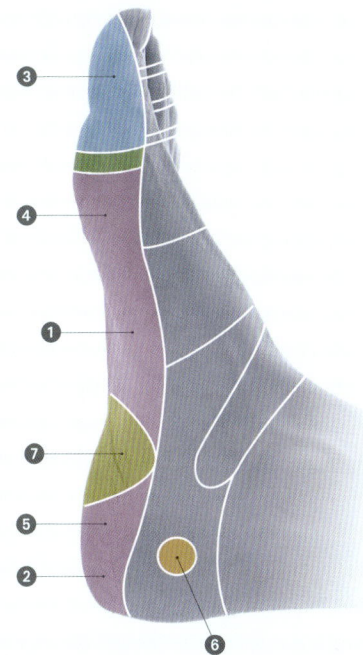

4 Den Fuß mit der linken Hand halten und mit dem rechten Daumen mehrmals durch die Zone des Steissbeins gehen.

5 Setzen Sie am Fersenrand neu an und gehen Sie auch noch mehrmals quer durch die Steissbein-Zone.

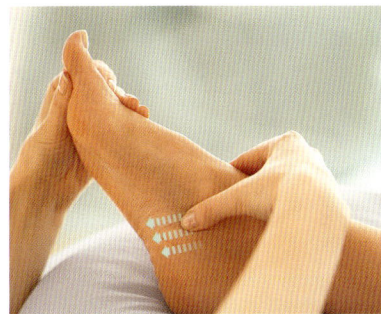
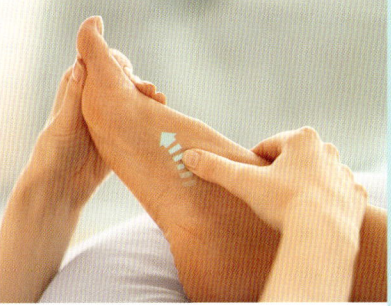

6 Gehen Sie nun mehrmals mit dem Daumengang durch die Zonen von Blase und unterem Rücken (wie abgebildet).

7 Setzen Sie den Daumen neu an und gehen Sie mehrmals von unten nach oben durch die Zone des oberen Rückens.

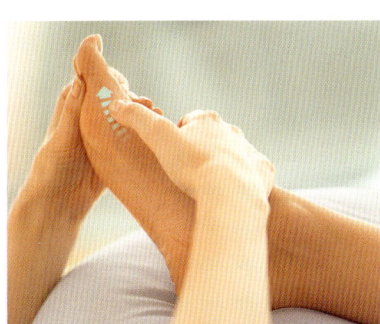
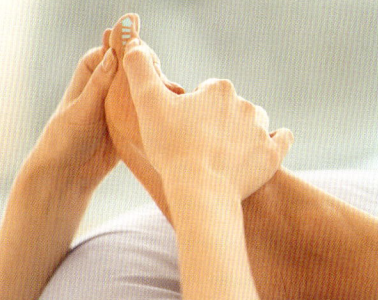

8 Von der Zwerchfell-Zone aus gehen Sie nun mehrfach aufwärts durch die Zone der Wirbelsäule auf Höhe der Schulterblätter.

9 Zur Behandlung von Hals/Nacken und Hirnstamm wandern Sie im Daumengang mehrmals die Innenseite der großen Zehe hoch.

EXTRAS Hin und her (S. 78) • Wirbeldrehung (S. 79) • Den Mittelfuß lockern (S. 82)

RECHTER FUSS

Auf der Fußinnenseite liegen die Reflexzonen der Wirbelsäule, einiger Fortpflanzungsorgane und der Blase.

Die Zone der Wirbelsäule ❶ verläuft die ganze Fußinnenseite entlang, dabei liegt der Bereich für das Steissbein ❷ an der Ferse und der für Hals/Nacken und Hirnstamm ❸ an der großen Zehe. Die Zone für den oberen Rücken ❹ liegt oberhalb der Fußmitte, die Zone des unteren Rückens ❺ liegt darunter. In der Nähe des Fußknöchels liegt die Zone, die bei Frauen mit der Gebärmutter, bei Männern mit der Prostata korrespondiert ❻. Die Reflexzone der Blase ❼ schließlich liegt im Stehen genau unterhalb des Knöchels.

Die Reflexzonen am rechten Fuß entsprechen spiegelbildlich denen am linken Fuß, wobei die Zonen des rechten Fußes sich auf die rechte Körperseite beziehen und die des linken Fußes auf die linke Körperseite.

Zehenoberseiten

7. Schritt – Partnermassage

In diesem Abschnitt geht es um die Strukturen, die für Bewegungen wie Kauen und den Kopf wenden zuständig sind. Wir bearbeiten die Reflexzonen des Gesichts, der Nebenhöhlen, des Halses, der Zähne, der Kiefer und des Zahnfleischs. Kopf und Hals sind in den Zehenoberseiten abgebildet. Bearbeiten Sie die Zonen, um die zugehörigen Körperteile zu stärken und zu entspannen.

BEHANDELTE ZONEN
- **Gesicht und Nebenhöhlen** Durch die Nähe zum Gehirn sind diese Zonen enorm wichtig.
- **Hals/Nacken** Verspannungen lassen sich durch Reflexzonenbehandlung lösen.
- **Zähne, Kiefer und Zahnfleisch** Verbesserung des Zusammenspiels von Gewebe, Knochen und Zähnen beim Kauen.

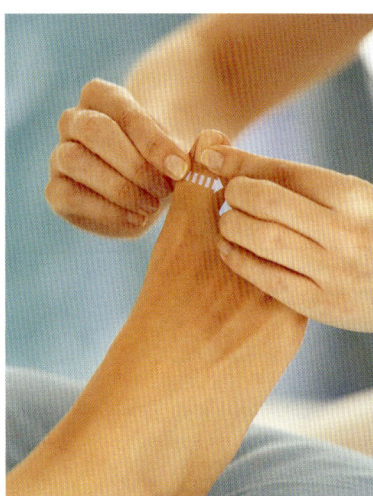

1 Halten Sie die große Zehe mit Daumen und Fingerspitzen der linken Hand fest. Gehen Sie mit dem rechten Zeigefinger unterhalb des Zehennagels mehrmals quer über die Zehe durch die Zonen des Gesichts und der Nebenhöhlen.

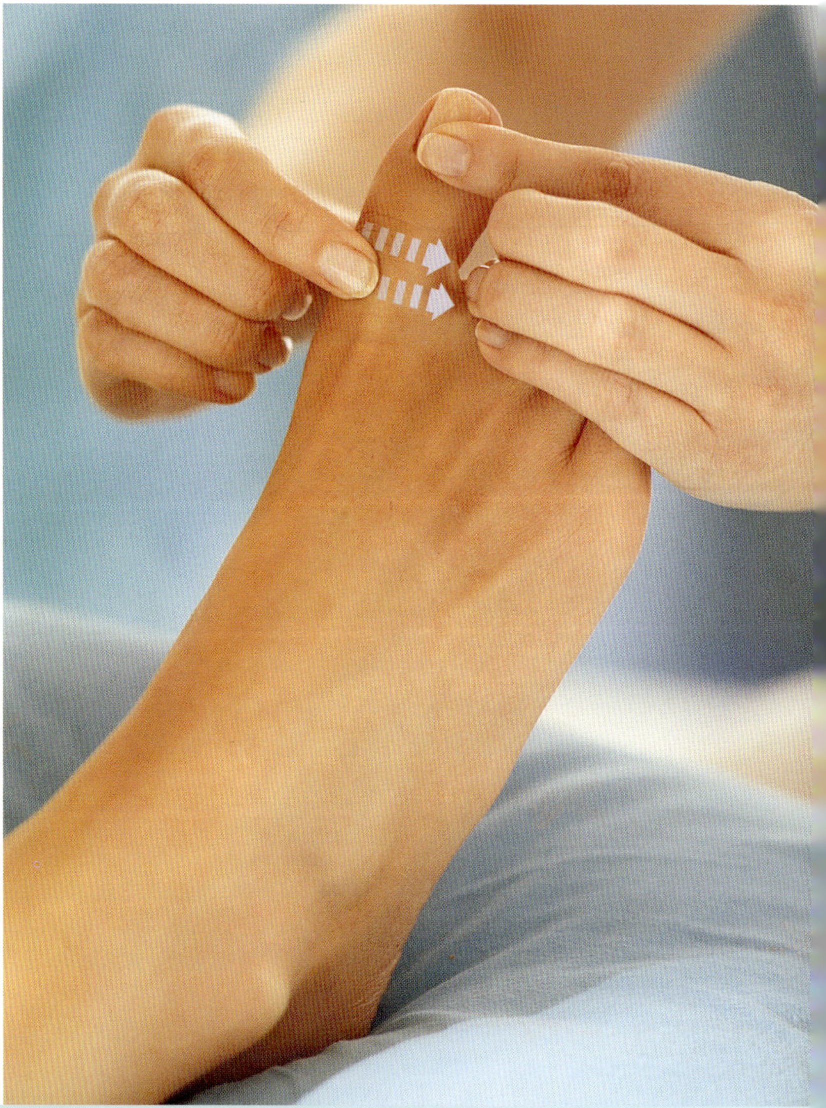

2 Setzen Sie den Finger weiter unten neu an und gehen Sie wieder mehrmals quer über die Zehe, diesmal durch die Zone von Hals und Nacken.

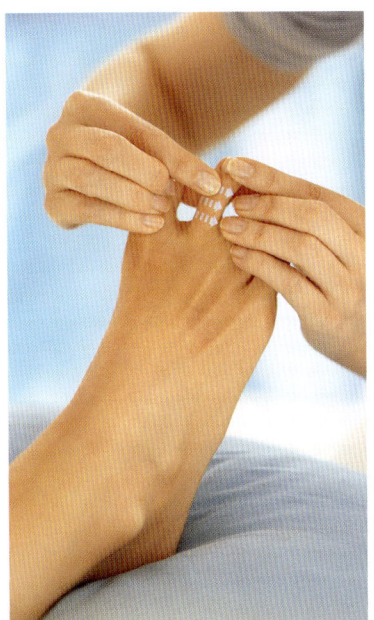

ZUR ORIENTIERUNG

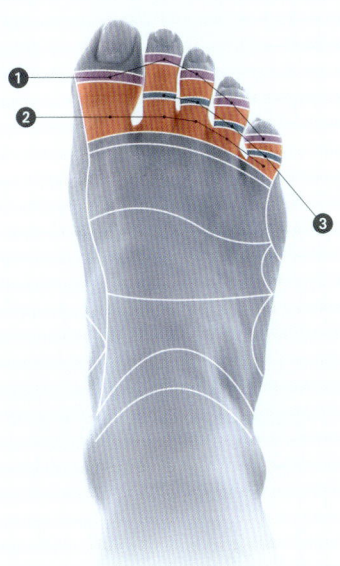

3 Halten Sie nun die zweite Zehe mit der linken Hand. Gehen Sie mehrmals mit dem rechten Zeigefinger über die Zonen von Gesicht, Nebenhöhlen, Hals/Nacken, Zähnen, Zahnfleisch und Kiefern. Gehen Sie bei der dritten Zehe genauso vor.

4 Wechseln Sie die Hände. Halten Sie die vierte Zehe mit der rechten Hand und gehen Sie mit dem linken Zeigefinger über die Zonen von Gesicht, Nebenhöhlen, Hals/Nacken, Zähnen, Zahnfleisch und Kiefern. Bei der kleinen Zehe gehen Sie genauso vor.

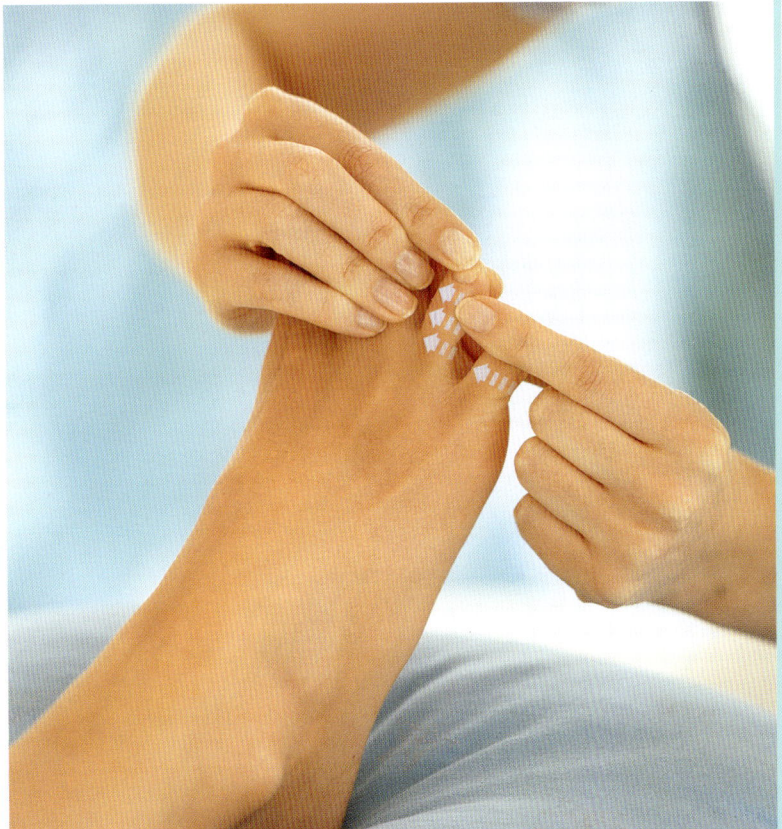

RECHTER FUSS

Die Zehenoberseiten spiegeln das Gesicht mit den Nebenhöhlen, Zähnen, Kiefern und dem Zahnfleisch. Die Reflexzonen für den Hals liegen alle am Ansatz der Zehen.

Die Reflexzone für das Gesicht und die Nebenhöhlen ❶ verläuft quer über das Endgelenk jeder Zehe. Die fleischigeren Teile der Zehen unterhalb dieses Gelenks entsprechen Hals und Nacken ❷. Über die Grundgelenke der vier kleineren Zehen verläuft die Zone für Zähne, Zahnfleisch und Kiefer ❸.

Die Reflexzonen am rechten Fuß entsprechen spiegelbildlich denen am linken Fuß, wobei die Zonen des rechten Fußes sich auf die rechte Körperseite beziehen und die des linken Fußes auf die linke Körperseite.

EXTRAS Den Fuß strecken (S. 82) • Zehenrotation (S. 83) • Den Mittelfuß lockern (S. 82)

Fußoberseite

8. Schritt – Partnermassage

Die Reflexzonen in diesem Bereich stehen in Verbindung mit den Atemorganen, den Brustdrüsen und den Fortpflanzungsorganen. Die Zonen überschneiden sich mit den Zonen für den Oberkörper, deshalb kann die Behandlung hier nicht nur die Organfunktionen stärken, sondern auch muskuläre Verspannungen lösen.

BEHANDELTE ZONEN

- **Brustkorb und Lunge** Die Behandlung kann Katarrhe lösen.
- **Brust** In der Stillzeit können Sie so die Milchproduktion regulieren.
- **Oberer Rücken** Die Behandlung dieser Zone kann Verspannungen am Oberkörper lösen.
- **Unterer Rücken** Hier können Sie Rückenschmerzen lindern.
- **Lymphknoten** Sie können Lymphstaus beseitigen und das Immunsystem stärken, wenn Sie diese Zonen bearbeiten.
- **Leiste und Eileiter** Mit der Behandlung können Sie die Gesundheit in diesem Bereich stärken.

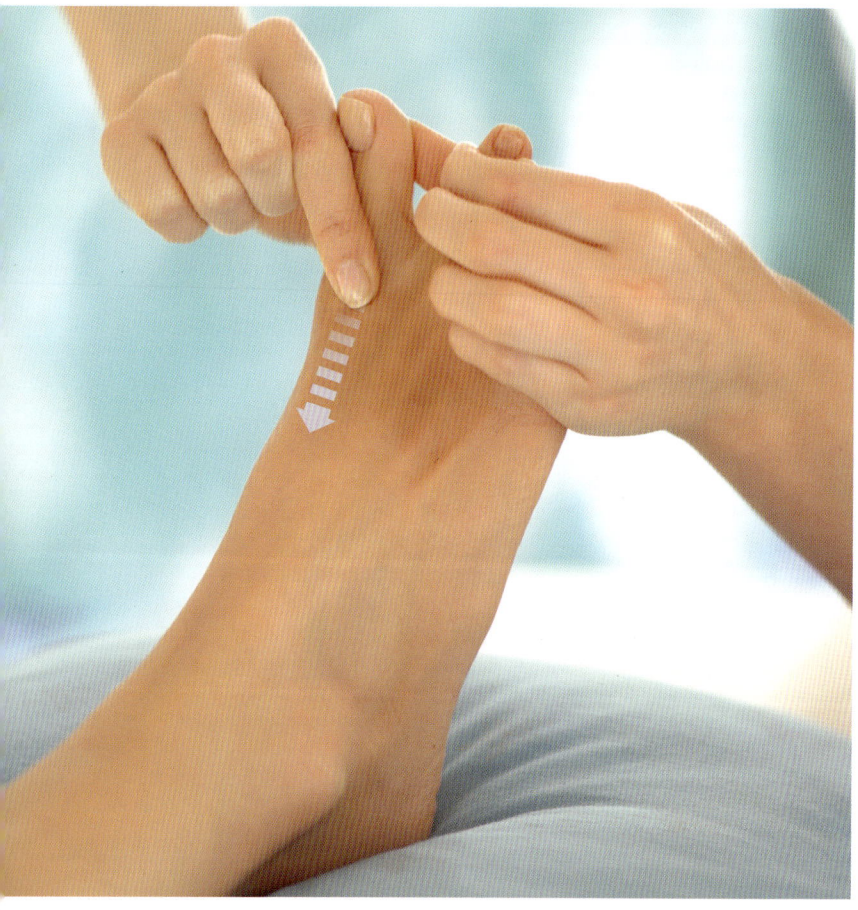

1 Halten Sie den Fuß mit der linken Hand aufrecht und spreizen Sie die große und die zweite Zehe etwas auseinander. Gehen Sie mit dem rechten Zeigefinger die Furche zwischen dem Ansatz der großen Zehe und der Fußmitte entlang. Hier liegt der erste Abschnitt der Reflexzonen für Lunge, Brustkorb, Brust und oberen Rücken.

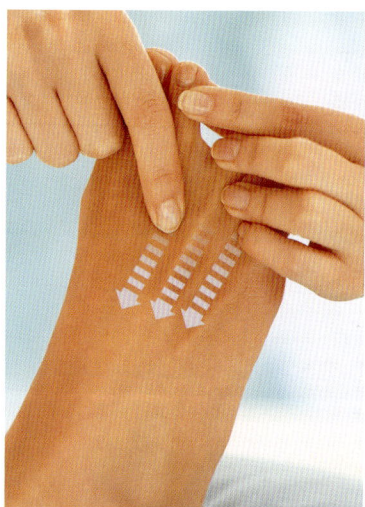

2 Für den nächsten Abschnitt der Reflexzonen für Lunge, Brustkorb, Brust und oberen Rücken spreizen Sie die zweite und dritte Zehe und gehen im Fingergang von hier aus durch die nächste Furche bis zur Fußmitte. Die Furchen zwischen dritter und vierter sowie vierter und kleiner Zehe behandeln Sie genauso.

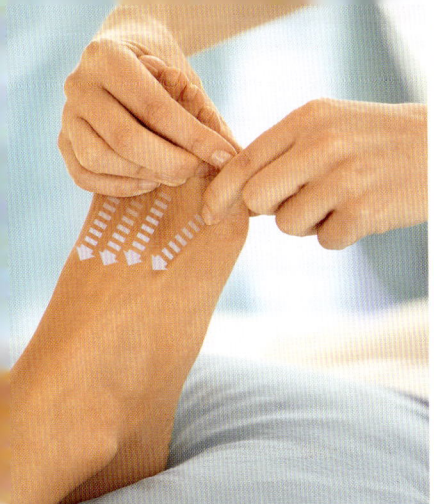
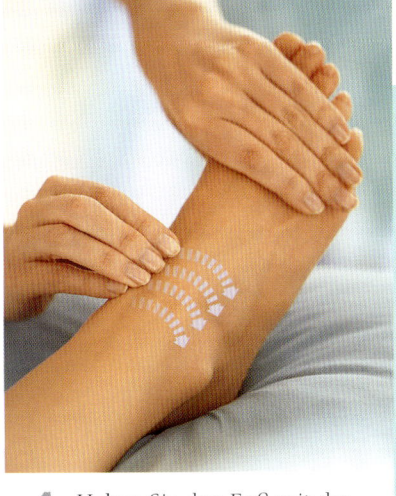
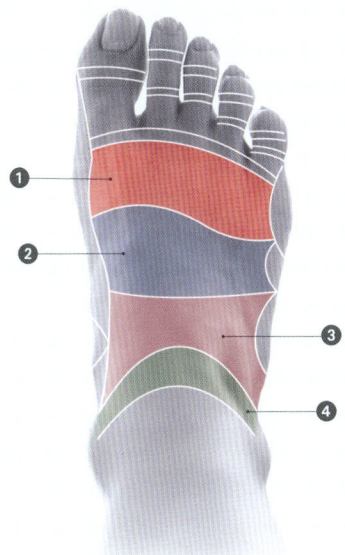

ZUR ORIENTIERUNG

3 Wechseln Sie die Hände, um die andere Seite zu bearbeiten. Beginnen Sie zwischen der kleinen und der vierten Zehe, die Sie mit der rechten Hand spreizen. Wandern Sie mit dem linken Zeigefinger im Fingergang alle vier Furchen von oben nach unten entlang.

4 Halten Sie den Fuß mit der linken Hand fest. Legen Sie die Finger der rechten Hand innen am Fußrist auf die Zone für den UNTEREN RÜCKEN. Wandern Sie mit allen vier Fingern gleichzeitig im Fingergang durch die Zone in Richtung Fußaußenseite.

5 Halten Sie nun den Fuß mit der rechten Hand aufrecht und gehen Sie mit dem linken Daumen im Daumengang durch die Zonen für EILEITER, LEISTE UND LYMPH-KNOTEN in der Leiste.

Diese Zonen können Sie auch mit beiden Daumen gleichzeitig bearbeiten.

RECHTER FUSS

Auf der Fußoberseite verlaufen einige wichtige Reflexzonen streifenförmig quer über den Fuß.

Die Reflexzonen für LUNGE, BRUSTKORB, BRUST und OBEREN RÜCKEN erstrecken sich unterhalb der Zehen als breites Band über den Fuß ❶. Daneben liegt der Rest der Zone für den OBEREN RÜCKEN ❷. Noch näher am Fußgelenk erstreckt sich die Zone des UNTEREN RÜCKENS ebenfalls quer über den Fuß ❸. Die Zonen für EILEITER, LEISTE und LYMPHKNOTEN schließlich laufen wie ein Band unterhalb der Knöchel rund um die Vorderseite des Fußgelenks ❹.

Die Reflexzonen am rechten Fuß entsprechen spiegelbildlich denen am linken Fuß, wobei die Zonen des rechten Fußes sich auf die rechte Körperseite beziehen und die des linken Fußes auf die linke Körperseite.

EXTRAS Lungenpresse (S. 81) • Fußsohlenschaukel (S. 80) • Rotation des Fußgelenks (S. 83)

Fußaußenseite

9. Schritt – Partnermassage

Hier liegen die Reflexzonen für viele Gelenke, die Gliedmaßen und verschiedene Fortpflanzungsorgane, u. a. für die Hüftgelenke, den Ischiasnerv, Knie, Beine, Arme, Ellbogen, die Eierstöcke bei Frauen und die Hoden bei Männern. Durch die Reflexzonenarbeit können Sie ihre unterschiedlichen Funktionen stärken. Fügen Sie noch einige entspannende Extras ein. Nachdem Sie auch den linken Fuß massiert haben, schließen Sie die Behandlung mit einem beruhigenden Haltegriff zusammen mit einer Atemübung ab.

BEHANDELTE ZONEN

- **Ischiasnerv** Dieser Nerv verläuft an der Oberschenkelrückseite das Bein hinunter.
- **Hüftgelenke, Beine und Knie** Durch die Behandlung können Sie die Beweglichkeit verbessern.
- **Arme und Ellbogen** Wenn Sie diese Zonen bearbeiten, fördern Sie die Beweglichkeit der oberen Gliedmaßen.
- **Eierstöcke und Hoden** Regelmäßige Behandlung kann die Funktionen verbessern.

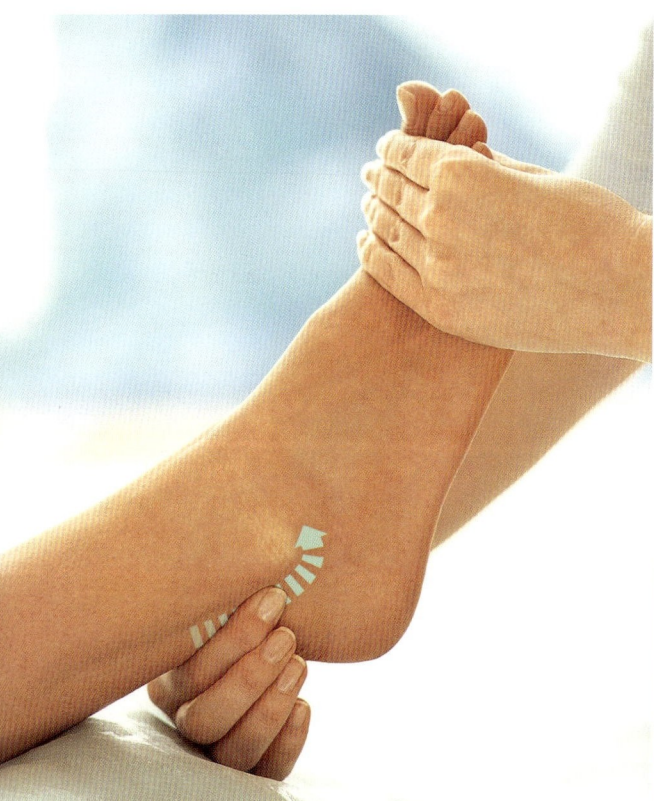

1 Halten Sie den Fuß mit der linken Hand aufrecht. Wandern Sie mit dem rechten Zeigefinger im Fingergang rund um den Außenknöchel durch die Zonen des Hüftgelenks und des Ischiasnervs.

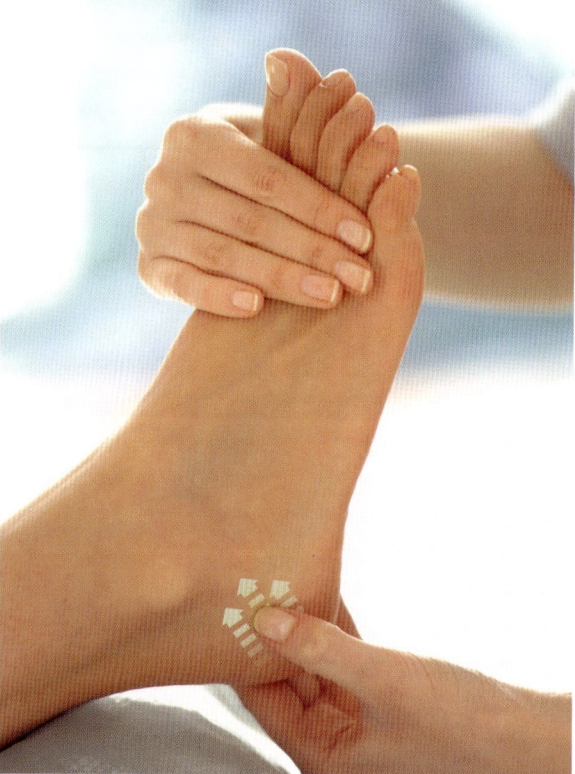

2 Wechseln Sie die Hände, halten Sie den Fuß mit der rechten Hand und gehen Sie mit dem linken Daumen mehrmals durch die Reflexzone für den Eierstock bzw. Hoden.

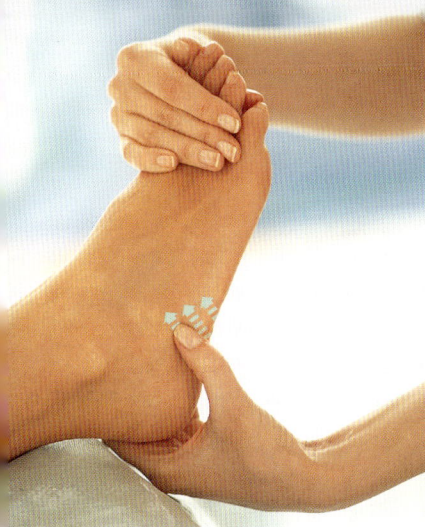
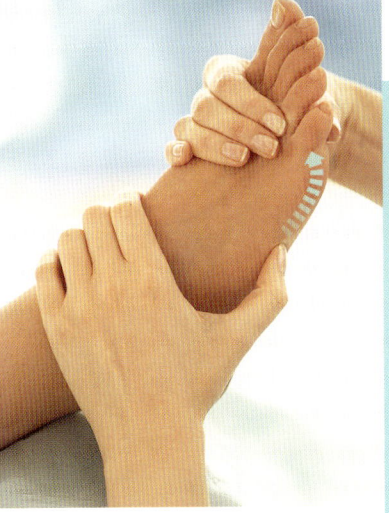

3 Gehen Sie dann mit dem Daumengang mehrfach durch die Zone für das KNIE und das BEIN.

4 Setzen Sie die linke Hand neu an und gehen Sie nun mit dem Daumen von der KNIE- und BEIN-Zone aus durch die Zonen für ELLBOGEN und ARM.

EXTRAS Hin und her (S. 78) • Wirbeldrehung (S. 79) • Lungenpresse (S. 81) Rotation des Fußgelenks (S. 83)

Atmen: Nachdem Sie beide Füße behandelt haben, legen Sie die Daumen auf die SOLARPLEXUS-Zonen. Halten Sie die Füße mit leichtem Druck, während die oder der Behandelte drei tiefe Atemzüge macht.

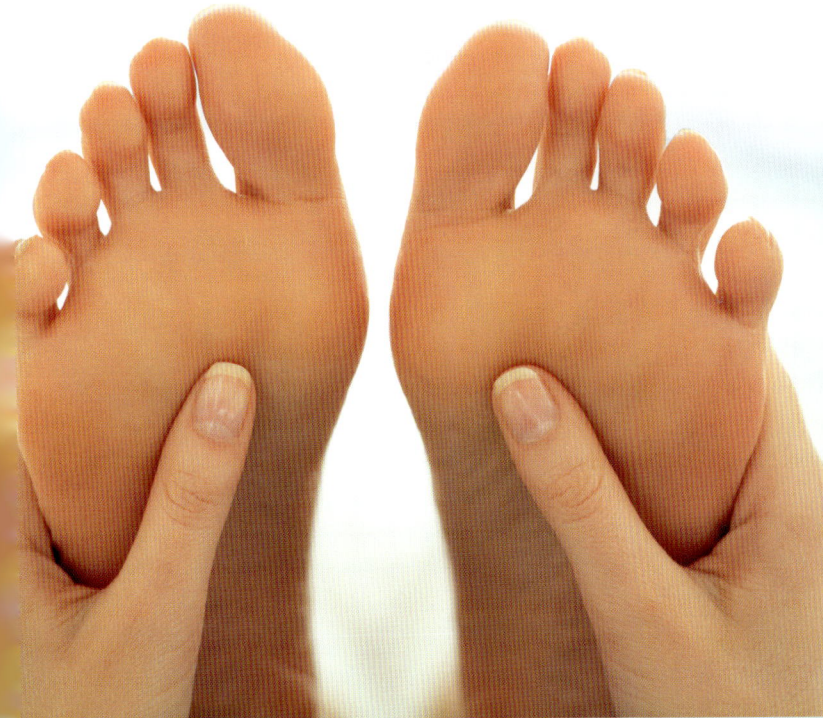

ZUR ORIENTIERUNG

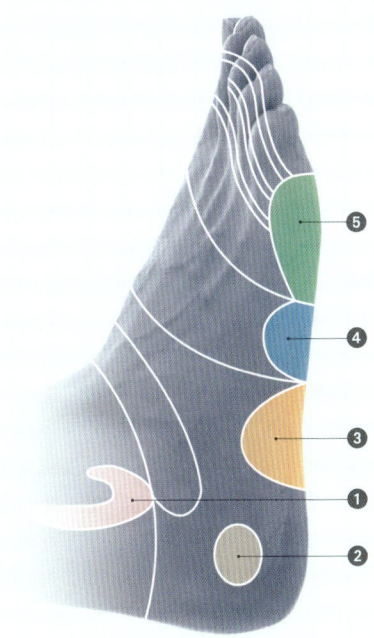

RECHTER FUSS

An der Fußaußenseite liegen die Reflexzonen für die Gliedmaßen und die weiblichen und männlichen Fortpflanzungsorgane.

Unterhalb des Knöchels finden Sie die Zone für das HÜFTGELENK und den ISCHIASNERV ❶. Noch weiter unten, an der Außenseite der Ferse, liegt die Zone für den EIERSTOCK bzw. HODEN ❷. Am Außenrand des Fußes liegt die halbkreisförmige Zone für BEIN und KNIE ❸. Daneben, weiter in Richtung Zehen, folgt die Zone des ELLBOGENS ❹ und unterhalb der kleinen Zehe die fleischige Zone für den ARM ❺.

Die Reflexzonen am linken Fuß sind an der Außenseite entsprechend angeordnet, wobei die Zonen des rechten Fußes sich z. B. auf den rechten Arm und das rechte Bein beziehen und die des linken Fußes auf die linke Körperseite.

Linker Fuß

10. Schritt – Partnermassage

Nachdem Sie die Reflexzonen am rechten Fuß bearbeitet haben, gehen Sie nun zum linken Fuß über. Auf den folgenden Seiten sehen Sie eine Zusammenfassung des Behandlungsprogramms. Wenn Sie mit der Anwendung der Techniken erst einmal vertraut sind, zeigt Ihnen diese Übersicht auf einen Blick, welche Griffe Sie wo anwenden können.

EXTRAS

Prüfen Sie vor der Behandlung, ob es am Fuß Stellen mit Verletzungen oder Pilzbefall gibt, die Sie nicht behandeln dürfen.

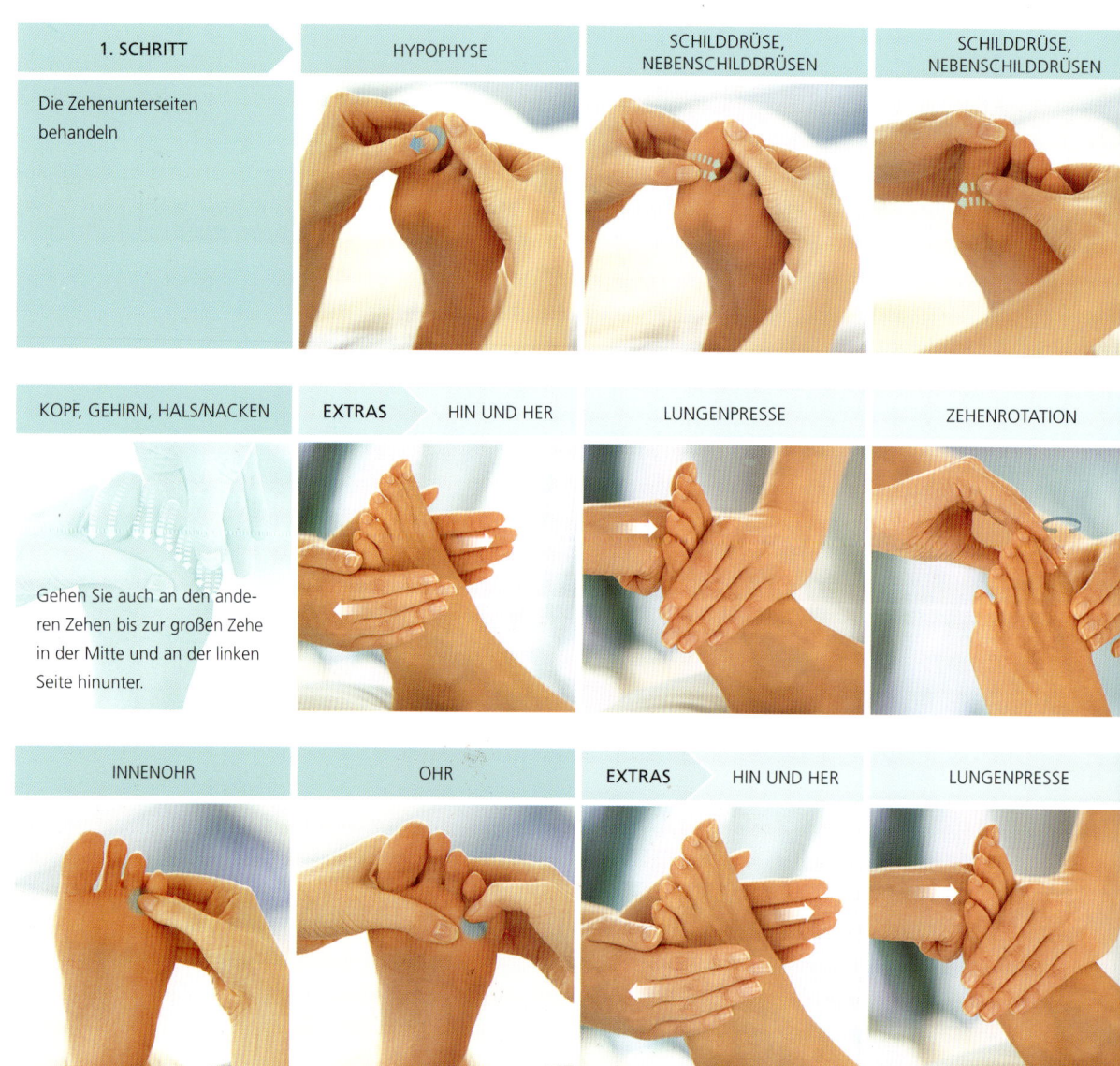

HIN UND HER	WIRBELDREHUNG	LUNGENPRESSE	ZEHENROTATION

KOPF, GEHIRN, HALS/NACKEN	KOPF, GEHIRN, HALS/NACKEN	KOPF, GEHIRN, HALS/NACKEN	KOPF, GEHIRN, HALS/NACKEN
		Gehen Sie an jeder Zehe in der Mitte und an der rechten Seite hinunter, von der großen bis zur kleinen.	Wechseln Sie die Hände. Gehen Sie an der kleinen Zehe die Mitte und die linke Seite hinunter.

2. SCHRITT	AUGE, OHR, INNENOHR	AUGE, OHR, INNENOHR	AUGE
Den Zehenansatz behandeln			

FUSSSOHLENSCHAUKEL	3. SCHRITT	HERZ, BRUSTKORB	SOLARPLEXUS
	Den Fußballen behandeln		

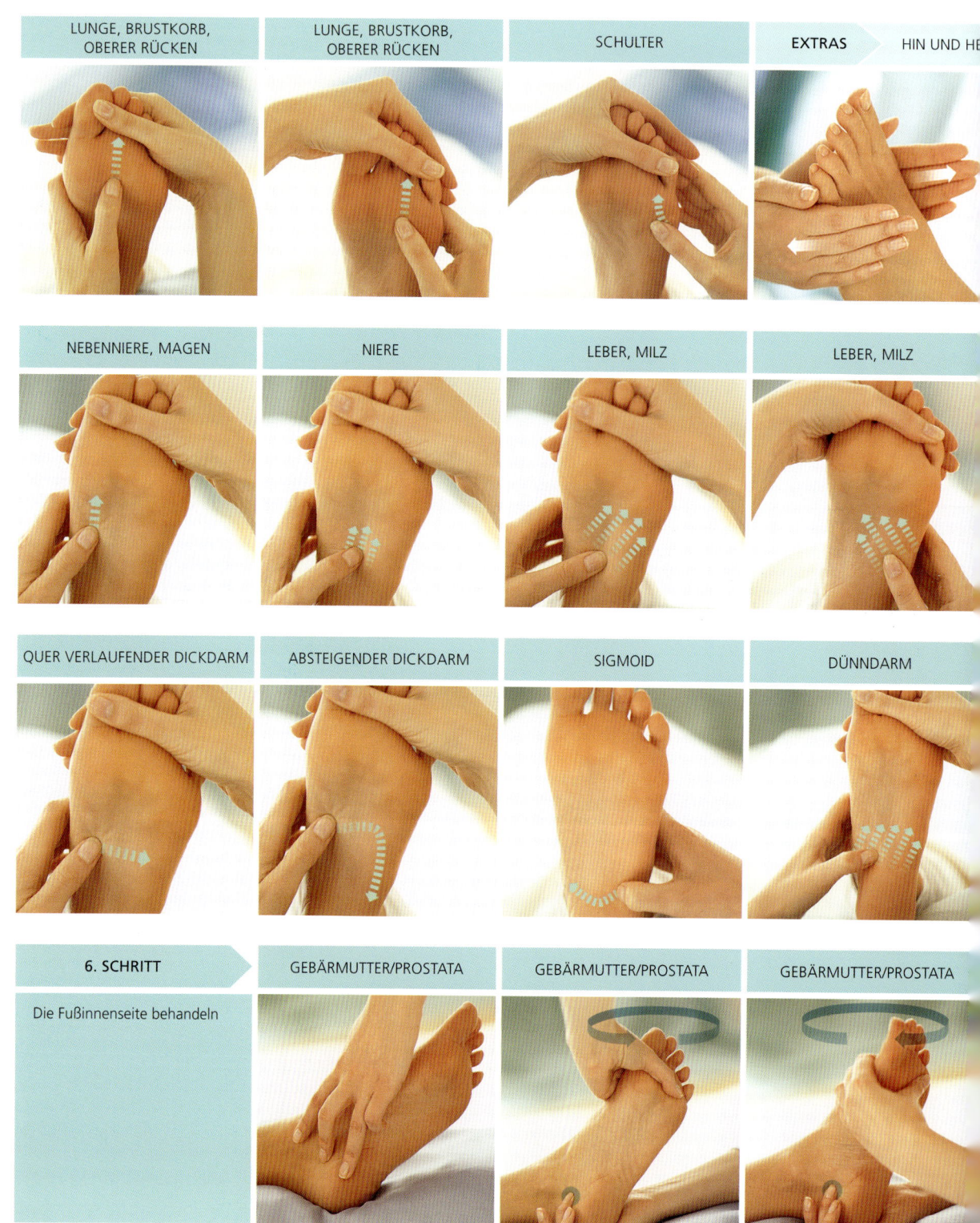

LUNGENPRESSE	FUSSSOHLENSCHAUKEL	**4. SCHRITT**	BAUCHSPEICHELDRÜSE
		Das vordere Längsgewölbe behandeln	

XTRAS ▸ HIN UND HER	FUSSSOHLENSCHAUKEL	LUNGENPRESSE	**5. SCHRITT**
			Das hintere Längsgewölbe behandeln

DÜNNDARM	EXTRAS ▸ ZEHENROTATION	DEN FUSS STRECKEN	DEN MITTELFUSS LOCKERN

STEISSBEIN	STEISSBEIN	UNTERER RÜCKEN, BLASE	MITTLERER RÜCKEN

LINKER FUSS

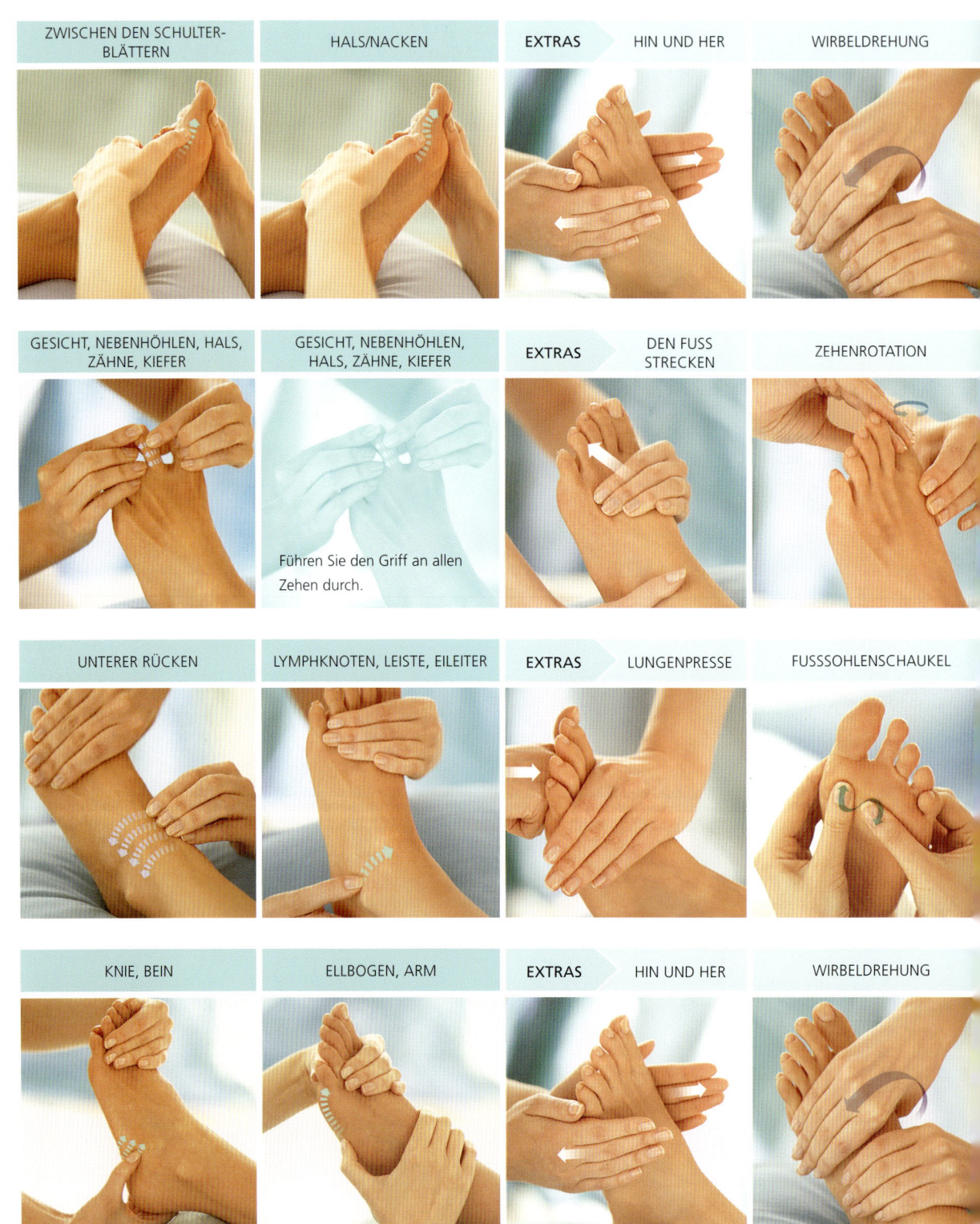

| DEN MITTELFUSS LOCKERN | 7. SCHRITT | KOPF, GEHIRN | HALS/NACKEN |

Die Zehenoberseiten behandeln

| DEN MITTELFUSS LOCKERN | 8. SCHRITT | LUNGE, BRUSTKORB, BRUST | LUNGE, BRUSTKORB, BRUST |

Die Fußoberseite behandeln

Führen Sie den Griff zwischen allen Mittelfußknochen durch (s. S. 41).

| ROTATION DES FUSSGELENKS | 9. SCHRITT | HÜFTGELENK, ISCHIASNERV | EIERSTOCK/HODEN |

Die Fußaußenseite behandeln

| LUNGENPRESSE | ROTATION DES FUSSGELENKS | ATMEN |

LINKER FUSS

Die Zehen

1. Schritt – Selbstmassage

Die Reflexzonen der Zehenunterseiten stehen in Verbindung mit Kopf und Hals sowie deren Organen und Hormondrüsen. Die Kopf-, Gehirn- und Nasennebenhöhlenzonen befinden sich in den weichen Teilen, die Zonen der Schilddrüse und Nebenschilddrüsen sowie die des Halses finden Sie am ersten Zehenglied. Wärmen Sie den Fuß wenn nötig vorher auf und legen Sie ihn zum Massieren auf Ihr anderes Knie.

1 Legen Sie als Erstes die Kuppe Ihres Zeigefingers auf den Ballen der großen Zehe. Die Handfläche stabilisiert den Fuß von hinten. Haken Sie ein und drücken Sie mit der Fingerspitze die Hypophysen-Zone in der Mitte der Zehe. Drücken Sie mehrmals darauf.

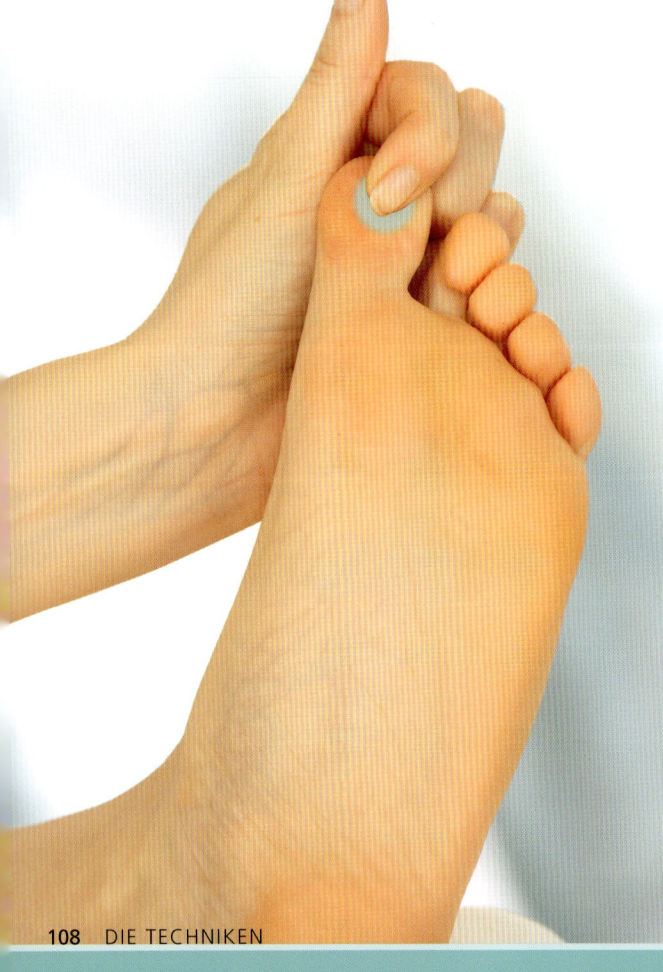

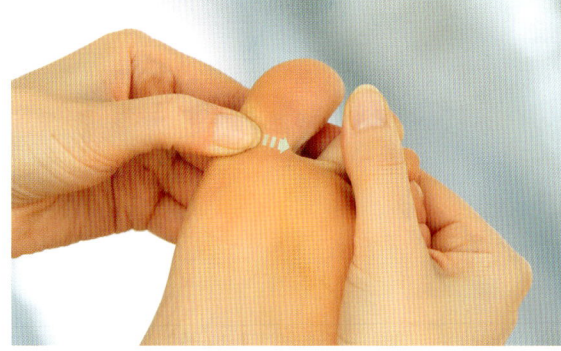

2 Halten Sie den Fuß mit der rechten Hand fest und gehen Sie mit mehreren Daumengängen der linken Hand quer durch die Zonen von Hals, Schilddrüse und Nebenschilddrüsen am ersten Glied der großen Zehe.

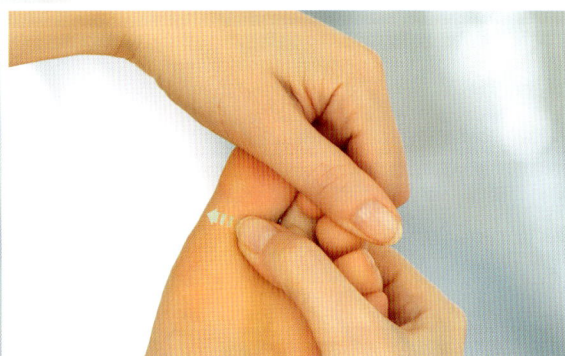

3 Wechseln Sie die Hände und arbeiten Sie entgegengesetzt wieder die Hals-, Schilddrüsen- und Nebenschilddrüsen-Zonen durch: einige Daumengänge weiter oben, andere weiter am Zehenansatz. Massieren Sie so jede Zehe, besonders an den Gelenken.

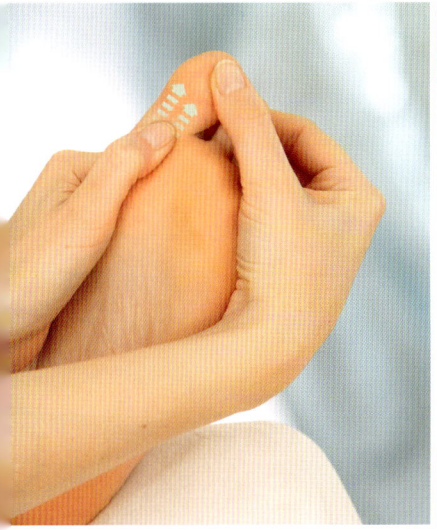
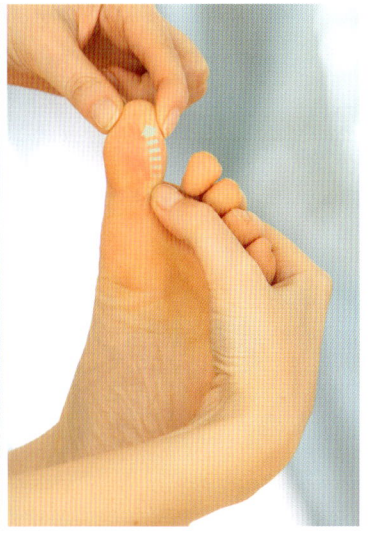

ZUR ORIENTIERUNG

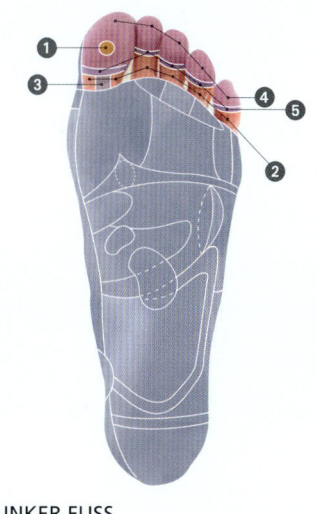

LINKER FUSS
1. HYPOPHYSE
2. HALS/NACKEN
3. SCHILDDRÜSE UND NEBENSCHILDDRÜSEN
4. KOPF UND GEHIRN
5. NASENNEBEN-HÖHLEN

Weitere Informationen finden Sie auf S. 27.

4 Halten Sie die große Zehe mit dem rechten Daumen fest und gehen Sie mit dem linken mehrmals im Daumengang von unten mittig durch die Kopf-, Gehirn-, Hals- und Nebenhöhlen-Zonen.

5 Wechseln Sie die Hände und gehen Sie innen am Rand der großen Zehe durch die Kopf-, Gehirn-, Hals- und Nebenhöhlen-Zonen. Massieren Sie besonders das Zehengelenk.

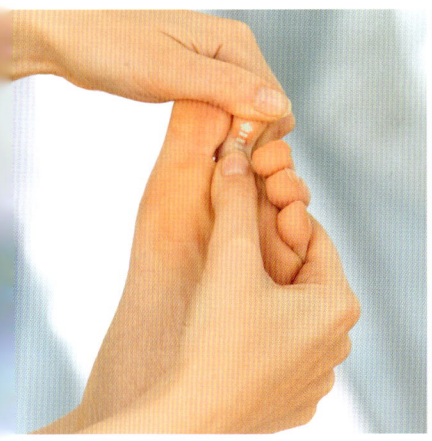
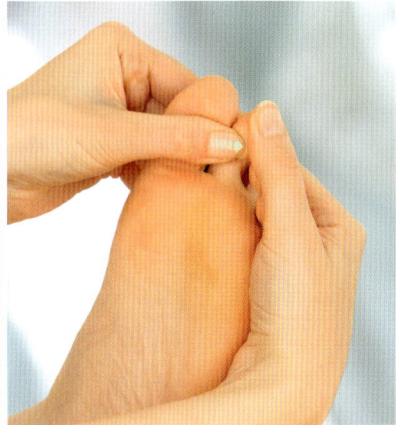
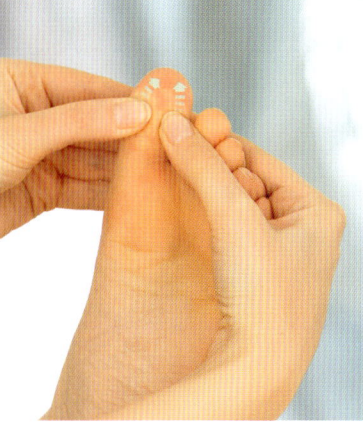

6 Setzen Sie den Daumen am Ansatz der zweiten Zehe an und gehen Sie mehrmals mittig nach oben durch die Kopf-, Gehirn-, Hals- und Nebenhöhlen-Zonen. Dann massieren Sie gründlich die seitlichen Anteile der Zonen und die anderen Zehen ebenso.

7 Gehen Sie nun im Daumengang quer über die Zehenunterseiten, besonders auf Höhe der Gelenke. Gehen Sie erst mehrmals über den Ballen der zweiten Zehe und massieren Sie die Kopf-, Gehirn-, Hals- und Nebenhöhlen-Zonen. Behandeln Sie auch die anderen Zehen.

8 Abschließend gehen Sie mit beiden Daumen parallel durch die Kopf-, Gehirn-, Hals- und Nebenhöhlen-Zonen der großen Zehe. Wackeln Sie dann kurz mit den Zehen und fühlen Sie die Unterschiede zwischen dem bereits behandelten Fuß und dem anderen.

DIE ZEHEN

Der Zehenansatz

2. Schritt – Selbstmassage

Die Techniken in diesem Abschnitt regen die Reflexzonen der Wahrnehmungsorgane an. Diese Zonen liegen am Ansatz der Zehen. Indem Sie auch den Fußballen massieren, stimulieren Sie die Atemorgane und den Kreislauf, also Lunge und Herz, sowie die Brust und die Gelenke und Muskulatur des Oberkörpers.

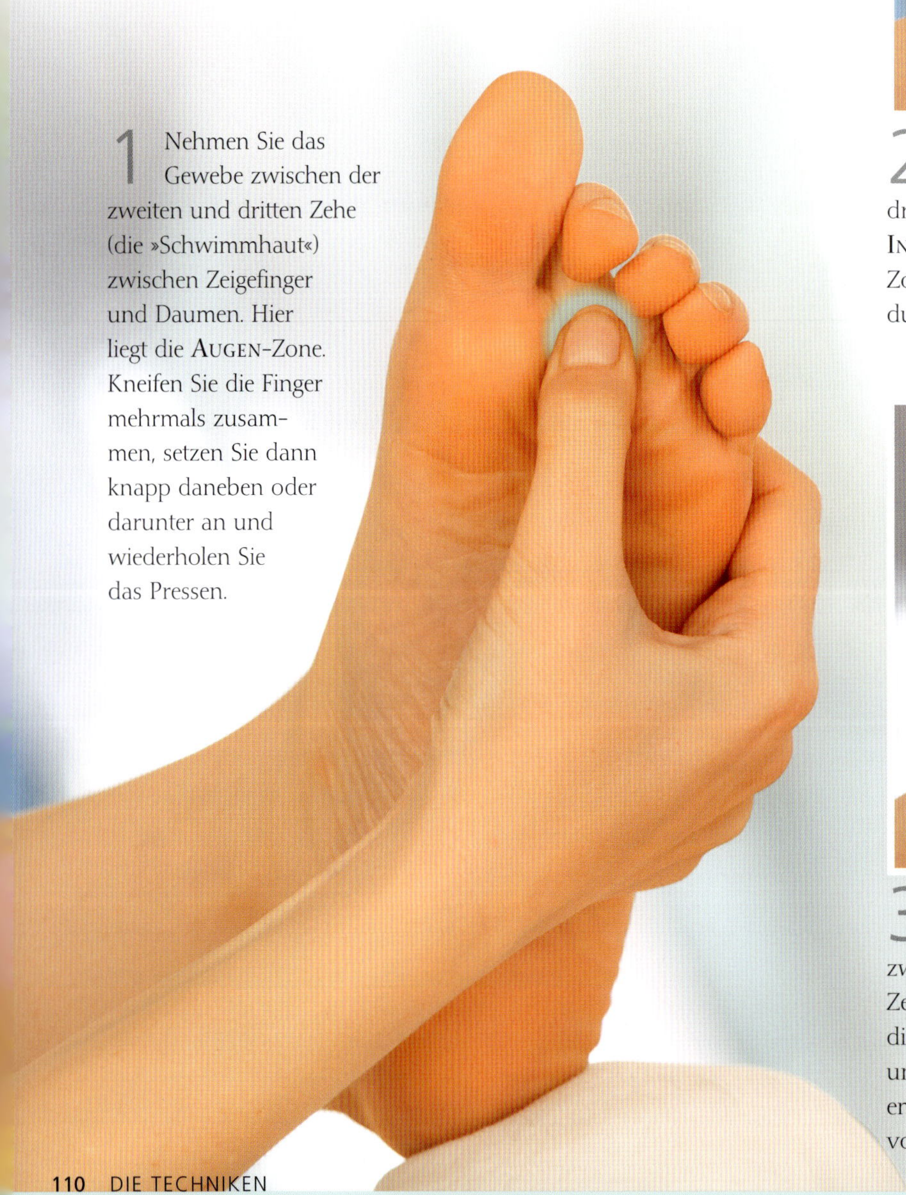

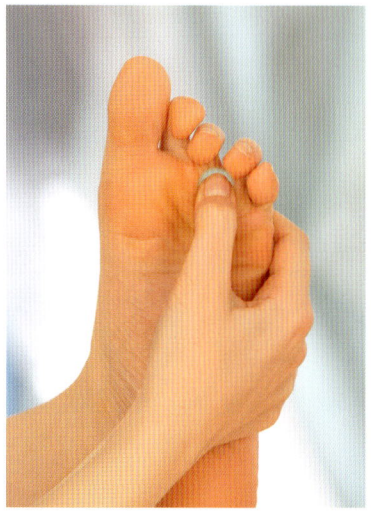

1 Nehmen Sie das Gewebe zwischen der zweiten und dritten Zehe (die »Schwimmhaut«) zwischen Zeigefinger und Daumen. Hier liegt die AUGEN-Zone. Kneifen Sie die Finger mehrmals zusammen, setzen Sie dann knapp daneben oder darunter an und wiederholen Sie das Pressen.

2 Setzen Sie Daumen und Zeigefinger dann zwischen dritter und vierter Zehe an, auf der INNENOHR-Zone. Arbeiten Sie die Zone mit mehrmaligem Kneifen durch.

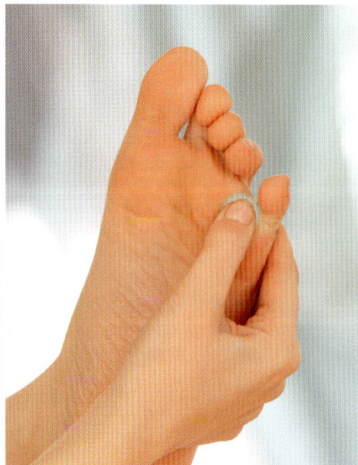

3 Mit der gleichen Technik massieren Sie die OHR-Zone zwischen der vierten und fünften Zehe. Achten Sie darauf, wie sich die verschiedenen Stellen anfühlen und ob Sie irgendwo besonders empfindlich sind. Gehen Sie sanft vor, es soll nicht wehtun.

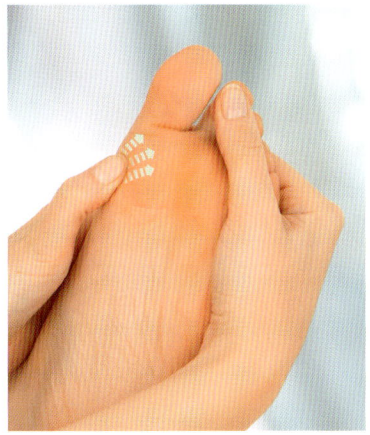

4 Gehen Sie nun zum Fußballen über und stützen Sie ihn von hinten. Machen Sie zunächst mehrere Daumengänge durch die Herz- und Lungen-Zonen: Dabei gehen Sie von der Zwerchfell-Zone aus mehrmals schräg nach oben, bis Sie den gesamten Bereich mit Daumengängen durchwandert haben.

ZUR ORIENTIERUNG

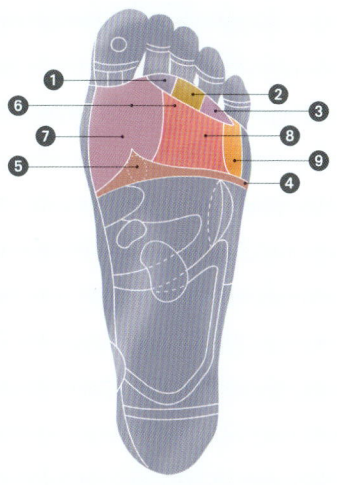

LINKER FUSS

1. AUGE
2. INNENOHR
3. OHR
4. ZWERCHFELL
5. SOLARPLEXUS
6. BRUST UND OBERER RÜCKEN
7. HERZ
8. LUNGE

Weitere Informationen finden Sie auf S. 27.

5 Setzen Sie nun den Daumen an der Solarplexus-Zone an. Er sollte in der leichten Vertiefung liegen. Von hier aus gehen Sie mit mehreren Daumengängen von unten nach oben über den Fußballen durch die Zonen von Herz, Lunge und Brust. Vom Abschnitt Zwerchfell-Zone zwischen der zweiten und dritten Zehe aus machen Sie weitere Daumengänge und arbeiten sich von den weiteren Kuhlen zwischen den anderen Zehen aus vor, bis Sie den ganzen Ballen abgedeckt haben.

Längsgewölbe

3. Schritt – Selbstmassage

Die Reflexzonen in diesem Bereich sind verbunden mit Organen, die viele wichtigen Körperfunktionen steuern: der Bauchspeicheldrüse, den Nebennieren, den Nieren und der Milz. Man erreicht außerdem die Verdauungsorgane Magen, Dünndarm und Dickdarm.

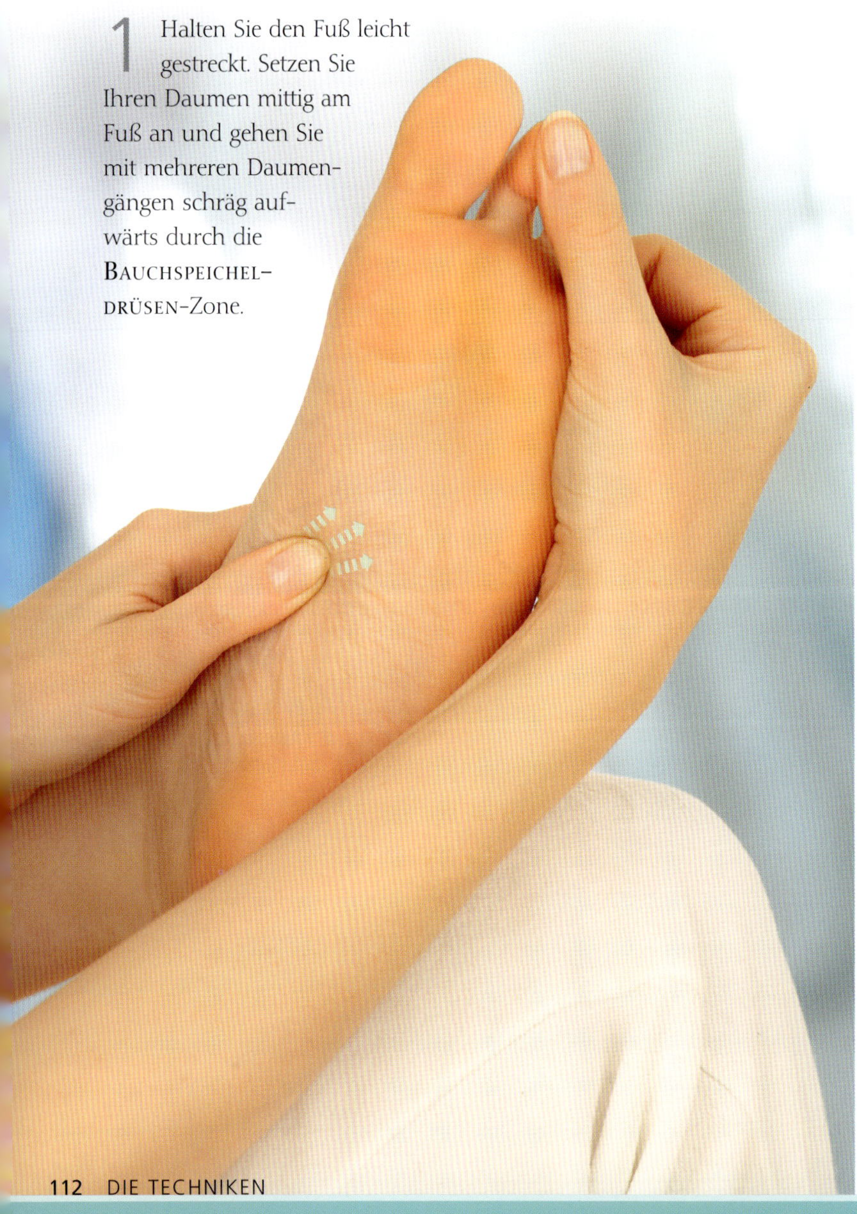

1 Halten Sie den Fuß leicht gestreckt. Setzen Sie Ihren Daumen mittig am Fuß an und gehen Sie mit mehreren Daumengängen schräg aufwärts durch die BAUCHSPEICHELDRÜSEN-Zone.

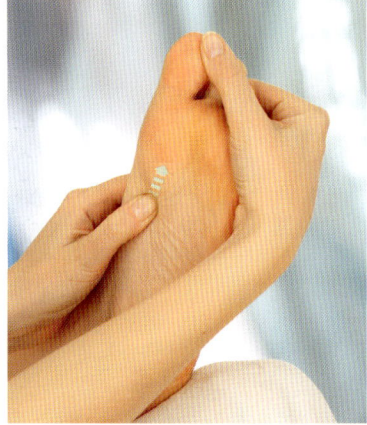

2 Ein wenig weiter oben liegt die Zone der NEBENNIEREN. Arbeiten Sie sie mit mehreren Daumengängen gründlich durch.

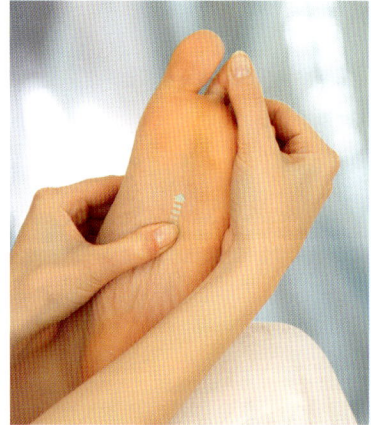

3 Setzen Sie nun Ihren Daumen genau in der Mitte der Fußsohle an. Bei gestrecktem Fuß können Sie eine dicke Sehne spüren, die hier längs verläuft. Direkt daneben, meist etwa auf Höhe der zweiten Zehe, liegt die kleine NIEREN-Zone. Massieren Sie sie (aber nicht die Sehne) mit einigen Daumengängen.

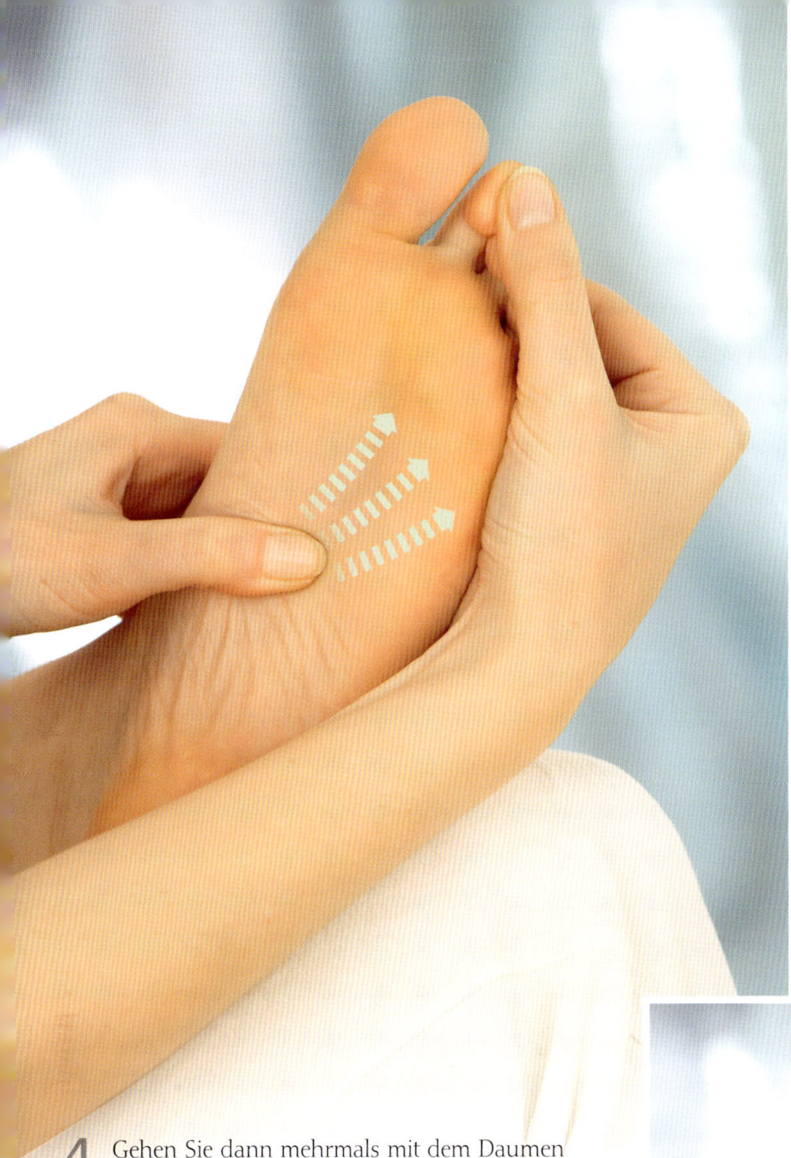

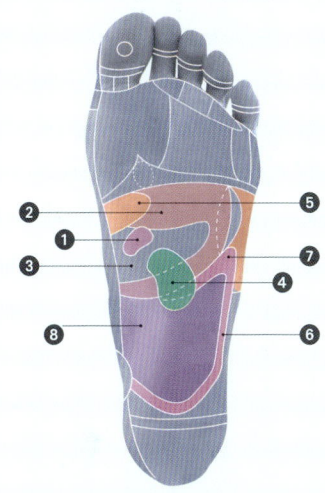

ZUR ORIENTIERUNG

LINKER FUSS

1. NEBENNIERE
2. MAGEN
3. BAUCHSPEICHELDRÜSE
4. NIERE
5. LEBER
6. DICKDARM
7. MILZ
8. DÜNNDARM

Weitere Informationen finden Sie auf S. 27.

4 Gehen Sie dann mehrmals mit dem Daumen von der Fußmitte aus diagonal nach oben durch die MAGEN- und MILZ-Zonen. Machen Sie so viele Daumengänge, bis Sie die Zonen komplett durchgearbeitet haben.

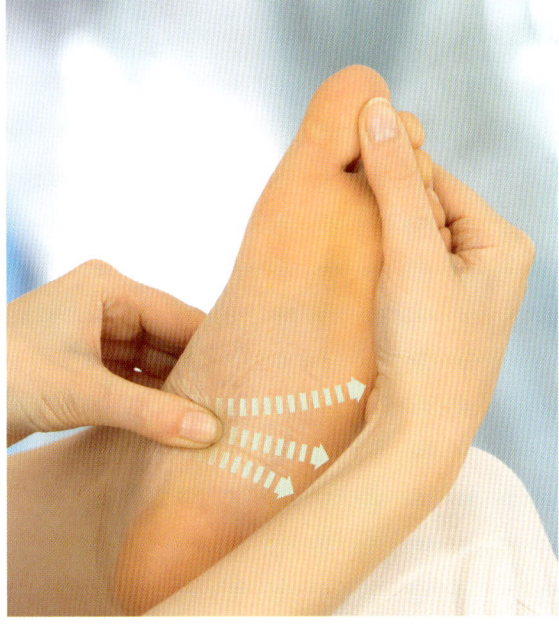

5 Setzen Sie den Daumen nun am Rand der Ferse an und gehen Sie mehrmals diagonal durch die Zone des DÜNNDARMS. Abschließend massieren Sie noch die Zone des DICKDARMS mit Daumengängen.

LÄNGSGEWÖLBE

Innenseite des Fußes

4. Schritt – Selbstmassage

Die Reflexzonen in diesem Bereich stehen in Verbindung mit der Wirbelsäule und den Nerven und Muskeln des Rückens. Der innere Rand der Ferse repräsentiert die Steißbeinregion, der Mittelfuß den mittleren Rücken und die Innenseite der großen Zehe korrespondiert mit dem Hals und dem Hirnstamm. Innen am Knöchel liegen die Zonen von Gebärmutter bzw. Prostata.

1 Legen Sie Ihre Hand um den Knöchel. Der Daumen liegt mittig zwischen dem Fersenrand und dem Fußknöchel. Indem Sie den Fuß nun mit der anderen Hand mehrmals in beide Richtungen um diesen Punkt kreisen lassen, massieren Sie bei Frauen die GEBÄRMUTTER-, bei Männern die PROSTATA-Zone.

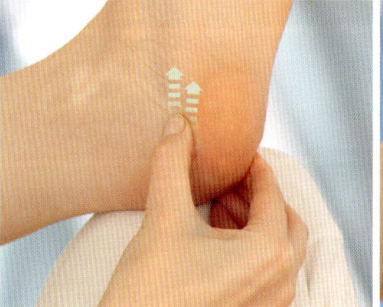

2 Legen Sie zunächst Ihre Fingerspitzen außen an die Ferse. Massieren Sie nun mit mehreren Daumengängen die Zone des STEISSBEINS am inneren Fersenrand durch; arbeiten Sie dabei parallel zum Fersenrand.

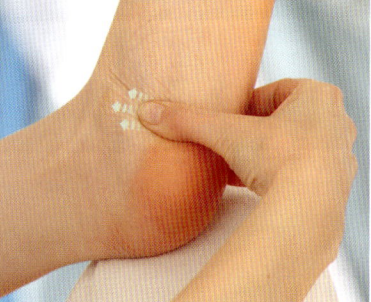

3 Setzen Sie mit der Hand neu an und arbeiten Sie nun mit Daumengängen sanft die Zonen der BLASE und des UNTEREN RÜCKENS durch, indem Sie quer zum Fersenrand zum Knöchel hin arbeiten.

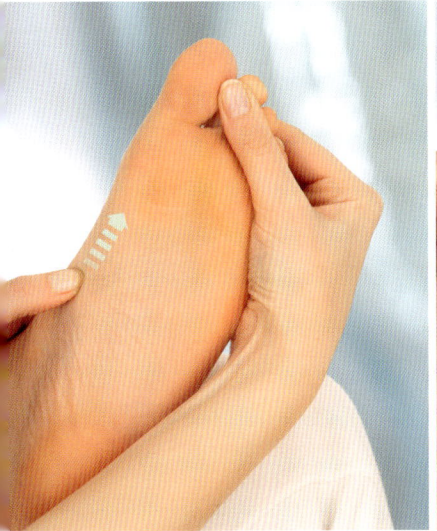
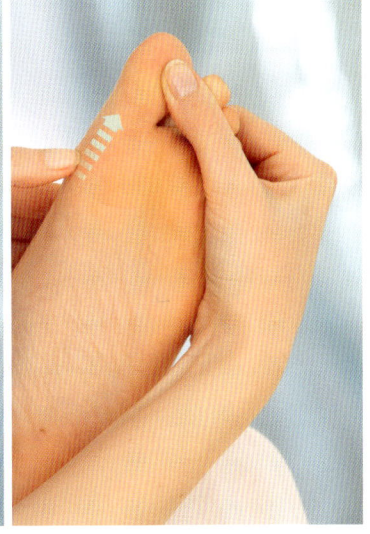

ZUR ORIENTIERUNG

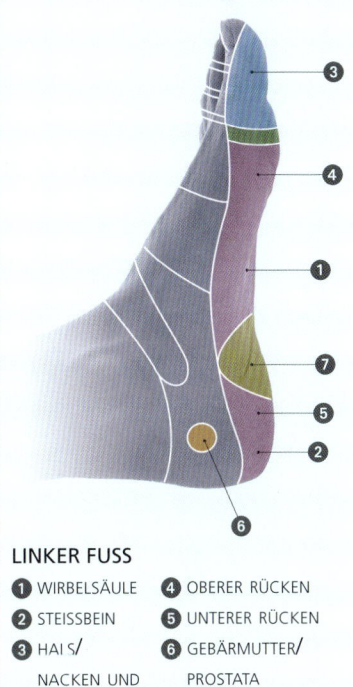

LINKER FUSS
1. WIRBELSÄULE
2. STEISSBEIN
3. HALS/ NACKEN UND HIRNSTAMM
4. OBERER RÜCKEN
5. UNTERER RÜCKEN
6. GEBÄRMUTTER/ PROSTATA
7. BLASE

Weitere Informationen finden Sie auf S. 28.

4 Wechseln Sie dann die Hände. Mit der einen Hand stabilisieren Sie den Fuß, mit der anderen machen Sie mehrere Daumengänge durch die Zone des MITTLEREN RÜCKENS. Dann greifen Sie etwas um und machen weitere Daumengänge durch die Zone des oberen Rückens.

5 Setzen Sie die Arbeitshand wieder neu an und machen Sie weitere Daumengänge durch die Zone der WIRBELSÄULE auf Höhe der Schulterblätter. Gehen Sie auch mehrmals durch die Mitte der Zone.

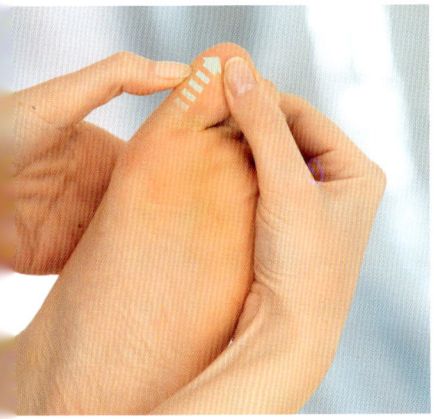
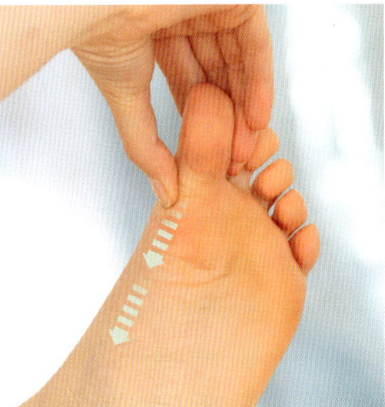
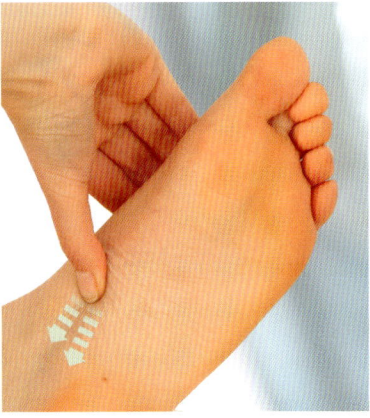

6 Stützen Sie nun die große Zehe ab und arbeiten Sie mit mehreren Daumengängen gründlich die Reflexzonen von HALS/ NACKEN und HIRNSTAMM durch.

7 Massieren Sie dann erneut die wichtige Zone der WIRBELSÄULE. Diesmal legen Sie die Fingerspitzen innen an die große Zehe und machen Daumengänge durch die Zone der Wirbelsäule auf Höhe der Schulterblätter.

8 Setzen Sie die Arbeitshand noch einmal neu an und gehen Sie mit dem Daumen wieder einige Male durch die Zonen des OBEREN und MITTLEREN RÜCKENS.

Obere Seite des Fußes

5. Schritt – Selbstmassage

Die Zonen in diesem Bereich verlaufen wie Bänder quer über den Fuß. Über die Zehen läuft die Zone für Gesicht, Nebenhöhlen, Kiefer, Zahnfleisch und Hals. Über den Vorderfuß die Zone der Lunge, der Brust, der Brüste und des oberen Rückens. Über den Rist bis zum Sprunggelenk laufen jene für den unteren Rücken, die Eileiter, die Beckenlymphknoten und die Leiste.

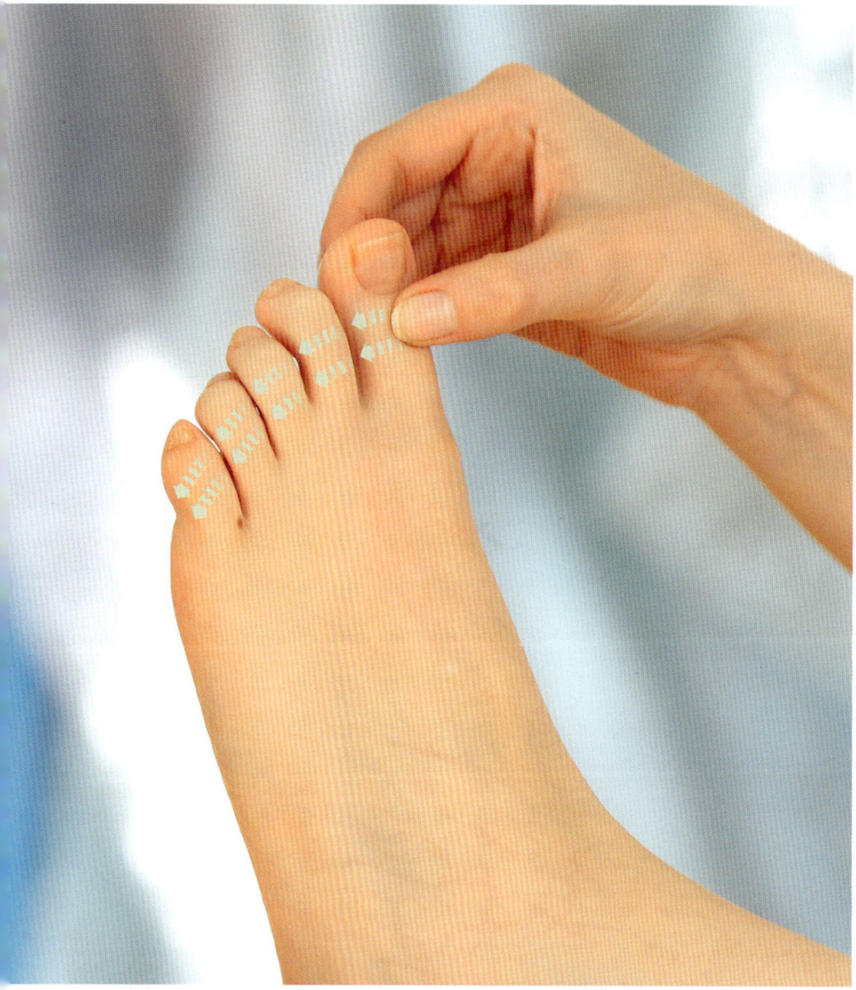

1 Stützen Sie die große Zehe mit den Fingerspitzen und setzen Sie den Daumen unterhalb des Nagels an. Machen Sie mehrere Daumengänge quer durch die Zone des GESICHTS, der ZÄHNE und der NEBENHÖHLEN. Massieren Sie so die ganze Zehenoberseite. Arbeiten Sie dann auf dieselbe Weise die anderen Zehen eine nach der anderen durch.

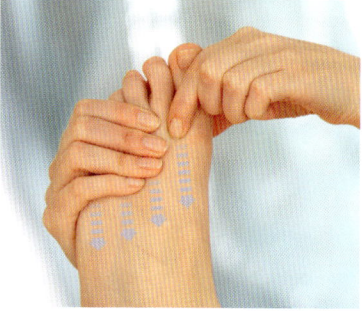

2 Spreizen Sie die Zehen. Machen Sie Fingergänge entlang der Furchen zwischen den Mittelfußknochen durch die Zone der BRUST, der LUNGE, des OBEREN RÜCKENS und der BRÜSTE.

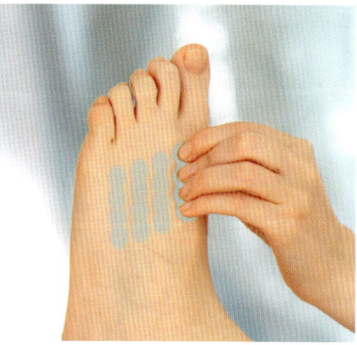

3 Pressen Sie dann die Fingerspitzen in jede Kuhle, um die Zone der BRUST, der LUNGE, des OBEREN RÜCKENS und der BRÜSTE noch weiter durchzuarbeiten. Krümmen Sie die Finger nicht und drücken Sie gerade nach unten, sonst können sich die Nägel in die Haut bohren.

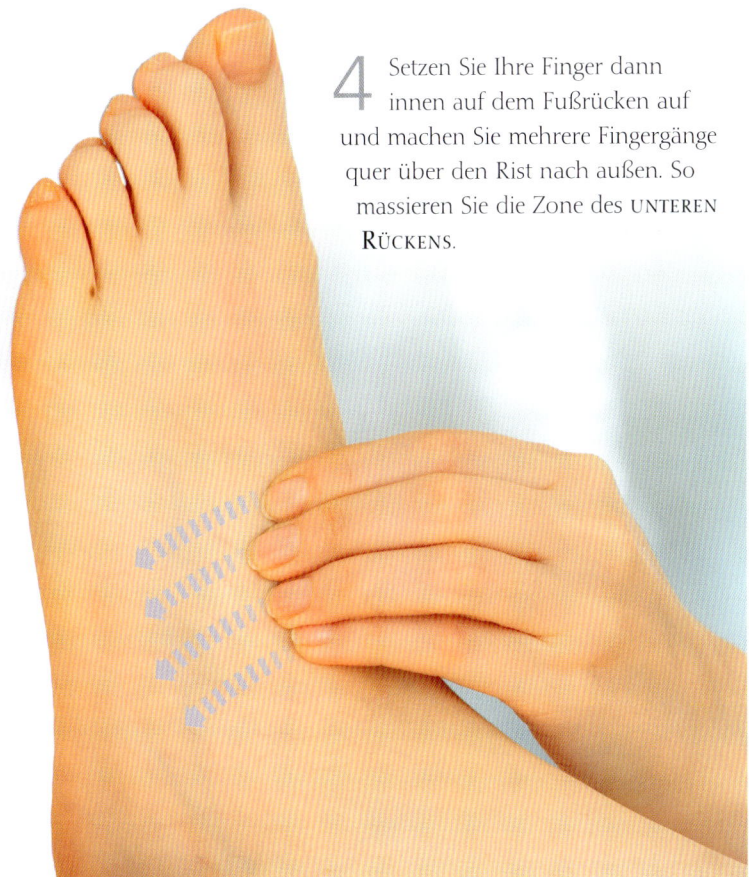

4 Setzen Sie Ihre Finger dann innen auf dem Fußrücken auf und machen Sie mehrere Fingergänge quer über den Rist nach außen. So massieren Sie die Zone des UNTEREN RÜCKENS.

ZUR ORIENTIERUNG

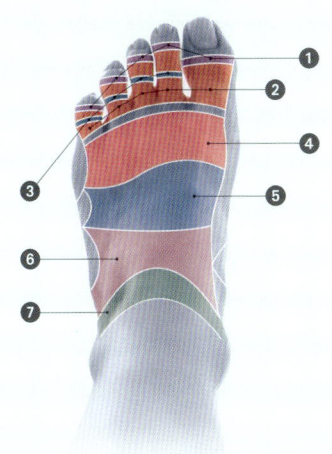

LINKER FUSS
1. GESICHT UND NEBENHÖHLEN
2. HALS
3. ZÄHNE, ZAHNFLEISCH, KIEFER
4. LUNGE, BRUST, BRÜSTE, OBERER RÜCKEN
5. LUNGE, BRUST, BRÜSTE, OBERER RÜCKEN
6. UNTERER RÜCKEN
7. EILEITER, LYMPHKNOTEN, LEISTE

Weitere Informationen finden Sie auf S. 28.

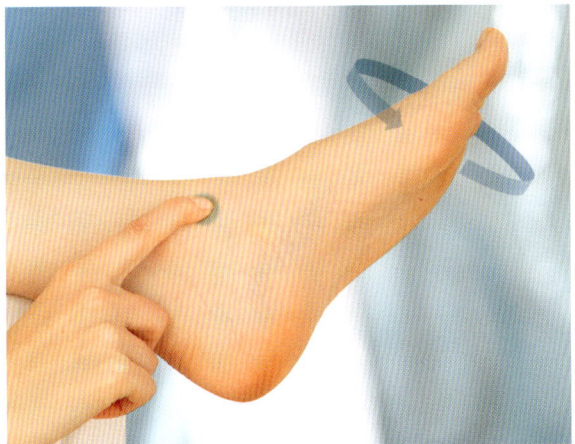

5 Legen Sie eine Hand um den Knöchel und setzen Sie Ihren Zeigefinger auf die EILEITER-, LYMPHKNOTEN- und LEISTEN-Zone. Rotieren Sie nun Ihren Fuß rund um diesen Punkt in beide Richtungen, der Zeigefinger bleibt auf der Stelle.

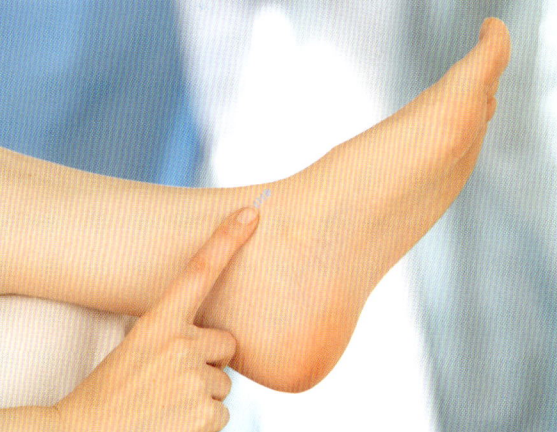

6 Massieren Sie anschließend dieselbe Zone noch mit mehreren Fingergängen vorne um das Fußgelenk von einem Knöchel zum anderen und, wenn es geht, gleich anschließend wieder zurück zur Innenseite.

Spann und Außenseite

6. Schritt – Selbstmassage

Die Zonen in diesem Abschnitt stehen in Verbindung mit vielen Gelenken und den Gliedmaßen wie Hüfte/Ischiasnerv, Knie/Bein, Ellbogen und Arm. Auch die Fortpflanzungsorgane sind angesprochen. Da man hier kaum etwas sieht, sollten Sie sich die Lage der Zonen vorab einprägen.

TIPP

Beachten Sie, dass Sie in diesem Abschnitt die Technik »Um einen Punkt rotieren« an empfindlichen Stellen des Fußes einsetzen. Sie brauchen nicht fest mit dem Daumen zu drücken – hier sorgt das Kreisen des Fußes in Intervallen für Druck gegen Ihren unbeweglichen Daumen.

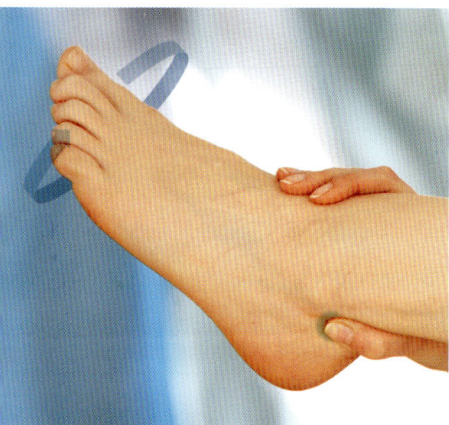

1 Legen Sie die Hand um den Knöchel und setzen Sie die Daumenspitze unterhalb des Knöchels auf die Zone der HÜFTE und des ISCHIASNERVS. Kreisen Sie nun mehrmals mit der großen Zehe in beide Richtungen, der Daumen bleibt an der Stelle. Setzen Sie den Daumen etwas daneben neu an und kreisen Sie mit dem Fuß. Wiederholen Sie das Ganze im gesamten Bereich unter dem Knöchel.

2 Nun stabilisieren Sie den Fuß von innen mit dem Daumen und machen auf der Außenseite mehrere Fingergänge mit Ihrem Zeigefinger durch die EIERSTOCK-/HODEN-Zone, die in der Mitte zwischen dem Fersenrand und dem Knöchel liegt.

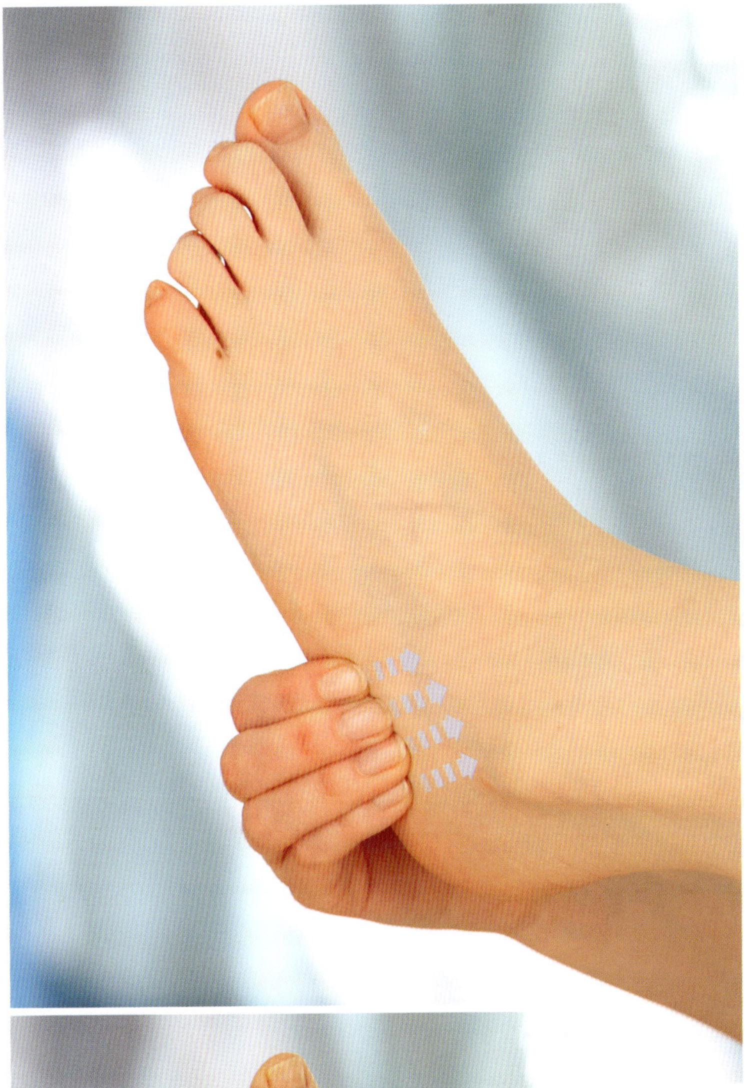

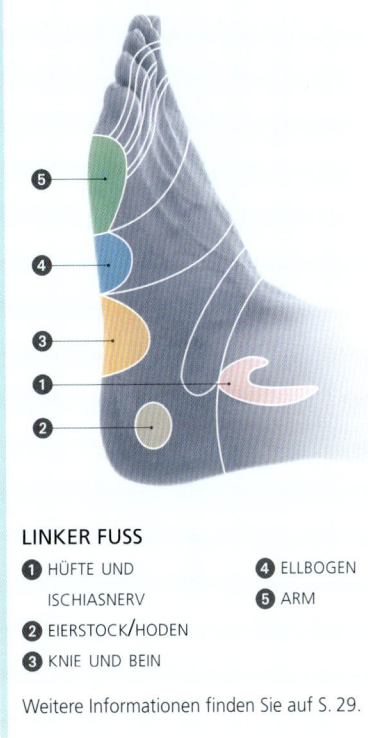

ZUR ORIENTIERUNG

LINKER FUSS

1. HÜFTE UND ISCHIASNERV
2. EIERSTOCK/HODEN
3. KNIE UND BEIN
4. ELLBOGEN
5. ARM

Weitere Informationen finden Sie auf S. 29.

3 Setzen Sie nun Ihre Fingerspitzen wie abgebildet an der KNIE- und BEIN-Zone an und machen Sie mit allen vier Fingern mehrere Fingergänge durch die Zone.

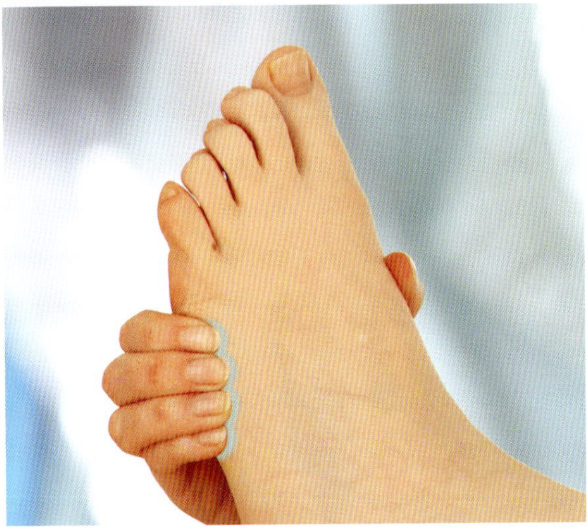

4 Pressen Sie anschließend mehrere Male die ARM-Zone mit Ihren Fingern. Setzen Sie dann die Finger etwas daneben an und drücken Sie die Zone erneut einige Male. Arbeiten Sie die Zone komplett durch. Damit ist die Behandlung des linken Fußes abgeschlossen. Gehen Sie einige Schritte und spüren Sie, ob sich Ihre Füße unterschiedlich anfühlen.

Rechter Fuß

7. Schritt – Selbstmassage

Gehen Sie nun zum rechten Fuß über. Auf der folgenden Doppelseite sehen Sie eine Zusammenfassung des Behandlungsprogramms. Sie zeigt Ihnen auch auf einen Blick, welche Griffe Sie wo anwenden können.

1. SCHRITT	HYPOPHYSE
Die Zehen behandeln	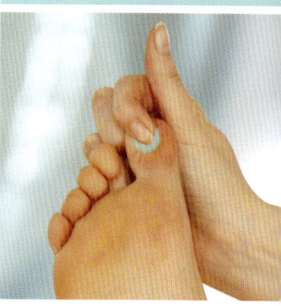

INNENOHR	SOLARPLEXUS, HERZ, LUNGE UND BRUST	3. SCHRITT	BAUCHSPEICHELDRÜSE
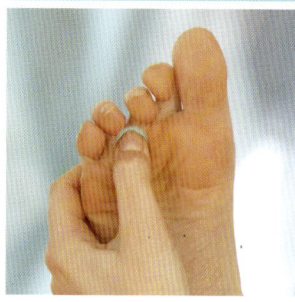	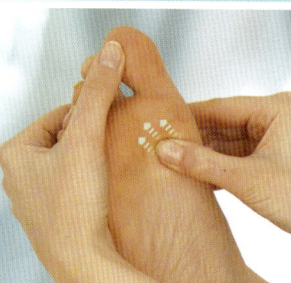	Das Längsgewölbe behandeln	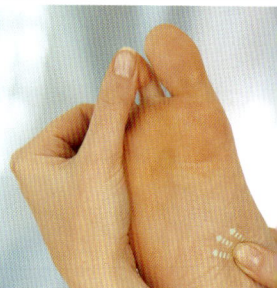

4. SCHRITT	GEBÄRMUTTER/PROSTATA	STEISSBEIN	BLASE UND UNTERER RÜCKEN
Die Fußinnenseite behandeln	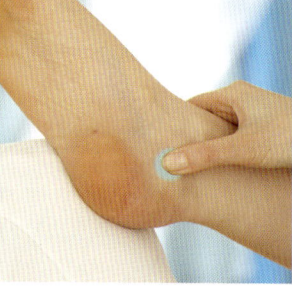	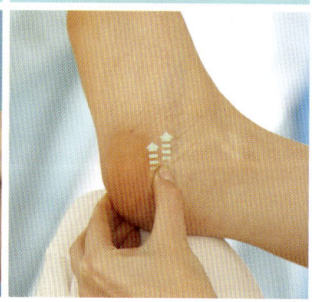	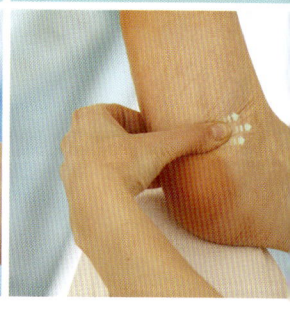

LUNGE, BRUST, BRÜSTE UND SCHULTER	UNTERER RÜCKEN	LYMPHKNOTEN, LEISTE UND EILEITER	6. SCHRITT
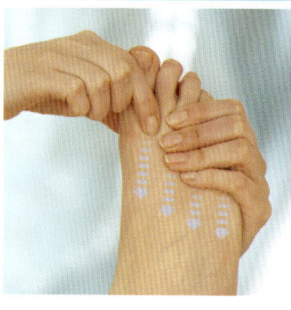	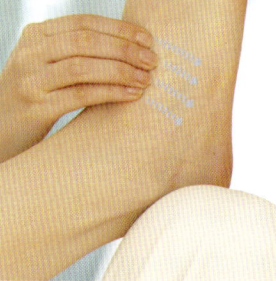	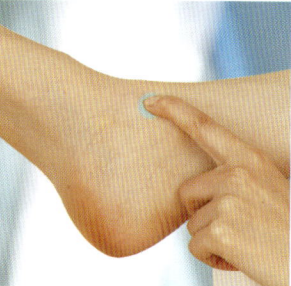	Die Fußaußenseite behandeln

HALS/NACKEN, SCHILDDRÜSE UND NEBENSCHILDDRÜSEN	KOPF, GEHIRN UND HALS/NACKEN	2. SCHRITT	AUGE
		Den Zehenansatz und den Fußballen behandeln	

NEBENNIEREN	NIERE	LEBER UND GALLENBLASE	DICKDARM UND DÜNNDARM

MITTLERER RÜCKEN	HALS UND HIRNSTAMM	5. SCHRITT	GESICHT, ZÄHNE UND NEBENHÖHLEN
		Die Fußoberseite behandeln	

HÜFTE UND ISCHIASNERV	EIERSTOCK/HODEN	KNIE UND BEIN	ARM

RECHTER FUSS

Hände: Extras

Es gibt einige Extras, mit denen Sie die Hand entspannen und ihre Beweglichkeit untersuchen und verbessern können. Griffe wie der Fingerzug, das Dehnen und Ziehen, die Handflächenschaukel und der Schmetterling sind geeignet als Einstieg und als Abschluss einer Behandlung sowie als Übergang zwischen zwei verschiedenen Techniken. Bei manchen Extras wenden Sie den Daumengang an, den Sie bereits kennen (s. S. 72).

Fingerzug

Beim Fingerzug strecken und dehnen Sie sanft die Finger, was nicht nur diese, sondern die ganze Hand entspannt. Häufig werden die Finger im Laufe des Tages gestaucht. Dieser sanfte Zug lockert die Gelenke wieder und löst den Druck.

TIPPS

▸ Die Aufgaben der Haltehand und der Arbeitshand sind die gleichen wie bei der Fußbehandlung. Die Haltehand stützt die Hand und hält sie ruhig oder sie biegt die Finger etwas nach hinten, um die Fläche zum Arbeiten zu glätten.

▸ Gehen Sie bei den Hand-Extras sanft vor. Strapazieren und überdehnen Sie die Gelenke nicht.

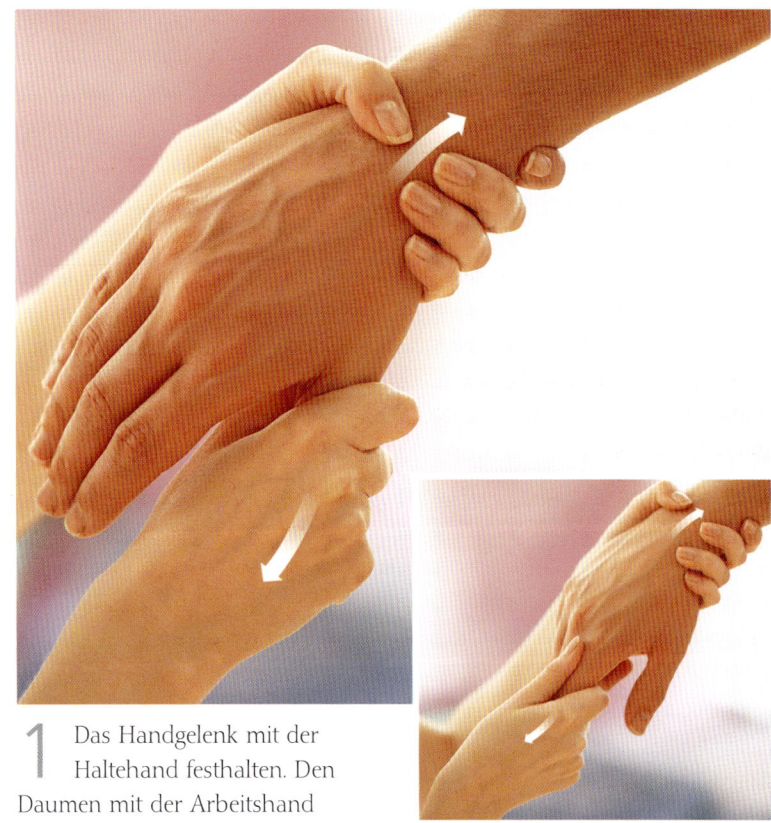

1 Das Handgelenk mit der Haltehand festhalten. Den Daumen mit der Arbeitshand umfassen und sanft und gleichmäßig daran ziehen. Die Haltehand bewegt sich dabei ein wenig entgegengesetzt.

2 Greifen Sie mit der Haltehand wie abgebildet etwas um und ziehen Sie dann nacheinander am Zeigefinger und den einzelnen anderen Fingern.

Seitenbeuge

Ziel dieser Technik ist es, die Fingergelenke außerhalb ihrer normalen Bewegungsmuster zu mobilisieren.

Dehnen und ziehen

Sie halten die Hand fest und wandern mit dem Daumengang den Finger entlang, sodass er gedehnt und gestreckt wird. Halten Sie Ihr Handgelenk nach unten, um durch die Hebelwirkung mehr Druck mit Ihren Fingern auszuüben und die Innenseite des behandelten Fingers ebenfalls zu dehnen.

1 Den Daumen mit Ihrem Daumen und Ihren Fingern greifen. Mehrmals im Daumengang die Außenseite des Daumens nach oben gehen, zugleich die Innenseite dehnen. Besonders am Gelenk arbeiten.

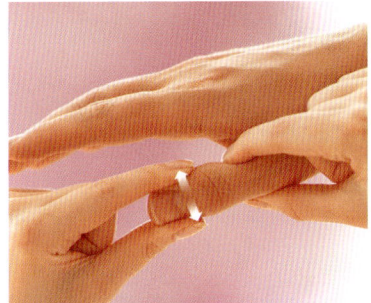

1 Greifen Sie wie abgebildet das Daumengrundgelenk mit der Haltehand und halten Sie es fest, damit hier keine Bewegung stattfindet. Bewegen Sie nun mit der Arbeitshand das äußere Gelenk mehrmals abwechselnd ein wenig nach rechts und links.

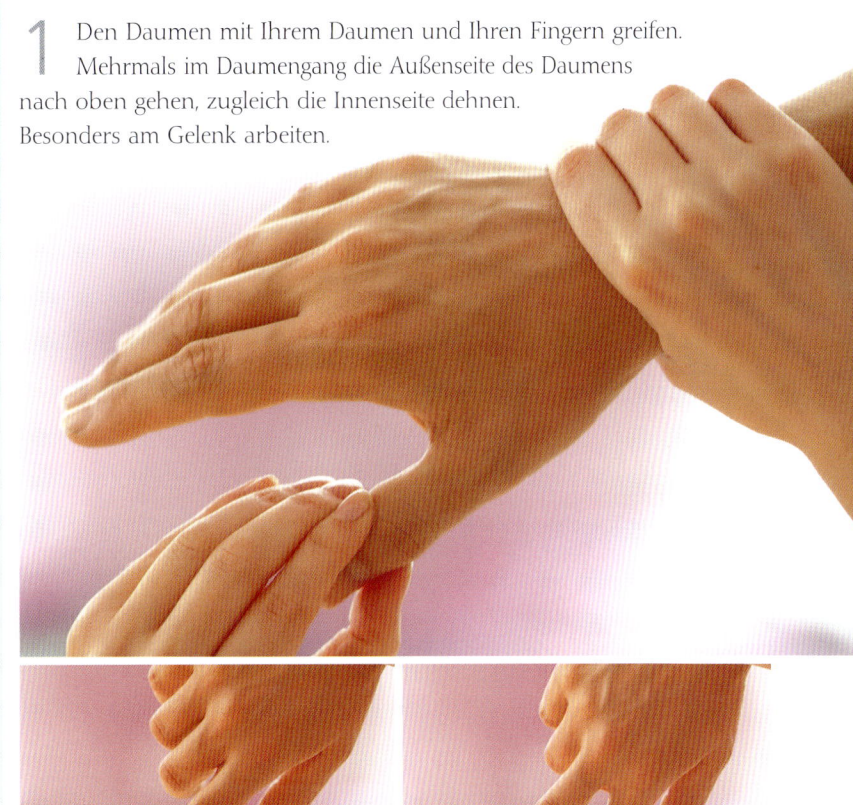

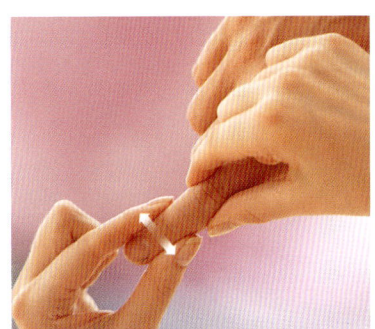

2 Behandeln Sie den Zeigefinger und die anderen Finger ebenso.

2 Gehen Sie zum Zeigefinger über, an dessen Daumenseite Sie wieder mit dem Daumengang entlangwandern, während Sie mit den Fingern die andere Seite dehnen. Wiederholen Sie den Griff mehrmals.

3 Gehen Sie bei den andern Fingern auf die gleiche Weise vor, um sie zu dehnen.

HÄNDE: EXTRAS 123

Schmetterling

Dieser Griff entspannt in erster Linie Handfläche und Handrücken.

Die Handfläche wringen

Bei dieser Technik imitieren Sie das Händewringen. Wie schon beim Schmetterling geht es darum, die langen Mittelhandknochen zu bewegen, um sie zu entspannen.

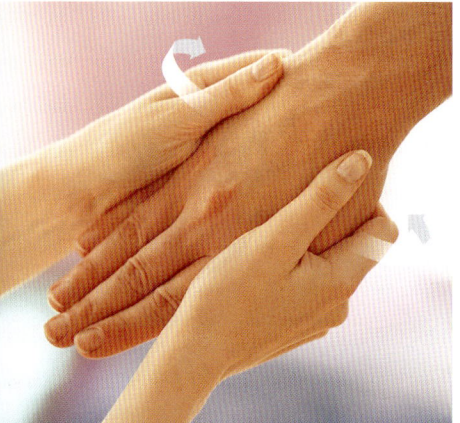

1 Drehen Sie Ihre Hand bei dem Griff nach außen und drücken Sie die Handfläche mit den Fingern hoch.

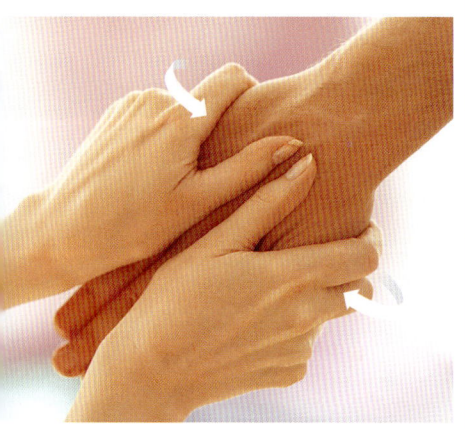

2 Drehen Sie dann Ihre Hand nach innen und drücken Sie mit Ihren Handflächen den Handrücken nach unten. Wiederholen Sie die beiden Schritte mehrmals abwechselnd.

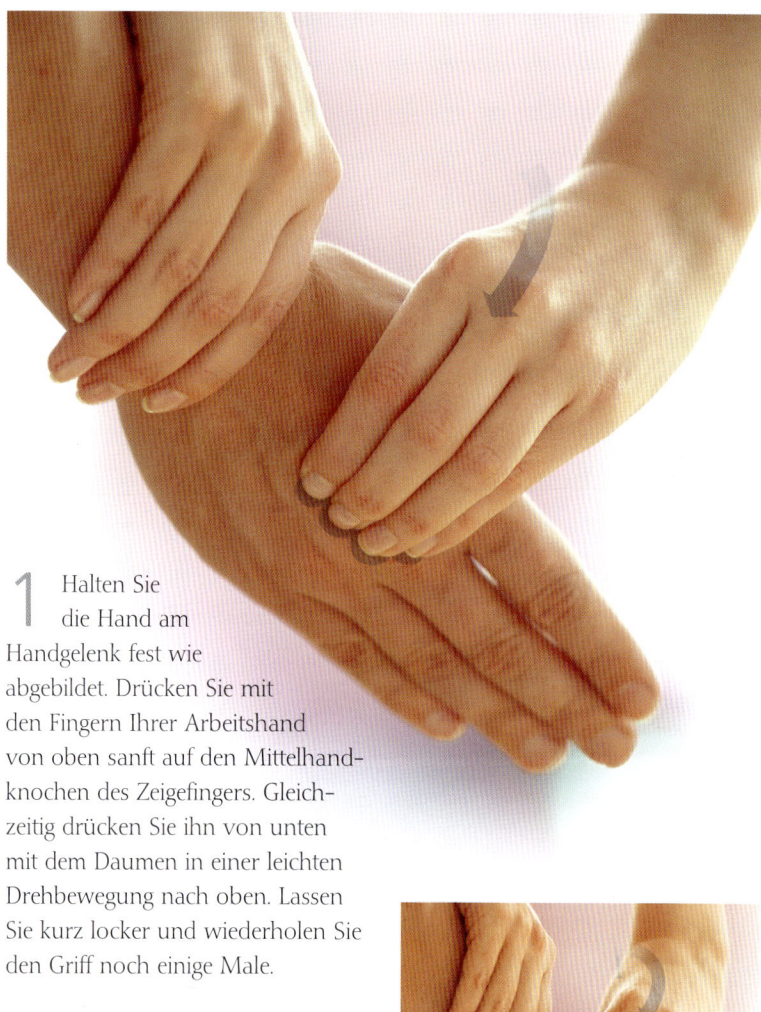

1 Halten Sie die Hand am Handgelenk fest wie abgebildet. Drücken Sie mit den Fingern Ihrer Arbeitshand von oben sanft auf den Mittelhandknochen des Zeigefingers. Gleichzeitig drücken Sie ihn von unten mit dem Daumen in einer leichten Drehbewegung nach oben. Lassen Sie kurz locker und wiederholen Sie den Griff noch einige Male.

2 Zum Mittelhandknochen des Mittelfingers übergehen und diesen wieder mit den Fingern nach unten drücken, während Sie ihn mit dem Daumen nach oben ziehen. Locker lassen, das Ganze mehrmals wiederholen und die anderen Finger ebenso behandeln.

Handflächenschaukel

Bei diesem Entspannungsgriff bewegen Sie die langen Mittelhandknochen rhythmisch vor und zurück, um die Hand zu lockern und für die Reflexzonenarbeit vorzubereiten.

Die Handfläche entwringen

Diese Technik verbessert ebenfalls die Beweglichkeit in den langen Mittelhandknochen. Sie funktioniert in entgegengesetzter Richtung zum Wringen der Handfläche.

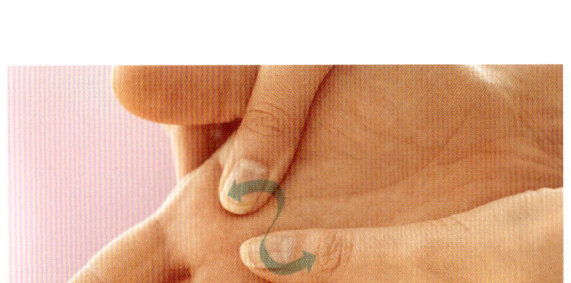

1 Greifen Sie die Hand wie abgebildet. Mit der Kuppe des rechten Daumens drücken, während Sie die Kuppe des linken Zeigefingers zu sich hinziehen. Dann mit dem linken Daumen drücken und den rechten Zeigefinger zu sich hinziehen. Mehrmals wiederholen.

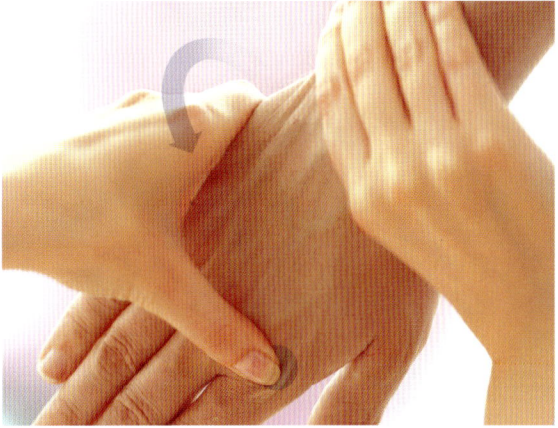

1 Halten Sie die Hand wie abgebildet am Handgelenk fest. Legen Sie den Daumen Ihrer Arbeitshand auf dem Handrücken auf den Knöchel des Zeigefingers. Drücken Sie den Daumen hinunter und ziehen Sie gleichzeitig die Arbeitshand nach oben, um die Außenseite der Hand nach oben zu drehen. Lassen Sie locker und wiederholen Sie den Griff mehrmals.

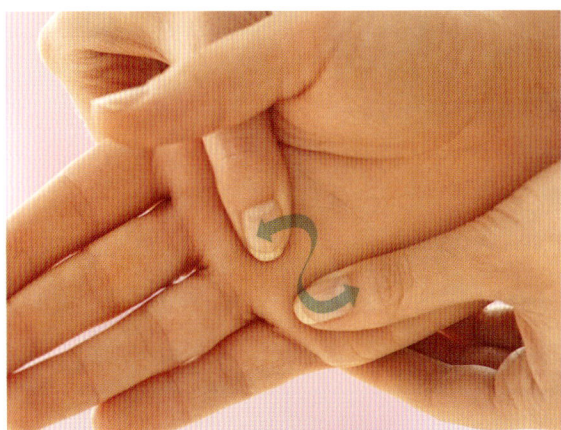

2 Wenden Sie den Griff auch an den anderen Mittelhandknochen an.

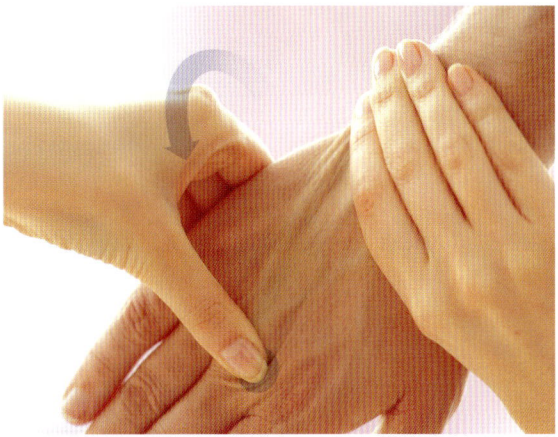

2 Führen Sie den Griff auch an den anderen Fingerknöcheln mehrmals aus.

Die Finger

1. Schritt – Partnermassage

Die Organe und Drüsen, um deren Reflexzonen es in diesem Abschnitt geht, steuern fast alle Abläufe im Körper, so etwa Gehirn, Schilddrüse und Hypophyse. Durch die Behandlung ihrer Zonen an der Hand können Sie ihre Funktionen stärken. Bevor Sie beginnen, prüfen Sie, ob es Verletzungen oder andere Stellen an der Hand gibt, die Sie nicht behandeln dürfen, und fangen Sie dann mit einigen Extras an.

EXTRAS Fingerzug (S. 122) • Seitenbeuge (S. 123) Dehnen und ziehen (S. 123) • Schmetterling (S. 124)

BEHANDELTE ZONEN

- **Hypophyse** Die Behandlung kann den Hormonhaushalt regulieren.
- **Hals/Nacken** Verspannungen können gelöst werden.
- **Schilddrüse und Nebenschilddrüsen** Sie sind wichtig für Energieniveau, Stoffwechsel, Wachstum und Blutkalziumspiegel.
- **Kopf und Gehirn** Sie regeln und koordinieren jegliche Körperaktivität, daher spielen die Zonen eine Schlüsselrolle bei der Behandlung.
- **Nebenhöhlen** Die Behandlung dient dazu, die Höhlen gesund zu erhalten.

1 Um die Zone der HYPOPHYSE zu behandeln, biegen Sie die Finger mit der linken Hand etwas zurück. Drücken Sie dann mit dem rechten Zeigefinger mehrmals auf die Mitte der Daumenkuppe.

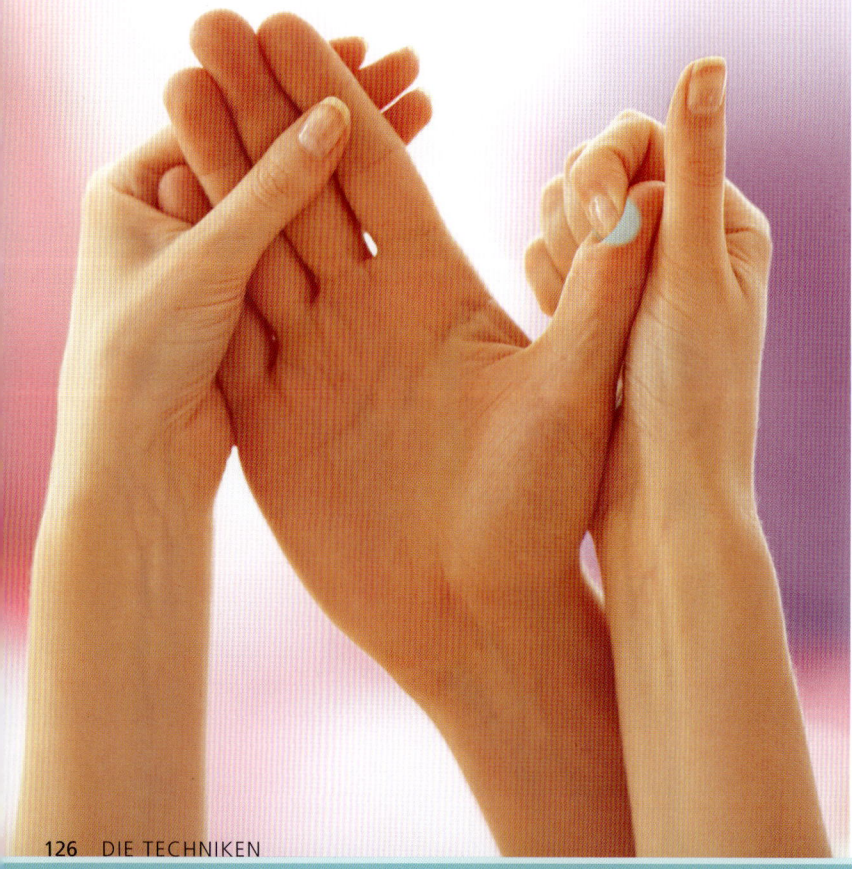

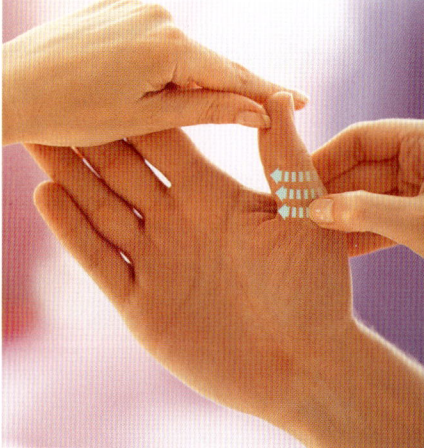

2 Halten und stützen Sie mit der linken Hand den Daumen. Gehen Sie mehrmals im Daumengang quer über die Reflexzonen der SCHILDDRÜSE, der NEBENSCHILDDRÜSEN und des HALSES, wobei Sie am Ansatz beginnen und immer weiter nach oben wandern.

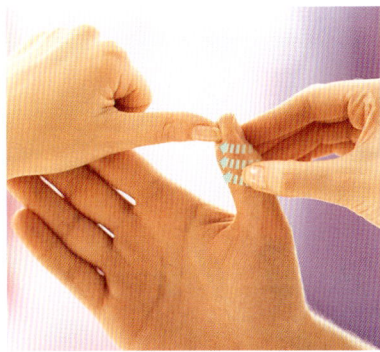

3 Gehen Sie dann mit weiteren Gängen quer über den Daumen nach oben bis zur Spitze, um die Zonen von KOPF, NEBENHÖHLEN und GEHIRN zu bearbeiten.

ZUR ORIENTIERUNG

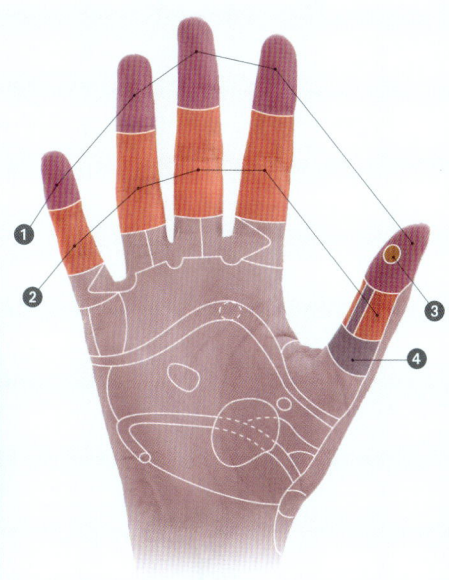

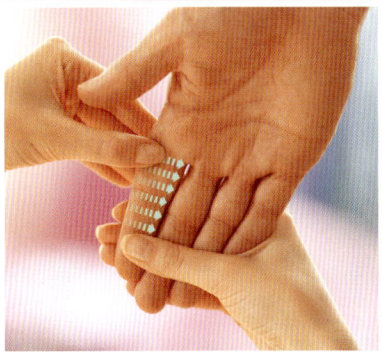

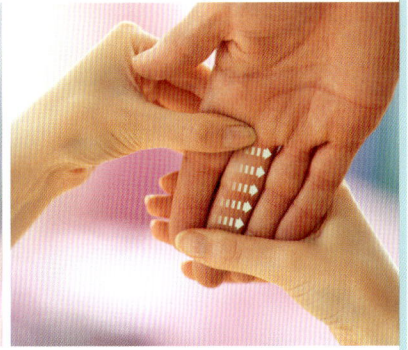

4 Halten Sie die Finger mit der rechten Hand gerade. Wandern Sie mit der linken Hand im Daumengang am Zeigefinger quer durch die Zonen von HALS/NACKEN, KOPF, NEBENHÖHLEN und GEHIRN.

5 Bearbeiten Sie diese Zonen am Mittelfinger genauso.

RECHTE HAND

Die Reflexzonen an den Fingern stehen in Verbindung mit dem Kopf und dem Hals.

An den Fingerspitzen liegen die Zonen für KOPF, GEHIRN und NEBENHÖHLEN ❶. Darunter, an den fleischigen Bereichen über den Fingeransätzen, finden Sie jeweils die Zone für den HALS und den NACKEN ❷. Am Daumen liegen nicht nur die gleichen Zonen wie an den anderen Fingern, sondern zusätzlich die Zone der HYPOPHYSE ❸ in der Mitte der Fingerkuppe und die Zone der SCHILDDRÜSE und NEBENSCHILDDRÜSEN ❹ am Daumenansatz.

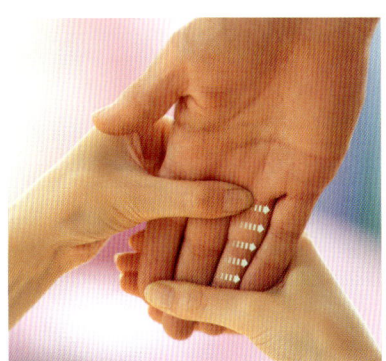

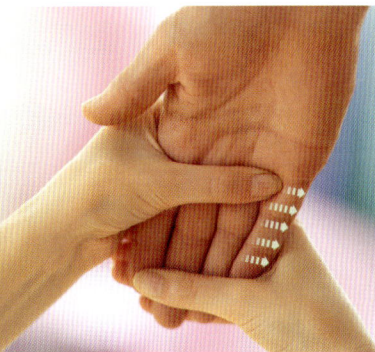

6 Am Ringfinger arbeiten Sie auf die gleiche Weise.

7 Gehen Sie beim kleinen Finger genauso vor.

Die Reflexzonen an der rechten Hand entsprechen spiegelbildlich denen an der linken Hand, wobei die Zonen der rechten Hand sich auf die rechte Körperseite beziehen und die der linken Hand auf die linke Seite.

EXTRAS Fingerzug (S. 122) • Seitenbeuge (S. 123)
Dehnen und ziehen (S. 123) • Schmetterling (S. 124)

Daumen und Ballen

2. Schritt – Partnermassage

Mit dieser Behandlungsfolge stimulieren Sie Organe und Körperteile, die für die Verdauungssäfte, das Energieniveau und den Wasserhaushalt im Körper verantwortlich sind und auch die Blutreinigung und den Blutzuckerspiegel beeinflussen. Über die Reflexzonen können Sie deren Funktion verbessern. Arbeiten Sie immer unterhalb der Schmerzgrenze des Behandelten.

BEHANDELTE ZONEN

▶ **Nebennieren** Die Behandlung reguliert den Hormonhaushalt.
▶ **Bauchspeicheldrüse** Sie reguliert u. a. den Blutzuckerspiegel.
▶ **Magen** Die Behandlung kann die Verdauung stärken.
▶ **Oberer Rücken** Die Behandlung der Zone kann Verspannungen im Oberkörper lösen.
▶ **Nieren** Sie filtern das Blut und scheiden Schadstoffe aus.

1 Halten Sie die Finger und den Daumen mit Ihrer rechten Hand nach hinten. Suchen Sie die Nebennieren-Zone, indem Sie die Spitze des linken Zeigefingers in der Mitte des Daumenballens ansetzen, etwa in der Hälfte des Mittelhandknochens. Die Stelle ist schmerzempfindlicher als das Gewebe drum herum. Drücken Sie mehrmals darauf.

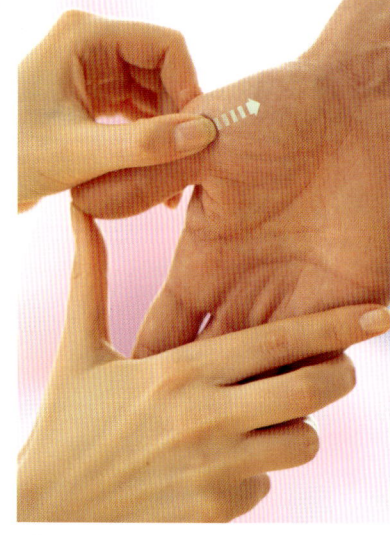

2 Mit dem linken Daumen im Daumengang durch die Zone der Bauchspeicheldrüse gehen.

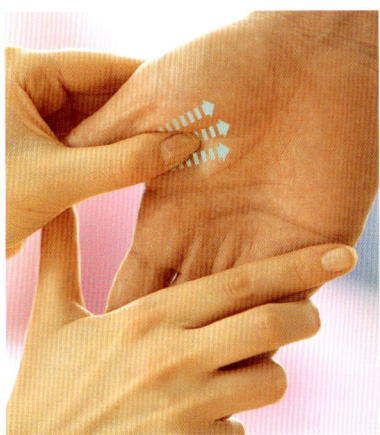 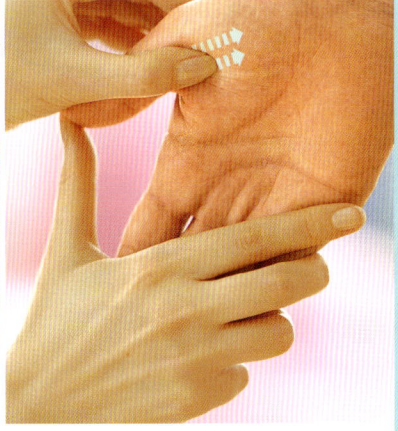

ZUR ORIENTIERUNG

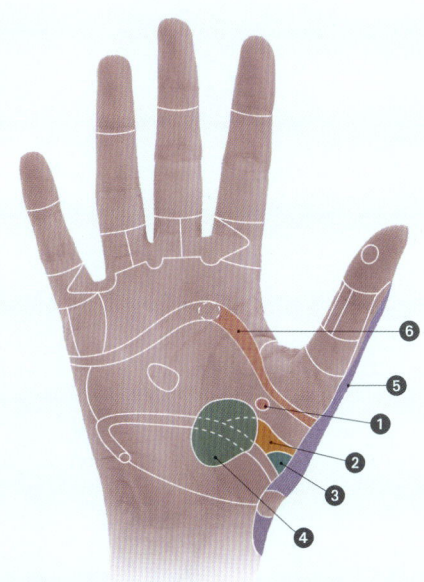

3 Führen Sie als Nächstes mehrere Daumengänge nebeneinander durch die Magen-Zone durch.

4 Um die Zonen des oberen Rückens und der Nieren zu bearbeiten, setzen Sie Ihren linken Daumen an der Innenseite des Daumenballens an und gehen mehrmals zwischen den Mittelhandknochen durch dieses Gebiet in Richtung Handfläche.

RECHTE HAND

Die Reflexzonen am Daumenballen beziehen sich auf mehrere innere Organe und den oberen Rücken.

So wie die Organe im Körper in unmittelbarer Nachbarschaft angeordnet sind, liegen auch die Zonen von Nebenniere ❶, Magen ❷, Bauchspeicheldrüse ❸ und Niere ❹ eng beieinander. Die Zone des oberen Rückens ❺ verläuft am Rand des Daumens und der Hand, oberhalb der Zwerchfellzone ❻.

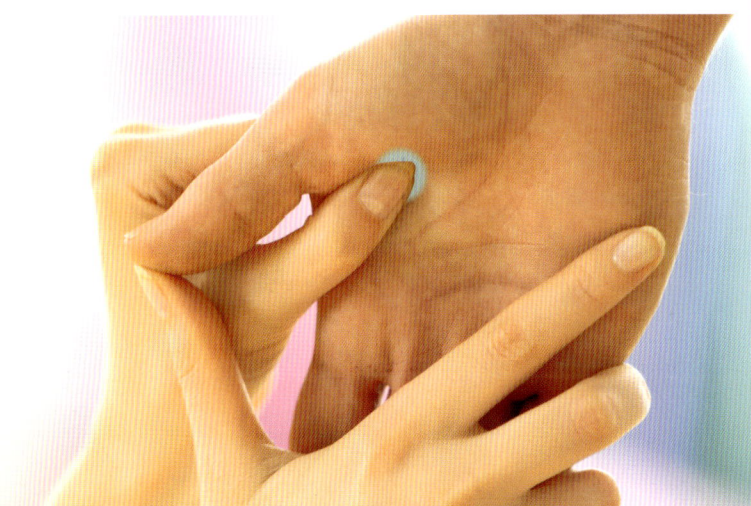

5 Um die Nieren-Zone stärker zu stimulieren, legen Sie Ihren linken Daumen und Zeigefinger von oben und unten auf die Zone und pressen sie zusammen. Halten Sie den Griff einige Sekunden, lassen Sie locker, setzen Sie neu an und pressen Sie nochmals. Der Druck darf nicht wehtun.

Die Reflexzonen an der rechten Hand entsprechen spiegelbildlich denen an der linken Hand, wobei die Zonen der rechten Hand sich auf die rechte Körperseite beziehen und die der linken Hand auf die linke Seite. Eine Ausnahme sind die Zonen von Magen und Bauchspeicheldrüse, die beide an der rechten Hand viel kleiner als an der linken sind.

EXTRAS Fingerzug (S. 122) • Schmetterling (S. 124) • Die Handfläche wringen (S. 124)

Obere Hand

3. Schritt – Partnermassage

Hier liegen Reflexzonen, die mit dem Oberkörper in Verbindung stehen. Sie erreichen dadurch Organe, die für den Blut- und Sauerstofftransport verantwortlich sind, sowie Muskeln und Gelenke des Brustkorbs und des oberen Rückens. Da die Zonen der Augen, Ohren und des Innenohrs direkt oberhalb der Schulterzonen liegen, werden sie mitbehandelt.

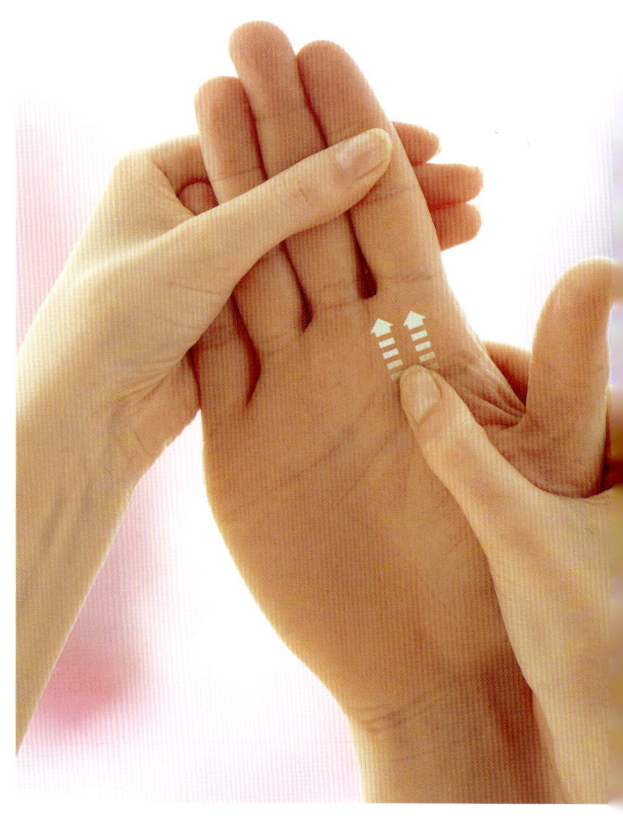

1 Gehen Sie mit dem rechten Daumen mehrmals durch die Herz-Zone am Daumenansatz. Danach gehen Sie von der Zwerchfell-Zone aus einige Male durch die Reflexzonen von Brustkorb, Lunge und oberem Rücken.

BEHANDELTE ZONEN

- **Herz** Durch die Behandlung kann die Herzfunktion gestärkt werden.
- **Lunge und Brustkorb** Die Behandlung kann die Lunge und den Brustkorb gesund und beweglich halten.
- **Oberer Rücken und Schultern** Die Behandlung kann Verspannungen im Oberkörper lockern oder lösen.
- **Augen** Die Behandlung kann übermüdete Augen beruhigen.
- **Ohren** Durch regelmäßige Behandlung können Sie Ohrenschmerzen und Tinnitus lindern.

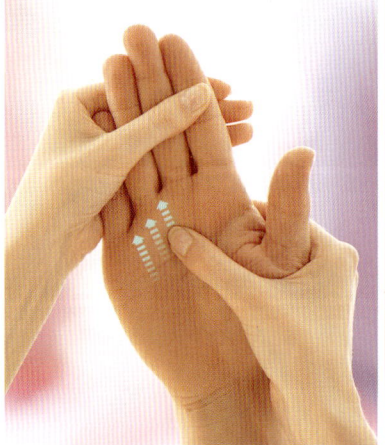

2 Gehen Sie zum nächsten Abschnitt der Zonen von Brustkorb, Lunge und oberem Rücken über und gehen Sie wieder mehrmals mit dem Daumengang hindurch.

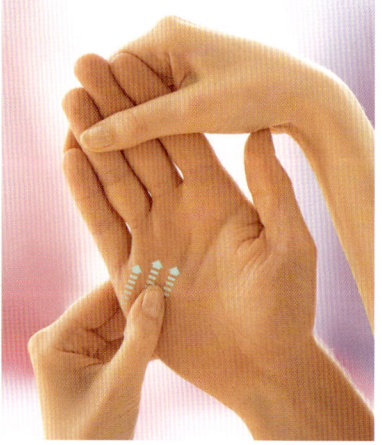

3 Wechseln Sie die Hände, biegen Sie nun die Finger mit der rechten Hand etwas zurück und wandern Sie mit links im Daumengang von der Zwerchfell-Zone aufwärts durch die Schulter-Zone.

ZUR ORIENTIERUNG

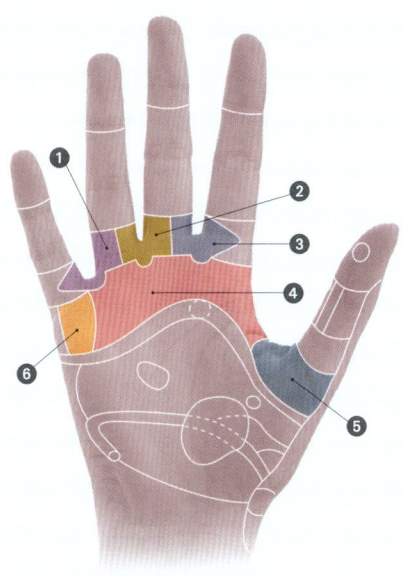

4 Spreizen Sie Zeige- und Mittelfinger mit der linken Hand, um die AUGEN-Zone zu behandeln. Legen Sie Daumen und Zeigefinger Ihrer Arbeitshand von oben und unten auf die »Schwimmhaut« zwischen den Fingern und kneifen Sie sie mehrmals sanft.

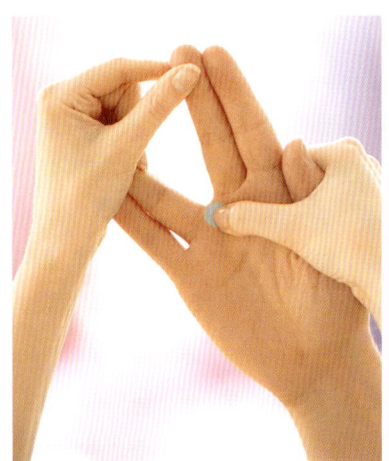
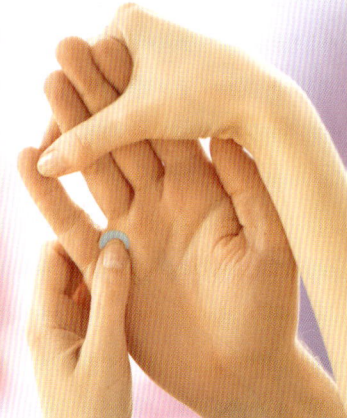

5 Gehen Sie zur Behandlung der INNENOHR-Zone zwischen Mittel- und Ringfinger genauso vor und kneifen Sie wieder mehrmals leicht das Gewebe dazwischen.

6 Wechseln Sie die Hände und kneifen Sie mit Ihrem linken Daumen und Zeigefinger sanft die OHR-Zone im Gewebe zwischen Ringfinger und kleinem Finger.

EXTRAS Handflächenschaukel (S. 125) • Schmetterling (S. 124) • Die Handfläche wringen (S. 124)

RECHTE HAND

Im oberen Teil der Handfläche liegen drei Reflexzonengruppen: die der Augen und Ohren, die von Brustkorb, Lunge und Herz sowie die Zonen der Schultern und des oberen Rückens.

Die Zonen von OHR ❶, INNENOHR ❷ und AUGE ❸ liegen in den »Schwimmhäuten« zwischen kleinem und Ringfinger, Ring- und Mittelfinger bzw. Mittel- und Zeigefinger. Die Zone von BRUSTKORB, LUNGE und OBEREM RÜCKEN erstreckt sich quer über die obere Handfläche ❹. Wie im Körper, wo der obere Rücken auch hinter Lunge und Brustkorb liegt, befindet sich seine Reflexzone ebenfalls hinter der Lungen- und Brustkorbzone. Die HERZ-Zone ❺ finden Sie am Ansatz des Daumens und die Zone der SCHULTER unterhalb des kleinen Fingers ❻.

Die rechte Hand entspricht der linken Hand, wobei die Reflexzonen der rechten Hand sich auf die rechte Körperseite beziehen und die der linken Hand auf die linke Seite.

Untere Handfläche

4. Schritt – Partnermassage

In diesem Abschnitt geht es um die Reflexzonen von Organen, die für die Verwertung der Nahrung und die Ausscheidung von nicht Verwertbarem verantwortlich sind. Sie behandeln die Leber, die Gallenblase, den Dünndarm und den Dickdarm. Unterhalb des kleinen Fingers liegt außerdem die Zone für den Arm.

BEHANDELTE ZONEN

- **Leber und Gallenblase** Die Behandlung stärkt die Funktion dieser Organe, z. B. Entgiftung und Fettverdauung.
- **Arme** Hier finden sich oft Verspannungen, die Sie mit der Behandlung lösen können.
- **Dickdarm** Die Behandlung fördert die Darmfunktion und die Ausscheidung.
- **Dünndarm** Hier können Sie die Nahrungsverwertung verbessern

1 Halten Sie die Hand mit Ihrer rechten Hand. Mit dem Daumen im Daumengang von der ZWERCHFELL-Zone aus durch die LEBER- und GALLENBLASEN-Zone gehen.

2 Setzen Sie dann den Daumen neu an und gehen Sie mit weiteren, nebeneinanderliegenden Daumengängen durch die LEBER- und GALLENBLASEN-Zone.

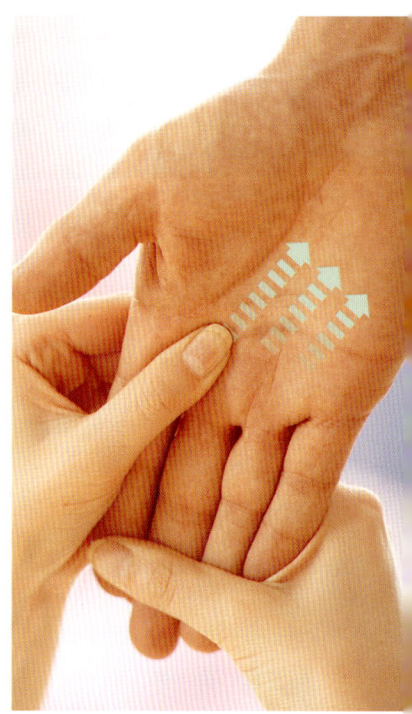

ZUR ORIENTIERUNG

3 Wechseln Sie die Hände und arbeiten Sie weiter die LEBER- und GALLENBLASEN-Zone durch, indem Sie nun mit dem rechten Daumen in mehreren Daumengängen durch die Zone wandern.

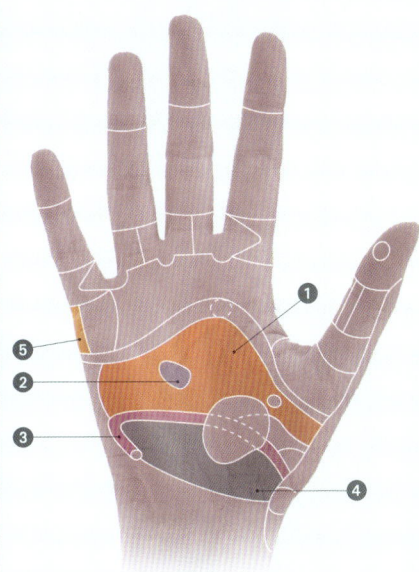

RECHTE HAND

In den weichen Bereichen in der Handfläche und am Handansatz liegen vor allem die Reflexzonen der Verdauungsorgane.

Die LEBER-Zone ❶ erstreckt sich quer über die Handfläche und schließt die Zone der GALLENBLASE ❷ ein. Die Zone des DICKDARMS ❸ verläuft über den Ansatz der Hand und rahmt die DÜNNDARM-Zone ❹ ein. Im fleischigen Bereich direkt unterhalb des kleinen Fingers liegt die ARM-Zone ❺.

Die Reflexzonen an der rechten Hand entsprechen spiegelbildlich denen an der linken Hand, mit Ausnahme der Bauchorgane: Die Leber- und Gallenblasenzone gibt es nur an der rechten Hand, an der linken dafür die Milzzone, etwa an der Stelle, wo rechts die Gallenblasenzone liegt. Die Dickdarmzonen verlaufen an den Händen genau wie an den Füßen (s. S. 31). Sie müssen rechts von außen nach innen und links von innen nach außen arbeiten.

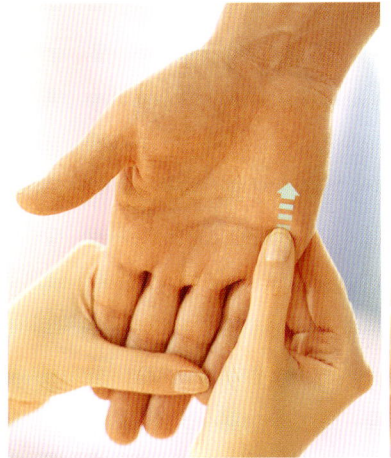

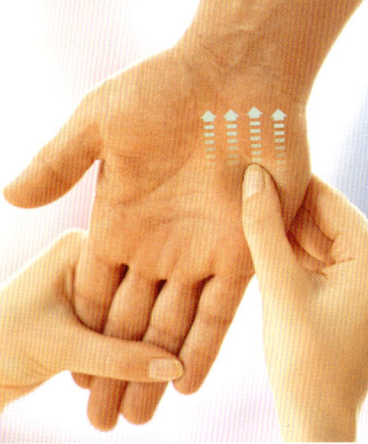

4 Setzen Sie dann Daumen und Zeigefinger wie abgebildet an, um die ARM-Zone im fleischigen Bereich an der Handkante zu drücken. Geben Sie entlang der Kante an verschiedenen Stellen Druck.

5 Halten Sie die Hand mit der linken Hand fest und gehen Sie dann im Daumengang mehrmals durch die Zonen von DÜNN-DARM und DICKDARM.

EXTRAS Fingerzug (S. 122) • Schmetterling (S. 124) • Die Handfläche wringen (S. 124)

Fingeroberseiten und Daumenseite

5. Schritt – Partnermassage

Mit der Behandlung dieser Zonen entspannen Sie nicht nur die Wirbelsäule, sondern können auch Rückenschmerzen lindern. Arbeiten Sie die Wirbelsäulenzone an der Seite des Daumens durch und an den Fingern die Zonen von Kopf, Nebenhöhlen, Hals/Nacken, Zähnen, Zahnfleisch und Kiefern.

BEHANDELTE ZONEN

- **Wirbelsäule** Ihre Reflexzone erstreckt sich entlang der Hand- und Daumenkante.
- **Hals/Nacken** Die Behandlung kann Verspannungen lösen.
- **Kopf und Gehirn** Sie regeln jegliche Aktivität im Körper, daher spielen diese Zonen eine Schlüsselrolle bei der Behandlung.
- **Nebenhöhlen** Die Behandlung zielt darauf ab, die Höhlen gesund zu erhalten.
- **Zähne, Kiefer und Zahnfleisch** Die Behandlung kann das Zusammenspiel von Gewebe, Knochen und Zähnen verbessern.

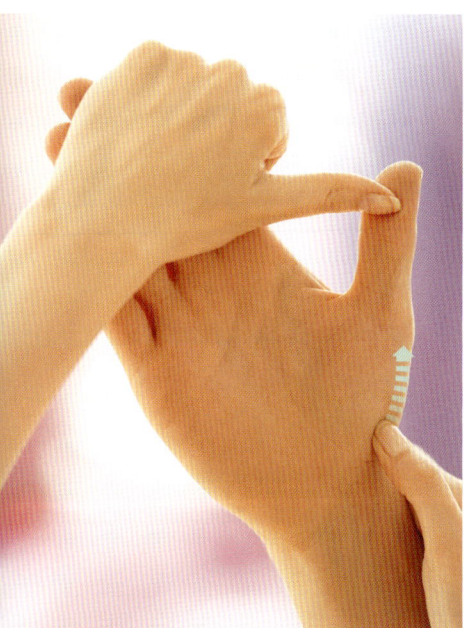

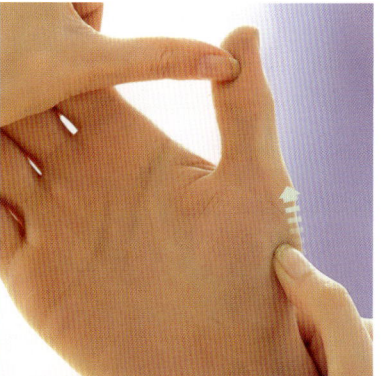

1 Halten Sie die Hand mit Ihrer linken Hand aufrecht. Fangen Sie an der Zone des STEISSBEINS an und gehen Sie mehrmals mit dem rechten Daumen am knochigen Rand der Hand entlang nach oben bis durch die Zone der MITTLEREN WIRBELSÄULE.

2 Halten Sie den Daumen mit der linken Hand gerade und gehen Sie mit dem rechten Daumen mehrmals durch den oberen Teil der WIRBELSÄULEN-Zone, der dem OBEREN RÜCKEN entspricht.

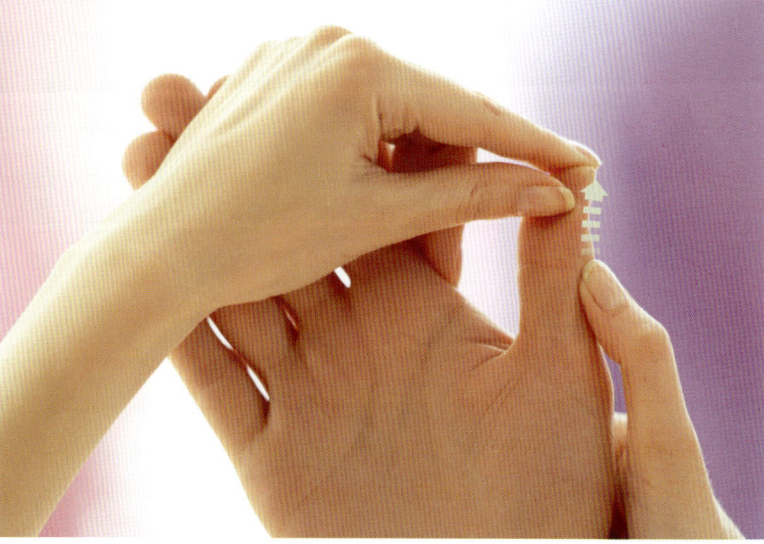

3 Gehen Sie im Daumengang nun noch einige Male weiter hoch durch die HALS- und NACKEN-Zone.

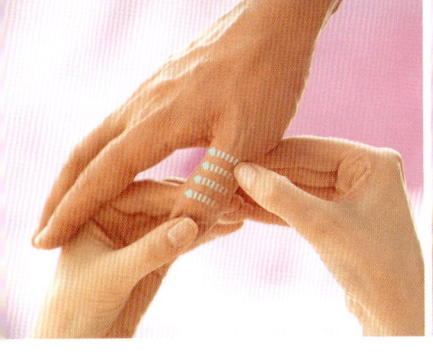
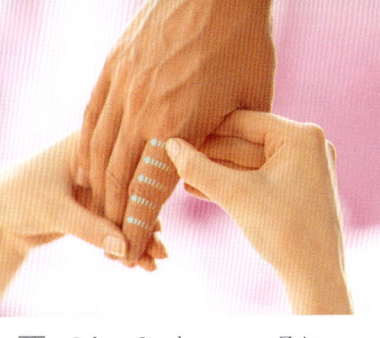

4 Um die Zonen von Kopf, Gehirn, Nebenhöhlen, Hals, Zähnen, Zahnfleisch und Kiefern zu bearbeiten, halten Sie den Daumen mit Ihrer linken Hand fest und gehen mehrmals auf verschiedener Höhe mit dem Daumengang quer über die Oberseite.

5 Gehen Sie dann zum Zeigefinger über, an dem Sie einen weiteren Teil dieser Zonen behandeln. Halten Sie wieder den Finger mit links fest und gehen Sie mehrfach mit Ihrem Daumen quer über die Oberseite.

6 Auf die gleiche Weise bearbeiten Sie die Zonen auf der Oberseite des Mittelfingers.

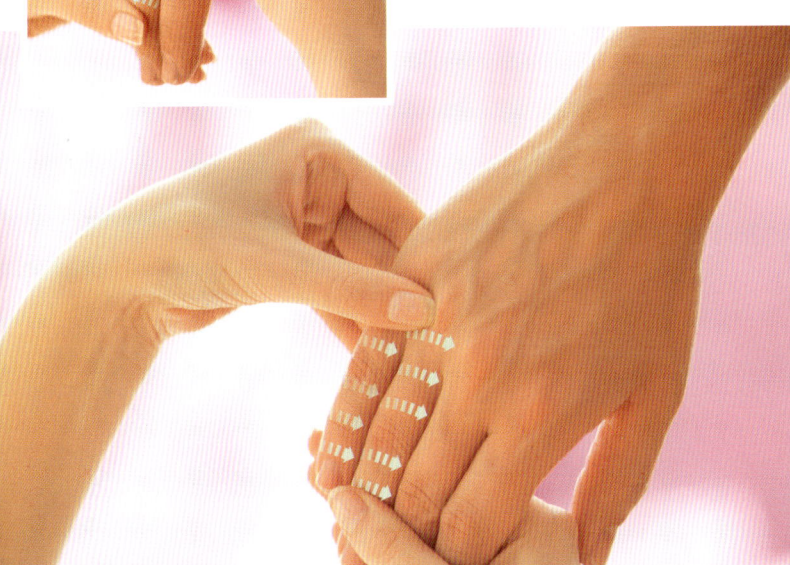

7 Wechseln Sie die Hände und behandeln Sie die Zonen auf dem Ringfinger und dem kleinen Finger mit Ihrem linken Daumen, indem Sie quer darüberwandern.

EXTRAS Handflächenschaukel (S. 125) • Schmetterling (S. 124)

ZUR ORIENTIERUNG

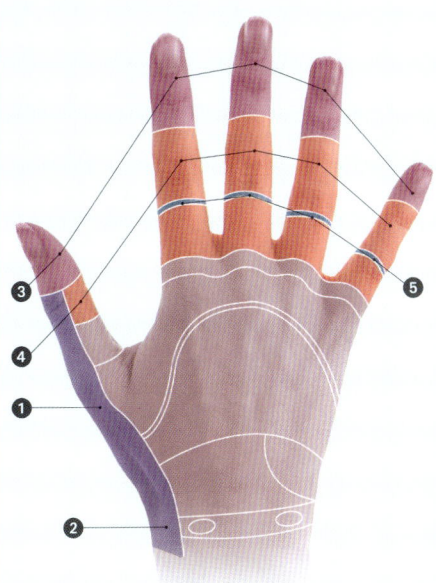

RECHTE HAND

Auf den Oberseiten der Finger und entlang der Seite des Daumens finden Sie die Reflexzonen für die Wirbelsäule, das Gesicht und den Kopf.

Die Reflexzone der WIRBELSÄULE läuft an der Seite des Daumens und der Hand entlang ❶ Der Bereich für das STEISSBEIN ❷ liegt dabei ganz unten, nahe am Handgelenk. Die Zonen von KOPF, GEHIRN und NEBENHÖHLEN ❸ erstrecken sich vom Unterrand der Fingernägel bis über das Endgelenk aller fünf Finger. Daran schließt sich an jedem Finger die Zone für HALS und NACKEN an ❹. Die Zonen von ZÄHNEN, ZAHNFLEISCH und KIEFERN schließlich ❺ verlaufen als schmales Band unterhalb der mittleren Gelenke der vier Finger, nicht aber am Daumen.

Die Reflexzonen an der rechten Hand entsprechen spiegelbildlich denen an der linken Hand, wobei die Zonen der rechten Hand sich auf die rechte Körperseite beziehen und die der linken Hand auf die linke Seite.

Handrücken

6. Schritt – Partnermassage

Hier geht es um Reflexzonen, die mit den Atmungsorganen, der Milchproduktion, der Herzfunktion und den Muskeln und Gelenken des Oberkörpers in Verbindung stehen. Dabei entsprechen die Zonen auf dem rechten Handrücken Lunge, Brustkorb, Brust, unterem Rücken, Lymphknoten, Leiste, Knie, Bein und Eierstock oder Hoden auf der rechten Körperseite.

1 Halten Sie die Hand mit Ihrer linken Hand fest. Gehen Sie mehrmals mit dem Daumengang den langen Mittelhandknochen (s. S. 72) zwischen Daumen und Zeigefinger entlang. Hier liegen Zonen für LUNGE, BRUSTKORB, BRUST und OBEREN RÜCKEN.

BEHANDELTE ZONEN

- **Brustkorb und Lunge** Bei Brustenge und Atembeschwerden kann die Behandlung dieser Zonen helfen.
- **Brust** In der Stillzeit können Sie so die Milchproduktion regulieren.
- **Oberer und unterer Rücken** Die Behandlung dieser Zonen kann Rückenschmerzen lindern.
- **Lymphknoten, Leiste und Eileiter** Sie können mit der Behandlung Lymphstaus beseitigen und das Immunsystem stärken.
- **Eierstöcke/Hoden** Regelmäßige Behandlung kann die Funktion dieser Organe verbessern.
- **Gebärmutter/Prostata** Bei Frauen stärkt die Behandlung die Funktion der Gebärmutter, bei Männern die der Prostata.

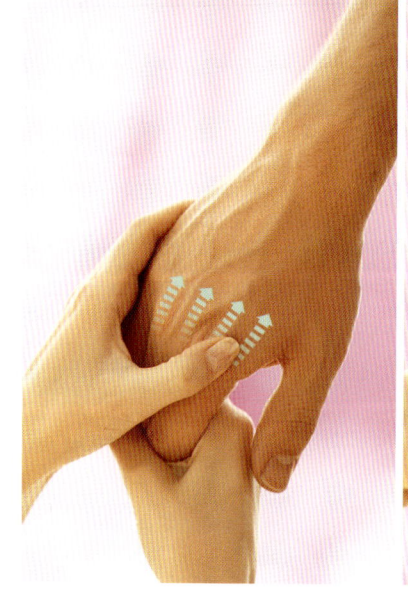

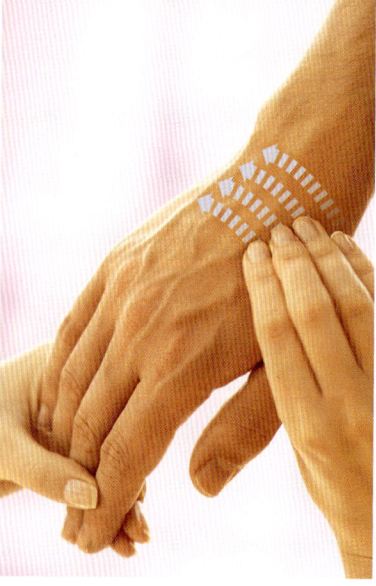

2 Wechseln Sie die Hände. Halten Sie die Hand mit Ihrer rechten Hand fest, gehen Sie mit dem linken Daumen im Daumengang mehrmals zwischen den einzelnen Mittelhandknochen den Handrücken nach oben.

3 Gehen Sie mehrmals mit den vier Fingern Ihrer rechten Hand im Fingergang quer über die Zone des UNTEREN RÜCKENS.

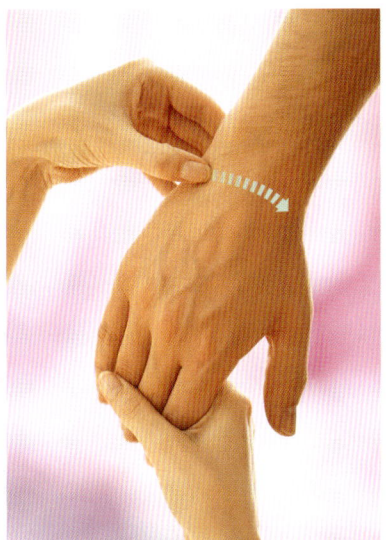
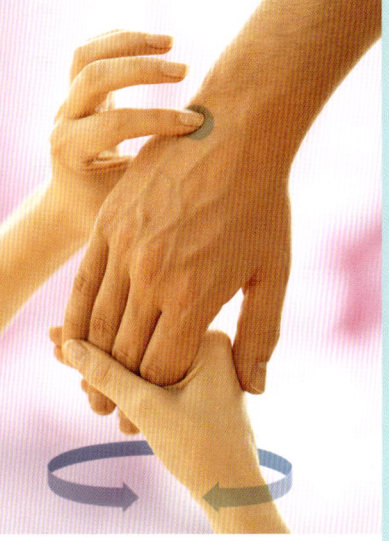

4 Wechseln Sie die Hände und wandern Sie mit dem Daumengang einige Male die Zonen der LYMPHKNOTEN, LEISTE und EILEITER entlang.

5 Lokalisieren Sie die kleine Zone des EIERSTOCKS bzw. HODENS mit Ihrem linken Zeigefinger. Setzen Sie die Rotation-um-einen-Punkt-Technik ein, indem Sie die Hand in beiden Richtungen mehrmals kreisen lassen.

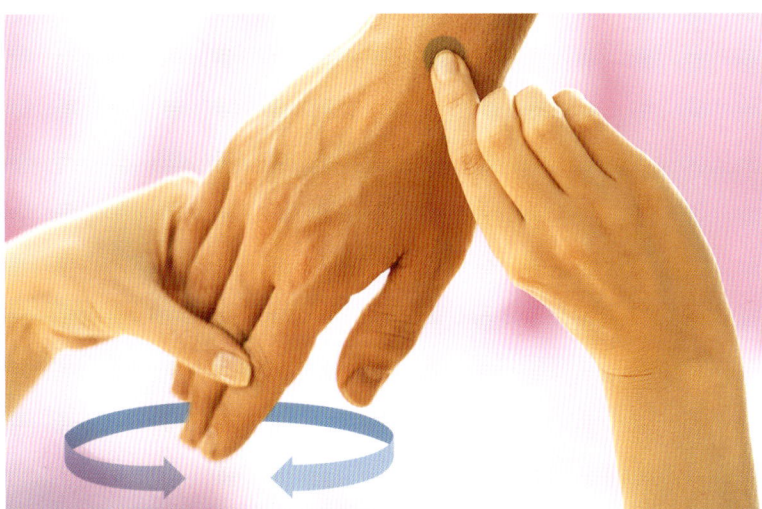

6 Wechseln Sie die Hände und legen Sie Ihren rechten Zeigefinger auf die kleine Zone von GEBÄRMUTTER bzw. PROSTATA. Bewegen Sie die Hand um diesen Punkt wieder mehrmals in beiden Richtungen.

EXTRAS Fingerzug (S. 122) • Schmetterling (S. 124) • Die Handfläche wringen (S. 124)

ZUR ORIENTIERUNG

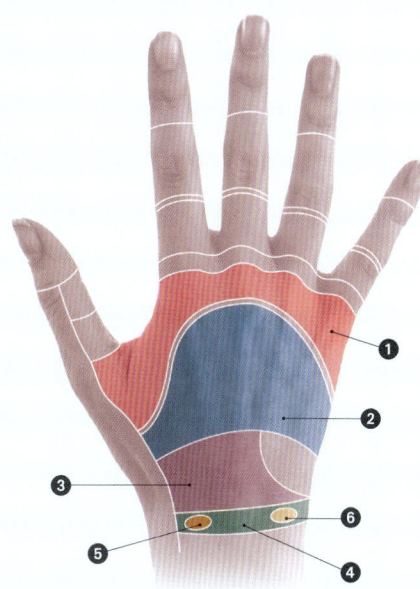

RECHTE HAND

Quer über den Handrücken verlaufen bandförmige Reflexzonen. Nahe am Fingeransatz liegt die Zone von OBEREM RÜCKEN, LUNGE, BRUSTKORB und BRUST ❶. Dabei liegt die Zone des oberen Rückens auf den anderen Zonen, so wie auch im Körper die Rückenmuskulatur z. B. über der Lunge liegt. Für den OBEREN RÜCKEN gibt es noch eine zweite große Zone ❷, für den UNTEREN RÜCKEN liegt die Reflexzone noch weiter in Richtung Handgelenk ❸. Die Zone für LYMPHKNOTEN, LEISTE und EILEITER verläuft als schmales Band ganz nahe am Handgelenk ❹. Darin eingebettet liegen bei Männern die Zone der HODEN, bei Frauen die des EIERSTOCKS ❺ sowie die Zone der PROSTATA bzw. der GEBÄRMUTTER ❻.

Die Reflexzonen an der rechten Hand entsprechen spiegelbildlich denen an der linken Hand, wobei die Zonen der rechten Hand sich auf die rechte Körperseite beziehen und die der linken Hand auf die linke Seite.

Die linke Hand

7. Schritt – Partnermassage

Nachdem Sie die Reflexzonen an der rechten Hand bearbeitet haben, gehen Sie nun zur linken Hand über. Auf den folgenden Seiten sehen Sie eine Zusammenfassung des Behandlungsprogramms für die linke Hand. Wenn Sie mit der Anwendung der Techniken erst einmal vertraut sind, zeigt Ihnen diese Übersicht auf einen Blick, welche Griffe Sie wo anwenden können.

EXTRAS

Prüfen Sie vor der Behandlung, ob es Stellen an der Hand gibt, die Sie nicht bearbeiten dürfen, z. B. Wunden oder Entzündungen.

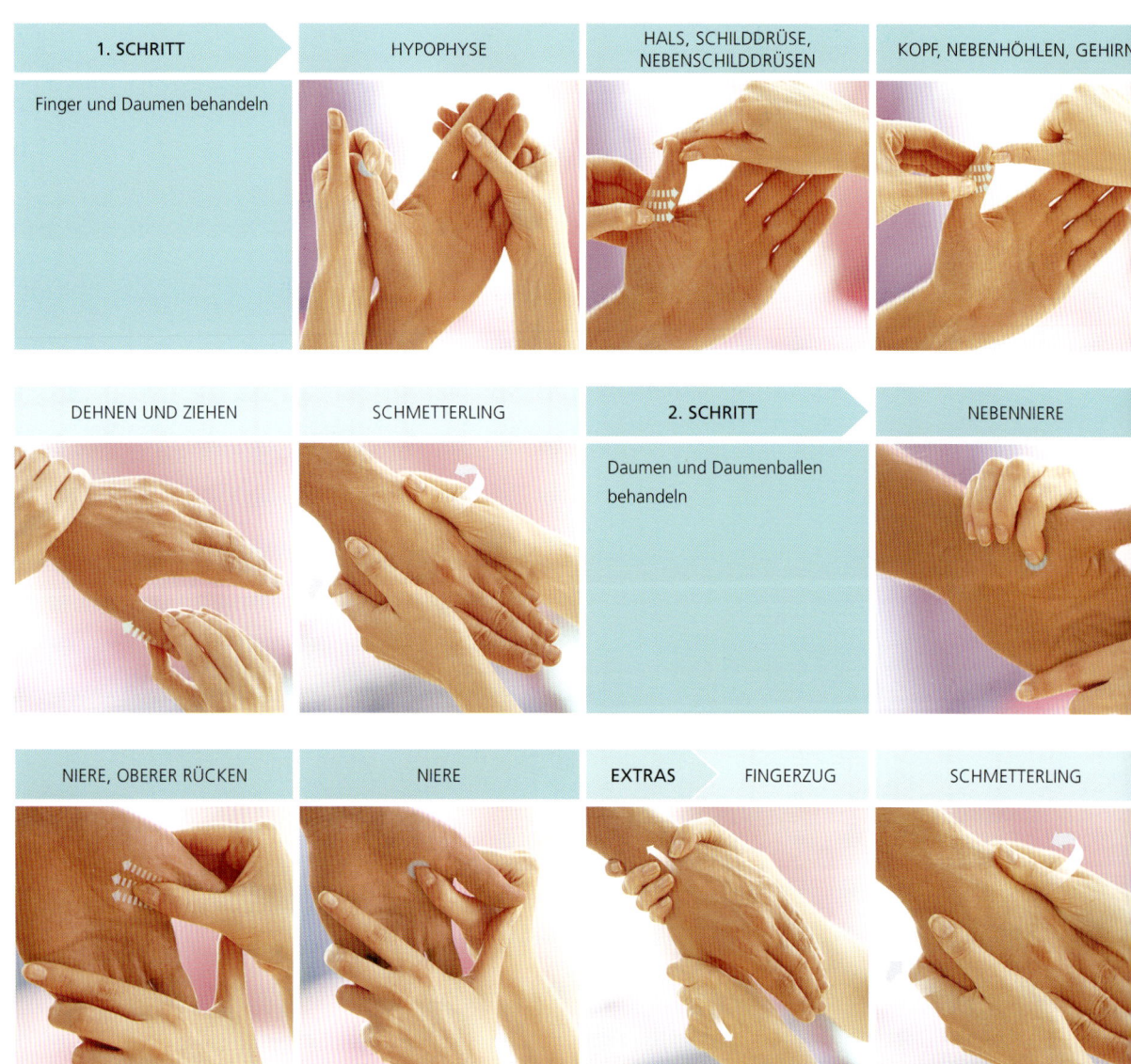

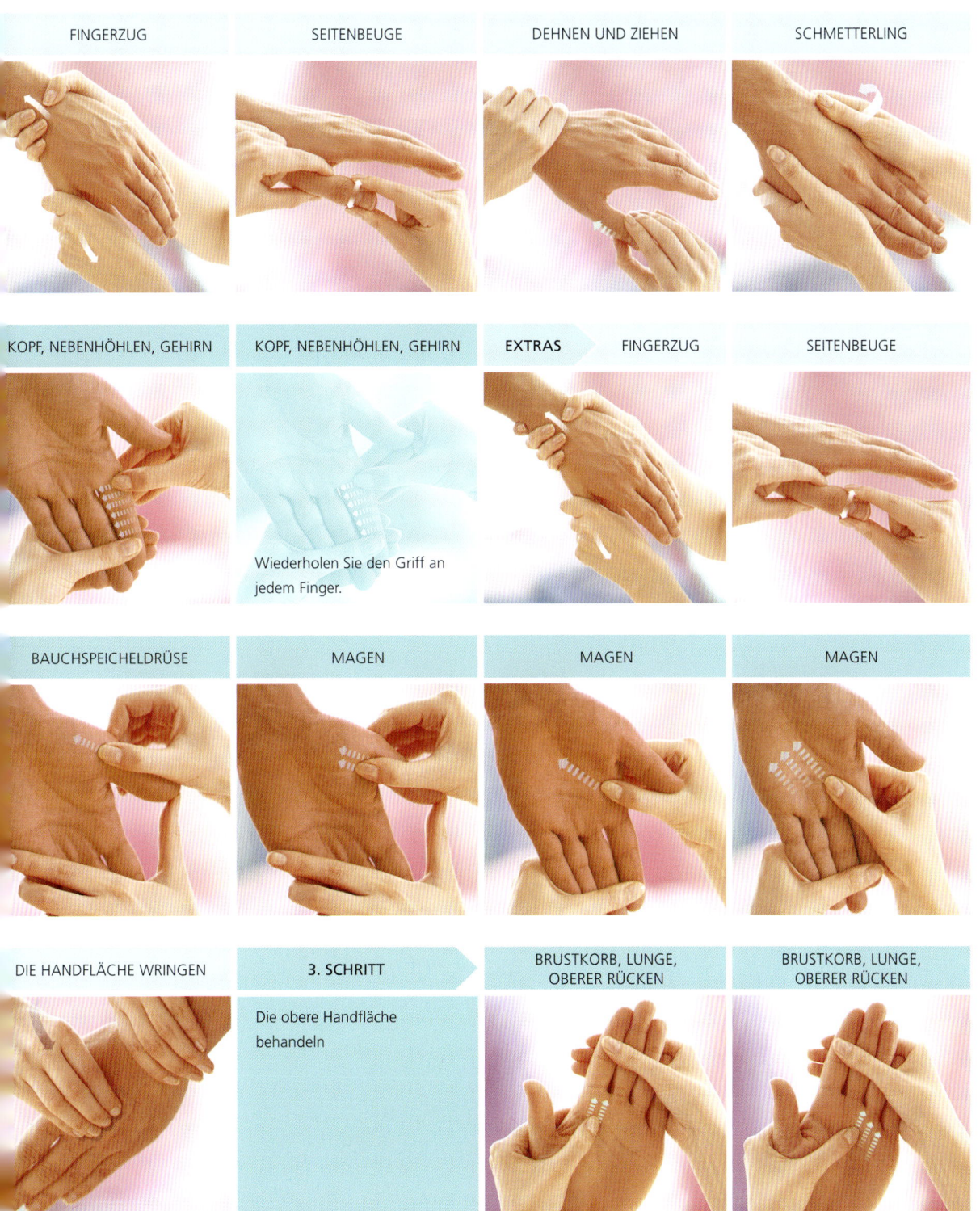

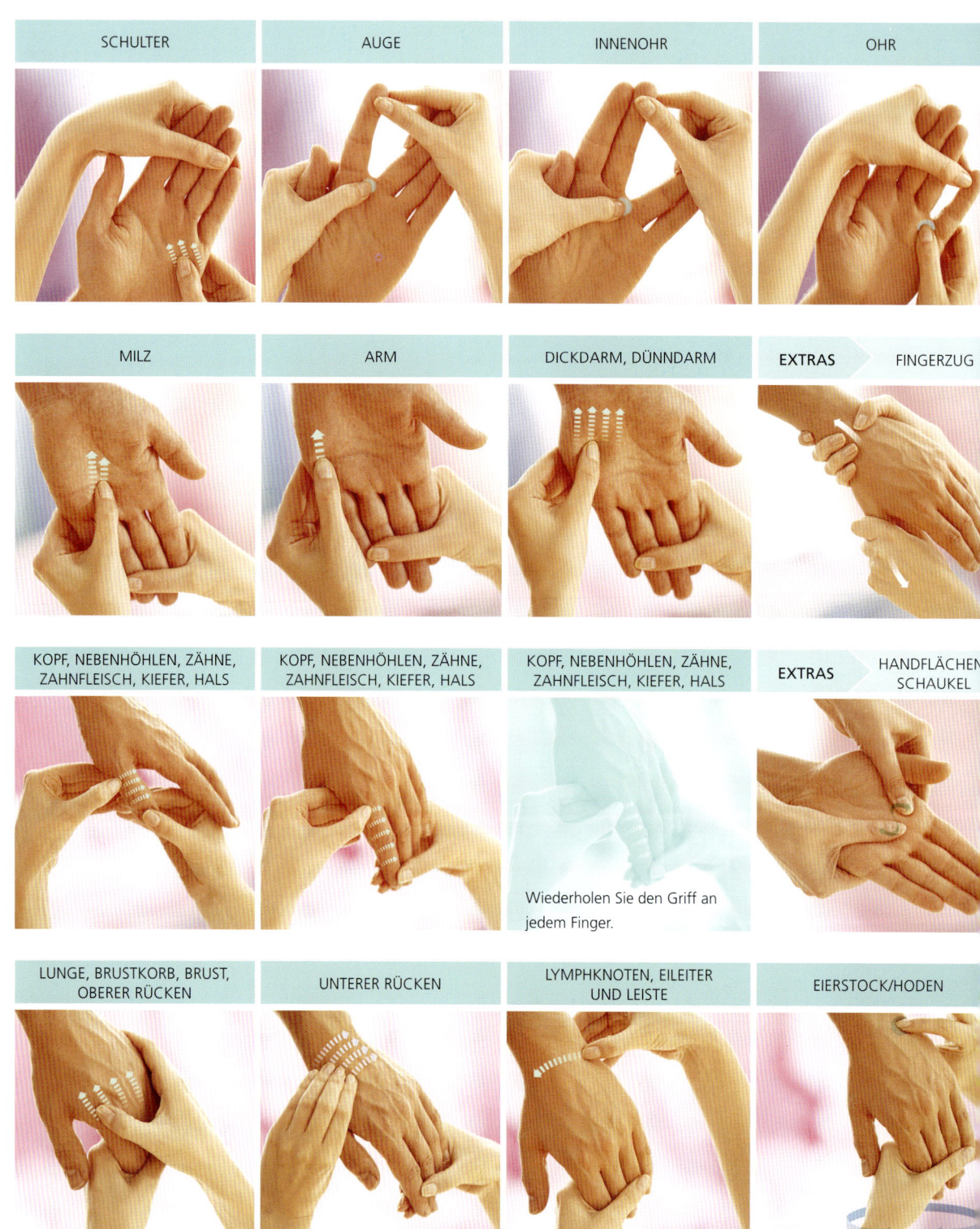

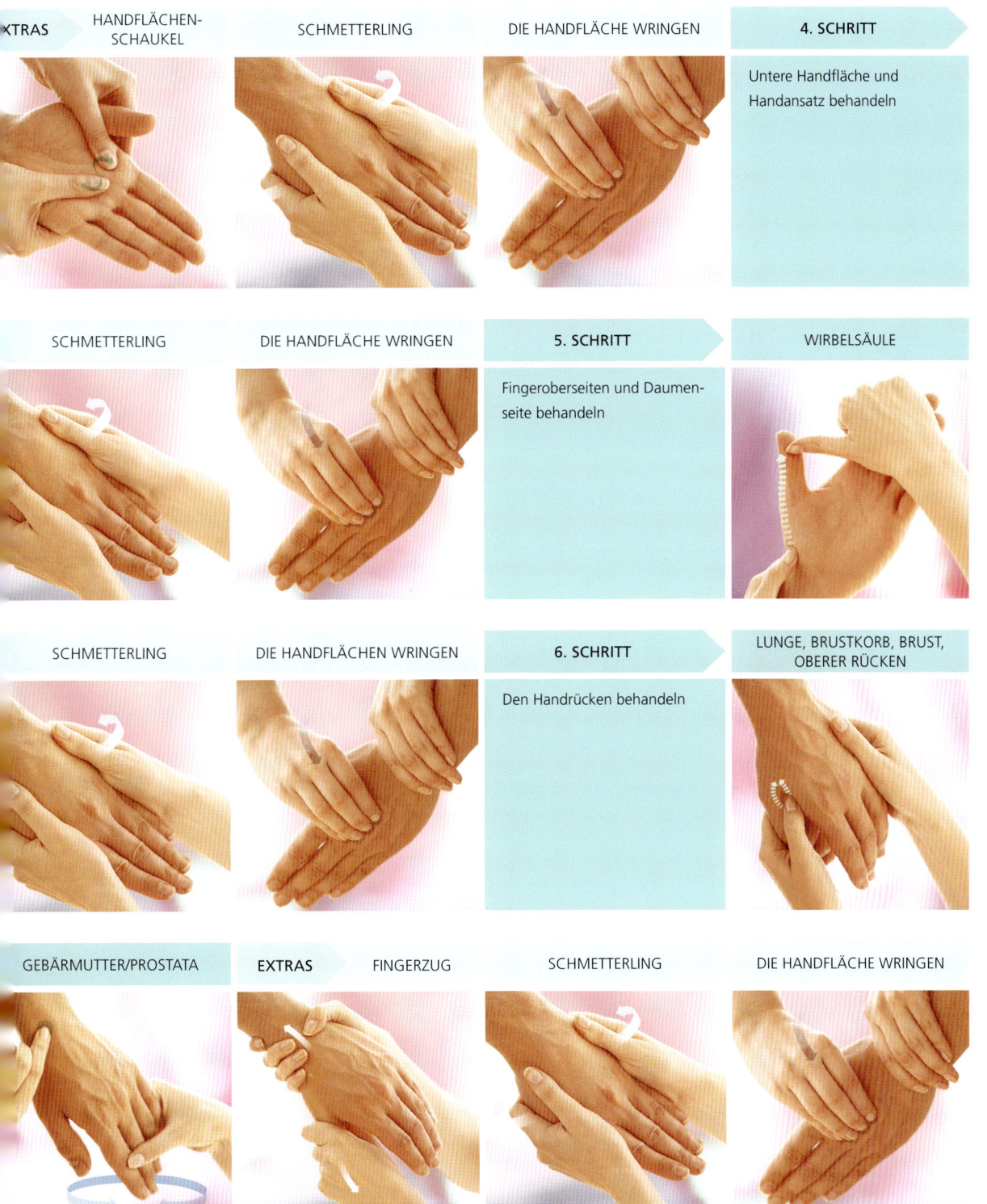

Extras: Selbstbehandlung

Bei diesen Entspannungsgriffen wird die Hand in ungewohnte Richtungen bewegt. Setzen Sie sie einzeln ein, wenn Sie gerade eine freie Minute haben, oder kombinieren Sie mehrere zu einer kurzen Auszeit vom Alltag. Je öfter Sie sie anwenden, desto bewusster wird Ihnen Ihr Körper, und Sie können besser mit Stress umgehen.

Der Fingerzug

Das sanfte Ziehen an den Fingern lockert die Gelenke und löst Kompressionen. Die Technik lockert auch die Muskulatur der Finger und hilft, die ganze Hand zu entspannen.

TIPP ZUM ÜBEN

▶ Am wirksamsten sind die Extras, wenn Sie sie mit möglichst viel Hautkontakt durchführen. Beim Fingerzug etwa sollten Sie den Finger mit Ihrer ganzen Hand umschließen.

▶ Wenn Sie die Anatomie der Hand begreifen, wissen Sie genau, worauf es ankommt. Die Abbildung auf Seite 30–39 hilft Ihnen, die richtigen Stellen anzupeilen.

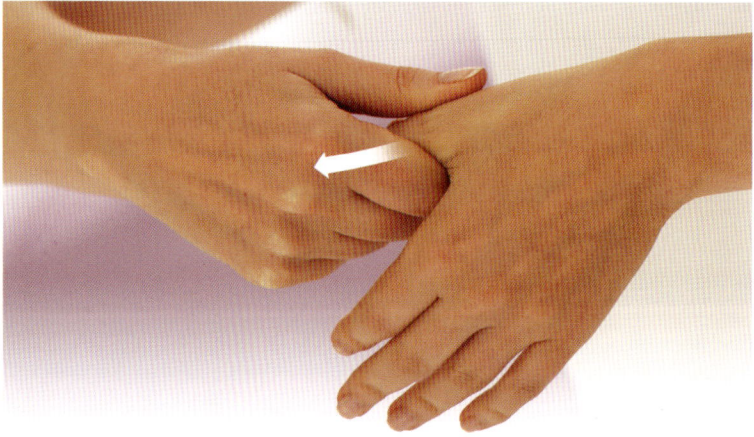

1 Fassen Sie Ihren Daumen so, dass er von Ihren Fingern vollständig umschlossen ist, und ziehen Sie sanft daran.

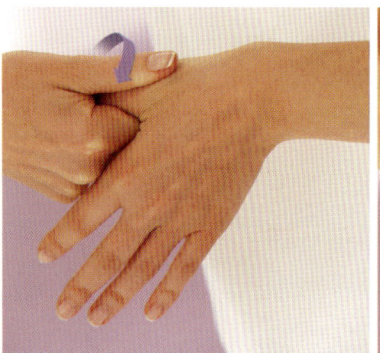
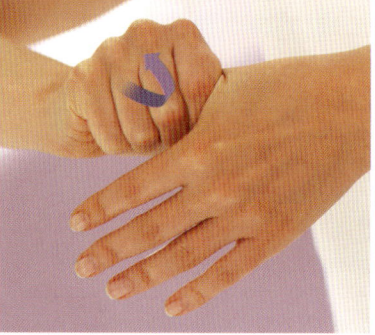

2 Den Daumen vorsichtig im und gegen den Uhrzeigersinn drehen. Schritt 1 und 2 an den anderen Fingern und an den Fingern der anderen Hand wiederholen.

Die Seitenbeuge

Diese leicht wiegende Bewegung entspannt und lockert die Gelenke und macht sie um einiges beweglicher. Doch Vorsicht: Arbeiten Sie nur mit außerordentlich leichtem Druck.

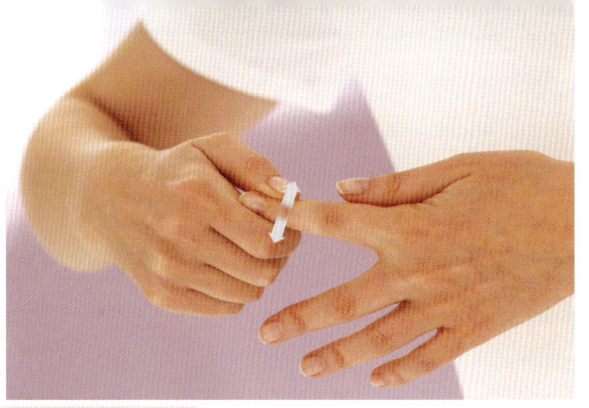

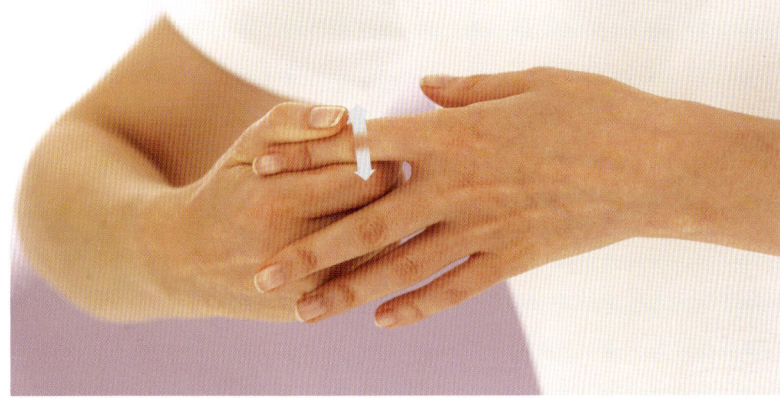

1 Nehmen Sie Ihren Zeigefinger zwischen Daumen und Zeigefinger, um das Endgelenk festzuhalten. Drücken Sie mehrmals abwechseln mit dem Daumen und der Zeigefingerseite, um den Finger leicht hin und her zu bewegen.

2 Wiederholen Sie die Bewegung am Mittelgelenk und dann beide Schritte an allen anderen Fingern.

Daumengang mit Dehnen

Bei dieser Technik geht es darum, die Finger in Richtungen zu dehnen, die außerhalb ihrer gewohnten Bewegungsmuster liegen. Durch den Daumengang dehnen Sie den Finger nicht nur, sondern üben auch Druck aus.

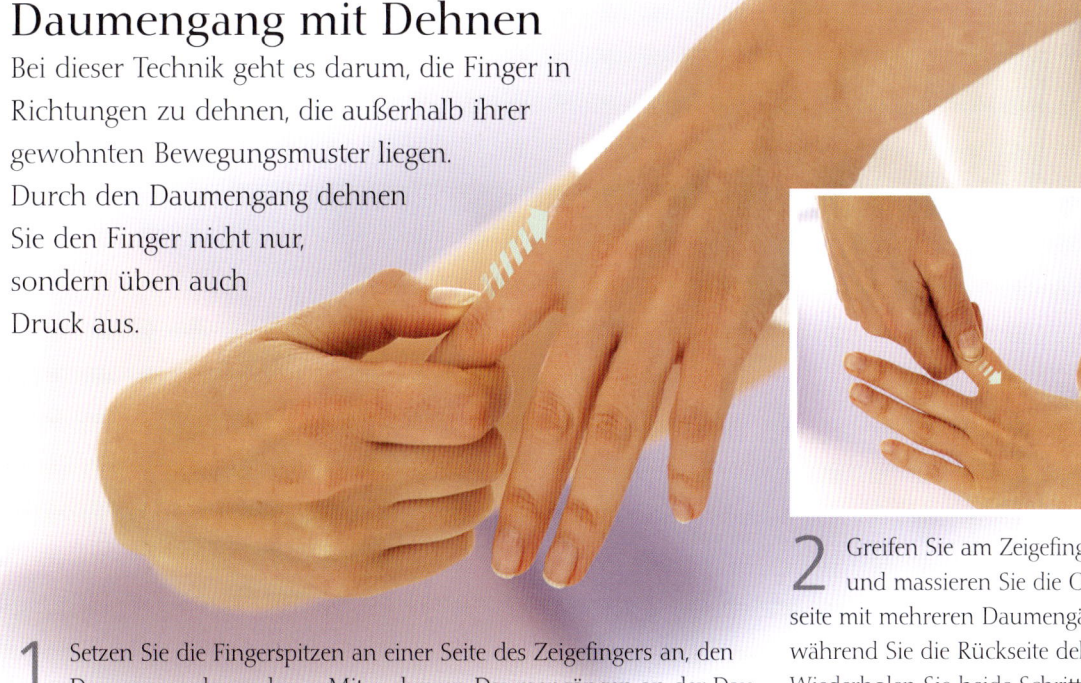

1 Setzen Sie die Fingerspitzen an einer Seite des Zeigefingers an, den Daumen an der anderen. Mit mehreren Daumengängen an der Daumenseite entlang gehen, gleichzeitig die andere Seite zu den Spitzen dehnen.

2 Greifen Sie am Zeigefinger um und massieren Sie die Oberseite mit mehreren Daumengängen, während Sie die Rückseite dehnen. Wiederholen Sie beide Schritte an allen Fingern.

EXTRAS: SELBSTBEHANDLUNG

Die Nägel polieren

Diese Entspannungstechnik regt die Durchblutung in den Fingerspitzen an. Trainieren Sie, die Hände nicht nur schnell, sondern auch in gleichmäßigem Rhythmus zu bewegen. Sobald Sie das beherrschen, können Sie die Technik diskret überall ausführen.

1 Beide Hände locker vor sich halten, die Fingernägel berühren sich an den flachen Seiten.

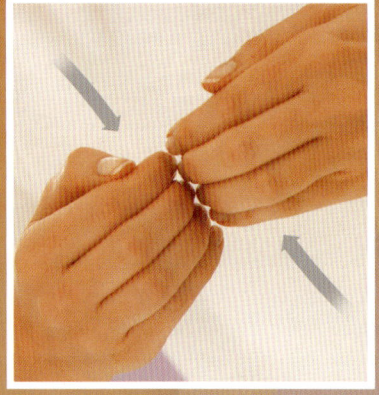

2 Beide Hände schnell und immer wieder in gegenläufiger Richtung bewegen, die rechte nach oben und die linke nach unten und umgekehrt. Üben Sie das gleichmäßig und ohne Unterbrechungen, als ob Sie Ihre Nägel aneinander polieren würden.

Die Handfläche mobilisieren

Bei dieser Technik fördern Sie die Entspannung, indem Sie die Mittelhandknochen durch eine Bewegung wie beim Auswringen mobilisieren (s. S. 124).

1 Drücken Sie mit dem Daumen Ihrer Arbeitshand sanft mehrmals auf jeden Mittelhandknochen, während die Finger von unten den Ballen nach oben ziehen.

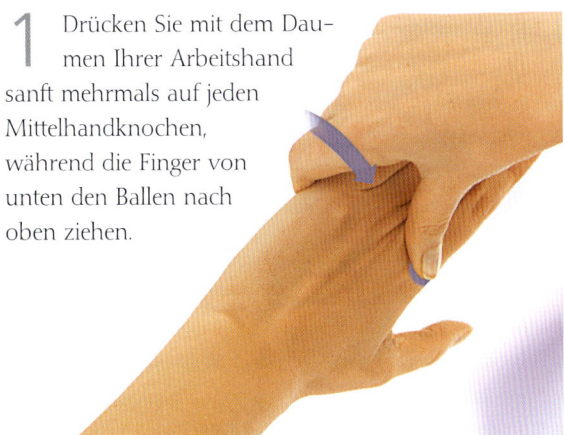

Die Presse

Hier wenden Sie sanften Druck an, um die ganze Hand zu lockern. Wenn Sie zu fest drücken, verkrampft sich die Hand.

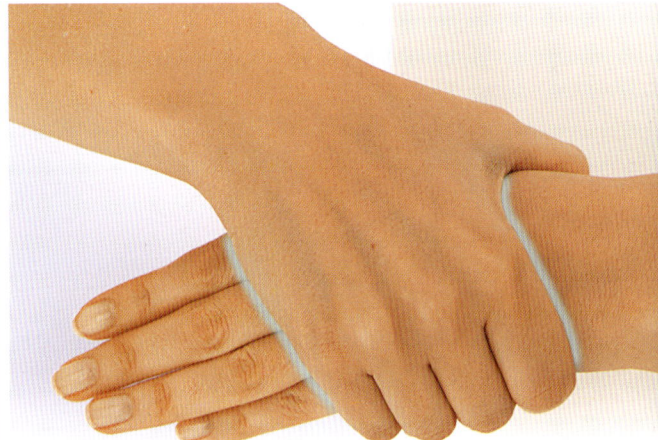

1 Umfassen Sie Ihre Hand wie abgebildet und drücken Sie sie sanft, aber bestimmt.

Entgegengesetzt mobilisieren

Wie bei der vorigen Technik bewegen Sie auch hier die Mittelhand, dieses Mal allerdings in entgegengesetzter Richtung.

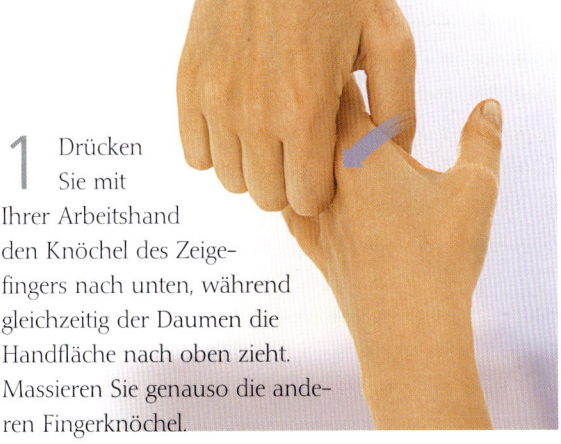

1 Drücken Sie mit Ihrer Arbeitshand den Knöchel des Zeigefingers nach unten, während gleichzeitig der Daumen die Handfläche nach oben zieht. Massieren Sie genauso die anderen Fingerknöchel.

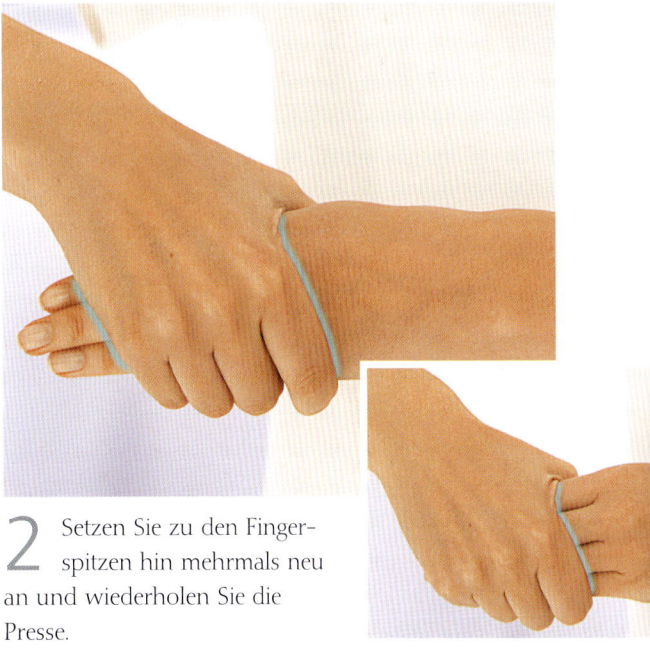

2 Setzen Sie zu den Fingerspitzen hin mehrmals neu an und wiederholen Sie die Presse.

EXTRAS: SELBSTBEHANDLUNG

Finger und Daumen

1. Schritt – Selbstmassage

Die Reflexzonen dieses Abschnitts korrespondieren mit vielen Drüsen und Organen, die die Aktivitäten in unserem Körper steuern – Gehirn, Hypophyse, Schilddrüse und Nebenschilddrüsen. Sie massieren außerdem die Zonen von Kopf, Gehirn und Nebenhöhlen sowie von Zähnen, Zahnfleisch und Kiefer. Schließen Sie die Massage mit einigen Extras ab, etwa mit der Seitenbeuge und dem Daumengang mit Dehnung.

EXTRAS Fingerzug (S. 142) • Seitenbeuge (S. 143) • Daumengang mit Dehnung (S. 143) • Nägel polieren (S. 144) • Handfläche mobilisieren (S. 145) • Entgegengesetzt mobilisieren (S. 145) • Presse (S. 145)

BEHANDELTE ZONEN

- **Kopf/Gehirn** Kontrollieren und steuern alle Aktivitäten im Körper; spielen eine Schlüsselrolle bei der Reflexzonenarbeit.
- **Hypophyse** Steuert den Hormonhaushalt; wirkt z. B. auf Wachstum und Stoffwechsel ein.
- **Nebenhöhlen** Die Behandlung der Zonen hilft, die Höhlen frei zu halten.
- **Hals/Nacken** Hier kommt es oft zu Verspannungen, die reflektorisch gut anzugehen sind.
- **Schilddrüse/Nebenschilddrüsen** Diese Hormondrüsen regulieren mit den Energiehaushalt des Körpers, das Wachstum, den Stoffwechsel und den Kalziumspiegel im Blut. Die Massage der Zonen stärkt ihre Funktion.

1 Legen Sie den Daumen an den Daumen Ihrer Arbeitshand. Drücken Sie mit Ihrem Zeigefinger auf die Hypophysen-Zone in der Mitte der Daumenkuppe. Drücken Sie mehrmals und lassen Sie dazwischen immer wieder los.

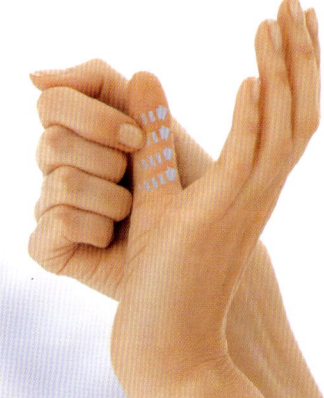

2 Halten Sie den Daumen an Ihrer Arbeitshand stabil und gehen Sie mit dem Fingergang mehrmals quer über die Zonen von Kopf, Gehirn, Nebenhöhlen, Hals, Schilddrüse und Nebenschilddrüsen.

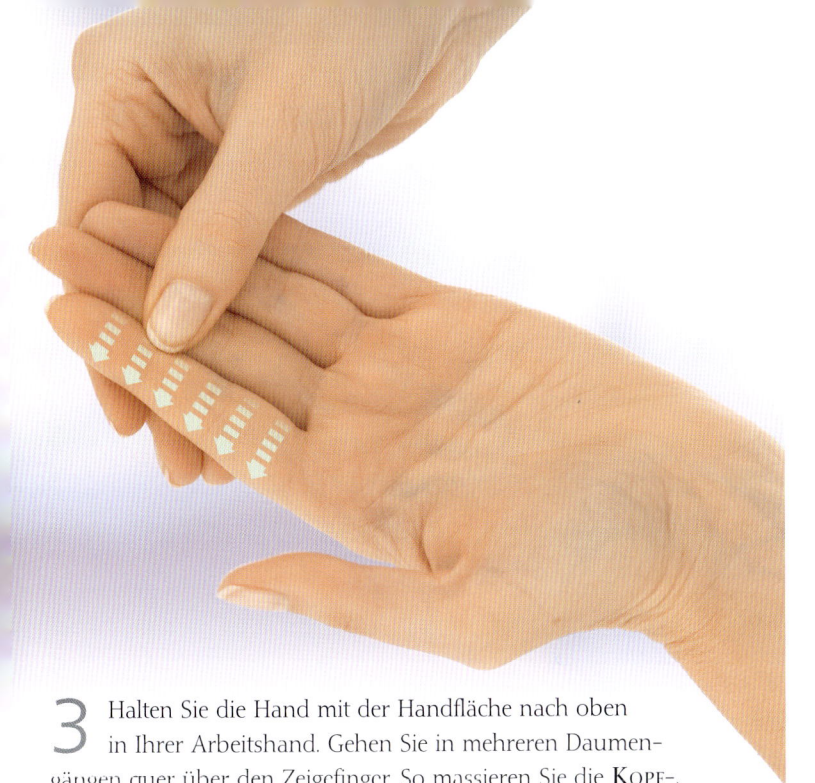

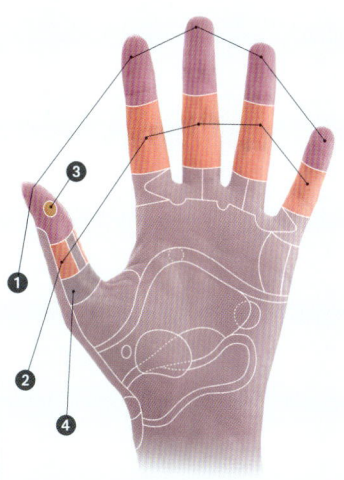

ZUR ORIENTIERUNG

LINKE HANDFLÄCHE
1. Kopf, Gehirn und Nebenhöhlen
2. Hals
3. Hypophyse
4. Schilddrüse und Nebenschilddrüsen

Weitere Informationen finden Sie auf S. 30.

3 Halten Sie die Hand mit der Handfläche nach oben in Ihrer Arbeitshand. Gehen Sie in mehreren Daumengängen quer über den Zeigefinger. So massieren Sie die Kopf-, Gehirn-, Hals- und Nebenhöhlen-Zonen. Massieren Sie im Bereich der Gelenke besonders gründlich.

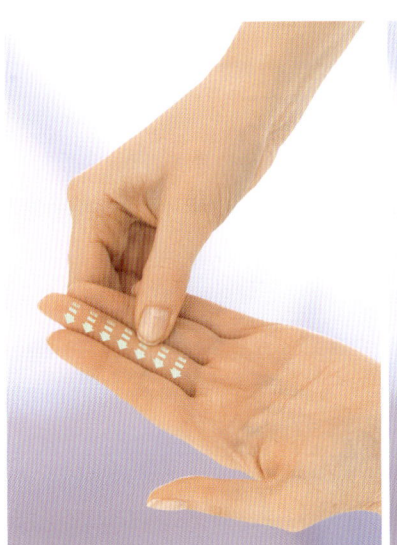

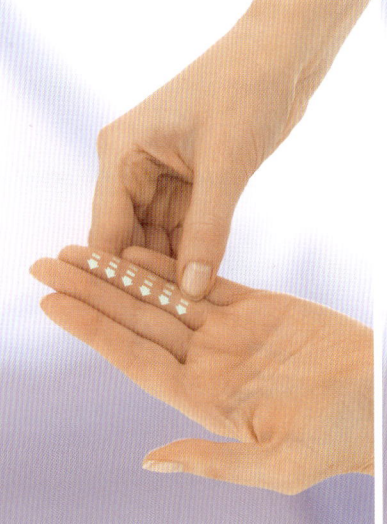

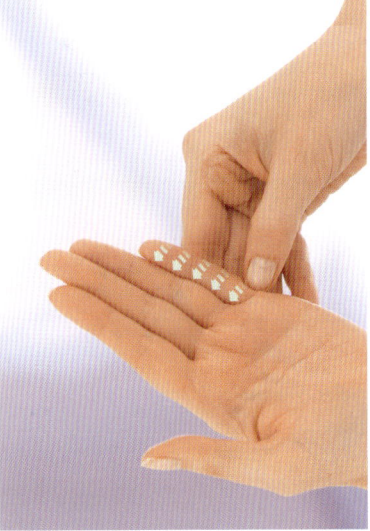

4 Führen Sie am Mittelfinger die gleichen Daumengänge durch.

5 Dann gehen Sie zum Ringfinger über und massieren ihn ebenso.

6 Schließlich massieren Sie den kleinen Finger mit den Daumengängen.

EXTRAS Seitenbeuge (S. 143) • Daumengang mit Dehnung (S. 143)

Daumenballen

2. Schritt – Selbstmassage

Wenn Sie diesen Bereich massieren, verbessern Sie die Funktion der Nebennieren, der Bauchspeicheldrüse, des Magens, des oberen Rückens und der Nieren – jener Organe, die für das Energieniveau, die Verdauung und den Wasserhaushalt im Körper verantwortlich sind. Wenn Ihre Fingernägel im weichen Fleisch Abdrücke hinterlassen, überprüfen Sie Ihre Technik und/oder arbeiten Sie mit weniger Druck.

BEHANDELTE ZONEN

- **Zwerchfell** Zuständig für die Atmung und weitere unwillkürliche Funktionen. Die Reflexzonenarbeit stärkt diesen Muskel.
- **Oberer Rücken** Die Massage der Zonen hilft, Verspannungen am Oberkörper und den Schulteroberseiten zu lösen.
- **Nebennieren** Die Massage der Zonen kann den Adrenalinspiegel normalisieren.
- **Magen** Massieren Sie die Zonen, um die Verdauung zu stärken.
- **Nieren** Wichtig für die Ausleitung von Gift- und Abfallstoffen aus dem Blut.
- **Bauchspeicheldrüse** Zuständig für einen stabilen Blutzuckerspiegel.

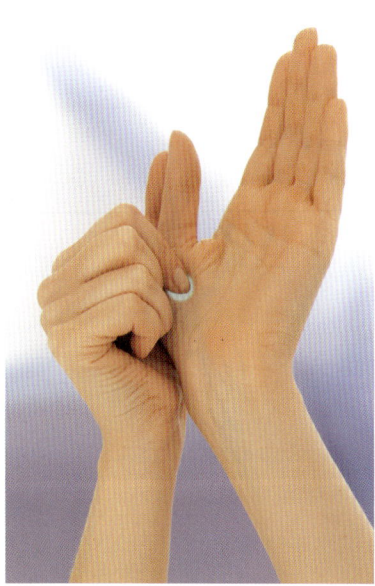

1 Die NEBENNIEREN-Zone suchen, indem Sie die Zeigefingerspitze auf dem weichen Daumenballen etwa auf halber Höhe des Mittelhandknochens des Daumens aufsetzen. Drücken Sie mehrmals darauf.

2 Gehen Sie mehrmals im Daumengang durch die Zone der BAUCHSPEICHELDRÜSE.

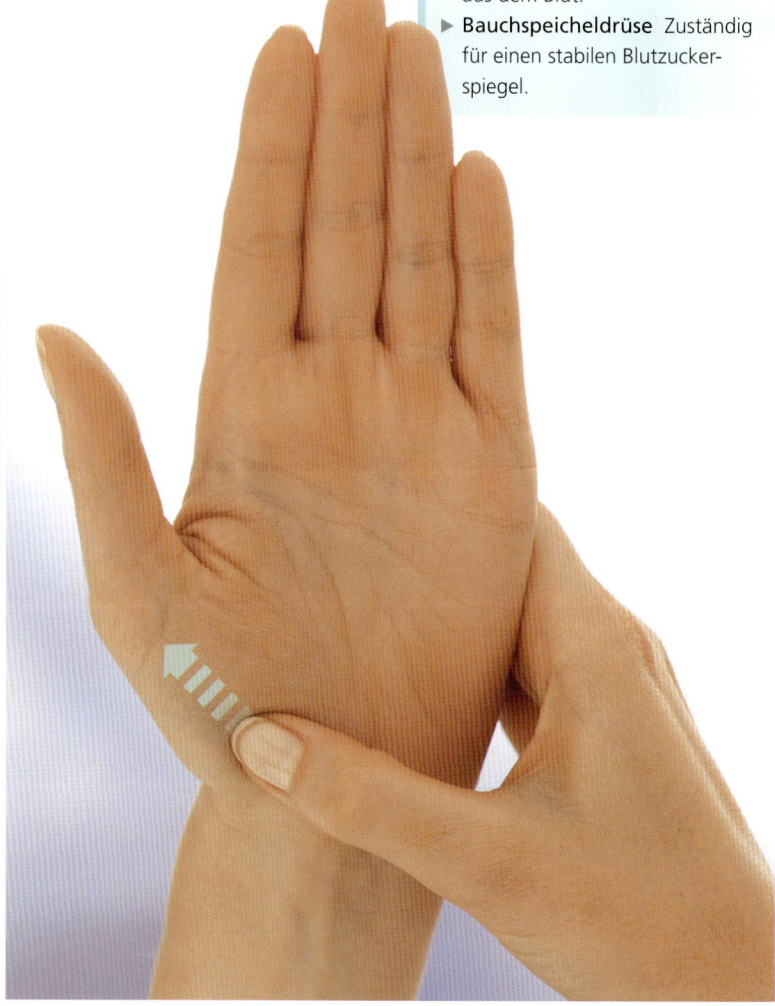

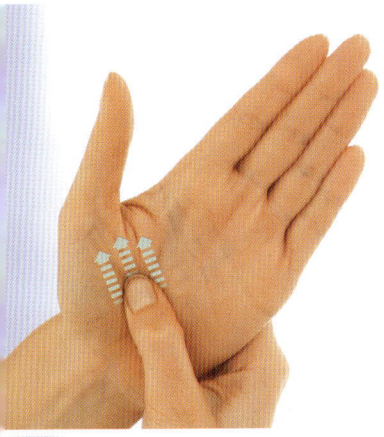

3 Machen Sie mit dem Daumen Ihrer Arbeitshand mehrere Daumengänge durch die Zonen von MAGEN und ZWERCHFELL.

4 Massieren Sie mit mehreren Daumengängen die Schwimmhaut und Handinnenfläche. Hier sind die Zonen von ZWERCHFELL, OBEREM RÜCKEN und NIERE.

ZUR ORIENTIERUNG

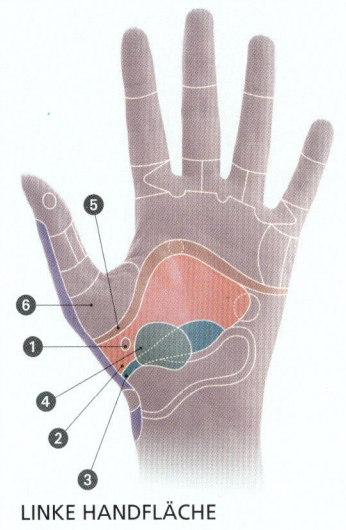

LINKE HANDFLÄCHE
① NEBENNIERE
② MAGEN
⑤ ZWERCHFELL
③ BAUCHSPEICHELDRÜSE
④ NIERE
⑥ OBERER RÜCKEN

Weitere Informationen finden Sie auf S. 30.

5 Zum Schluss die NIEREN-Zone noch gründlicher bearbeiten: Daumen und Zeigefinger von beiden Seiten auf diese Zone am Daumenballen legen. An mehreren Stellen drücken und wieder locker lassen, bis Sie die sensibelste Stelle gefunden haben. Drücken Sie sie dann, ohne dass es wehtut.

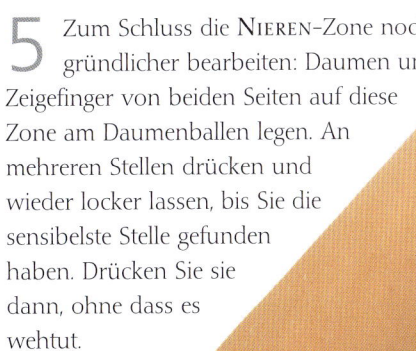

EXTRAS Presse (S. 145) • Fingerzug (S. 142)

Oberer Teil Handfläche

3. Schritt – Selbstmassage

In diesem Abschnitt massieren Sie Reflexzonen, die mit drei verschiedenen Bereichen des Oberkörpers korrespondieren: Brustkorb und Lunge, Schultern und oberem Rücken sowie Augen und Ohren. Wenn Sie wissen, dass Sie hier zu Verspannungen neigen, bearbeiten Sie die entsprechenden Zonen besonders gründlich.

1 Gehen Sie mit der Spitze des Zeigefingers im Fingergang in Pfeilrichtung durch die HERZ-Zone.

BEHANDELTE ZONEN

- **Innenohr** Die Massage der Zonen unterstützt die Funktion des Gleichgewichtsorgans im Innenohr.
- **Ohren** Ohrenschmerzen und Ohrgeräusche (Tinnitus) können gelindert werden.
- **Augen** Müde, gereizte Augen können reflektorisch beruhigt werden.
- **Schultern** Eine Massage der Zonen hilft, Verspannungen zu lösen.
- **Herz** Die Massage der Zonen stärkt die Herzfunktion.
- **Oberer Rücken** Verspannungen im Oberkörper können Sie über diese Zonen lösen.
- **Herz** Die Massage der Zonen stärkt die Herzfunktion.

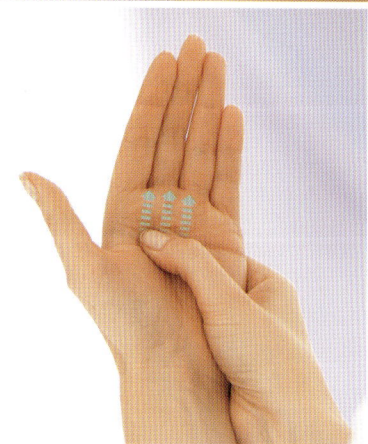

2 Bei der ZWERCHFELL-Zone beginnen und mehrere Daumengänge durch die Reflexzonen von BRUSTKORB, LUNGE und OBEREM RÜCKEN machen.

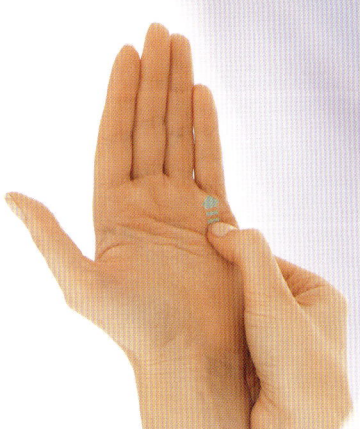

3 Gehen Sie zur SCHULTER-Zone über und massieren Sie sie mit Daumengängen.

4 Kneifen Sie mit Daumen und Zeigefinger mehrere Male leicht in die Schwimmhaut zwischen Zeige- und Mittelfinger, um die AUGEN-Zone zu massieren.

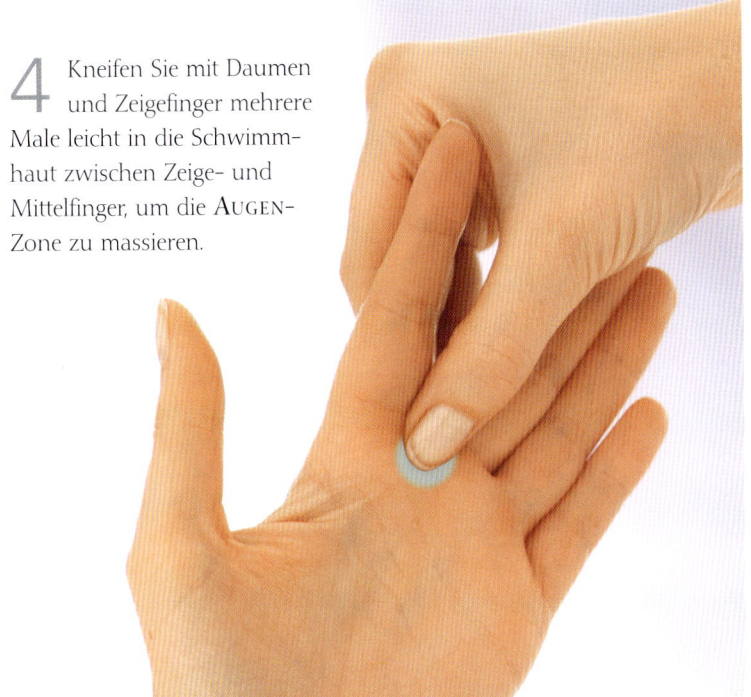

ZUR ORIENTIERUNG

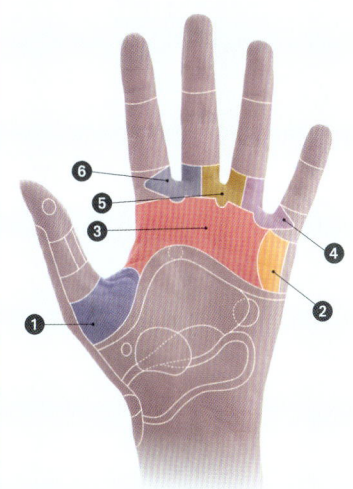

LINKE HANDFLÄCHE

❶ HERZ ❹ OHR
❷ SCHULTER ❺ INNENOHR
❸ BRUSTKORB, LUNGE ❻ AUGE
UND OBERER RÜCKEN

Weitere Informationen finden Sie auf S. 30.

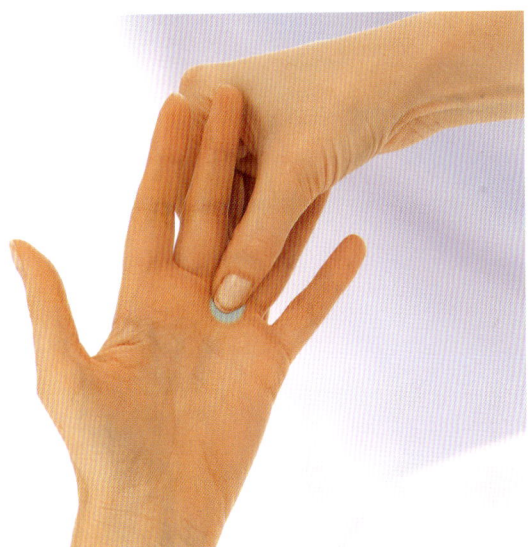

5 Kneifen Sie leicht mehrmals in die Schwimmhaut zwischen Mittel- und Ringfinger, hier liegt die INNENOHR-Zone.

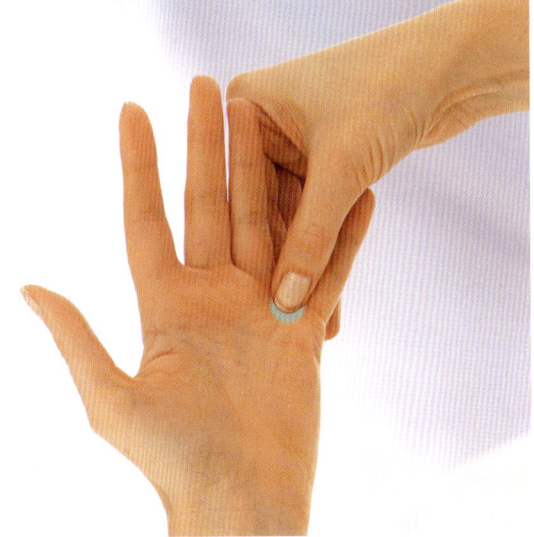

6 Kneifen Sie zum Abschluss noch mehrmals sanft in die OHR-Zone zwischen Ring- und kleinem Finger.

EXTRAS Handfläche mobilisieren (S. 145) • Entgegengesetzt mobilisieren (S. 145)

OBERER TEIL HANDFLÄCHE

Handmitte und –ballen

4. Schritt – Selbstmassage

Die Reflexzonen hier korrespondieren mit dem Magen, dem Dünndarm und dem Dickdarm. Im weichen Handballen an der Handkante unterhalb des kleinen Fingers liegt außerdem eine Zone für den oberen Rücken und den Arm.

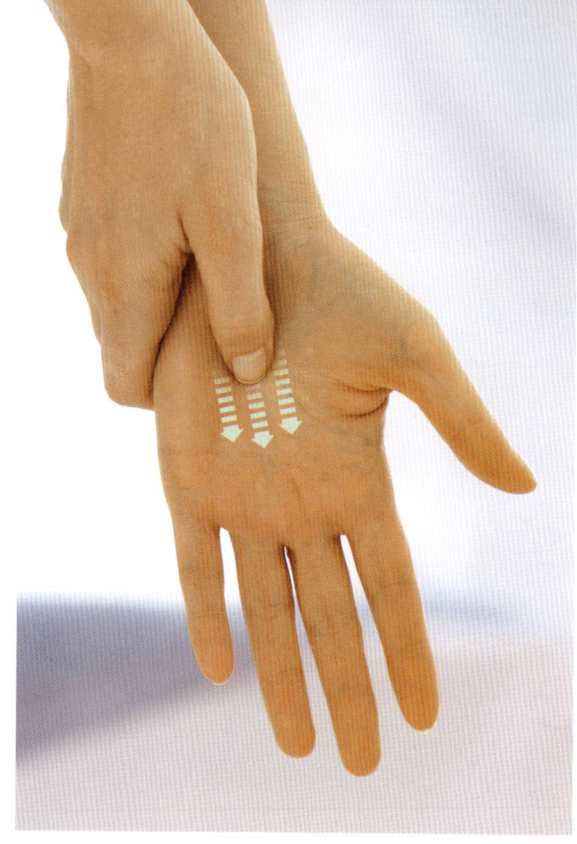

1 Gehen Sie im Daumengang von der MAGEN-Zone aus über die ZWERCHFELL-Zone. Dabei massieren Sie auch einen Teil des OBEREN RÜCKENS.

2 Führen Sie mehrere weitere Daumengänge durch die Reflexzone von MAGEN und OBEREM RÜCKEN durch.

BEHANDELTE ZONEN

- **Zwerchfell** Stärken Sie durch die Zonenmassage die Funktionen dieses Muskels (Atmung).
- **Magen** Massieren Sie die Zonen, um die Verdauung zu stärken.
- **Oberer Rücken** Verspannungen im Oberkörper können Sie über diese Zonen lösen.
- **Dickdarm** Die Massage der Zonen fördert Transport und Ausscheidung unverdaulicher Nahrungsbestandteile.
- **Arme** Sie können unter Gelenksteifheit leiden, sprechen aber gut auf Reflexzonenarbeit an.
- **Dünndarm** Die Massage der Zonen unterstützt die Aufspaltung und Verwertung der Nahrung.

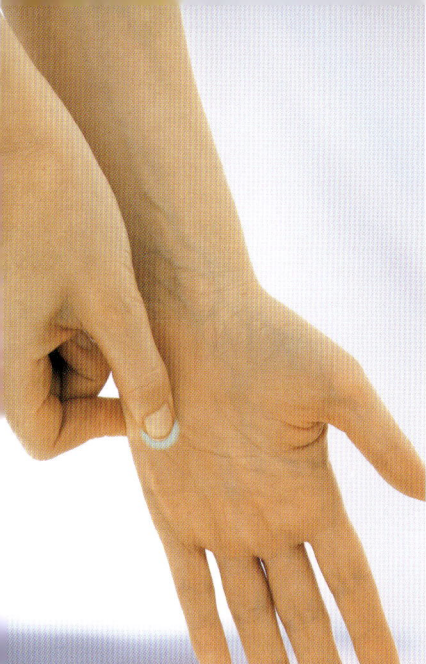
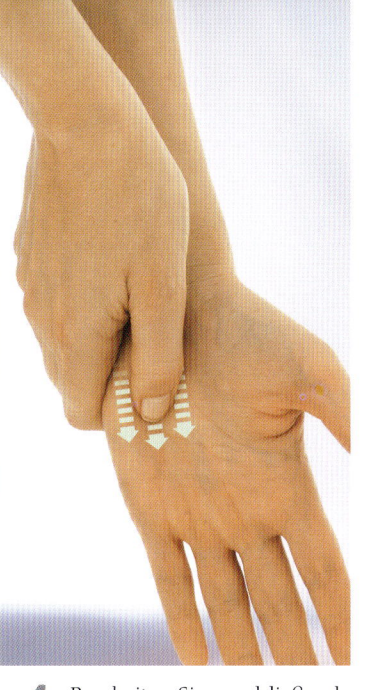
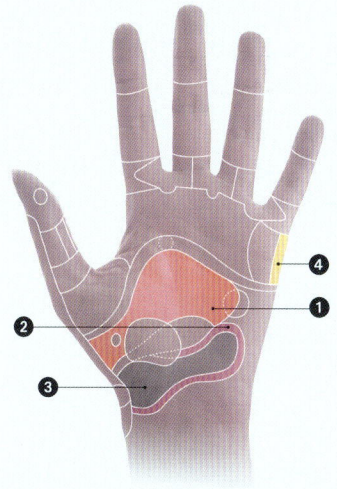

ZUR ORIENTIERUNG

LINKE HANDFLÄCHE
- ❶ Magen
- ❷ Dickdarm
- ❸ Dünndarm
- ❹ Arm

Weitere Informationen finden Sie auf S. 30.

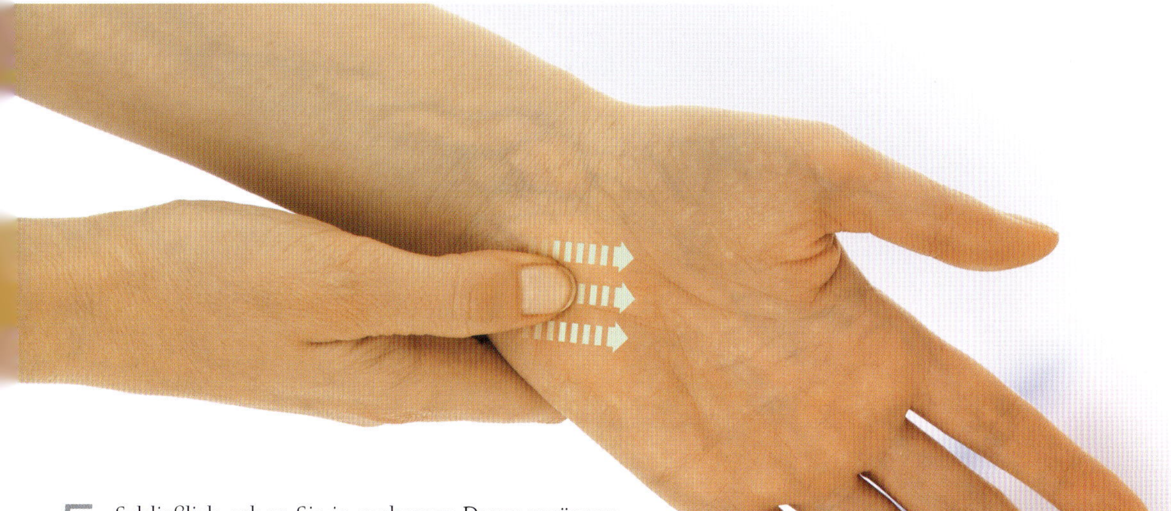

3 Drücken Sie mit Ihrem Daumen und Zeigefinger mehrfach das weiche Gewebe entlang der Handkante. Hier befindet sich die Arm-Zone.

4 Bearbeiten Sie anschließend mit mehreren Daumengängen die Dünndarm- und Dickdarm-Zone am Handballen.

5 Schließlich gehen Sie in mehreren Daumengängen durch den Anteil der Zone von Dünndarm und Dickdarm, der zum unteren Ende des Daumenballens hin verläuft.

EXTRAS Entspannen Sie Ihre ganze Hand, indem Sie die Fingerzug-Technik (s. S. 142) an jedem Finger und dem Daumen anwenden.

Fingeroberseiten

5. Schritt – Selbstmassage

Die Reflexzonen in diesem Bereich entsprechen der Wirbelsäule sowie den zugehörigen Nerven und Muskeln. Sie massieren dabei auch die Zonen von Kopf und Hals, Nebenhöhlen, Zähnen, Zahnfleisch und Kiefern. Zusätzlich entspannen Sie mit dieser Massage die Hand selbst. Wenn eine Stelle besonders empfindlich reagiert, wechseln Sie zum Daumengang oder massieren Sie das nächste Gelenk.

BEHANDELTE ZONEN

- **Wirbelsäule** Die Zonen liegen an den Daumeninnenseiten.
- **Hals/Nacken** Verspannungen sind reflektorisch gut anzugehen.
- **Kopf/Gehirn** Kontrollieren und steuern alle Aktivitäten; spielen eine Schlüsselrolle bei der Reflexzonenarbeit.
- **Nebenhöhlen** Die Zonenmassage hilft, die Höhlen frei zu halten.
- **Zähne/Zahnfleisch/Kiefer** Stärken Sie diese Strukturen, um besser kauen zu können.

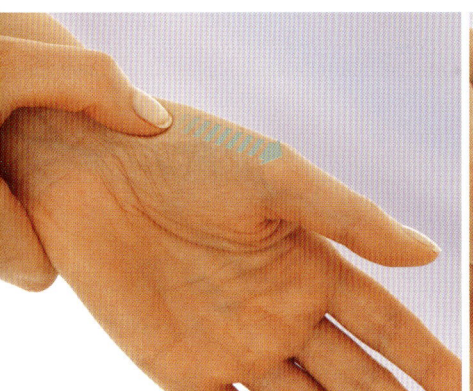

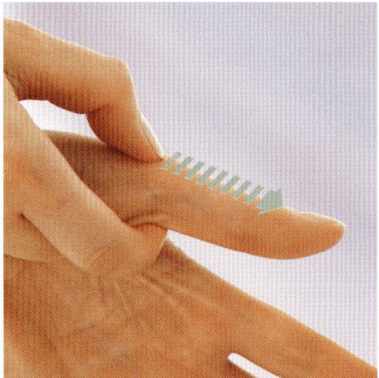

2 Arbeiten Sie weiter an der WIRBELSÄULEN-Zone, indem Sie mehrere Daumengänge durch die Zone des MITTLEREN RÜCKENS (zwischen den Schulterblättern) und über das Daumengrundgelenk machen.

1 Gehen Sie im Daumengang durch die WIRBELSÄULEN-Zone, die entlang der Daumenknochen verläuft. Beginnen Sie an der STEISSBEIN-Zone nahe des Handgelenks.

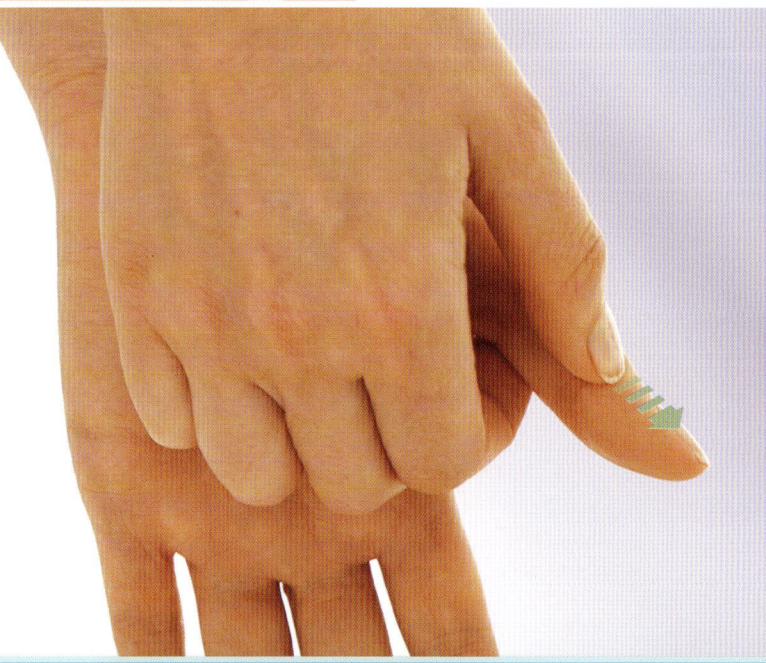

3 Wechseln Sie wieder die Handstellung und gehen Sie im Daumengang in Pfeilrichtung durch die HALS-/NACKEN-Zone am Daumen.

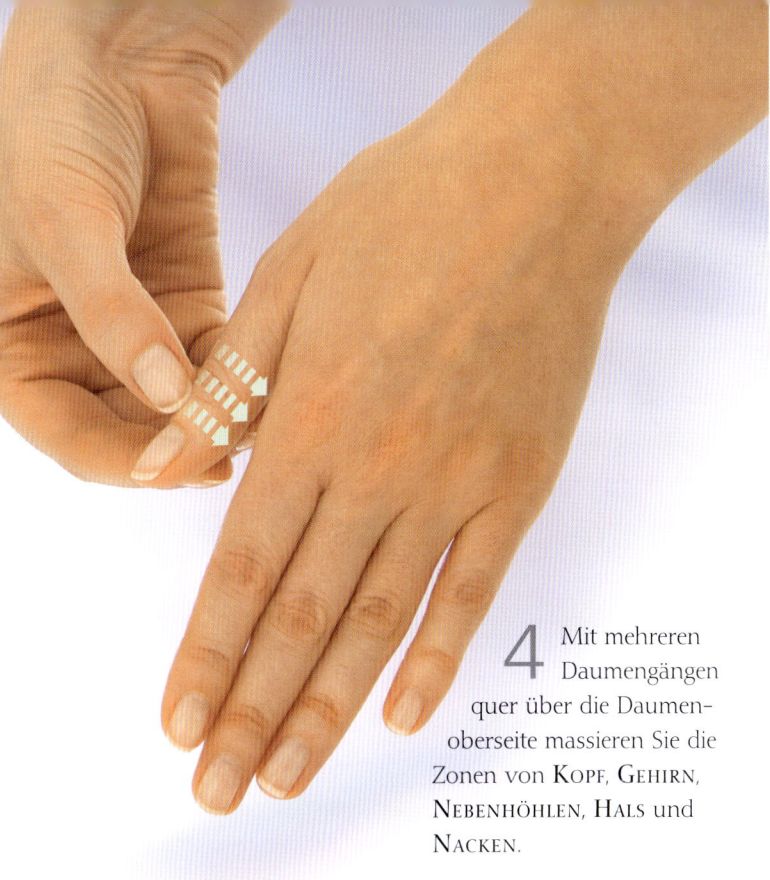

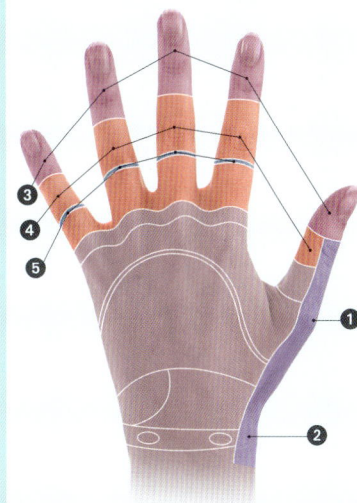

ZUR ORIENTIERUNG

4 Mit mehreren Daumengängen quer über die Daumenoberseite massieren Sie die Zonen von Kopf, Gehirn, Nebenhöhlen, Hals und Nacken.

LINKE HANDFLÄCHE
❶ Wirbelsäule
❷ Steissbein
❸ Kopf, Gehirn und Nebenhöhlen
❹ Hals/Nacken
❺ Zähne, Zahnfleisch und Kiefer

Weitere Informationen finden Sie auf S. 30.

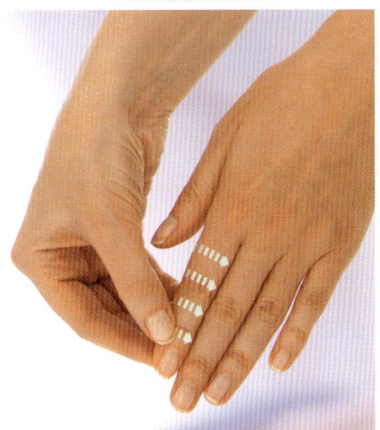

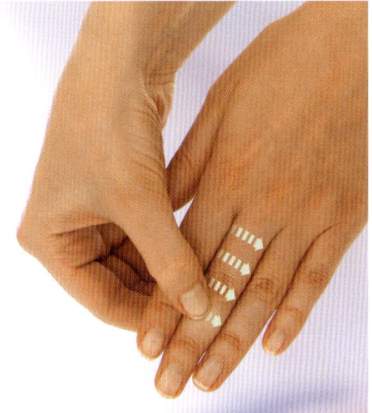

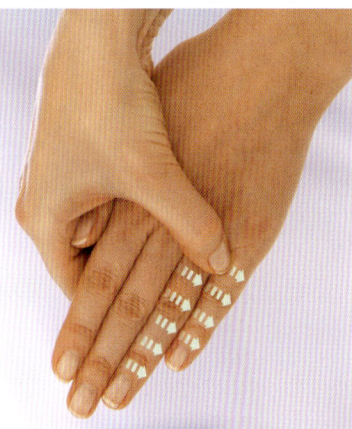

5 Am Zeigefinger massieren Sie die nächsten Anteile dieser Zonen. Hier liegt darüber hinaus die Zone von Zähnen, Zahnfleisch und Kiefer.

6 Beim Mittelfinger gehen Sie wieder in Daumengängen quer über die Oberseite.

7 Schließlich massieren Sie den Ring- und kleinen Finger auf die gleiche Weise.

EXTRAS Verbessern Sie die Durchblutung in den Fingerspitzen durch das Nägelpolieren, bei dem Sie die Fingernägel einer Hand schnell und rhythmisch über die der anderen Hand bewegen (s. S. 144).

FINGEROBERSEITEN

Handrückseite

6. Schritt – Selbstmassage

Wenn Sie den Handrücken massieren, erreichen Sie die Muskeln und Knochen des oberen und unteren Rückens sowie die Fortpflanzungsorgane, die Lunge und die Lymphknoten. Am Ende dieses Programms, das den gesamten Organismus entspannt, haben Sie alle Handreflexzonen massiert. Gönnen Sie sich zum Abschluss einige Extras.

BEHANDELTE ZONEN

- **Lunge** Massieren Sie die Zonen, um die Lunge frei zu halten.
- **Oberer Rücken** Verspannungen im Oberkörper können Sie über diese Zonen lösen.
- **Brustkorb** Massieren Sie die Zonen, um die Brust frei zu halten.
- **Brüste** Hier unterstützen Sie die Milchproduktion.
- **Eileiter** Reflexzonenarbeit unterstützt ihre Funktion.
- **Unterer Rücken** Die Zonenmassage lindert Schmerzen in dem Bereich.
- **Leiste** Spricht gut auf die Massage an.
- **Eierstöcke/Hoden** Regelmäßige Massagen stärken die Funktion dieser Fortpflanzungsorgane.
- **Gebärmutter/Prostata** Gesundheit und Funktionen dieser Organe können über die Reflexzonenmassage gestärkt werden.

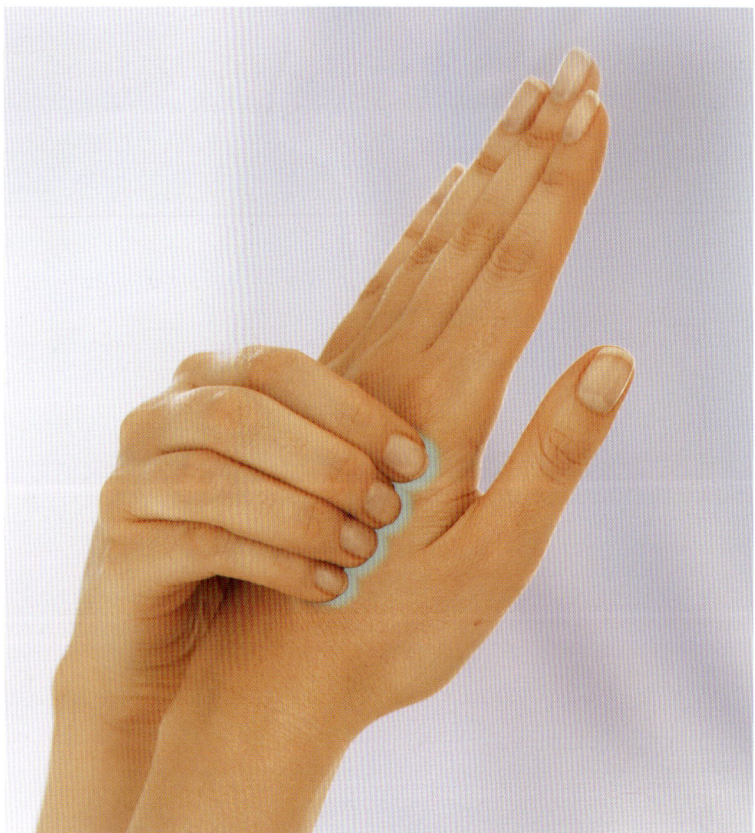

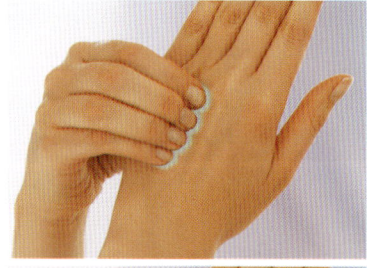

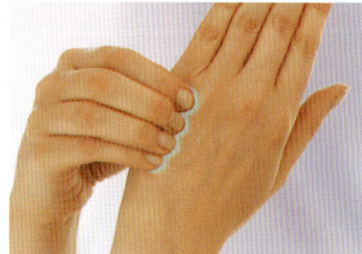

1 Fingerkuppen an den langen Mittelhandknochen unterhalb vom Zeigefinger legen (Daumenseite). Mehrmals mit den Fingerspitzen auf die Zonen von Lunge, Brustkorb, Brust und oberem Rücken drücken. Dann die Finger zwischen die Mittelhandknochen von Zeige- und Mittelfinger legen und erneut mehrmals drücken.

2 Setzen Sie die Technik zwischen den Mittelhandknochen der anderen Finger fort, als Letztes zwischen Ring- und kleinem Finger.

ZUR ORIENTIERUNG

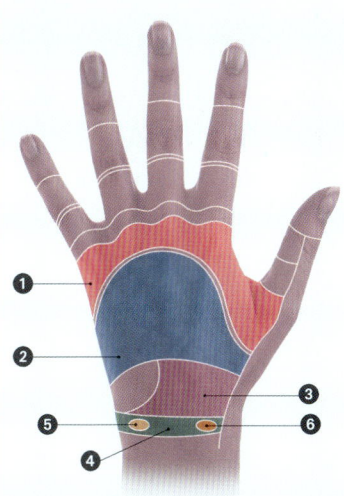

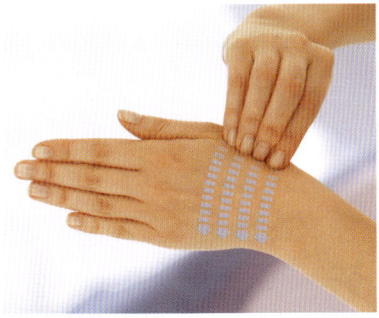

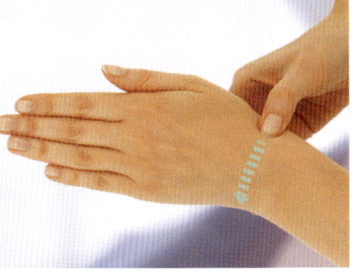

3 Gehen Sie mit allen vier Fingern im Fingergang mehrmals durch die Zone des UNTEREN RÜCKENS.

4 Gehen Sie dann im Daumengang quer über das Handgelenk durch die Reflexzonen von LYMPFKNOTEN, LEISTE und EILEITER.

LINKER HANDRÜCKEN

❶ OBERER RÜCKEN, BRUSTKORB, LUNGE UND BRUST
❷ OBERER RÜCKEN
❸ UNTERER RÜCKEN
❹ LYMPHDRÜSEN, EILEITER UND LEISTE
❺ EIERSTOCK/HODEN
❻ GEBÄRMUTTER/PROSTATA

Weitere Informationen finden Sie auf S. 30.

5 Ihren Zeigefinger auf den EIERSTOCK-/HODEN-Reflexpunkt legen und mit der Hand mehrmals im und gegen den Uhrzeigersinn kreisen.

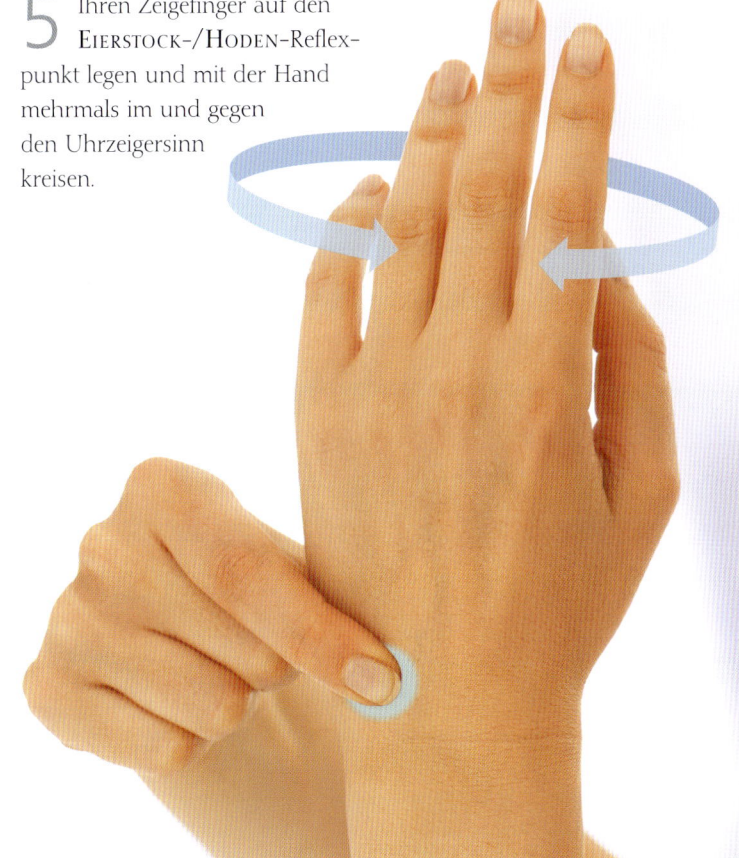

6 Setzen Sie den Finger auf die GEBÄRMUTTER-/PROSTATA-Zone und rotieren Sie die Hand wieder in beide Richtungen.

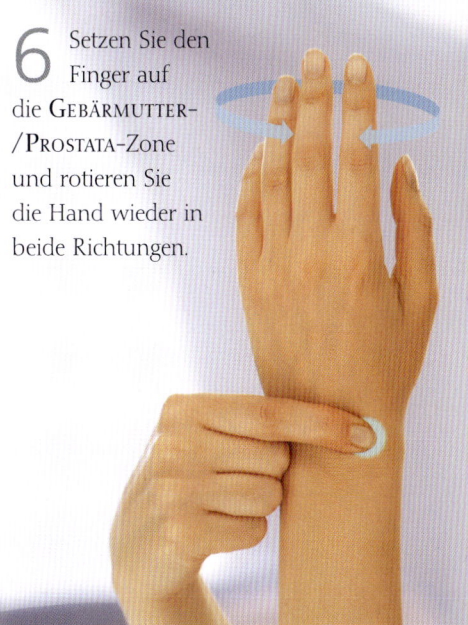

EXTRAS Beenden Sie die Massage der linken Hand mit einigen Extras (s. S. 122–125).

Die rechte Hand

7. Schritt – Selbstmassage

Nachdem Sie Ihre linke Hand massiert haben, behandeln Sie die rechte Hand auf die gleiche Weise. Auf diesen Seiten sehen Sie das komplette Behandlungsprogramm für die rechte Hand, das Sie auch als Gedächtnisstütze nutzen können. Sobald Sie mit den einzelnen Techniken vertraut sind, erkennen Sie hier auf einen Blick, welche Techniken Sie wo anwenden können.

EXTRAS

Überprüfen Sie vor der Massage, ob es an der Hand Stellen gibt, die Sie nicht behandeln dürfen, z. B. Wunden oder Entzündungen.

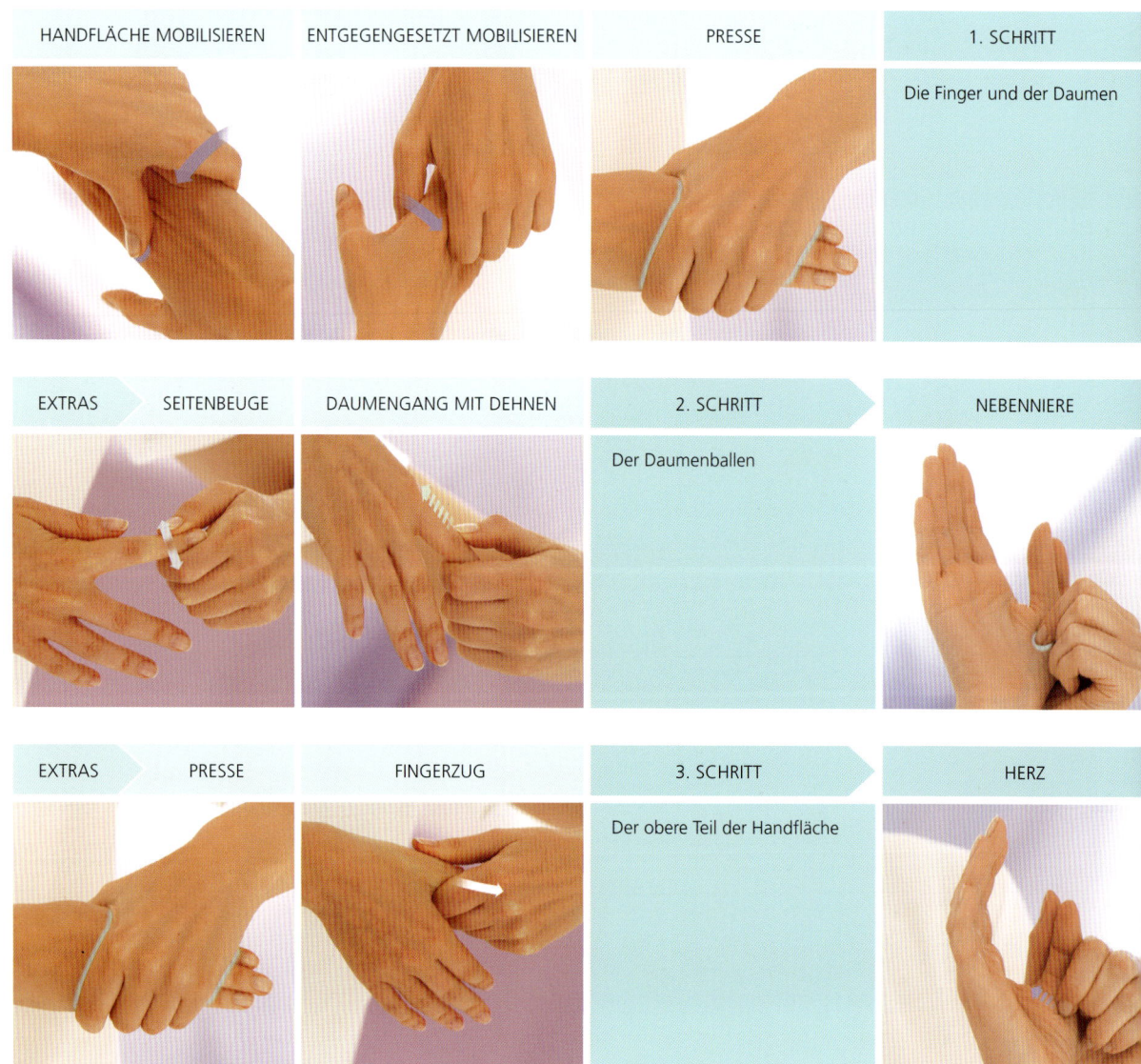

HANDFLÄCHE MOBILISIEREN	ENTGEGENGESETZT MOBILISIEREN	PRESSE	1. SCHRITT
			Die Finger und der Daumen
EXTRAS / SEITENBEUGE	DAUMENGANG MIT DEHNEN	2. SCHRITT – Der Daumenballen	NEBENNIERE
EXTRAS / PRESSE	FINGERZUG	3. SCHRITT – Der obere Teil der Handfläche	HERZ

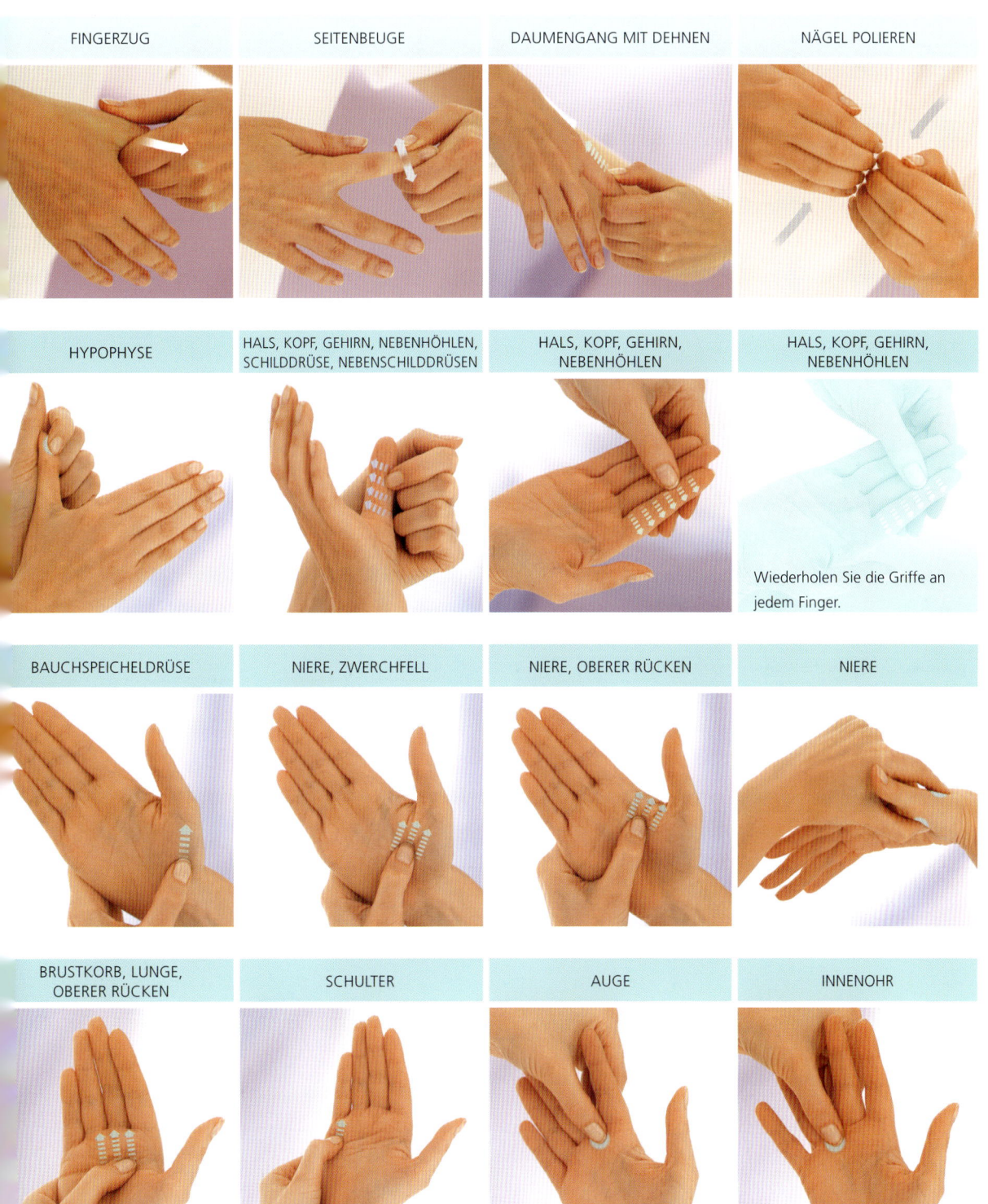

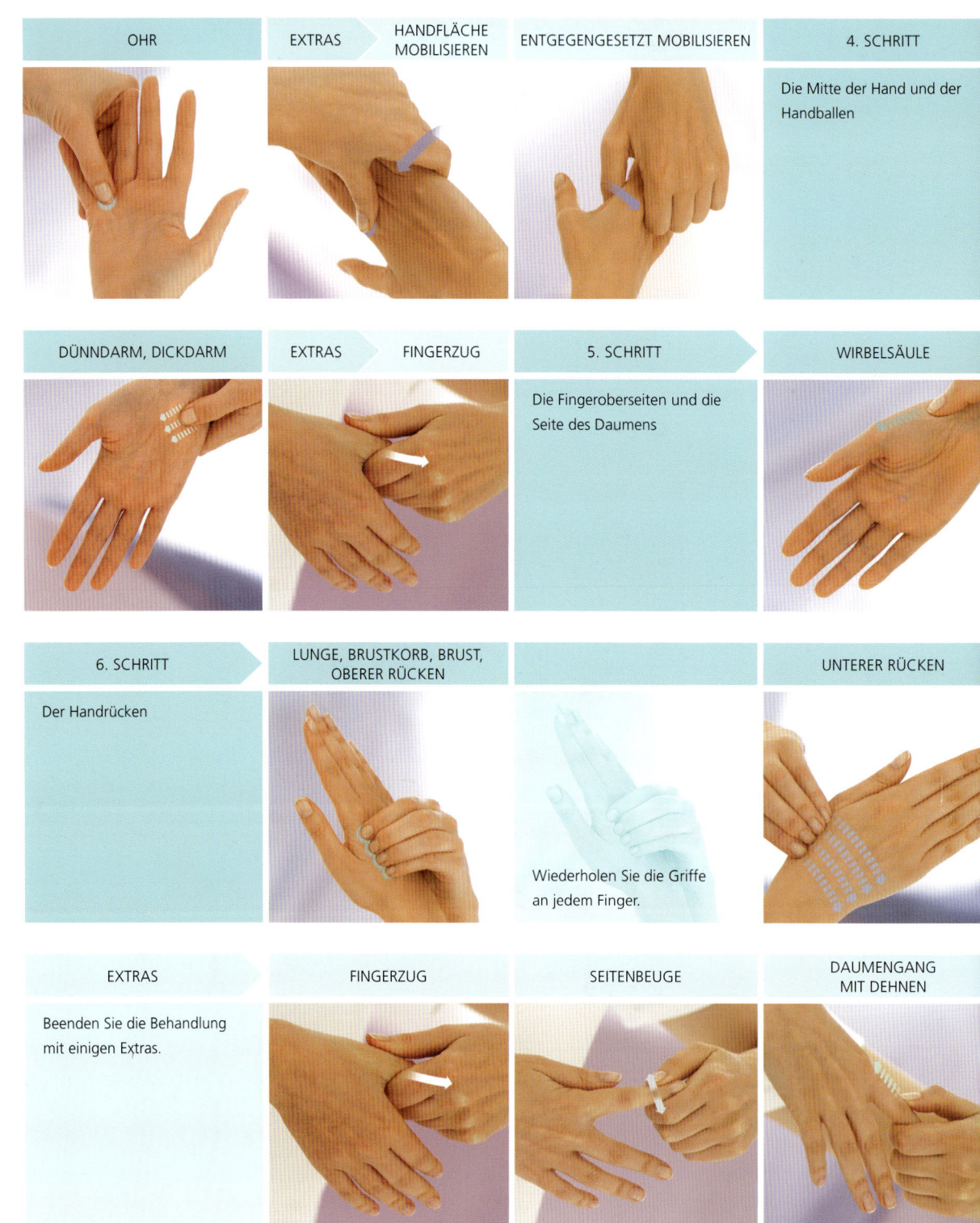

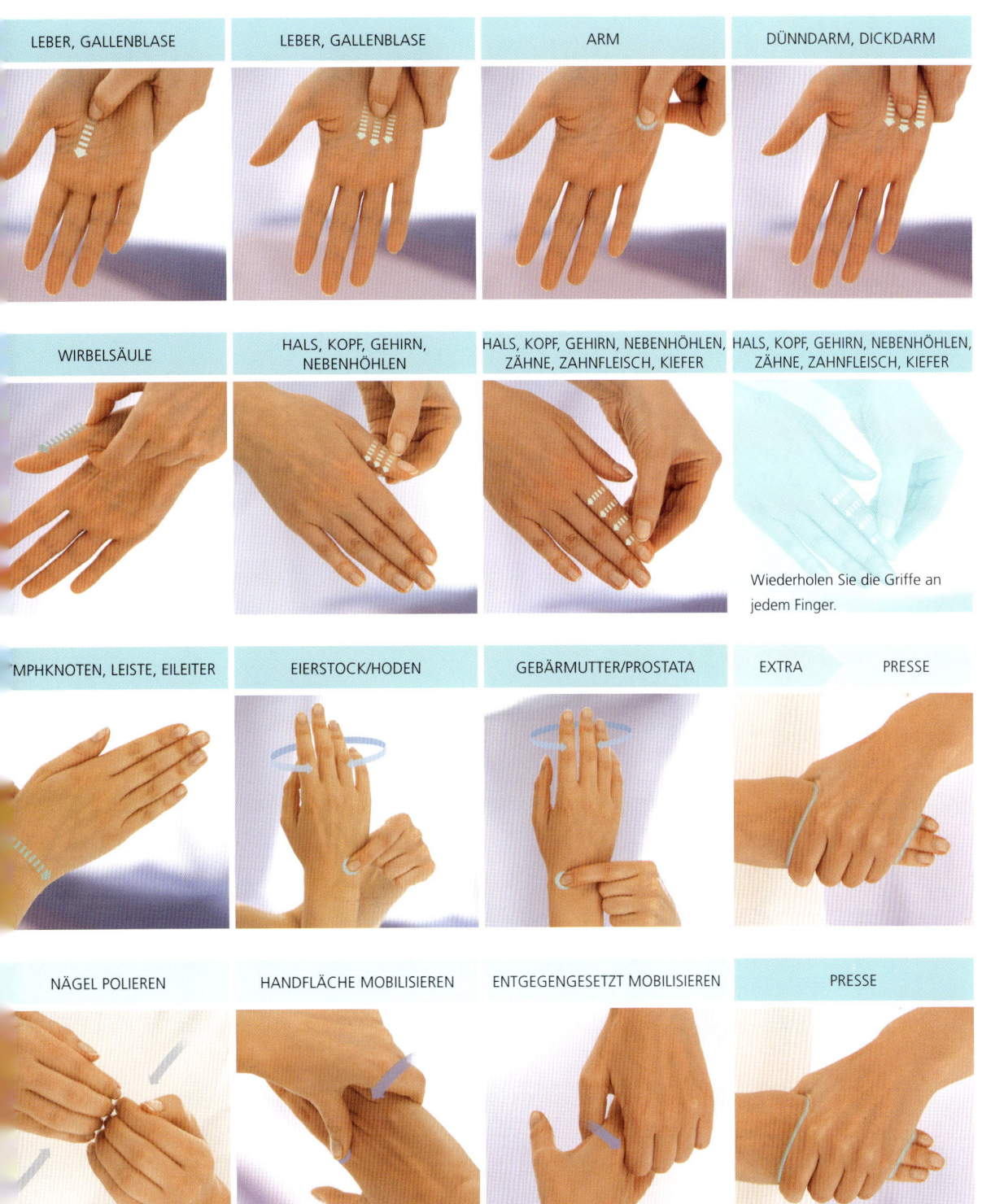

Hilfsmittel für die Massage

Mithilfe eines Fußrollers oder eines Golfballs können Sie die Techniken der Reflexzonenmassage leicht und punktgenau anwenden. Sie haben schon vielen Menschen gute Hilfe geleistet. Neulingen erleichtern diese Instrumente den Einstieg und wer nicht viel Kraft in den Händen hat, kann mit ihrer Unterstützung den nötigen Druck ausüben, um die erwünschte Wirkung zu erzielen.

Es hat viele Vorteile, die eigenen Reflexzonen mit einem Fußroller zu behandeln: Sie können leicht Druck ausüben. Ihre Hände sind dabei frei, um am Computer zu arbeiten oder ein Buch oder einen Snack zu halten. Wenn Sie nicht sehr gelenkig sind und Ihre Füße nur schwer erreichen können, ist ein Fußroller eine bequeme Alternative zur eigenhändigen Massage. Am besten legen Sie bei allen Sitzgelegenheiten, die Sie häufiger benützen, einen bereit. Sie sollten aber darauf achten, dass er nicht im Weg liegt, damit niemand darüber stolpern kann. Golfbälle für die Handmassage können Sie ebenso griffbereit platzieren: im Handschuhfach, am Schreibtisch, in der Handtasche, neben Ihrem Fernsehsessel. Auch wenn Sie selbst nicht spielen – Golfbälle sind keine teure Anschaffung.

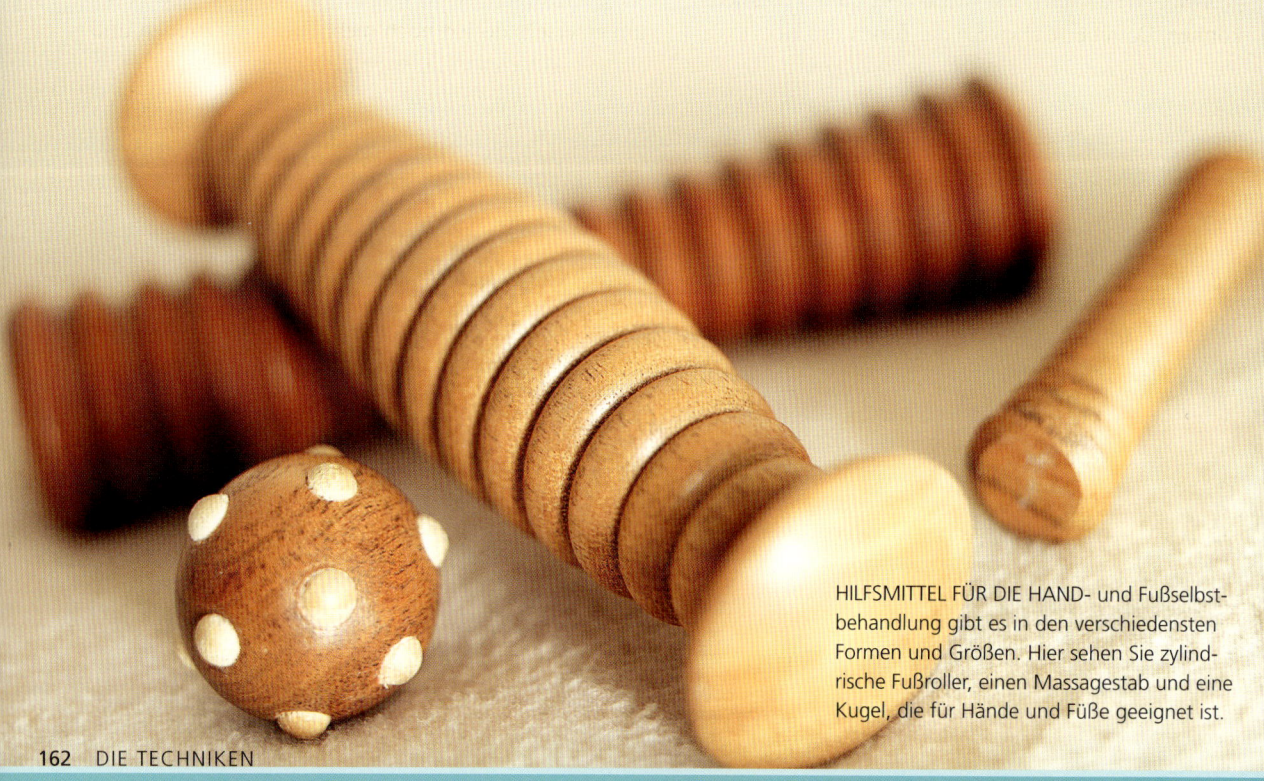

HILFSMITTEL FÜR DIE HAND- und Fußselbstbehandlung gibt es in den verschiedensten Formen und Größen. Hier sehen Sie zylindrische Fußroller, einen Massagestab und eine Kugel, die für Hände und Füße geeignet ist.

Mit dem Fußroller arbeiten

Damit der Roller nicht wegrutscht, darf die Oberfläche nicht zu glatt sein. Rollen Sie z. B. auf einem Teppich, der nicht zu flauschig ist. Massieren Sie nicht nur die Unterseite der Füße, sondern auch die Innen- und Außenseiten, indem Sie die Füße nach innen und außen drehen.

DIE ZEHEN MASSIEREN

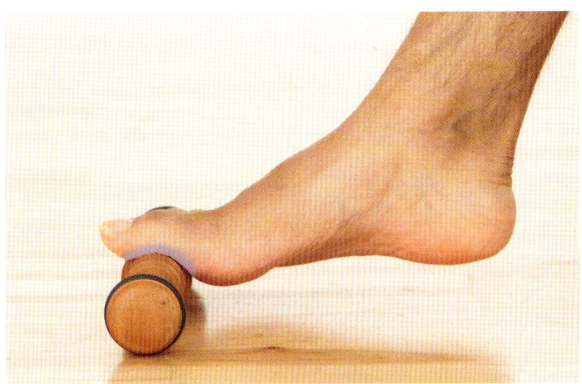
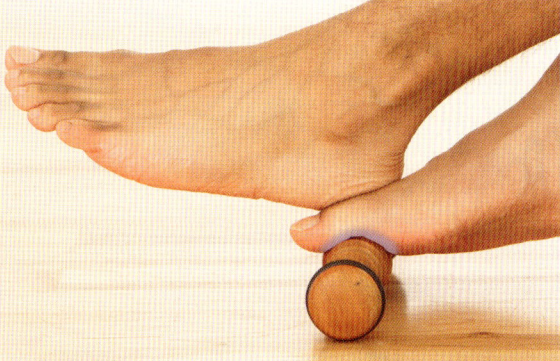

1 Setzen Sie Ihren Fuß auf und rollen Sie mit den Zehen über den Roller. Neigen Sie Ihren Fuß in beide Richtungen, damit Sie sowohl die Seite der großen Zehe als auch die kleine Zehe außen massieren können. Damit erreichen Sie die Zonen des KOPFES, des GEHIRNS und der NASENNEBENHÖHLEN.

2 Massieren Sie die Zonen des KOPFES, des GEHIRNS und der NEBENHÖHLEN noch gründlicher, indem Sie die Ferse des anderen Fußes auf die Zehenoberseite setzen. Drücken Sie beim Rollen die Ferse nach unten, um einerseits dosiert noch mehr Druck auszuüben und andererseits kontrollierter den Roller zu bewegen.

DEN FUSSBALLEN MASSIEREN

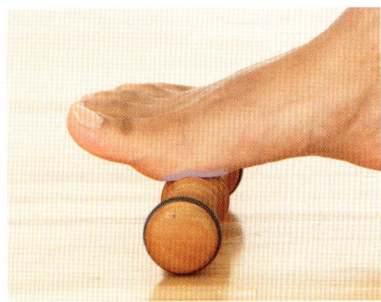
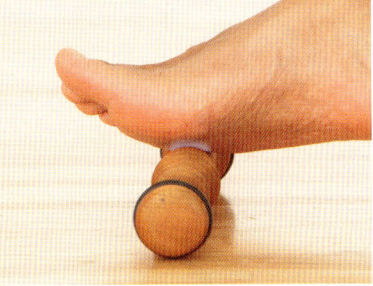
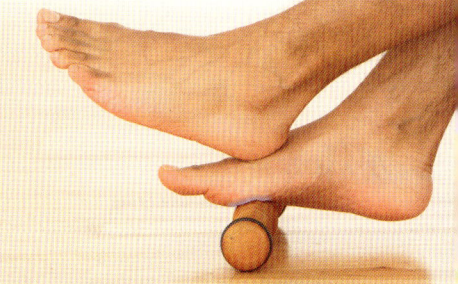

1 Setzen Sie Ihren Fußballen auf und bearbeiten Sie mit dem Roller die Zone der BRUST, der LUNGE, der BRÜSTE und des OBEREN RÜCKENS.

2 Drehen Sie nun Ihren Fuß, sodass Sie die SCHULTER-Zone am Außenrand erreichen. Dann neigen Sie ihn in die andere Richtung und rollen durch die Zone der WIRBELSÄULE auf Höhe der Schulterblätter.

3 Wenn Sie die Ferse des anderen Fußes von oben aufsetzen, können Sie mit ihrer Hilfe bei Bedarf noch mehr Druck ausüben, gezielter arbeiten und auch den Roller besser kontrollieren.

HILFSMITTEL FÜR DIE MASSAGE

DAS VORDERE LÄNGSGEWÖLBE MASSIEREN

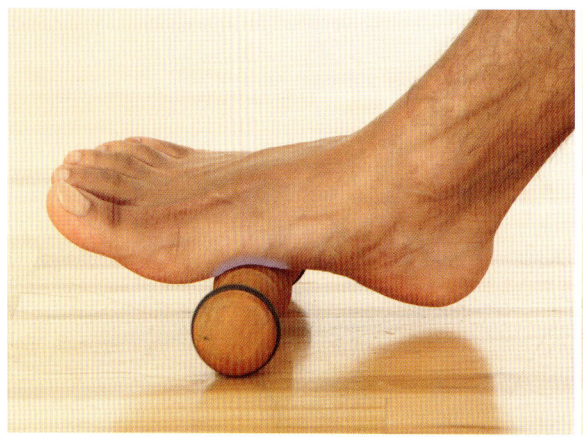

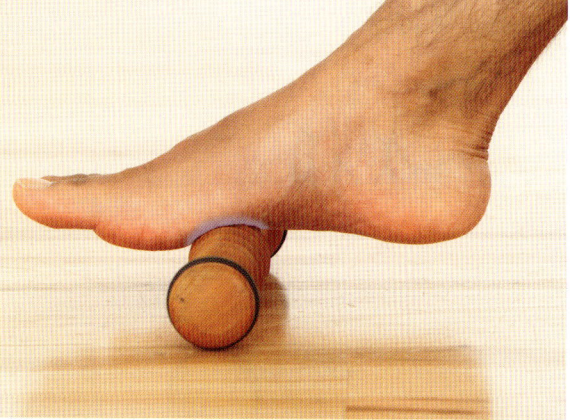

1. Setzen Sie Ihren Fuß seitlich auf den Roller, sodass die Innenseite des Längsgewölbes aufliegt. Arbeiten Sie nun die Zone des MITTLEREN RÜCKENS mit dem Roller durch.

2. Setzen Sie dann die Mitte des vorderen Längsgewölbes auf den Roller und rollen Sie durch die LEBER- und GALLENBLASEN-Zone.

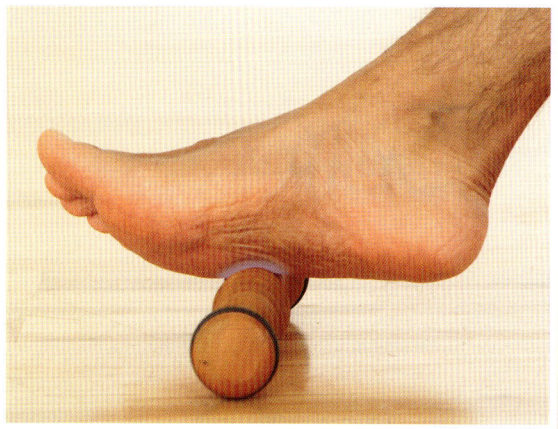

3. Neigen Sie dann Ihren Fuß, um die äußere Seite des vorderen Längsgewölbes mit dem Roller zu erreichen. Rollen Sie nun durch die ARM- und ELLBOGEN-Zonen.

4. Legen Sie ein Bein über das andere und rollen Sie dann mit dem unteren Fuß durch Zonen Ihrer Wahl. Sie können so noch genauer die Stärke des Drucks dosieren und die Bewegung des Rollers besser kontrollieren.

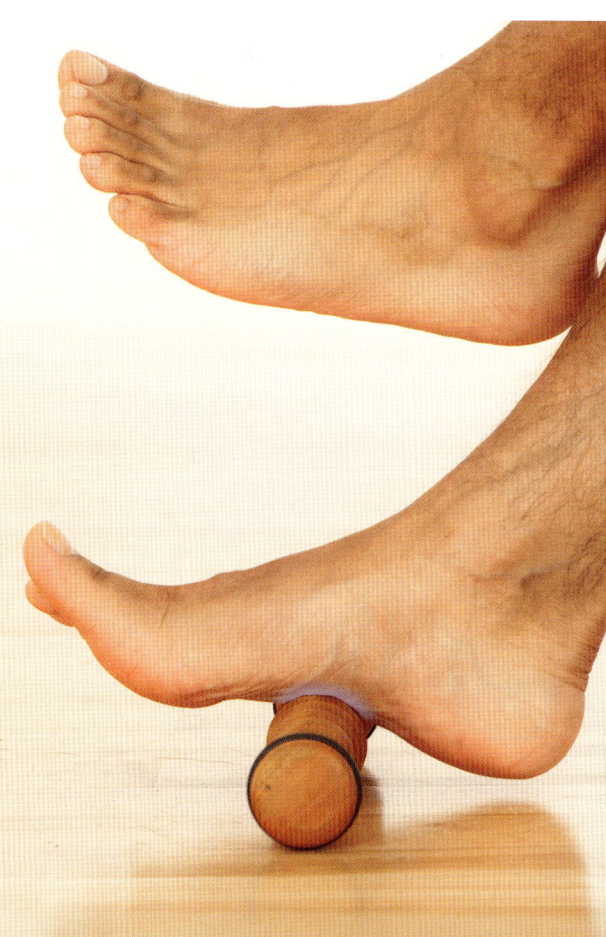

DAS HINTERE LÄNGSGEWÖLBE MASSIEREN

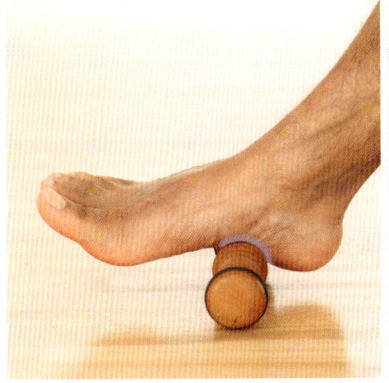 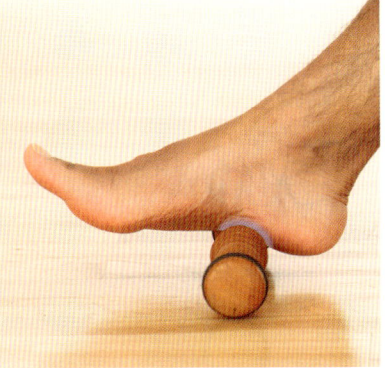 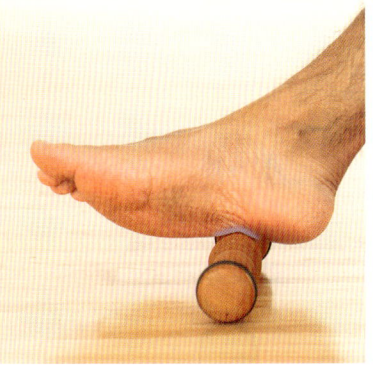

1 Neigen Sie Ihren Fuß so, dass der innere Anteil aufliegt, und rollen Sie sanft vor und zurück durch die halbkreisförmige Zone der Blase und die des unteren Rückens.

2 Jetzt setzen Sie das hintere Längsgewölbe Ihres Fußes mittig auf und rollen durch die Zonen des quer verlaufenden Dickdarms und des Dünndarms.

3 Neigen Sie Ihren Fuß jetzt so, dass Sie die Außenseite erreichen, und massieren Sie mit dem Roller die Zone des aufsteigenden Dickdarms (am rechten Fuß) bzw. des absteigenden Dickdarms (am linken Fuß).

DIE FERSE MASSIEREN

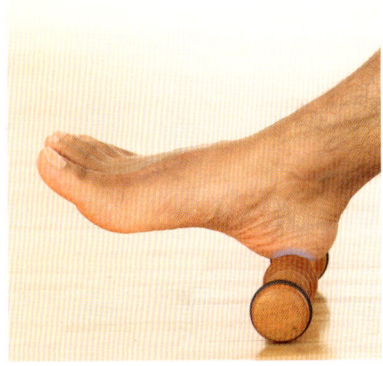 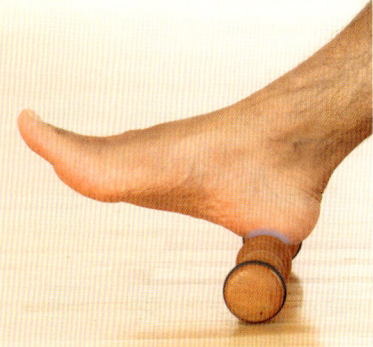 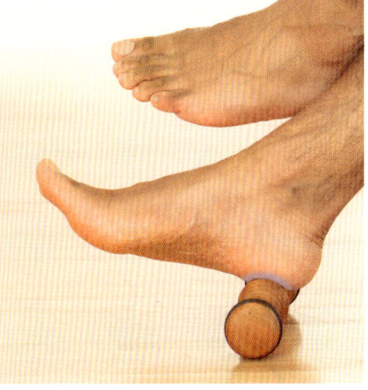

1 Neigen Sie Ihren Fuß, sodass Sie durch die Steissbein-Zone auf der Ferseninnenseite rollen können. Wenn Sie das andere Bein überschlagen, können Sie den Roller besser kontrollieren.

2 Setzen Sie jetzt die Mitte Ihrer Ferse auf und rollen Sie vor und zurück, um die Zonen des unteren Rückens, des Sigmoids und der Fortpflanzungsorgane zu bearbeiten.

3 Vielen Menschen fällt es leichter, den nötigen Druck auszuüben, wenn sie ein Bein über das andere schlagen. Stehen Sie auf und spüren Sie, ob sich Ihre Füße unterschiedlich anfühlen. Massieren Sie anschließend den anderen Fuß.

Mit dem Golfball arbeiten

Mithilfe eines ganz gewöhnlichen Golfballs – vielleicht haben Sie ja bereits einen im Haus? – können Sie mit den Techniken der Reflexzonenmassage ganz einfach die Zonen des Kopfes, des Gehirns, des Hirnstamms und der Wirbelsäule behandeln.

1 Legen Sie Ihren Fuß auf eine stabile, gepolsterte Unterlage. Halten Sie den Golfball in der gewölbten Hand. Legen Sie nun Ihre Hand um die große Zehe, wobei der Golfball zwischen Ihrer Handfläche und dem Rand Ihrer großen Zehe liegt. Rollen Sie den Ball dann langsam durch die Zonen des HIRNSTAMMS und die des HALSES/NACKENS.

2 Halten Sie den Ball wieder in der gewölbten Hand und rollen Sie ihn durch die Reflexzone der WIRBELSÄULE in Höhe der Schulterblätter.

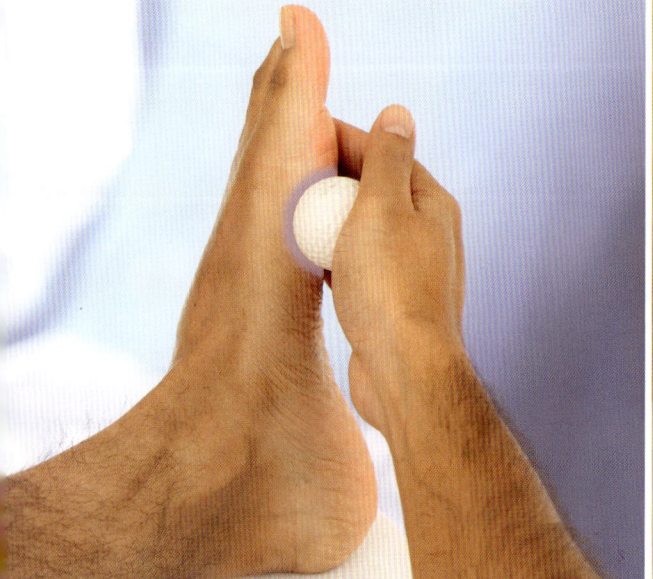

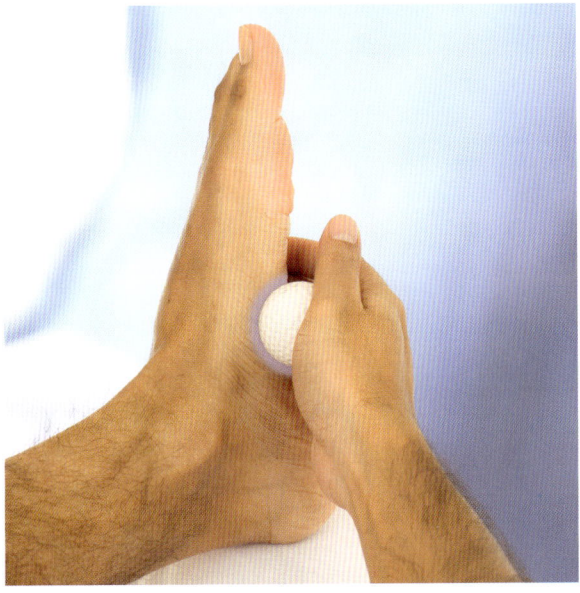

3 Mit der gleichen Technik setzen Sie den Ball an der Zone des MITTLEREN RÜCKENS an und massieren sie durch, indem Sie den Golfball mehrmals über die Zone rollen.

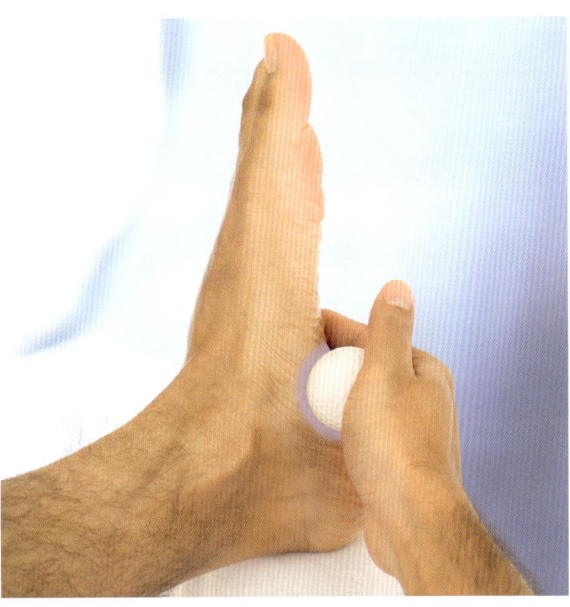

4 Setzen Sie den Golfball nun an der weichen Innenseite der Ferse an. Ihre Fingerspitzen liegen an der Fersenaußenseite, der Ball in Ihrer gewölbten Handfläche. Rollen Sie ihn durch die Zonen des UNTEREN RÜCKENS und der BLASE.

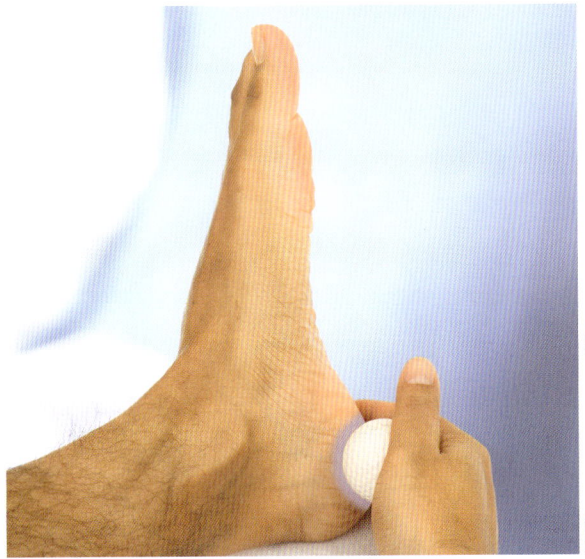

5 Setzen Sie den Golfball dann an der Fersen-innenseite weiter unten auf und rollen Sie ihn durch die STEISSBEIN-Zone.

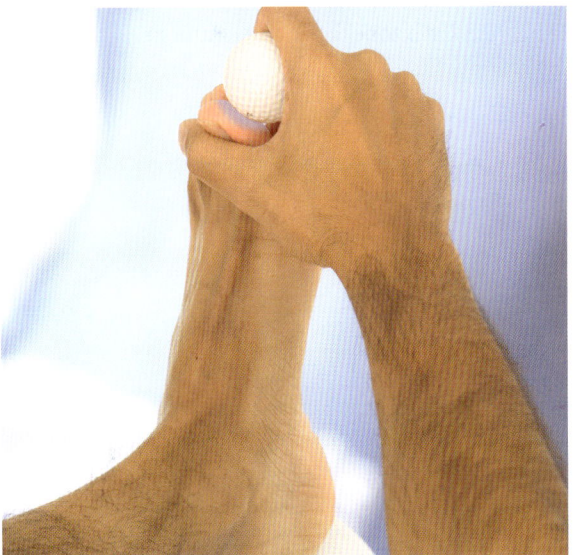

6 Stützen Sie die große Zehe mit Ihrem Daumen ab und platzieren Sie den Golfball zwischen Handfläche und Zehenballen. Rollen Sie durch die KOPF- und GEHIRN-Zone und über die ganze Unterseite.

Golfballmassage

Wenn Sie sich mit der Reflexzonenmassage selbst behandeln, erreichen Sie nicht immer alle tiefen Zonen, und nicht jeder verfügt über die nötige Kraft und Beweglichkeit für die Massagetechniken. Ein Golfball ist eine geeignete und günstige Möglichkeit, Sie können aber auch einen weicheren Gummiball kaufen. Rundes und zylindrisches Spielzeug für Haustiere ist ebenfalls sehr gut geeignet.

QI-GONG-KUGELN

Qi-Gong-Kugeln (siehe links) sind meist aus Metall oder poliertem Stein. Man verwendet sie paarweise. In China, Japan und Südostasien, wo die Reflexzonenmassage verbreitet ist, findet man sie überall in den Geschäften. Wenn Sie zusätzlich zu Ihren Reflexzonenübungen mehrmals pro Woche mit ihnen üben, stärken Sie Ihre Muskeln, steigern die Beweglichkeit und werden sich Ihrer Hände bewusster. Nehmen Sie zu diesem Zweck beide Kugeln in eine Hand und lassen Sie sie im und gegen den Uhrzeigersinn umeinander rotieren. Anschließend üben Sie mit der anderen Hand. Ersatzweise können Sie auch zwei Golfbälle verwenden, allerdings sind deren Gewicht und Größe nicht optimal.

SIE BRAUCHEN DIE ABGEBILDETEN SPEZIALGERÄTE nicht für die Reflexzonentherapie zu kaufen. Ein Gummiball tut es auch.

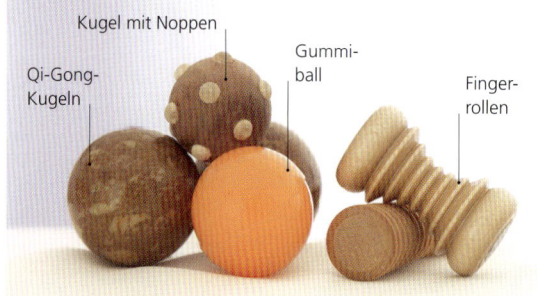

Qi-Gong-Kugeln · Kugel mit Noppen · Gummiball · Fingerrollen

UM DIE KUGELN IN DER HAND rotieren zu lassen: Finger bewegen, als ob Sie auf dem Tisch trommelten. Mit dem kleinen Finger beginnen, dann kommen nacheinander die anderen Finger an die Reihe.

Hohle Hand

Dabei geht es nicht um eine bestimmte Zone. Beim Rollen erreichen Sie mehrere Reflexzonen in der Handfläche auf einmal. Beachten Sie, dass die Hilfsmittel nur zur Selbstbehandlung gedacht sind. Massieren Sie nie jemand anderen damit.

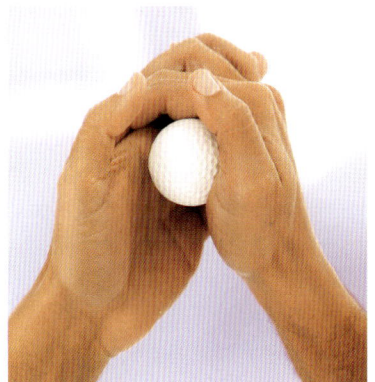

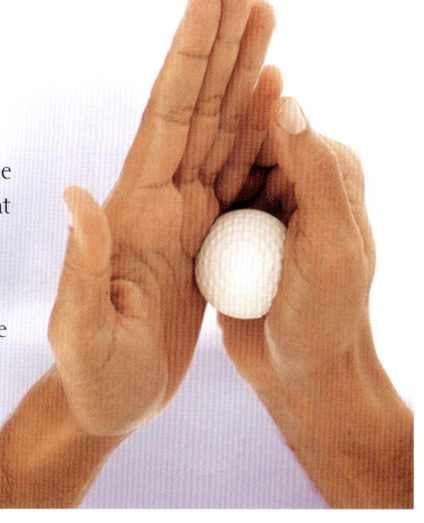

1. Halten Sie den Ball in der gewölbten rechten Hand, die Finger drücken ihn, damit er nicht wegrutscht.

2. Rollen Sie ihn über die linke Handfläche. Sie brauchen keine bestimmte Reflexzone anzupeilen, sondern bearbeiten gleich mehrere. Danach Hände wechseln.

Drücken

Dabei massieren Sie die Reflexzonen am Handballen bei beiden Händen gleichzeitig. Für mehr Druck verstärken Sie Ihren Griff.

Greifen

Mit dieser Technik massieren Sie die Reflexzonen an den Fingern und Daumen. Üben Sie dabei nur leichten Druck aus.

Den Ball mit dem rechten Zeige- und Mittelfinger halten. Am linken Daumen ansetzen, der rechte Daumen hält von außen dagegen. Danach Hände wechseln.

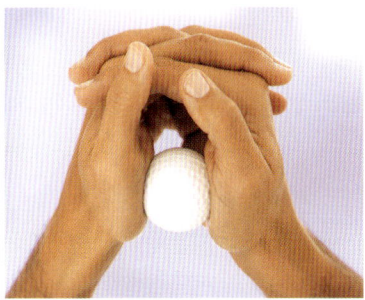

Den Ball mit dem rechten Zeige- und Mittelfinger halten. Am linken Daumen ansetzen, der rechte Daumen hält von außen dagegen. Danach Hände wechseln.

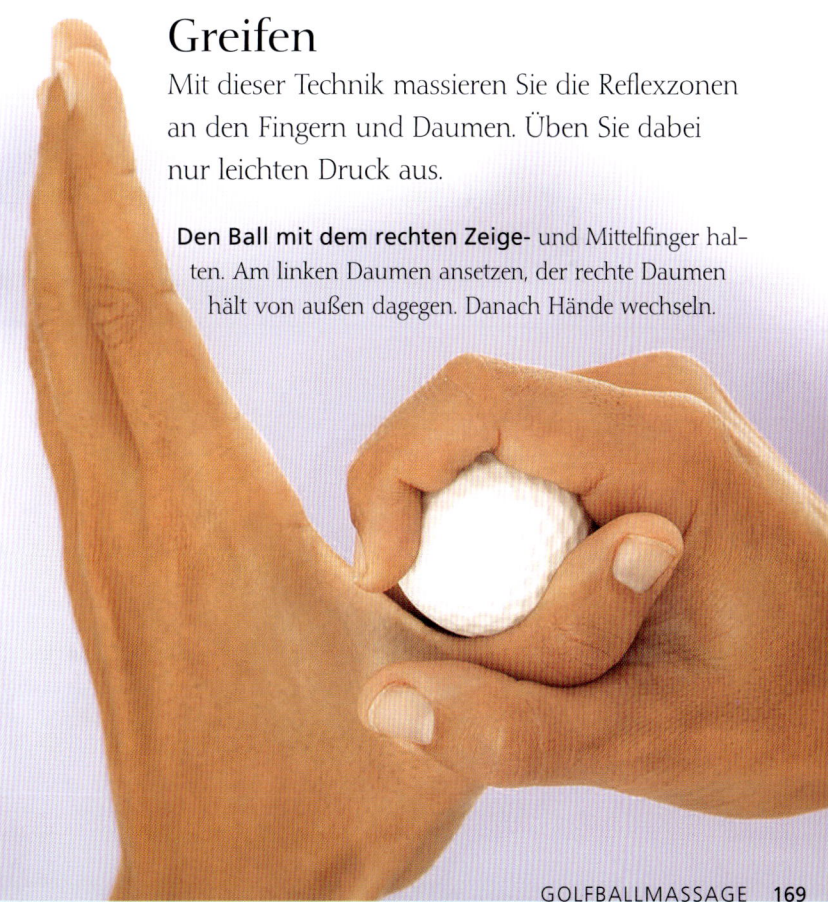

1. Schritt

Die Finger und der Daumen

Das Endglied des Daumens korrespondiert mit dem Kopf, dem Gehirn und den Nebenhöhlen; das untere Glied mit dem Hals, der Schilddrüse und den Nebenschilddrüsen; der Daumenballen mit dem Zwerchfell und dem Herz. Die Zonen der Finger entsprechen Kopf, Gehirn, Nebenhöhlen und Hals sowie Auge, Ohr und Innenohr.

TIPP ZUM ÜBEN

Es kann etwas dauern, bis Sie mit der Arbeit mit dem Golfball vertraut sind. Versteifen Sie sich nicht darauf, sofort jede Zone präzise zu treffen. Drücken Sie auch nicht zu fest – Ihre Hand darf danach nicht empfindlich auf die Berührung reagieren.

1 Rollen Sie den Golfball mehrere Male durch die Herz-Zone am Daumenballen. Dann setzen Sie neu an und rollen ihn mehrmals den Daumen entlang durch die Zonen von Hals, Schilddrüse, Nebenschilddrüsen, Kopf, Gehirn und Nebenhöhlen.

2 Bearbeiten Sie die gleichen Zonen am Zeigefinger. Nehmen Sie den Ball in die hohle Hand und rollen Sie ihn mehrmals den Zeigefinger entlang, bis alle Zonen massiert sind.

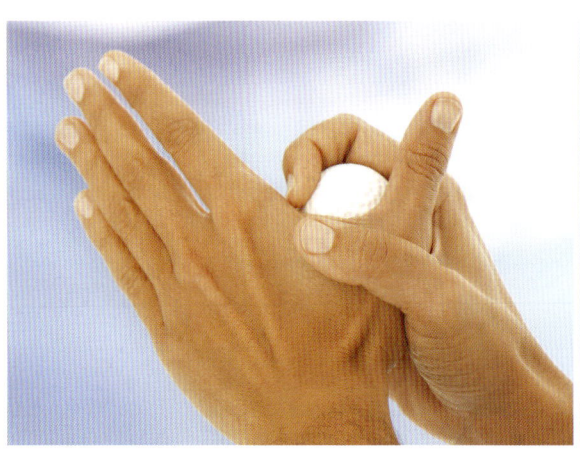

3 Massieren Sie die anderen Finger nacheinander auf die gleiche Weise.

2. Schritt

Der Daumenballen

Hier massieren Sie die Reflexzonen jener Organe, die für unseren Energiehaushalt und unsere Verdauung verantwortlich sind: Nebennieren, Bauchspeicheldrüse, ein Teil des Magens, der Leber und des Dünndarms. Mit dieser Technik erreichen Sie besonders gut die tief liegenden Zonen der Handfläche und regen die Funktion lebenswichtiger Organe an. Achten Sie jedoch darauf, die Zonen nicht zu sehr anzuregen.

1 Verschränken Sie die Finger und klemmen Sie den Golfball so zwischen Ihre beiden Handballen, dass er nicht runterfällt.

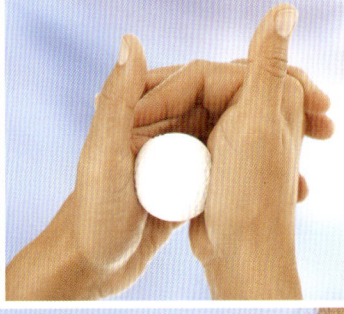
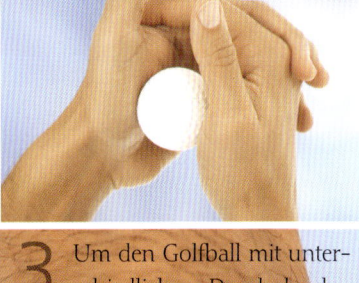

2 Indem Sie den Golfball im Bereich der Daumenballen herumrollen, bearbeiten Sie an beiden Händen gleichzeitig die Zonen der NEBENNIEREN, der NIEREN, des MAGENS, der BAUCHSPEICHELDRÜSE und der LEBER.

3 Um den Golfball mit unterschiedlichem Druck durch die Reflexzonen zu rollen, verstärken bzw. lockern Sie Ihren Griff.

3. Schritt

Der obere Teil der Handfläche

Die Reflexzonen entsprechen dem oberen Rücken, den Schultern, den Lungen, dem Brustkorb und den Brüsten. Durch die Massage lockern Sie die Muskeln und Gelenke des Oberkörpers, lindern Schmerzen und verbessern die Funktionen der verschiedenen Strukturen.

TIPP ZUM ÜBEN

Bei diesen Techniken spielt die Hebelwirkung eine wichtige Rolle. Sie nutzen sie, indem Sie Ihre Finger zum Ball hinziehen, wenn Sie mehr Druck ausüben möchten. Setzen Sie die Finger neu an, wenn Sie die nächste Zone bearbeiten.

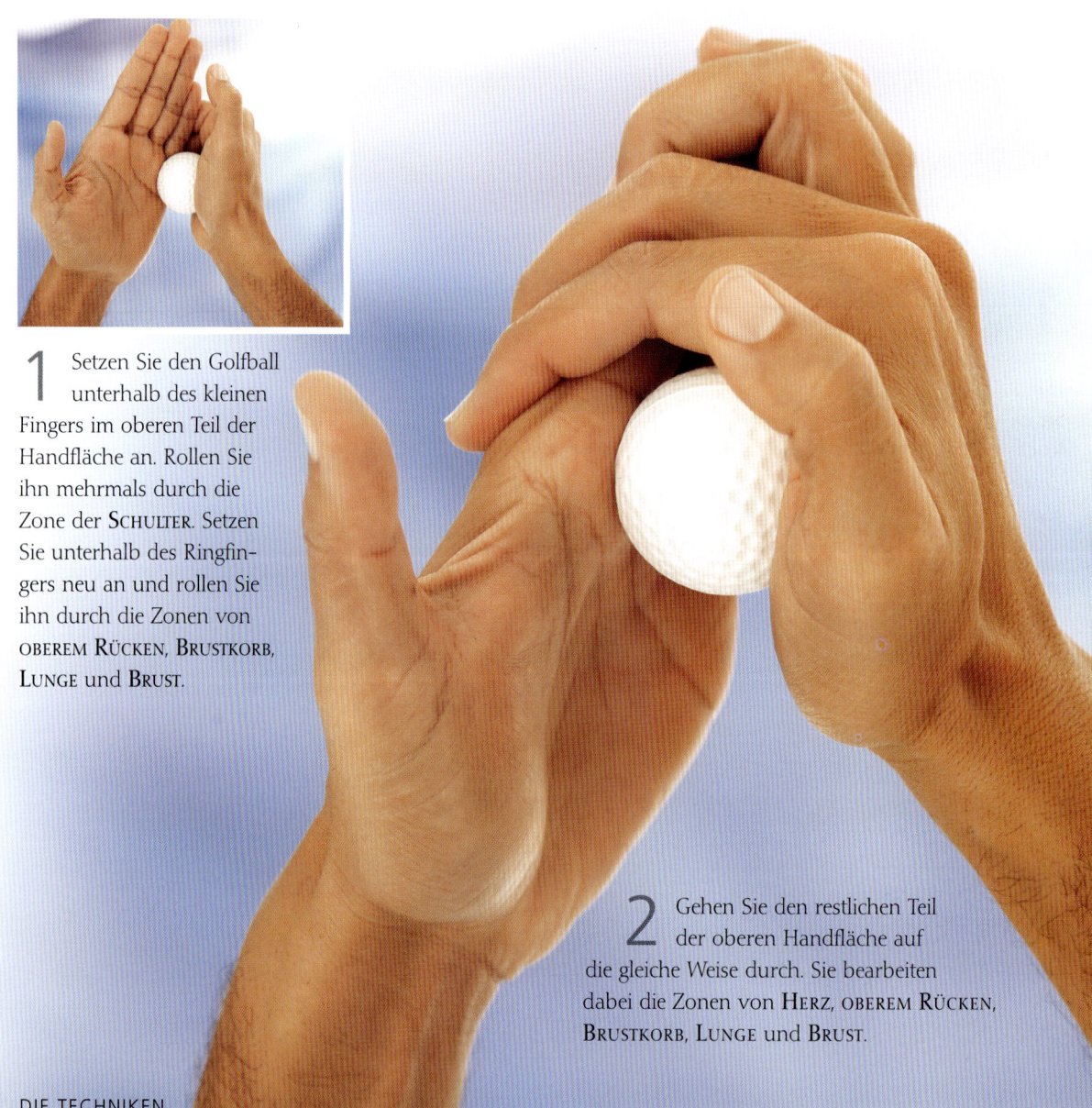

1 Setzen Sie den Golfball unterhalb des kleinen Fingers im oberen Teil der Handfläche an. Rollen Sie ihn mehrmals durch die Zone der Schulter. Setzen Sie unterhalb des Ringfingers neu an und rollen Sie ihn durch die Zonen von oberem Rücken, Brustkorb, Lunge und Brust.

2 Gehen Sie den restlichen Teil der oberen Handfläche auf die gleiche Weise durch. Sie bearbeiten dabei die Zonen von Herz, oberem Rücken, Brustkorb, Lunge und Brust.

4. Schritt

Die Mitte der Hand und der Handballen

Die hier zu findenden Reflexzonen korrespondieren mit den Verdauungsorganen: Dünndarm und Dickdarm, Magen und Milz in der linken Hand, Leber und Gallenblase in der rechten. Wenn Sie sie massieren, können Sie die Organe anregen und ihre Funktion verbessern. Sie behandeln in der Tiefe des Gewebes auch die auf dem Handrücken liegenden Zonen des Rückens und der Hüften, was zusätzlich entspannt.

1 Setzen Sie den Golfball jeweils in der Mitte der Hand an und rollen Sie ihn durch die Handfläche. Dabei massieren Sie die Zonen von OBEREM RÜCKEN, MAGEN, MILZ, LEBER und GALLENBLASE.

2 Als Nächstes klemmen Sie den Ball zwischen die Handballen und rollen ihn durch die Reflexzonen von DÜNNDARM, DICKDARM und UNTEREM RÜCKEN.

5. Schritt

Die Seite des Daumens

Die Zonen seitlich am Daumen stehen in Verbindung mit der Wirbelsäule und den benachbarten Muskeln, dem Rückenmark und den Nerven, die daraus entspringen. Durch die Reflexzonenmassage fördern Sie die Steuerungsfunktionen des Hirnstamms und der Spinalnerven sowie die Muskelentspannung an der Wirbelsäule.

1 Setzen Sie den Golfball wie abgebildet in die HALS-/NACKEN-Zone am Daumen. Rollen Sie ihn mehrmals durch die Reflexzone.

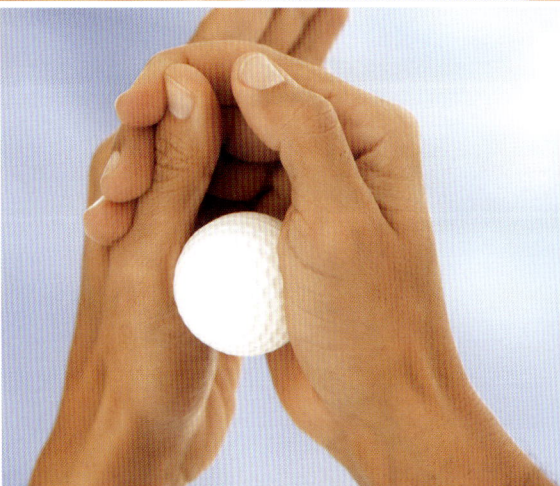

2 Massieren Sie dann mit dem Ball den knochigen Rand des Daumens entlang nach unten. Das entspricht der WIRBELSÄULEN-Zone.

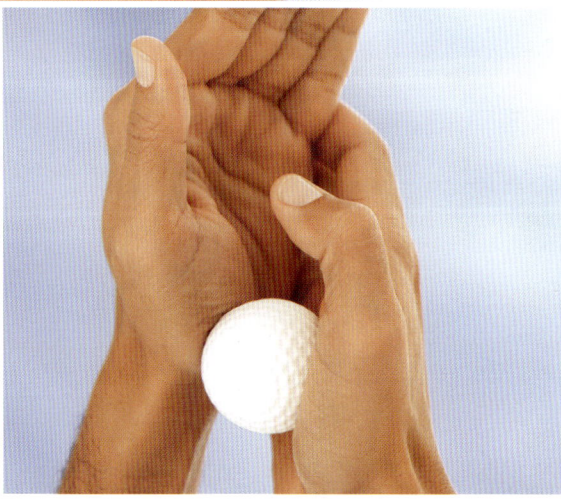

3 Setzen Sie Hand und Golfball neu an und gehen Sie mit dem Ball mehrmals nach unten bis zur STEISSBEIN-Zone oberhalb des Handgelenks.

6. Schritt

Die Fingernägel

Die Nägel können schmerzempfindlich sein. Arbeiten Sie deshalb zu Beginn nur mit leichtem Druck. Rollen Sie den Golfball über den gesamten Fingernagel, um die ganze Zone zu massieren. Sie können auch versuchen, unterhalb des Nagels zu massieren. Die Reflexzonen stehen für den Kopf, das Gesicht, die Nebenhöhlen und das Gehirn. Ihre Massage fördert die Entspannung und stärkt die Gehirnfunktionen.

1 Legen Sie den Golfball an den Daumennagel und rollen Sie ihn mehrmals durch die Zone von Kopf, Gehirn und Nebenhöhlen.

2 Bearbeiten Sie die anderen Fingernägel auf die gleiche Weise.

TIPP ZUM ÜBEN

Achten Sie darauf, wie der Golfball auf den Fotos gehalten wird. Er liegt zwischen der Handfläche (unterhalb des Daumens) und dem Nagel. Die Finger stützen den massierten Daumen. Bei den anderen Fingernägeln hält man den Ball mit Zeige- und Mittelfinger und der Daumen der Arbeitshand stützt den Finger, an dem man gerade arbeitet.

7. Schritt

Die rechte Hand

Bei der Golfball-Massage der linken Hand haben Sie gleichzeitig einige Zonen in der rechten Hand bearbeitet, vor allem in der Handfläche. Nun soll aber auch die rechte Hand noch das komplette Programm erhalten, Sie massieren diesmal mit der linken Hand. Diese Seiten bieten Ihnen eine Zusammenfassung des Behandlungsprogramms.

EXTRAS

Überprüfen Sie vor der Massage, ob es an der Hand Stellen gibt, die Sie nicht behandeln dürfen, z. B. Wunden oder Entzündungen.

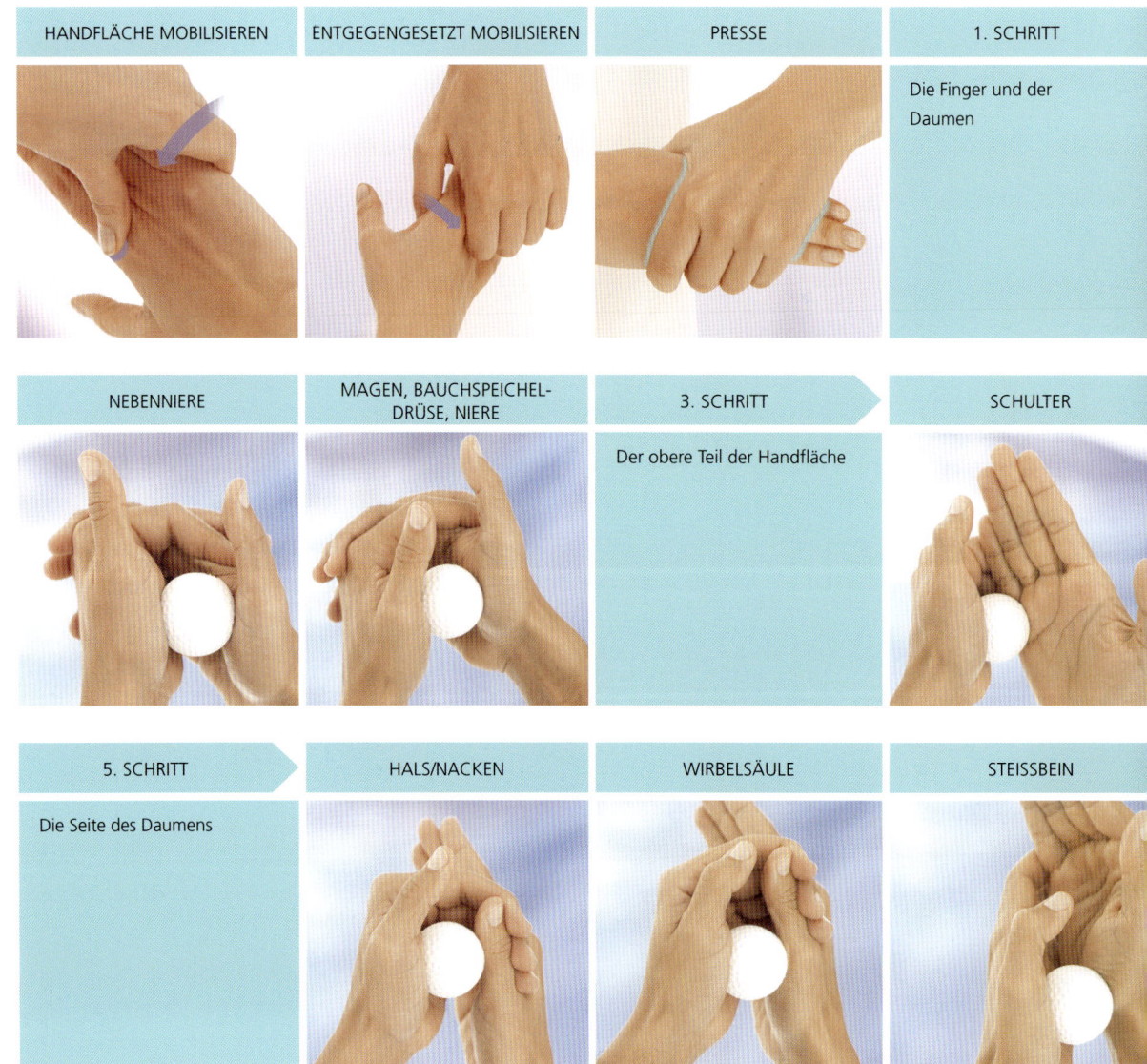

HANDFLÄCHE MOBILISIEREN	ENTGEGENGESETZT MOBILISIEREN	PRESSE	1. SCHRITT
			Die Finger und der Daumen

NEBENNIERE	MAGEN, BAUCHSPEICHELDRÜSE, NIERE	3. SCHRITT	SCHULTER
		Der obere Teil der Handfläche	

5. SCHRITT	HALS/NACKEN	WIRBELSÄULE	STEISSBEIN
Die Seite des Daumens			

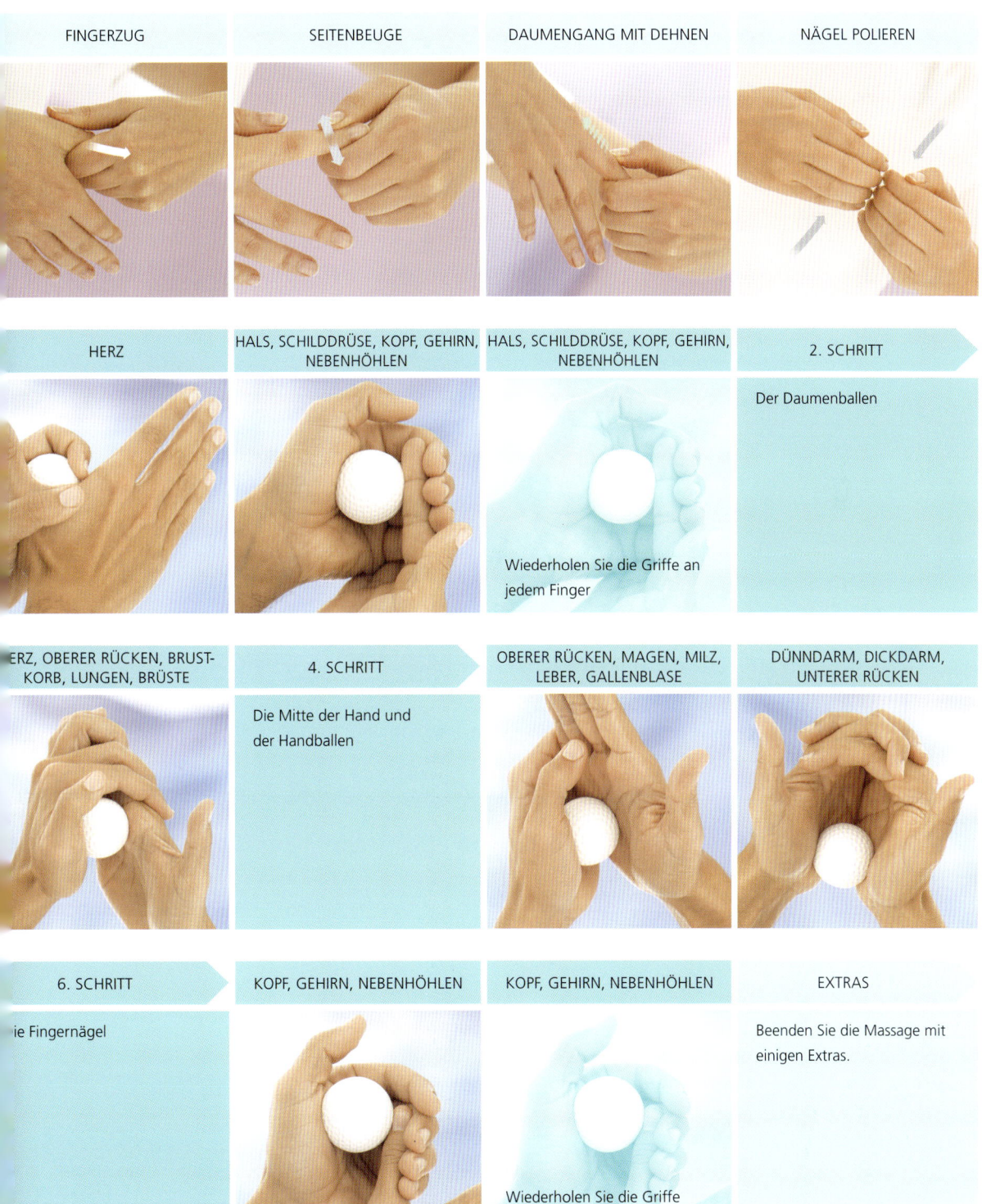

Entspannung für die Füße

Jeder unserer Schritte wird erst möglich durch das Zusammenspiel der Muskeln, Bänder und Sehnen der Füße und Beine. Doch im Alltag sind diese Strukturen nur allzu oft unterfordert. Mit den folgenden Übungen können Sie Ihre Füße und Beine trainieren und von Bewegungsmustern befreien.

1 Mit der Achillessehnendehnung bearbeiten Sie die wichtigste Sehne der Wade: Sie stehen mit dem Gesicht zur Wand, legen die Hände in Schulterhöhe an die Wand und die Stirn zwischen die Hände. Beugen Sie nun ein Knie, strecken Sie das andere Bein gerade nach hinten aus und setzen Sie den Fuß mit der ganzen Sohle auf. Bleiben Sie 15–30 Sekunden in dieser Stellung. Sie sollten einen Zug in der Wade spüren. Wechseln Sie dann die Beine und dehnen Sie die andere Wade.

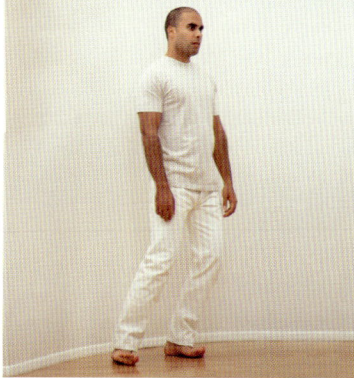

2 Das Hin-und-her-Pendeln verschafft den Füßen eine Seitwärtsbewegung, wie wir sie heute nur noch selten im Alltag ausführen. Stellen Sie sich hin, die Knie sind beim Üben etwa schulterbreit auseinander und leicht gebeugt. Verlagern Sie jetzt Ihr Gewicht abwechselnd nach rechts und links. Menschen, die im Beruf viel stehen, oder jene, bei denen die zweite Zehe länger als die große Zehe ist, profitieren sehr von dieser Übung.

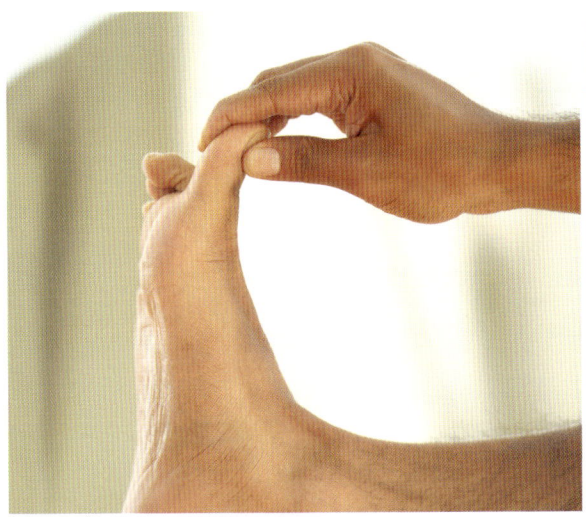
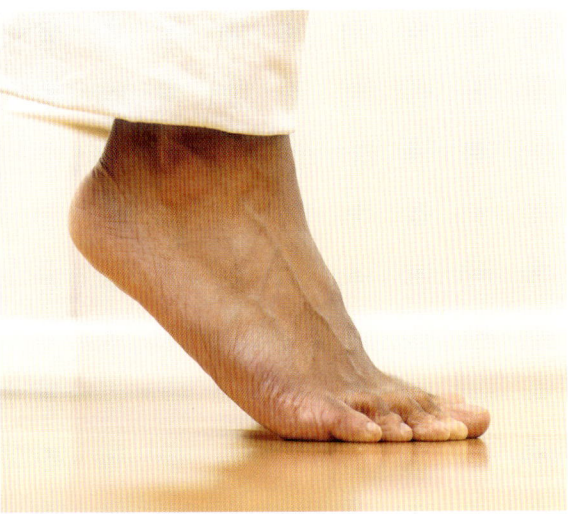

3 Die Zehendehnung können Sie im Sitzen ausführen. Legen Sie einen Fuß auf das Knie des anderen Beins. Fassen Sie die große Zehe und ziehen Sie sie sanft nach oben, sodass die Muskeln in der Fußsohle gedehnt werden. Auf der anderen Seite wiederholen.

4 Der Fersenheber stärkt die Muskeln der Waden und der Fußunterseite. Halten Sie sich im Stehen an einer Stuhllehne fest und heben Sie den Körper an, bis Sie nur noch auf den Fußballen stehen. Nach einer kurzen Pause absenken und mehrmals wiederholen.

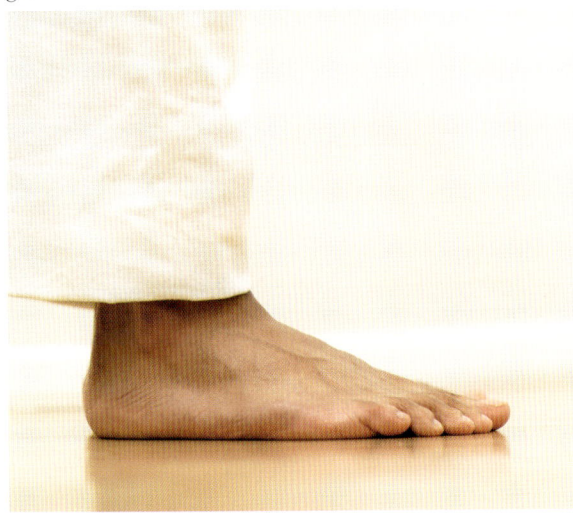
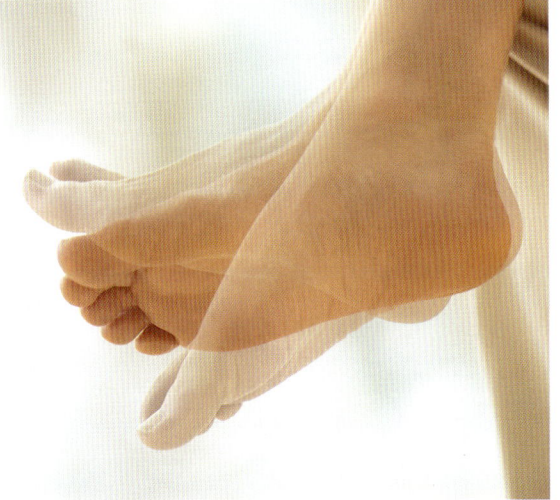

5 Bei der Zehenpresse drücken Sie im Sitzen oder Stehen alle Zehen fest auf den Boden, um die Zehenmuskulatur zu kräftigen. Stellen Sie sich dabei vor, wie Sie Ihre Zehen ganz flach auf den Boden drücken.

6 Das Knöchelkarussell lockert und dehnt die Fußmuskeln und verbessert den Blutfluss zu den Knöcheln. Lassen Sie den Fuß zunächst einige Male im Uhrzeigersinn rotieren und dann mehrmals in entgegengesetzter Richtung, als ob Sie mit Ihrer großen Zehe möglichst große Kreise ziehen wollten. Üben Sie danach mit dem anderen Fuß.

Entspannung für die Hände

Bei diesen Übungen geht es darum, die Hände zu dehnen, um sie auf ihre Arbeit vorzubereiten. Außerdem sollen die eingeschränkten Bewegungsmuster aufgebrochen werden, die wir uns im Alltag angewöhnt haben und die zu Stress und sogar Verletzungen führen können. Speziell für Menschen, die viel mit der Tastatur arbeiten, sind es gute Aufwärmübungen.

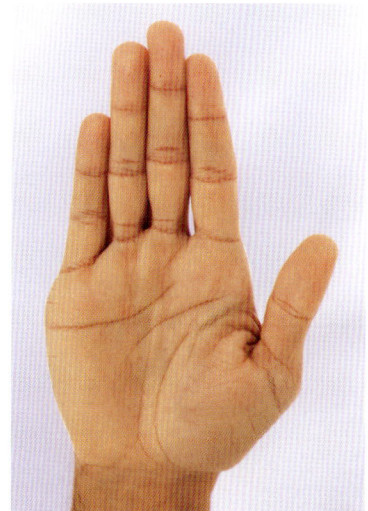

Sehnengleiten
Diese Übung stärkt vernachlässigte Muskeln und kann einer Ermüdung der Finger und Hände vorbeugen.

TIPP ZUM ÜBEN
Machen Sie das Sehnengleiten, bevor Sie zu arbeiten beginnen, erst drei- bis fünfmal mit jeder Hand, später bis zu zehnmal. Wenn Sie sie mehrmals untertags durchführen, trägt die Übung noch weiter zur Entspannung bei.

1 Halten Sie die Hand nach oben, Finger und Daumen sind gestreckt.

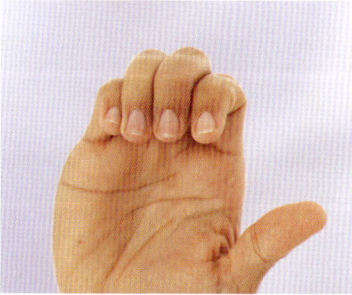

2 Bei geradem Daumen Finger von oben einrollen, als ob Sie einen Haken formen wollten.

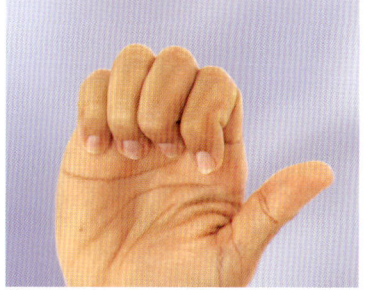

3 Dann rollen Sie die Finger weiter ein, bis die Fingerspitzen die Handfläche erreichen.

4 Ballen Sie die Finger zur Faust, der Daumen liegt außen auf, und pressen Sie sie zusammen. Übung mehrmals wiederholen.

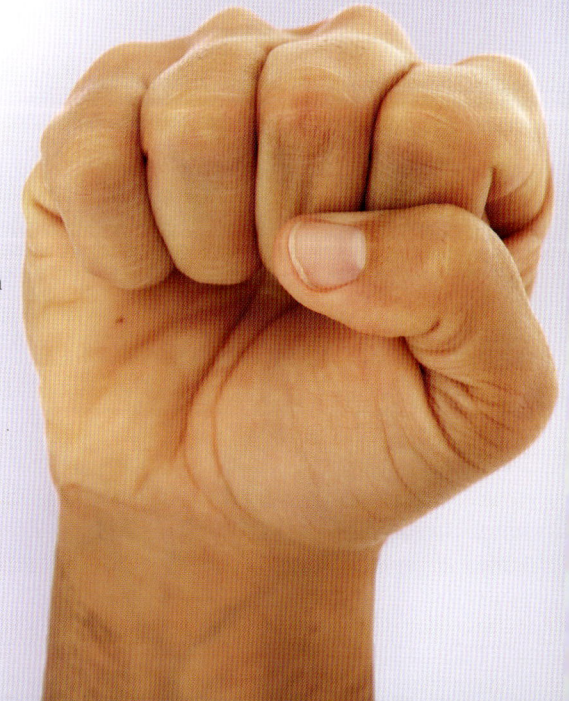

Dehnungen in verschiedene Richtungen

Wer mit den Händen häufig monotone Tätigkeiten wie Tippen ausführt, sollte seine gewohnheitsmäßigen Bewegungs- und Stressmuster ab und zu unterbrechen. Dazu sind diese Übungen hervorragend geeignet.

1. Linke Hand nach hinten beugen (Handfläche zeigt nach oben). Rechte Hand so auf die linke Handfläche legen, dass der Handballen auf dem Fingeransatz liegt. Sanft mit den Fingern der rechten Hand nach unten drücken, Stellung einige Sekunden halten, dann die rechte Hand dehnen.

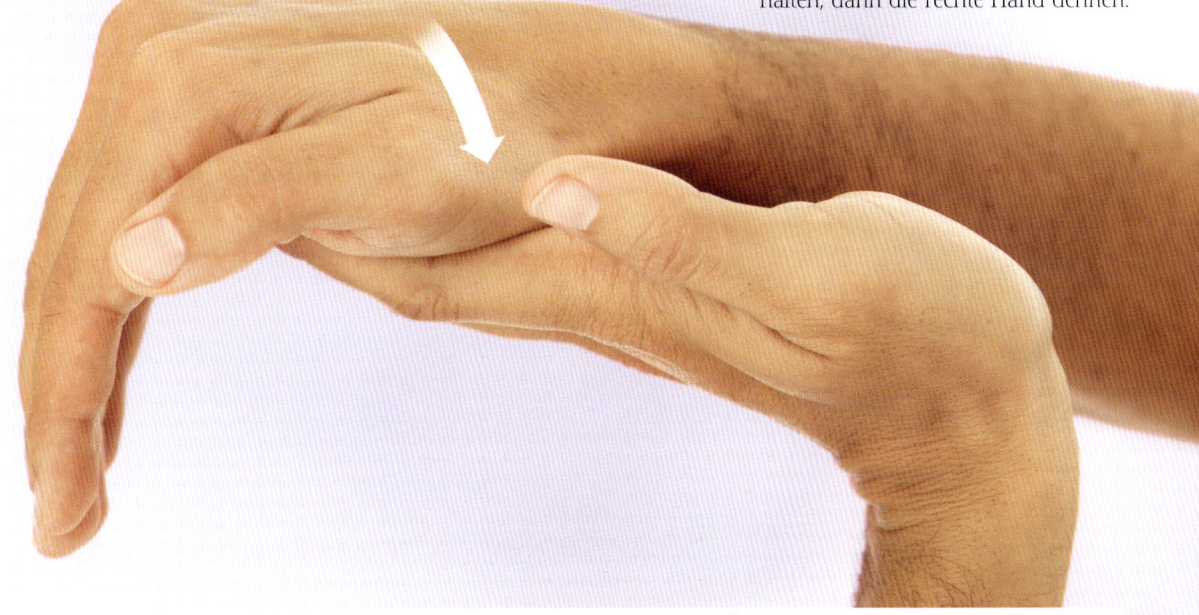

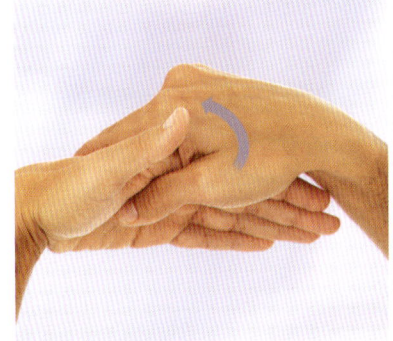

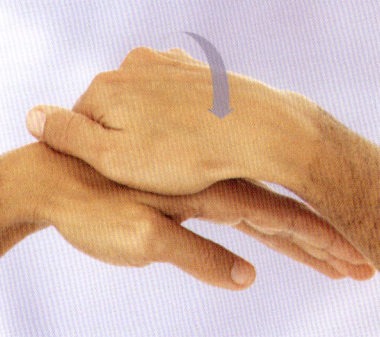

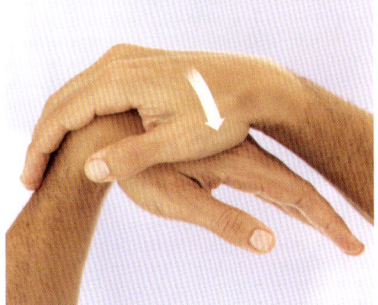

2. Eine Hand liegt über der anderen und umfasst die Daumenseite. Drücken Sie mit den Fingern der oberen Hand nach unten, halten Sie die Spannung kurz und wechseln Sie dann die Hände.

3. Wieder liegt eine Hand über der anderen, die Finger umfassen jetzt die Handkantenseite. Drücken Sie nun mit dem Handballen der oberen Hand nach unten, kurz halten und dann wechseln.

4. Eine Hand liegt parallel auf der anderen. Drücken Sie einige Sekunden mit dem Handballen der oberen Hand sanft nach unten. Dann wechseln Sie die Hände und wiederholen die Übung.

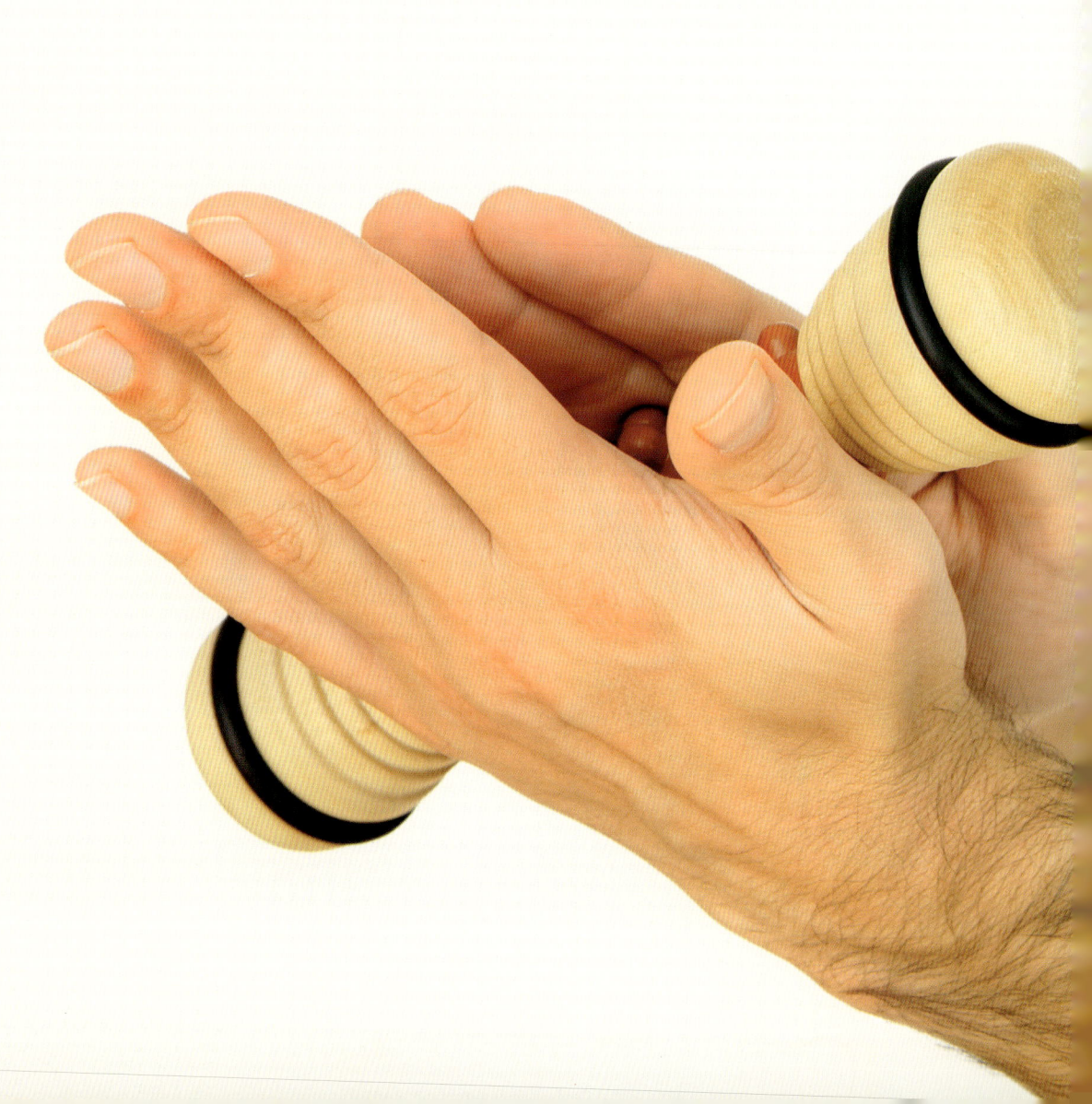

Kapitel 3
Wirksame Kurzbehandlungen

Schon mit kurzen, gezielten Reflexzonenmassagen stärken Sie wirksam die eigene Gesundheit sowie die Ihrer Freunde und Angehörigen. Mit einem genau zugeschnittenen Kurzprogramm können Sie Beschwerden und Schmerzen lindern, die Entspannung fördern, einem Kranken beistehen, nach Verletzungen die Erholung fördern und sogar Erste Hilfe leisten. In diesem Kapitel erfahren Sie, wie Sie mit minimalem Zeit- und Kraftaufwand beste Ergebnisse erzielen, indem Sie die Techniken optimal einsetzen.

Gezielte Behandlung

Manchmal ist eine kürzere Reflexzonenbehandlung genau das Richtige: Kinder sitzen nicht gerne für längere Zeit still, Erwachsene sind vielleicht unter Zeitdruck. Es gibt zahlreiche Situationen, in denen eine vollständige Behandlung gar nicht möglich ist. Manchmal möchte man auch ganz gezielt ein einzelnes Problem angehen, und dann bringt Sie auch eine verkürzte Sitzung schon ans Ziel. In den meisten Fällen ist es ohnehin besser, kürzer und dafür häufiger zu massieren.

ERGEBNISSE ERZIELEN

Zum gewünschten Erfolg kommen Sie, indem Sie bestimmte Techniken kombinieren und sie gezielt einsetzen. Am wirksamsten ist es, wenn die Griffe auf die spezifischen Zonen zugeschnitten werden und Sie stets die Rückmeldungen der bzw. des Behandelten einbeziehen. Dann kann auch ein Kurzprogramm für Sie beide erfolgreich verlaufen.

EINE ENTSCHEIDUNG TREFFEN

Häufig geht es darum, Beschwerden und Schmerzen zu lindern, Stress zu lösen, die Rekonvaleszenz zu fördern und Kranken Trost zu spenden und ihnen beizustehen. Sprechen Sie mit der betreffenden Person ab, was gerade Priorität hat.

Gesundheitsprobleme, chronische Krankheiten und Verletzungen führen im Körper zu Stressmustern. Mit bestimmten Griffkombinationen der Reflexzonenmassage können Sie diesen Mustern entgegenwirken. Entscheiden Sie als Erstes, worum es geht: Wollen Sie die Gesundheit fördern bei einer Erkrankung wie Asthma? Oder die Funktion der Leber stärken? Oder ein Stresssymptom lindern? Davon hängt es ab, auf welche Zonen Sie sich konzentrieren. Es werden meist die Zonen sein, die einem bestimmten Organ, einer Körperfunktion oder dem beeinträchtigten Körperteil entsprechen. Der Zeitpunkt, die Häufigkeit und die Behandlungsdauer müssen stimmen, damit Ihre Massage das gewünschte Ergebnis erzielt.

Chinesische Ärzte halten diese Faktoren für wesentlich bei einer Heilung. In einer britischen Studie konnte keine Verbesserung von Wechseljahresbeschwerden durch die Reflexzonentherapie nachgewiesen werden. Chinesische Forscher berichten dagegen, dass 88 Prozent der Teilnehmerinnen eine erhebliche Verbesserung ihrer Symptome feststellten. Wie die Unterschiede zustande kommen? Die britischen Frauen wurden neun Mal in 19 Wochen behandelt, die Chinesinnen täglich 30 Minuten, solange die Beschwerden anhielten, einige bis zu 60 Tage lang.

Es dauert unterschiedlich lange, bis eine Behandlung anschlägt. Grundsätzlich gilt: Je länger die Beschwerden schon anhalten, desto mehr Behandlungen sind nötig. Wenn Sie konsequent und regelmäßig massieren, sollten nach spätestens einigen

Um Ergebnisse zu erzielen, müssen Sie regelmäßig massieren: dreimal täglich oder noch öfter.

Wochen erste Resultate zu erkennen sein. Bei der Selbstbehandlung können Sie kreativ sein: Sie können sich massieren, während Sie z. B. lesen, fernsehen oder am Computer sitzen.

ZUHÖREN

Bei Kurzbehandlungen ist es besonders wichtig, dass Sie gut zuhören und Ihre Bemühungen den Fortschritten anpassen. Wie reagiert die/der andere? Hören Sie hin, ob Ihre Griffe wehtun oder nur »wohlig weh«. Was fühlt sich gut an? Fragen Sie nach und passen Sie Ihre Massage an. Sie darf nicht schmerzhaft sein. Gerade Kinder ziehen schnell ihre Hände und Füße zurück, wenn ihnen etwas unangenehm ist. Achten Sie auf solche Signale.

DIE VERÄNDERUNGEN BEWERTEN

Wenn Sie eine positive Veränderung feststellen, bleiben Sie bei dem, was Sie bislang gemacht haben. Andernfalls sollten Sie Ihr Vorgehen ändern. Um die Wirkung abzuschätzen, lassen Sie die behandelte Person einige Schritte gehen, nachdem Sie den ersten Fuß bearbeitet haben. Fragen Sie, ob ein Unterschied zwischen den Füßen spürbar ist; bei den Händen werden die Hände gestreckt und zu Fäusten geballt, bevor man feststellt, ob sich die behandelte und die noch nicht behandelte unterschiedlich anfühlen. Fragen Sie am Ende jeder Massage: »Wie fühlst du dich?« An der Antwort erkennen Sie, ob die Person sich insgesamt entspannter fühlt. Wenn es positive Resultate gab, fragen Sie beim nächsten Mal nach, wie lange die Wirkung anhielt, und beobachten die Fortschritte genau. Wenn die Beschwerden immer seltener auftreten, sind Sie auf dem richtigen Weg. Selbstbehandlungen der Betroffenen können die Fortschritte beschleunigen.

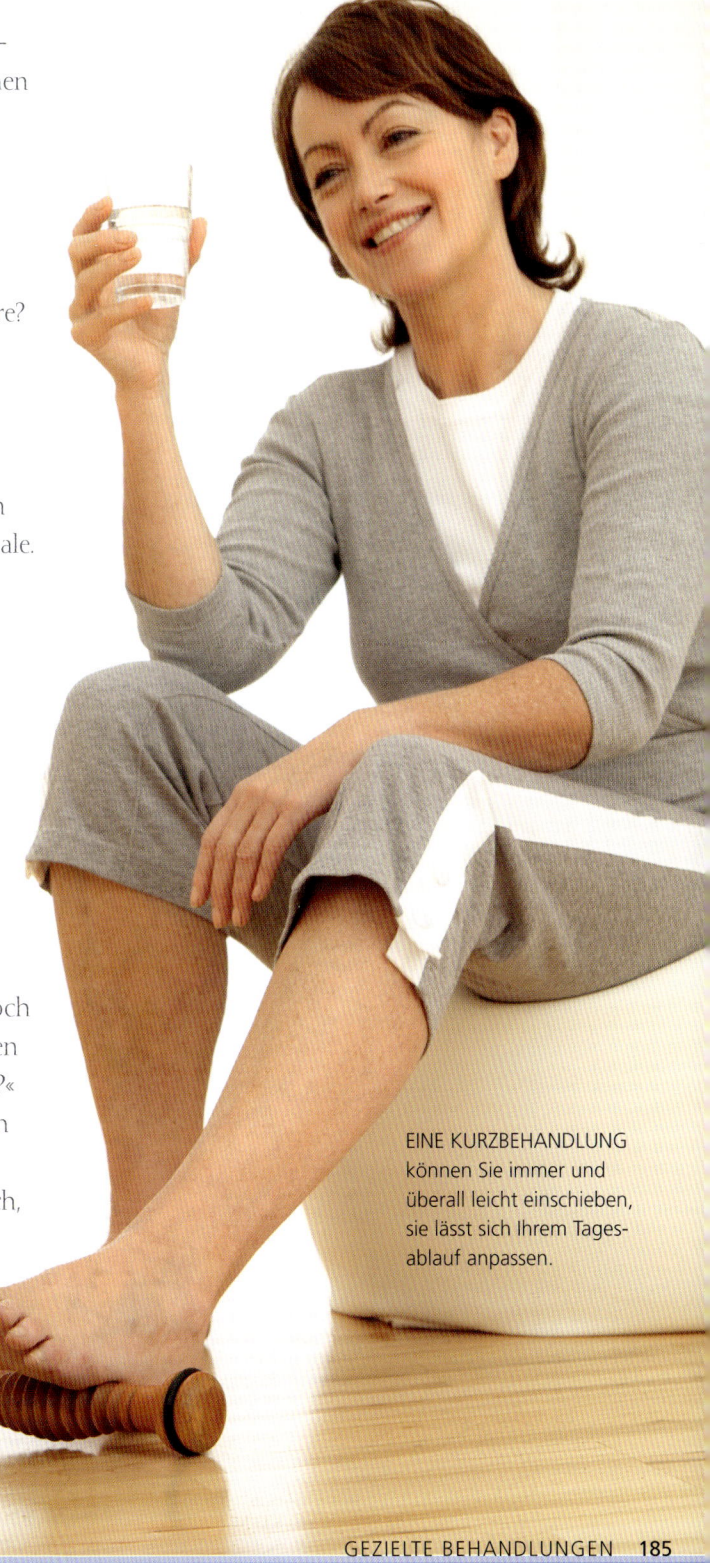

EINE KURZBEHANDLUNG können Sie immer und überall leicht einschieben, sie lässt sich Ihrem Tagesablauf anpassen.

Erholung nach Verletzungen

Mit Reflexzonenmassagen können Sie die Wiederherstellung nach Verletzungen fördern. Jede Verletzung bedeutet Stress für den Körper. Durch eine Kurzbehandlung kann ein Mensch wieder Vertrauen fassen und Ruhe finden. Man behandelt sanft die Zone, die dem verletzten oder frisch operierten Körperteil entspricht, und massiert anschließend die kompletten Fußsohlen oder Handflächen, um dem Körper wieder ins Gleichgewicht zu helfen.

AKUTE VERLETZUNGEN

Nehmen Sie die Übersichten auf Seite 22–24 zur Hilfe, um mit einer sanften Massage der korrespondierenden Zone an Händen oder Füßen die Heilung zu beschleunigen. Suchen Sie die empfindlichste Stelle und drücken Sie sanft auf die Zone. Massieren Sie nicht fest oder dynamisch. Etwa alle 15 Minuten auf die Zone zu drücken, wäre ein guter Rhythmus. Machen Sie die notwendigen Handgriffe möglichst häufig und regelmäßig.

Die beruhigenden Berührungen bei einer Kurzbehandlung wirken ermutigend. Weitere Reflexzonenmassagen helfen dem Körper, Stress abzubauen, sein Gleichgewicht wieder zu finden und die Verletzung zu verarbeiten.

Als die einjährige Amanda im Garten ihre ersten Schritte machte, konnten ihre Eltern nur geschockt zusehen, wie sie direkt am Lagerfeuer stolperte und hineinfiel. Als sie sich im Krankenhaus erholte, hielt ihre Mutter sie im Arm und tröstete sie mit einigen sanften Massagegriffen an den Füßen, weil ihre Hände Verbrennungen erlitten hatten.

Weil das Kind höchst angespannt war, musste die Mutter äußerst sanft vorgehen, um den Stress für die kleine Patientin nicht noch zu verstärken. Wenn man die komplette Sohle oder Handfläche massiert, kann sich der Körper entspannen, und wenn alle 15 Minuten leicht behandelt wird, stellt er sich auf den Rhythmus ein und balanciert sich selbst schneller wieder aus..

Beobachten Sie in so einer Situation, welches Feedback Sie bekommen, ob es Anzeichen für nachlassenden Stress gibt, etwa eine entspanntere Körperhaltung, ruhigeres Sprechen oder eine nachlassende Empfindlichkeit der Zone um die Verltzung herum.

ÄLTERE VERLETZUNGEN

Mit dem Kurzprogramm für länger zurückliegende Verletzungen arbeiten Sie an der entsprechenden Zone an den Füßen oder Händen und versuchen gleichzeitig, das Stressmuster aufzulösen, das sich im Körper als Folge der Verletzung gebildet hat. Nach einer Halswirbel-

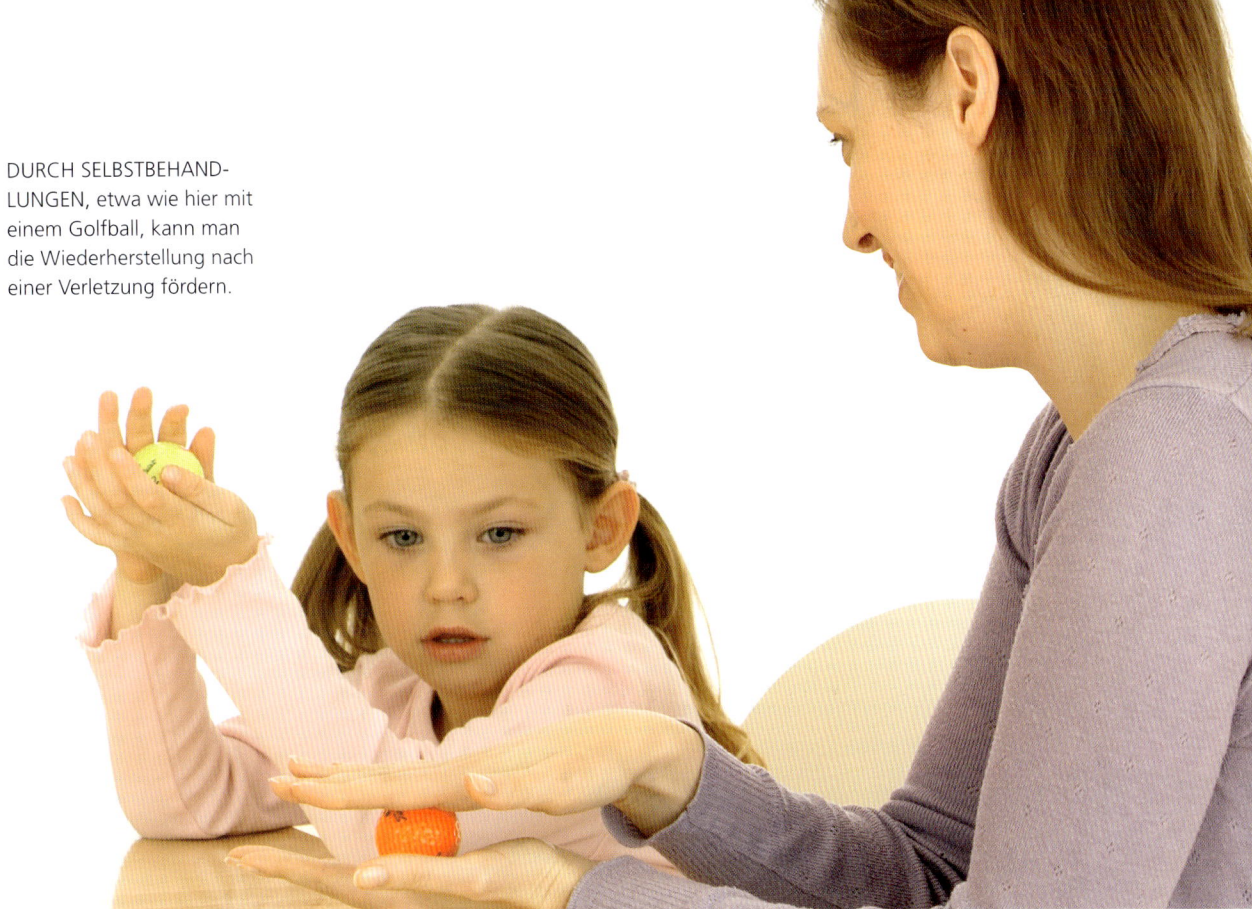

DURCH SELBSTBEHANDLUNGEN, etwa wie hier mit einem Golfball, kann man die Wiederherstellung nach einer Verletzung fördern.

verletzung etwa kann sich auch die Haltung des oberen Rückens verändern. Suchen Sie als Erstes die Zonen, die mit der verletzten Stelle korrespondieren. Arbeiten Sie an Händen und Füßen, um die Heilung zu unterstützen. Finden Sie dann heraus, welche weiteren Strukturen im Körper (z. B. benachbarte Muskelgruppen) betroffen bzw. verspannt sind und wo ihre Zonen liegen. Wenn Sie jemand anders massieren, fragen Sie ganz genau nach. Wenn nötig, auch merhmals, aber immer ruhig.

Massieren Sie vorsichtig die Fußzone der Verletzung dort, wo sie am empfindlichsten ist. Achten Sie auf die Reaktionen und passen Sie Ihren Druck an. Arbeiten Sie dann an den Fußzonen der benachbarten Stellen, die ebenfalls unter Stress stehen. Stellen Sie fest, welche Stellen am Fuß den Stress der Verletzung spiegeln, und massieren Sie in Zukunft auch dort. Massieren Sie anschließend die Zonen der Handflächen genauso wie die Fußsohlen. Leiten Sie die Person ergänzend zur Selbstbehandlung zwischen Ihren Massagen an. Die oder der Betroffene kann dabei erforschen, welche Griffe und Zonen am besten helfen. Anschließend beschäftigen Sie sich noch mit den Bezugszonen (s. S. 26–32). Um z. B. die Heilung einer Knöchelverletzung zu unterstützen, massieren Sie mit dem Daumengang auch die Reflexzonen der Handgelenke.

Wenn Sie außerdem zweimal wöchentlich eine Komplettbehandlung der Füße machen, helfen Sie dem Körper, zu entstressen und die Verletzung gut zu verarbeiten.

Schmerzen

Durch direkten Druck auf die Zone der schmerzenden Stelle können Sie mit der Reflexzonenmassage Schmerzen lindern. Suchen Sie zunächst die Zone am Fuß oder an der Hand. Drücken Sie gleichbleibend so lange auf die Zone, bis der Schmerz nachlässt. Bei Spannungsschmerz hilft es, die Solarplexuszone zu behandeln und mehrere Extras auszuführen. Auf jeden Fall sollten Sie bei wiederkehrenden Schmerzen die Ursache ärztlich abklären lassen.

Wenn Sie die Reflexzone gefunden haben, die der schmerzenden Stelle entspricht, drücken Sie mit dem Daumen direkt darauf. Setzen Sie Ihre Arbeitshand dabei so an, als ob Sie Daumengänge machen wollten. Der richtige Punkt der Zone ist empfindlich. Drücken Sie 15 bis 30 Sekunden oder länger, wenn Ihre Kraft reicht. Sie dürfen dabei aber nie den Fingernagel in die Haut bohren. Wenn der Schmerz noch nicht nachlässt, drücken Sie erneut, bis eine Besserung spürbar ist. Vielleicht müssen Sie den Daumen neu aufsetzen, um die empfindlichste Stelle der Zone zu finden. Liegt die Zone in weichem Gewebe wie dem Fußrand, kneifen Sie sie mit Daumen und Zeigefinger.

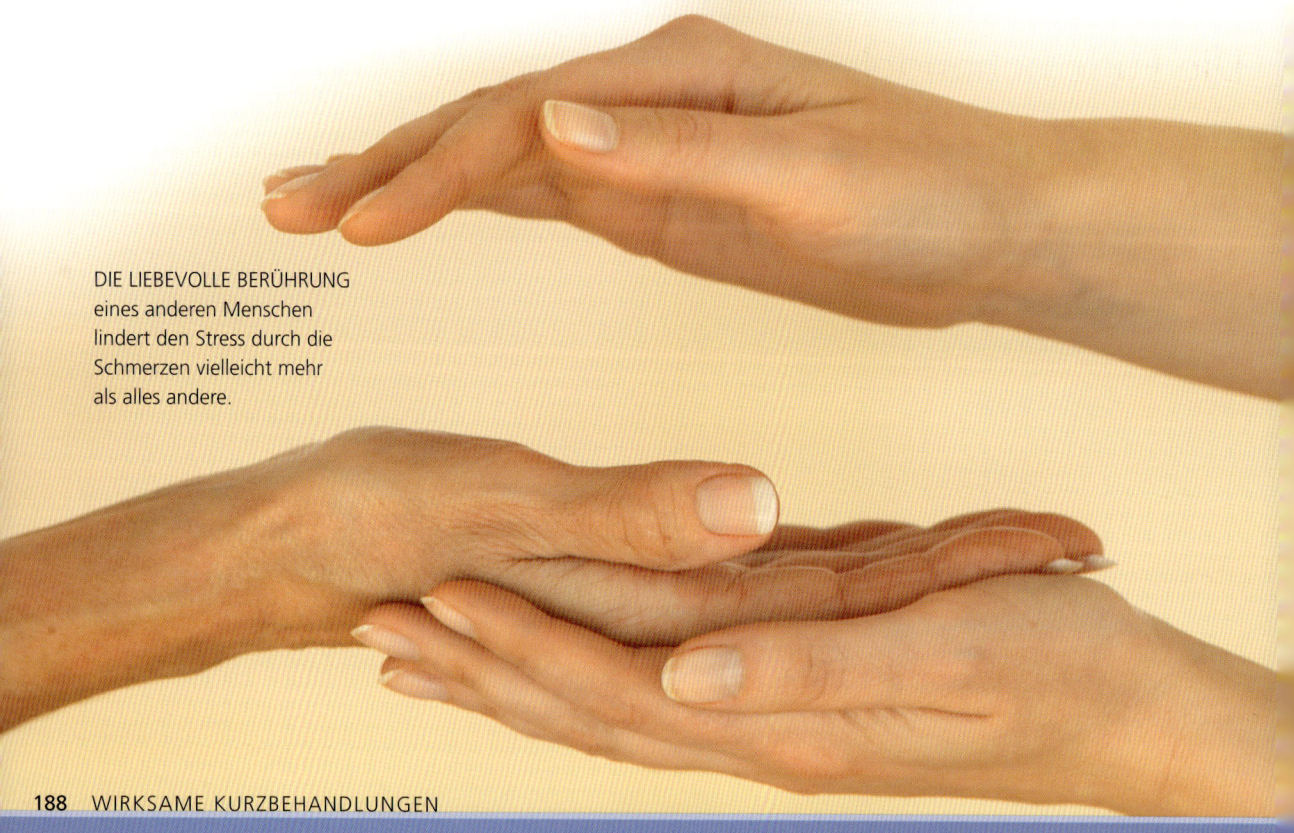

DIE LIEBEVOLLE BERÜHRUNG eines anderen Menschen lindert den Stress durch die Schmerzen vielleicht mehr als alles andere.

Die Hände behandeln

Mit diesen Massagen können Sie die schmerzverursachende Spannung sowie Kopf- und Brustschmerzen lindern. Achten Sie darauf, nicht die Fingernägel in die Haut zu pressen, wenn Sie Druck auf eine Zone ausüben.

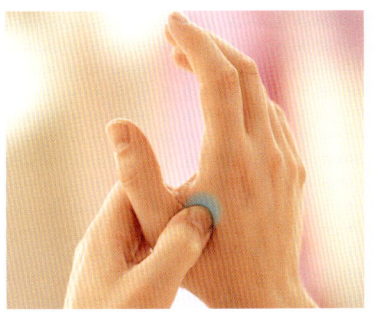

SPANNUNG ABBAUEN
Umfassen Sie die SOLARPLEXUS-Zone zwischen Daumen und Zeigefinger mit Ihrem Daumen und Ihrem Zeigefinger und üben Sie mehrmals hintereinander Druck auf die Stelle aus.

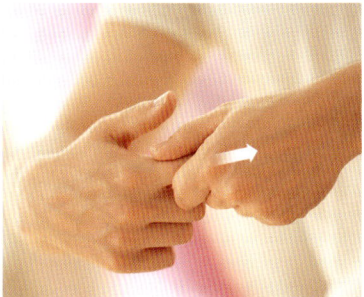

KOPFSCHMERZEN
Drücken Sie den Finger oder den Daumen auf Höhe der Zonen mit den Spitzen Ihres Daumens und Zeigefingers zusammen. Halten Sie den Griff 15–30 Sekunden und wiederholen Sie ihn dann.

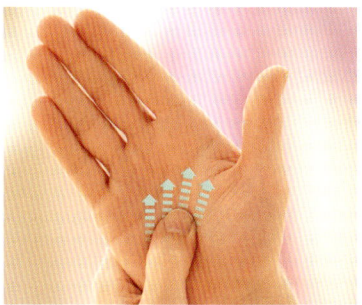

RUMPFSCHMERZEN
Arbeiten Sie in der Handfläche. Drücken Sie mit dem Daumen auf die Zone der schmerzenden Körperstelle. Suchen Sie den empfindlichsten Punkt und halten Sie den Griff 15–30 Sekunden.

Die Füße behandeln

Bearbeiten Sie zunächst die Solarplexuszone, um Spannungen abzubauen, und drücken Sie dann direkt auf die Reflexzone, die der schmerzenden Stelle entspricht. Die Ratschläge hier beziehen sich auf Kopf- und Nackenschmerzen sowie auf Schmerzen am Rumpf.

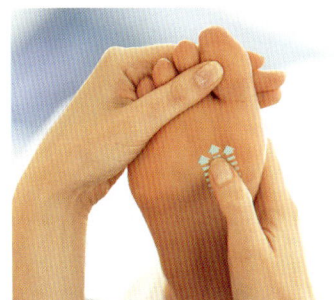

SPANNUNGEN LÖSEN
Gehen Sie mit dem Daumengang mehrmals durch die SOLARPLEXUS-Zone. Führen Sie dann einige Extras durch (s. S. 78–83).

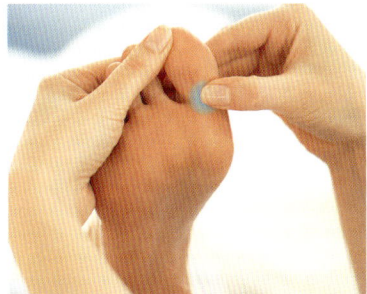

KOPFSCHMERZEN
Drücken Sie auf die Reflexzonen von Kopf oder Nacken an den Zehen, bis der Schmerz nachlässt, halten.

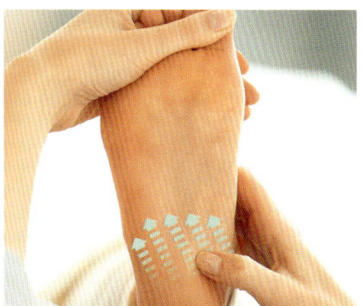

RUMPFSCHMERZEN
Legen Sie den Daumen auf die entsprechende Zone und senken Sie das Handgelenk. Halten Sie die Stellung 15–30 Sekunden.

Notfälle

Selbstverständlich sind in Notfällen Erste-Hilfe-Maßnahmen und medizinische Hilfe das Wichtigste. Rufen Sie immer als Erstes den Notarzt und leisten Sie Erste Hilfe. In manchen Situationen findet man jedoch auch noch die Zeit, einige Reflexzonen zu massieren – vielen Menschen konnte damit geholfen werden, z. B. bei Schock oder allergischen Reaktionen.

Nicht in jedem Fall ist eine kurze Reflexzonenmassage möglich oder sinnvoll, doch mitunter kann sie die Erste-Hilfe-Maßnahmen durchaus gut ergänzen. Arbeiten Sie nicht an verletzten Händen oder Füßen und bewegen Sie keine Verletzten, nur um besser massieren zu können.

Erst wenn professionelle Hilfe unterwegs ist, können Sie an eine Massage denken. Ein Geschäftsmann konnte nach einem tiefen Sturz in einer abgelegenen Gegend durch die Reflexzonenarbeit vor einem Schock bewahrt werden, während er mehrere Stunden in eine Klinik transportiert wurde. Eine andere Klientin linderte nach einem Unfall die Schmerzen ihrer Tochter, solange sie auf den Notarzt wartete. Wieder eine andere Klientin konnte auf dem Weg in die Notaufnahme ihre eigenen Magen-Darm-Krämpfe lindern. Auch wir, die Autoren, haben einige Erfahrung mit Notfällen, etwa als einmal eine Frau in mittleren Jahren das Bewusstsein verlor oder als bei einer anderen die Atmung aussetzte. Die Reflexzonentherapie erwies sich als ungefährlich, schnell wirkend und effektiv, bis medizinische Hilfe eintraf. Mit einigen einfachen Griffen kann man womöglich Leben retten.

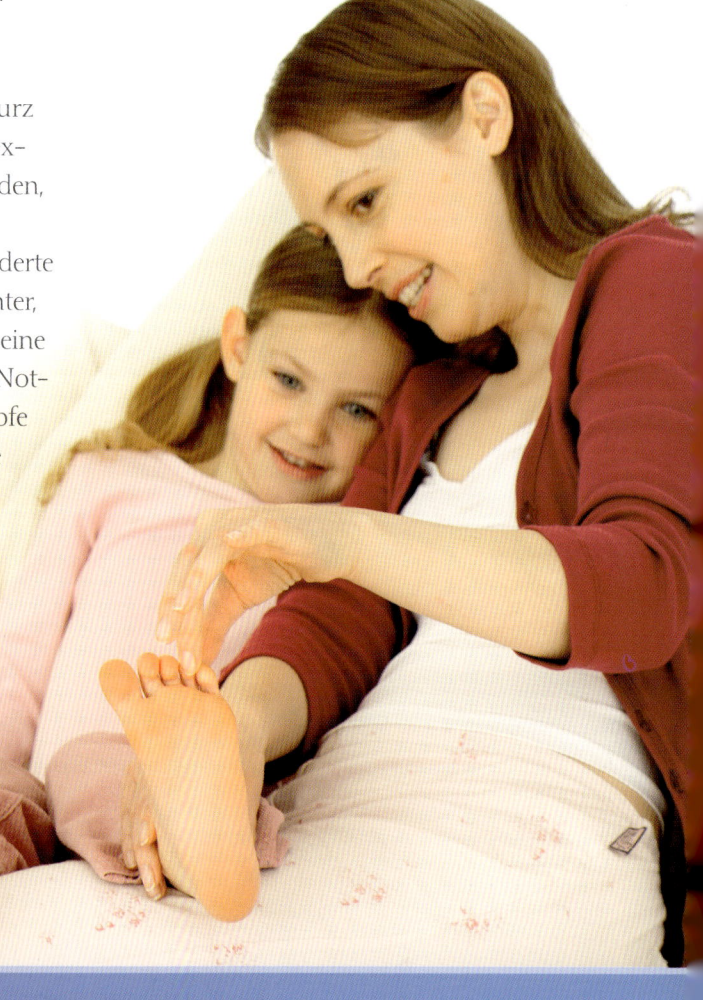

EINE KURZE REFLEXZONENMASSAGE kann die Erste Hilfe sehr wirksam und wohltuend ergänzen und unterstützen.

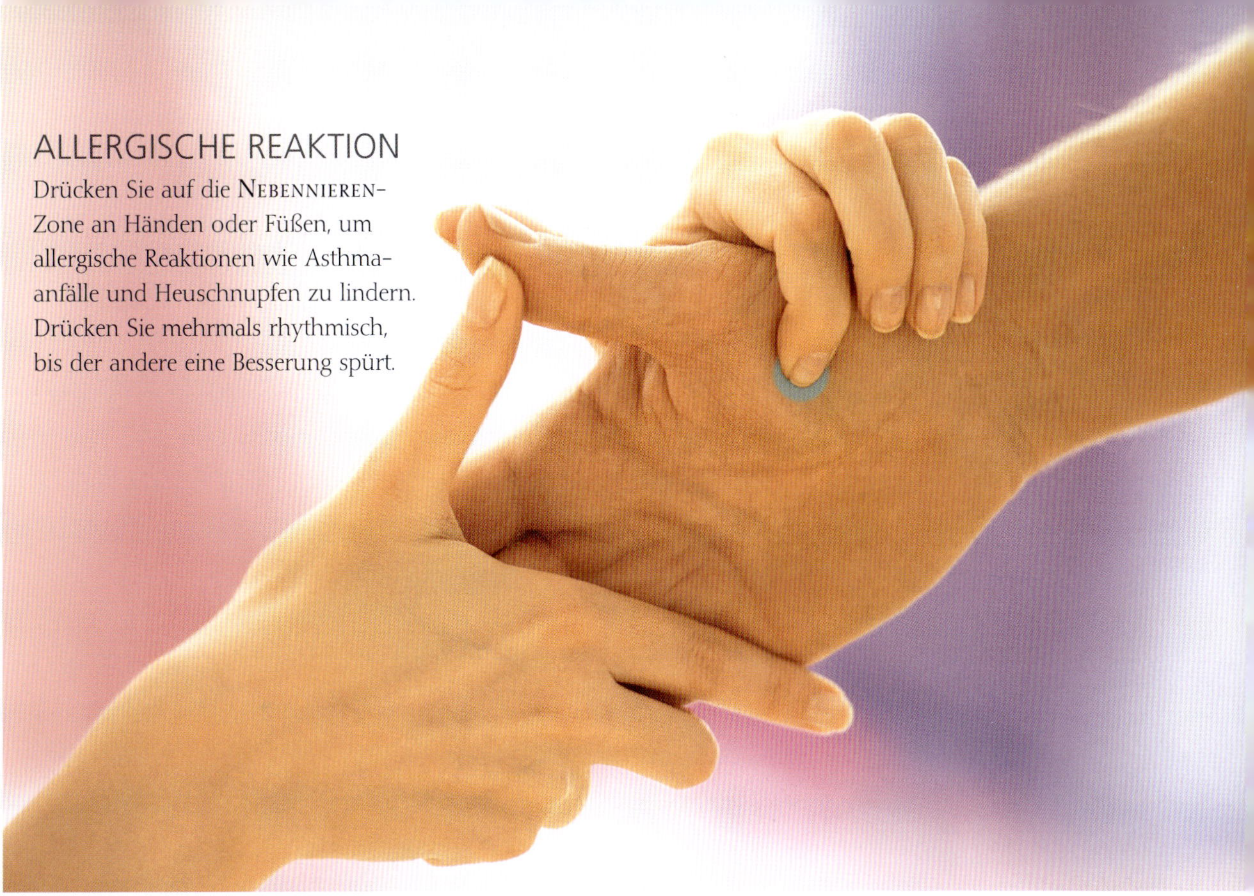

ALLERGISCHE REAKTION

Drücken Sie auf die Nebennieren-Zone an Händen oder Füßen, um allergische Reaktionen wie Asthmaanfälle und Heuschnupfen zu lindern. Drücken Sie mehrmals rhythmisch, bis der andere eine Besserung spürt.

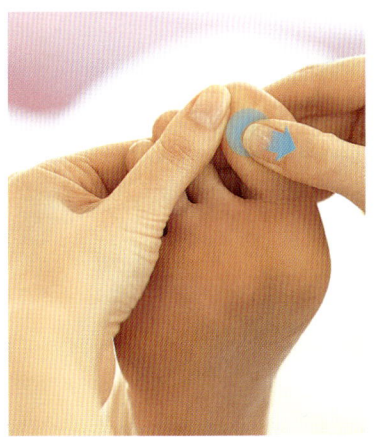

OHNMACHT

Arbeiten Sie mit Einhaken und Ziehen an der Hypophysen-Zone am Daumen oder der großen Zehe, damit die Person wieder aufwacht. Pumpen Sie mit dem Daumen, bis der Erfolg sich einstellt (s. S. 26).

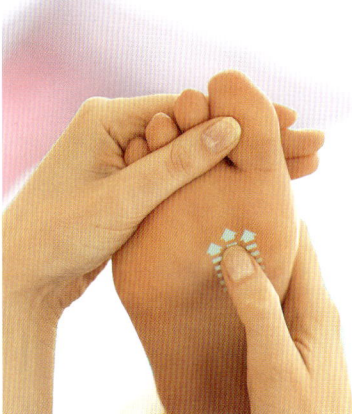

SCHOCK

Um nach Unfällen eine Schockreaktion abzumildern, drücken Sie die Solarplexus-Zone (s. S. 26) sanft und massieren sie leicht und beruhigend.

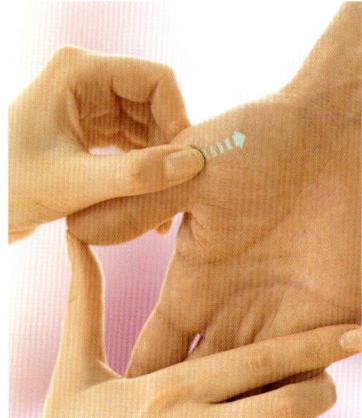

PANIKATTACKE

Drücken Sie sanft auf die Solarplexus-Zone (s. links u. S. 31), die Nebennieren-Zone (s. S. 31) und die Bauchspeicheldrüsen-Zone (s. S. 31), um die Angst abzumildern.

Gesundheitsprobleme

Meist setzt man die Reflexzonenmassage gegen Beschwerden ein. Spezifische Gesundheitsprobleme können Sie im Anschluss an eine komplette Massage angehen. Wer wenig Zeit hat, kann sich jedoch auch ausschließlich darauf konzentrieren. Dann arbeiten Sie am besten mit einem maßgeschneiderten Kurzprogramm an einzelnen Reflexzonen.

Planen Sie Ihre Sitzung gut, um auch wirklich gute Ergebnisse zu erzielen. Wenn es um Ihre eigenen Beschwerden geht, suchen Sie sich Techniken zur Selbstbehandlung heraus, die Sie auch mögen (und folglich anwenden werden). Sie sollten auch feste Zeiten und einen angenehmen Ort wählen. Vielleicht arbeiten Sie aber auch mit einem Freund oder suchen für den Anfang eine Reflexzonentherapeutin auf, um sich für Ihre eigenen Bemühungen zu rüsten. Wenn Sie jemand anders massieren, müssen Sie dafür Zeiten vereinbaren. Falls Sie nur selten beide die Zeit dafür finden, sollte sich die oder der andere in der Zwischenzeit nach Möglichkeit regelmäßig selbst massieren.

GESUNDHEITLICHE PROBLEME ANGEHEN

Wenn Sie Ihre Kurzbehandlungen planen, müssen Sie entscheiden, welche Zonen Sie massieren wollen. Zentral ist dabei die Zone an den Füßen oder Händen, die mit dem erkrankten Körperteil korrespondiert. So massieren Sie z. B. bei Blasenproblemen die Blasenzone.

Außerdem ist es wichtig, Reflexzonen einzubeziehen, die die Selbstheilungskräfte stärken. So arbeitet man etwa bei Atemproblemen nicht nur die Lungenzonen durch, sondern auch die Nebennierenzonen. Die Nebennieren produzieren nämlich das Hormon Adrenalin, das unter anderem die Lungenfunktion stärkt. Auch bei Harnwegsinfekten kommen die Nebennierenzonen in Betracht, denn die Nebennieren können hormonell auch Entzündungen im Körper bekämpfen.

Zusätzlich hilft es oft, auch andere Organe, die zum Problemfeld gehören, zu stärken. Die Blase gehört beispielsweise zu den Harnorganen, die außerdem die Nieren und Harnleiter umfassen. Es empfiehlt sich also, neben der Blasenzone auch die Zonen der Nieren und der Harnleiter zu behandeln.

DER RICHTIGE ZEITPUNKT

Bei akuten Beschwerden massieren Sie, sobald die Symptome auftreten, und so lange, bis sie verschwinden oder ausreichend zurückgegangen sind. Bei Allergien etwa behandeln Sie, bis der allergische Anfall vorbei ist. Damit die Wirkung anhält, massieren Sie die Nebennierenzonen regelmäßig während der ganzen Heuschnupfenzeit, nicht nur bei akuten Anfällen.

Bei Beschwerden, die schon seit mehreren Jahren auftreten, sucht man die Zonen, die am besten geeignet sind, und massiert regelmäßig dreimal täglich (z. B. morgens, mittags und abends) über einen längeren Zeitraum, auch wenn es gerade keine Symptome gibt. Dadurch unterbricht man das zugehörige Stressmuster. Nach einigen Wochen sollte eine Besserung zu spüren sein.

Beispiel einer Kurzbehandlung

Bei einer Blasenentzündung massieren Sie die Zonen der Nieren, der Blase und der Nebennieren und wärmen den Fuß mit einem Entspannungsgriff auf.

FUNKTIONSSYSTEME

Die Organe des Körpers lassen sich bestimmten Funktionssystemen zuordnen:

- **Hormondrüsen**: Hypophyse, Nebennieren, Bauchspeicheldrüse, Eierstöcke/Hoden, Schilddrüse, Nebenschilddrüsen
- **Verdauungsapparat**: Magen, Leber, Gallenblase, Bauchspeicheldrüse, Dünndarm, Dickdarm
- **Harnorgane**: Nieren, Harnleiter, Blase
- **Fortpflanzungsorgane**: Eierstöcke, Gebärmutter, Eileiter, Hoden, Prostata
- **Nervensystem**: Rückenmark, Gehirn
- **Herz-Kreislauf-System**: Herz
- **Lymphsystem**: Lymphknoten, Milz
- **Immunsystem**: Leber, Milz, Hormondrüsen, Lymphknoten, Darm
- **Atmungsorgane**: Lungen

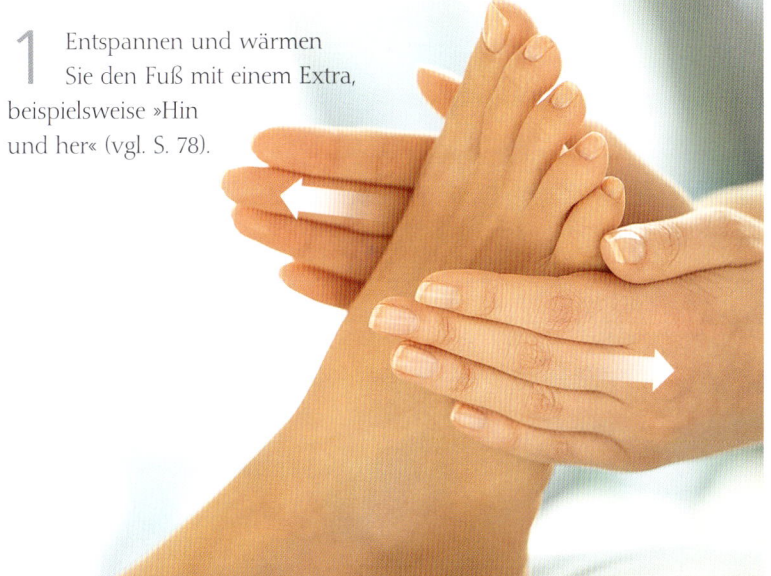

1 Entspannen und wärmen Sie den Fuß mit einem Extra, beispielsweise »Hin und her« (vgl. S. 78).

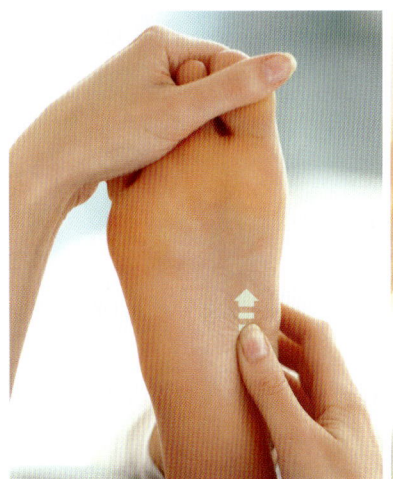

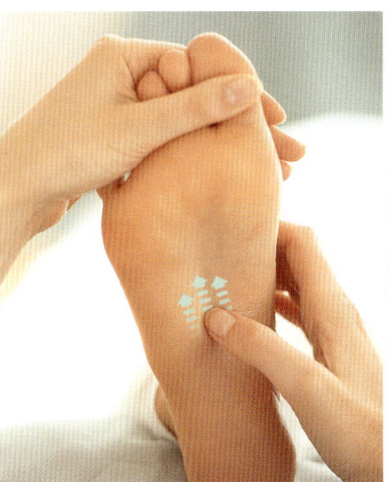

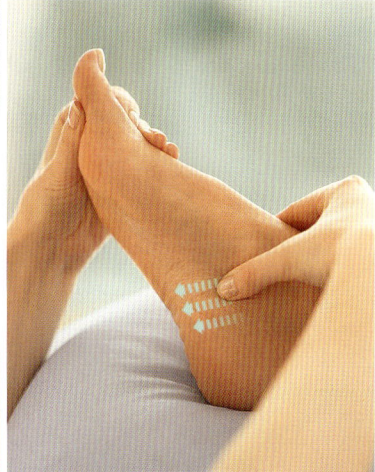

2 Massieren Sie nun mit Daumengängen die Zone der NEBENNIERE. Setzen Sie mehrmals an und finden Sie heraus, welche Stelle am wirksamsten ist.

3 Massieren Sie dann die nächste wichtige Zone, hier die der NIEREN. Wichtiger als eine bestimmte Reihenfolge ist, dass Sie ausgiebig und regelmäßig massieren.

4 Die Hände wurden neu angesetzt, um die Blasen-Zone zu massieren. Zum Abschluss bewegen Sie den Fuß hin und her und massieren den zweiten Fuß.

Stress lösen

Das höchste Ziel einer Reflexzonenmassage ist die Entspannung. Wenn sich die Spannung löst, können die Selbstheilungsprogramme im Körper ablaufen. Stress und Belastung gehören zwar zu unserem Leben, aber dauerhafter Stress begünstigt viele Erkrankungen.

Gestalten Sie den Raum für Ihre Kurzbehandlung so angenehm, dass sich die Person, die Sie massieren, darin wohl fühlt. Gedämpftes Licht, Entspannungsmusik im Hintergrund, ihr oder sein Lieblingsaromaöl und einige Kerzen können für die richtige Stimmung sorgen. Ältere Menschen hören manchmal gerne Musik aus ihrer Jugend, die schöne Erinnerungen wachruft. Bei Kindern kann ein günstiger Zeitpunkt, etwa vor dem Schlafengehen, vor dem Mittagsschlaf oder nach einem Bad, die Assoziation von Ruhe und Entspannung wecken. Denken Sie daran, dass Sie beide eine bequeme Stellung einnehmen sollten. Ihr Partner könnte sich z.B. auf dem Sofa gegen ein paar Kissen lehnen.

GESTALTEN SIE DIE SITZUNG

Oft ist die Reflexzonenmassage am entspannendsten, wenn sie nur aus Extras besteht. Sie können die oder den Behandelten auch mit hauchzarten Berührungen überall verwöhnen. Auf jeden Fall sollten Sie die Solarplexuszone massieren.

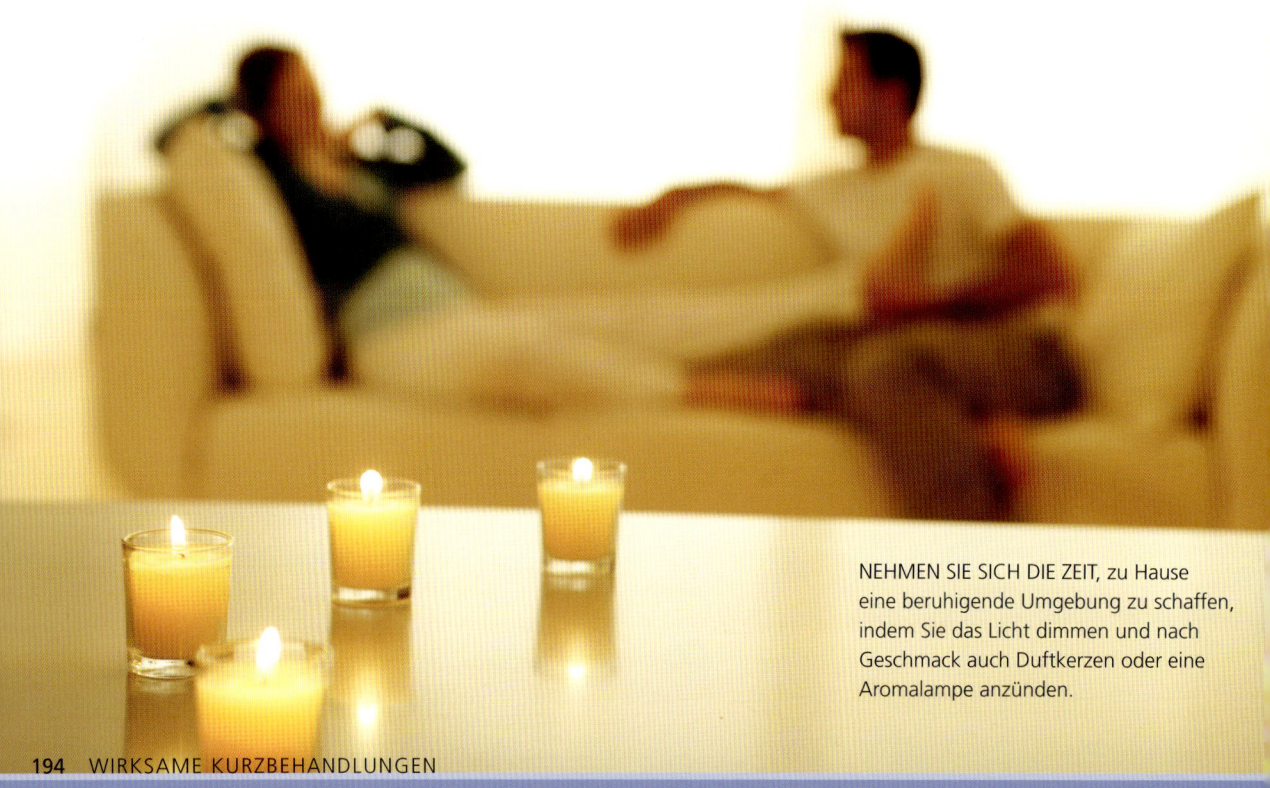

NEHMEN SIE SICH DIE ZEIT, zu Hause eine beruhigende Umgebung zu schaffen, indem Sie das Licht dimmen und nach Geschmack auch Duftkerzen oder eine Aromalampe anzünden.

Extras als Kurzbehandlung

Es ist angebracht, nur mit Extras zu arbeiten, wenn man vor allem das Stressniveau senken will. Diese Entspannungsgriffe beruhigen und sorgen für geistige Ablenkung. Wenn Ihre Hände ermüden, machen Sie leichte Daumengänge durch die Solarplexuszone.

AM FUSS

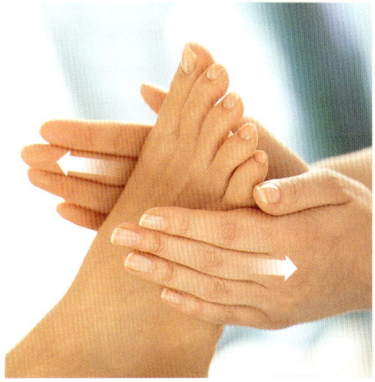

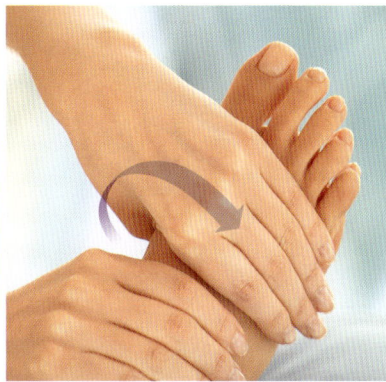

1 Drehen Sie den Fuß hin und her: Legen Sie die Hände an die Seiten des Fußes und ziehen Sie eine Hand zu sich hin, während die andere den Fuß nach vorne wegdrückt. Dann drückt die eine Hand und die andere zieht. Wechseln Sie die Bewegungen mehrmals schnell hintereinander ab.

2 Machen Sie dann die Wirbeldrehung: Nehmen Sie den Fuß mit beiden Händen parallel, die Daumen auf der Fußsohle. Halten Sie die Hand am Knöchel ruhig, während die andere den Vorder- und Mittelfuß mehrmals erst in die eine, dann in die andere Richtung dreht. Wiederholen Sie das Ganze dann etwas näher am Knöchel.

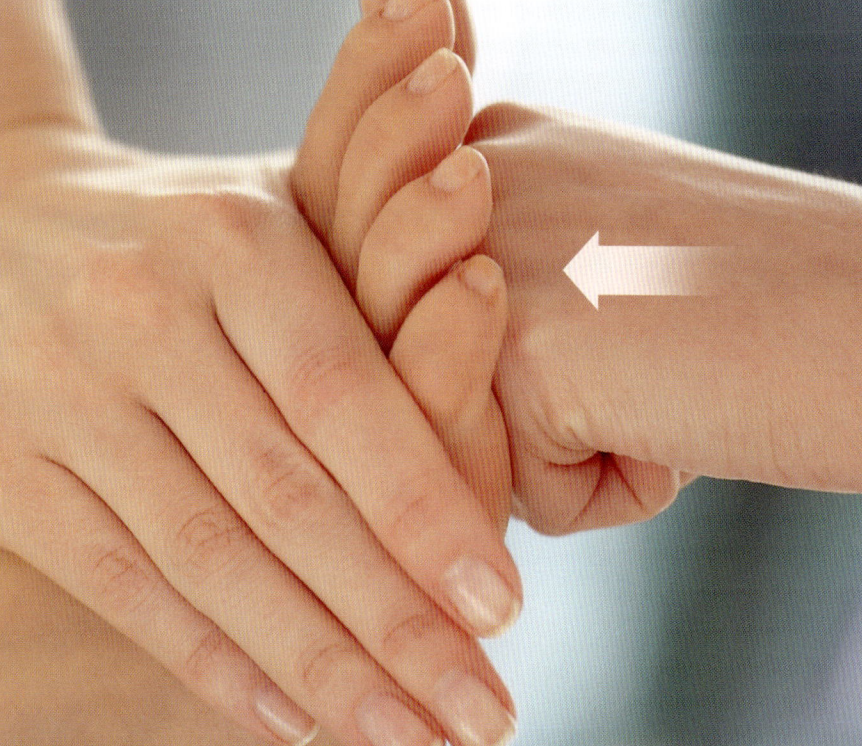

3 Lockern Sie den Fuß mit der Lungenpresse: Drücken Sie die linke Faust gegen den Fußballen, während Sie mit der rechten Hand sanft dagegendrücken. Wiederholen Sie das einige Male.

STRESS LÖSEN 195

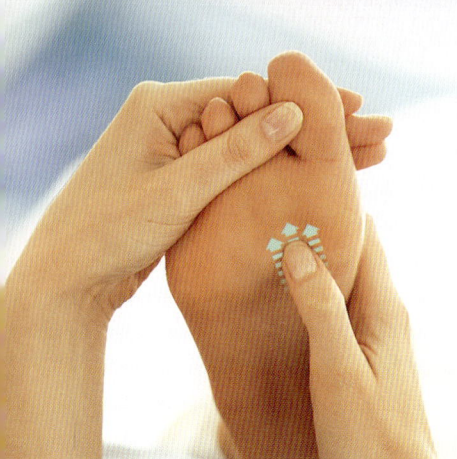 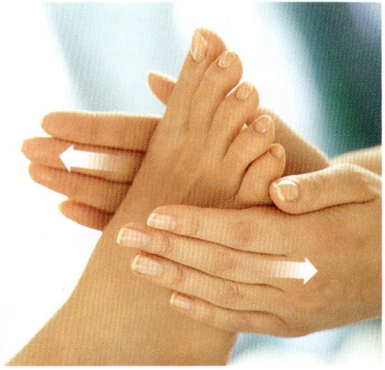 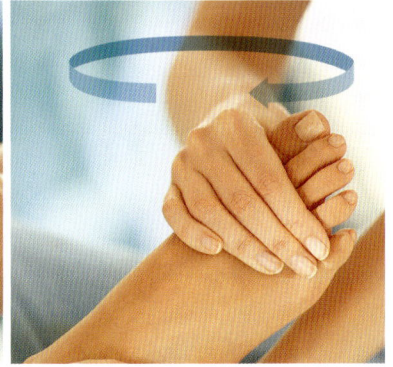

4 Ziehen Sie die Zehen mit der linken Hand leicht zurück und machen Sie dann mit dem rechten Daumen mehrere Gänge durch die kleine Solarplexus-Zone.

5 Drehen Sie den Fuß dann nochmals hin und her, wobei die Hände an den Fußseiten liegen. Bewegen Sie die Hände schnell abwechselnd entgegengesetzt vor und zurück.

6 Am Ende kommt die Rotation des Fußgelenks: Halten Sie den Knöchel mit einer Hand. Bewegen Sie den Fußballen mit der anderen Hand nun mehrmals langsam im Kreis, erst in die eine, dann in die andere Richtung.

AN DER HAND

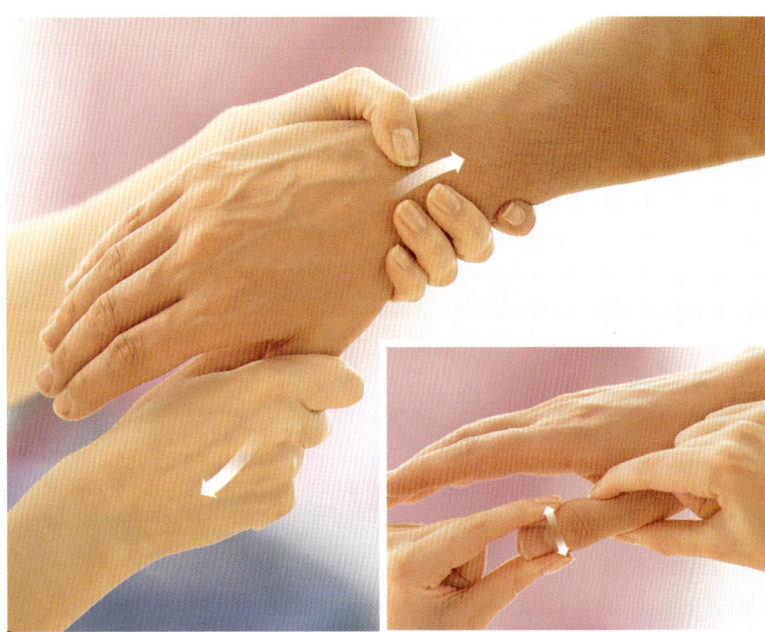 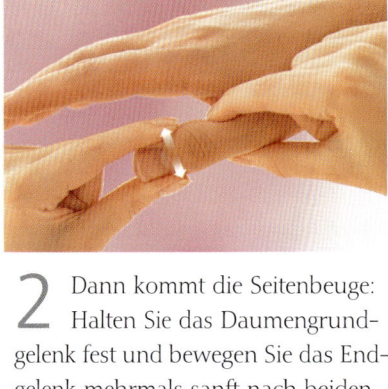 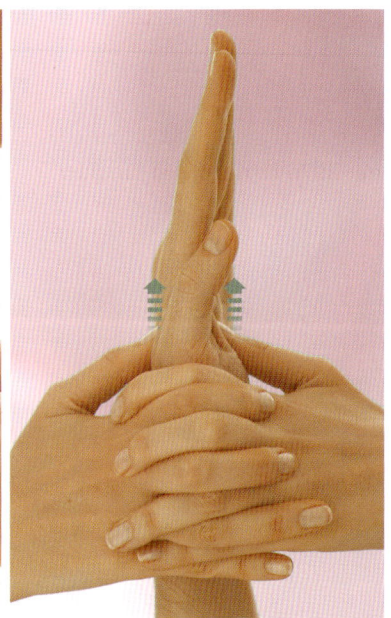

1 Beginnen Sie mit dem Fingerzug: Die Haltehand hält das Handgelenk, die Arbeitshand umfasst den Daumen und zieht und gleitet langsam und stetig hinab. Massieren Sie so alle Finger.

2 Dann kommt die Seitenbeuge: Halten Sie das Daumengrundgelenk fest und bewegen Sie das Endgelenk mehrmals sanft nach beiden Seiten. Machen Sie mit dieser Technik auch die anderen Finger durch.

3 Verschränken Sie Ihre Hände und machen Sie von beiden Seiten Daumengänge durch die Solarplexus-Zone in der Schwimmhaut zwischen Daumen und Zeigefinger. Setzen Sie daneben neu an.

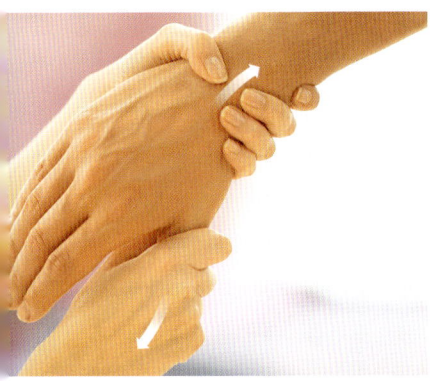

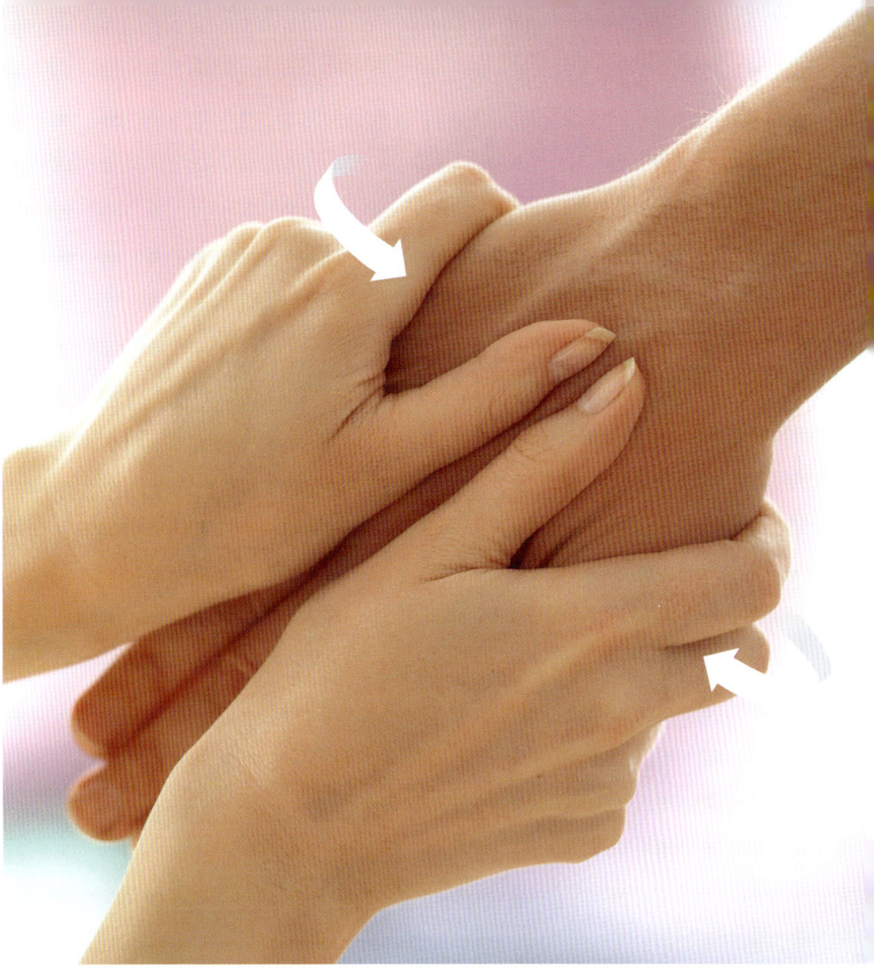

4 Wiederholen Sie den Fingerzug. Halten Sie das Handgelenk mit der Haltehand und ziehen Sie mit der anderen langsam und gleichmäßig am Daumen und den anderen Fingern.

5 Beim Schmetterling fassen Sie die Hand wie abgebildet. Drehen Sie Ihre Handgelenke auswärts und drücken Sie dabei die Handfläche hoch. Dann drehen Sie sie nach innen und drücken die Oberseite mit Ihren Handflächen hinunter.

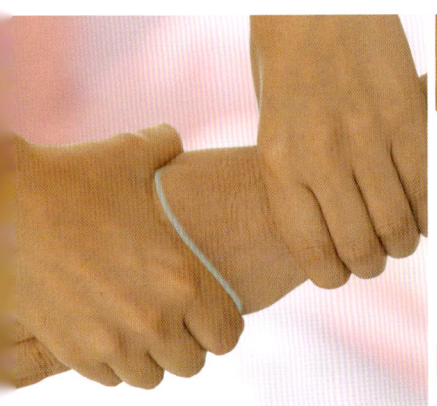

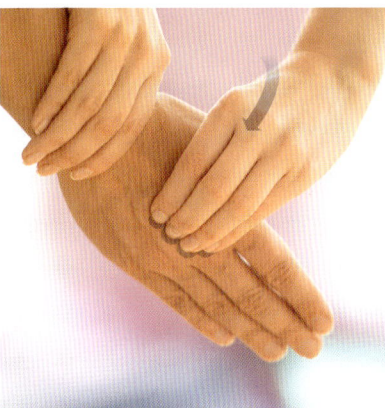

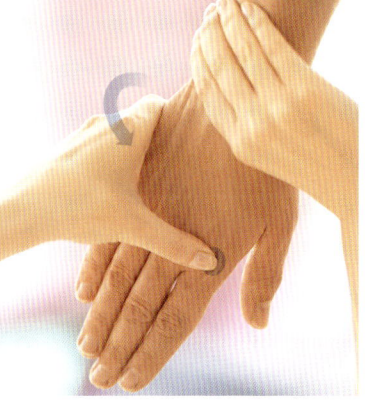

6 Lockern Sie die Hand mit der Presse. Halten Sie das Handgelenk, umfassen Sie die Mittelhand und drücken Sie sie zusammen. Drücken Sie dann die Fingerknöchel und danach die Fingerspitzen.

7 Die Handfläche mobilisieren: Stützen Sie die Hand, drücken Sie entlang dem Mittelhandknochen des Zeigefingers, während Ihr Daumen nach oben zieht. Mehrmals an allen Mittelhandknochen.

8 Entgegengesetzt mobilisieren: Drücken Sie mit dem Daumen den Knöchel des Zeigefingers, während Sie mit den Fingern nach oben ziehen, um die Handaußenseite zu drehen. An allen Knöcheln.

STRESS LÖSEN

Trösten und Beruhigen

Über eine Reflexzonenmassage kann man sehr gut nonverbal kommunizieren. Man kann damit jemanden trösten, wenn Worte allein nicht ausreichen. Besonders in Krankenhäusern und Hospizen können Sie durch sie jemandem zeigen, dass Sie für ihn da sind, und einen innigen Kontakt herstellen.

Wenn jemand schwer krank ist, kann eine Reflexzonenmassage Trost spenden und die Symptome lindern. Es wurde nachgewiesen, dass sie auch bei Schmerzen nach Operationen hilft. Sie kann außerdem die Nebenwirkungen von Chemotherapien, also Übelkeit und Erbrechen, Schmerzen, Müdigkeit und Ängste lindern und so die Lebensqualität erheblich erhöhen.

DIE REFLEXZONENMASSAGE

Das Wichtigste ist, dass die oder der Massierte sich wohl fühlt. Achten Sie genau auf ihre bzw. seine Reaktionen. Halten Sie als Erstes eine Hand und drücken Sie sie einige Male sanft. Das allein kann schon das Vertrauen stärken und die Entspannung fördern. Manchmal reicht das sogar völlig aus.

Fragen Sie nach, wie sich Ihre Griffe anfühlen, und finden Sie heraus, ob eine stärkere Stimulation erwünscht ist. Dann können Sie neben den folgenden Kurzprogrammen auch die passende Reflexzonenmassage zum Beschwerdebild (s. S. 250–287) wählen. Richten Sie sich nach den Symptomen und überfordern Sie den anderen nicht, indem Sie zu fest oder zu lange massieren. Verlängern Sie die Massage in Zehn-Minuten-Schritten.

ACHTEN SIE WÄHREND DER MASSAGE genau auf die Reaktionen und fragen Sie häufig nach, wie es sich anfühlt. Beobachten Sie die Körpersignale wie Lächeln, Stirnrunzeln oder das Wegziehen von Händen oder Füßen.

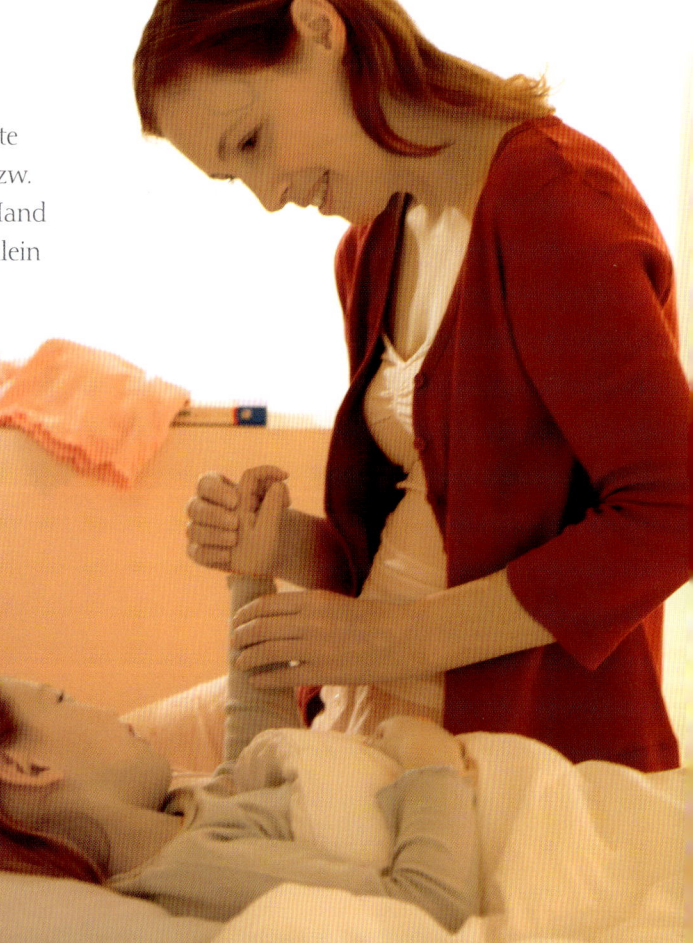

Beruhigende Kurzbehandlungen

Hier geht es darum, dem anderen zu zeigen, dass man sich um ihn kümmert. Berühren Sie ihn und sorgen Sie für ein entspanntes Klima. Sie können Hände, Füße oder beides massieren. Da es um Entspannung geht, sollte kein Zeitdruck herrschen.

BASISBEHANDLUNG AM FUSS

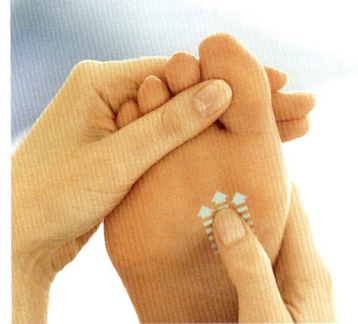
1 Legen Sie Ihre Daumen auf die SOLARPLEXUS-Zone. Ziehen Sie die Zehen leicht zurück und machen Sie mehrere leichte Daumengänge durch die Zone. Gehen Sie sanft vor.

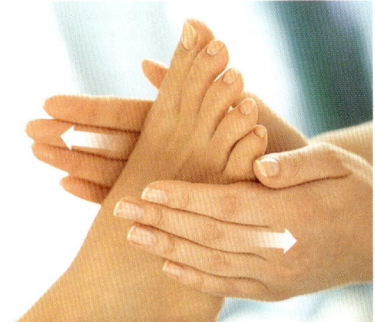
2 Machen Sie einige Extras. Legen Sie Ihre Hände an die Fußseiten und drehen Sie den Fuß sanft hin und her, indem Sie Ihre Hände abwechselnd vor und zurück bewegen.

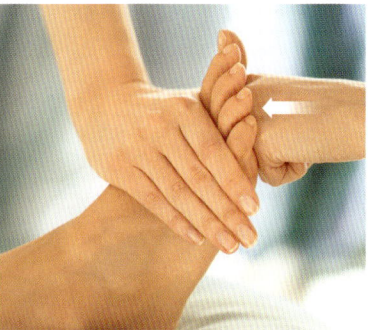
3 Machen Sie dann die Lungenpresse: Drücken Sie die Faust gegen den Fußballen und halten Sie mit der anderen Hand den Rist. Dann drücken Sie Ihre Hand sanft zusammen.

BASISBEHANDLUNG AN DER HAND

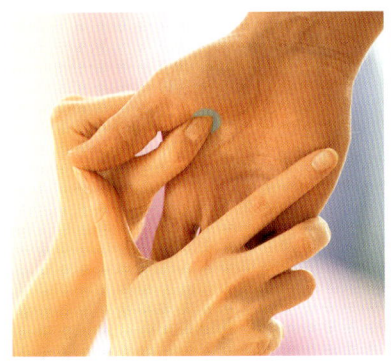
1 Setzen Sie Daumen und Zeigefinger von beiden Seiten auf die SOLARPLEXUS-Zone. Drücken Sie Ihre Finger zusammen und halten Sie sie einige Sekunden. Setzen sie dann daneben neu an.

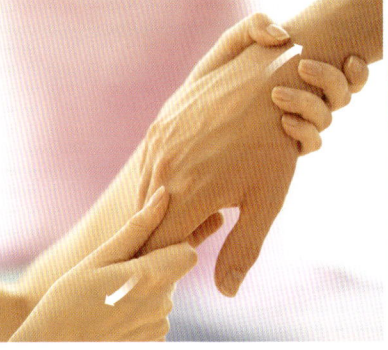
2 Dann den Fingerzug: Die Haltehand stützt das Handgelenk, die Arbeitshand umfasst den Finger und zieht sanft, langsam und gleichmäßig daran. Mehrmals an allen Fingern wiederholen.

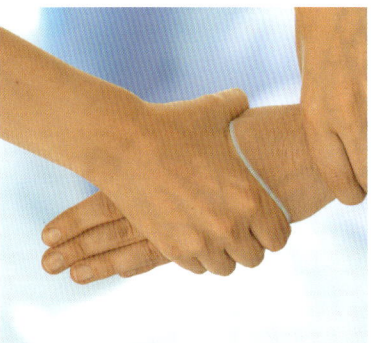
3 Lockern Sie die Hand dann mit der Presse: Umfassen Sie sie und drücken Sie sanft, aber fest. Setzen Sie mehrmals an, immer näher an den Fingerspitzen, und drücken Sie wiederholt.

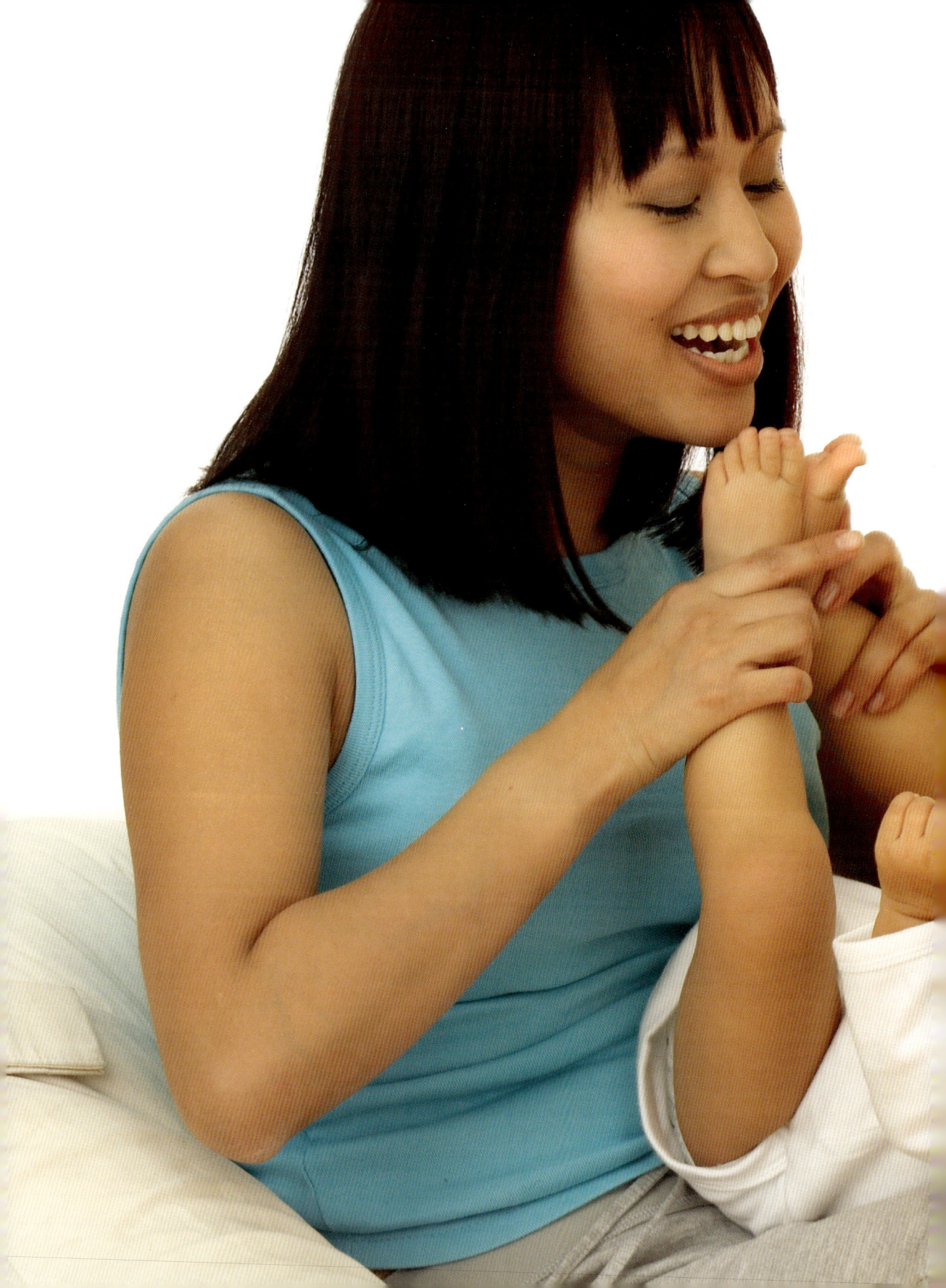

Kapitel 5

Reflexzonenmassage für jede Lebensphase

Im Lauf des Lebens wandeln sich die Bedürfnisse eines Menschen. Dem Baby machen Koliken und Zähne zu schaffen, dem Teenager Wachstumsschmerzen, und im Alter können zahlreiche gesundheitliche Herausforderungen Probleme bereiten. Die Reflexzonenmassage vermag in jedem Lebensalter Beschwerden zu lindern. In diesem Kapitel erfahren Sie, wie Sie im Einzelnen vorgehen, wenn Sie Ihren Lieben etwas Gutes tun wollen.

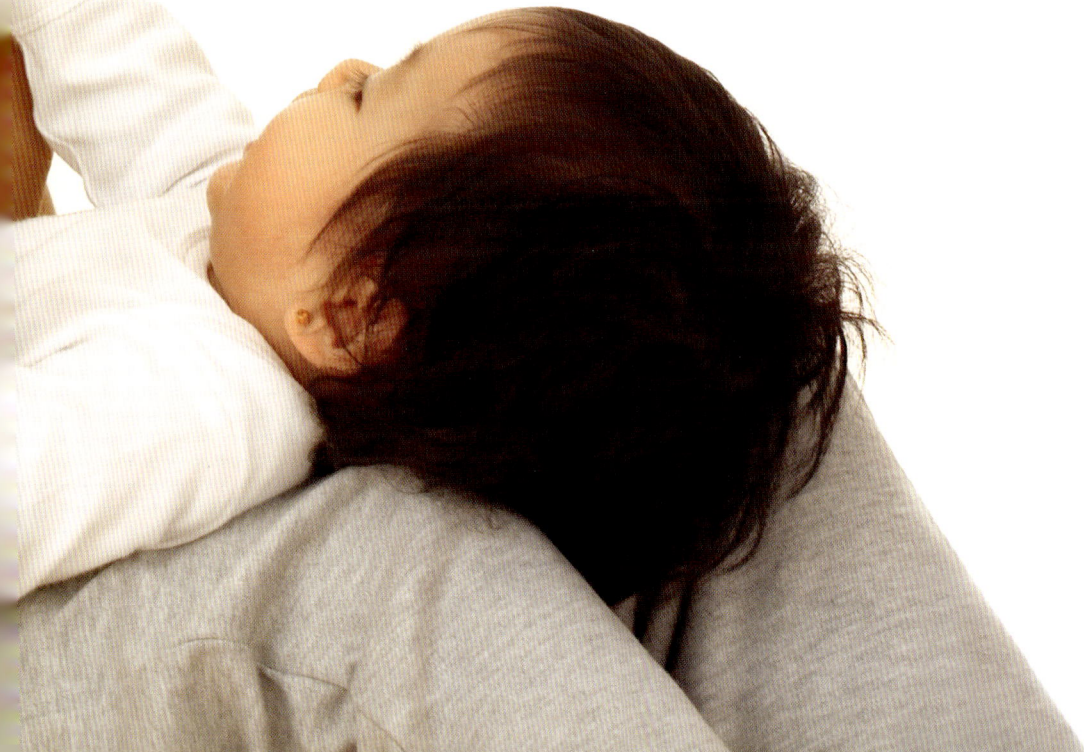

Für Ihr Baby

Füße und Hände eines Babys sind wie geschaffen dafür, mit ihnen zu spielen. Wenn Sie dabei einige einfache Techniken einbauen, können Sie Ihr Kind in den Genuss einer Reflexzonenmassage bringen, die ihm sowohl Freude bereitet wie auch seiner Gesundheit dient. Reflexzonenmassagen lassen sich völlig problemlos ins Alltagsleben einbauen.

Techniken der Reflexzonenmassage lassen sich in viele Alltagsaktivitäten einbauen. Wenden Sie sie an, während Sie einen Kinderreim sagen oder ein Liedchen singen. Zum Beispiel können Sie beim sanften Ziehen oder Pressen der Finger sagen: »Das ist der Daumen, der schüttelt die Pflaumen, der hebt sie auf, der trägt sie nach Haus, und der Kleine isst sie alle auf.« Wann immer Sie Ihr Kind baden, es füttern oder in den Schlaf wiegen, haben Sie Gelegenheit, es mit Hilfe einer Reflexzonenbehandlung zu entspannen.

Sie sollten ein Gefühl für die Reaktionen des Babys bekommen. Drücken Sie stets sanft und seien Sie offen für die nonverbalen Mitteilungen, etwa wenn das Baby den Fuß wegzieht.

VORZÜGE FÜRS LEBEN

Ein paar Mal am Tag den Fuß des Babys oder Kleinkindes sanft drücken – allein das kann viel bewirken. Wenn Sie regelmäßig eine komplette Fuß- und Handbehandlung machen, kann dies lebenslang einen positiven Einfluss auf das Kind haben. Falls Sie ein bestimmtes gesundheitliches Problem angehen wollen, bearbeiten Sie die entsprechende Reflexzone mehrmals täglich und führen Sie eine vollständige Behandlung mehrmals pro Woche durch.

Ein Baby benutzt Hände und Füße zum Krabbeln und Kriechen, und wenn Sie diese mit Reflexzonenmassage behandeln, fördern Sie seinen Tastsinn.

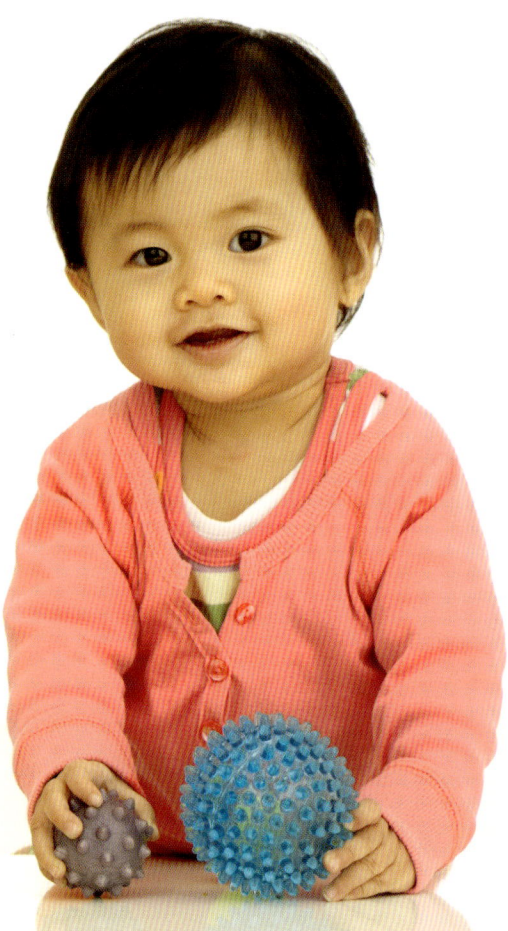

BÄLLE AUS WEICHEM PLASTIK oder auch ein Golfball geben ein lustiges Spielzeug ab und massieren dabei gleichzeitig die Handreflexzonen.

Die Fußbehandlung

Der Druck, den Sie bei einem Baby ausüben, sollte wesentlich sanfter ausfallen als bei einem Erwachsenen. Außerdem sind die Techniken einfacher, schließlich ist es ein kleiner Fuß, der sich obendrein gern bewegt.

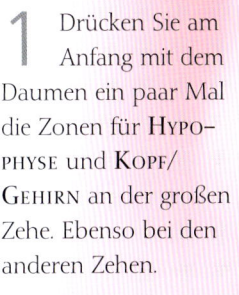

1 Drücken Sie am Anfang mit dem Daumen ein paar Mal die Zonen für **Hypophyse** und **Kopf/Gehirn** an der großen Zehe. Ebenso bei den anderen Zehen.

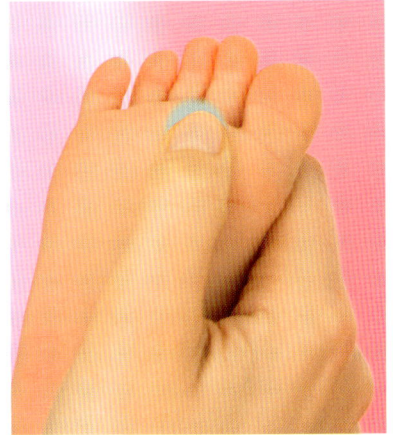

2 Gehen Sie dann über zur Zone des **Auges** zwischen zweiter und dritter Zehe. Einige Male mit dem Daumen drücken.

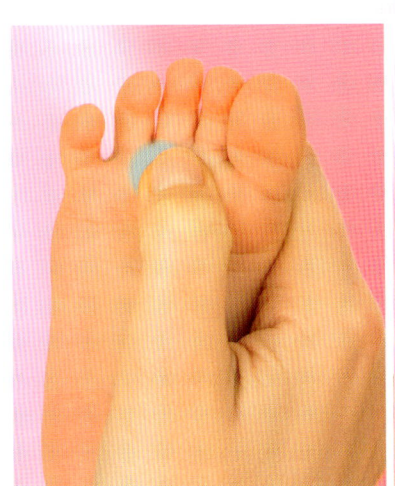

3 Verfahren Sie ebenso bei der Reflexzone für das **Innenohr** zwischen dritter und vierter Zehe.

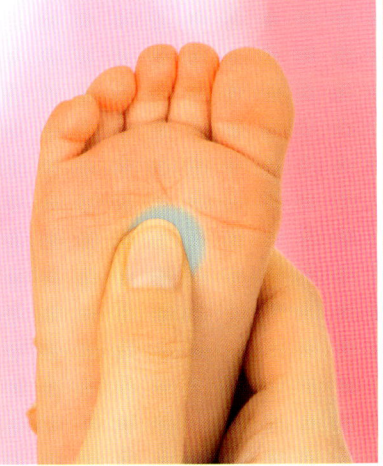

4 Wandern Sie zum Fußballen und drücken Sie mit dem Daumen mehrmals sanft die Zonen für **Solarplexus** und **Lunge**.

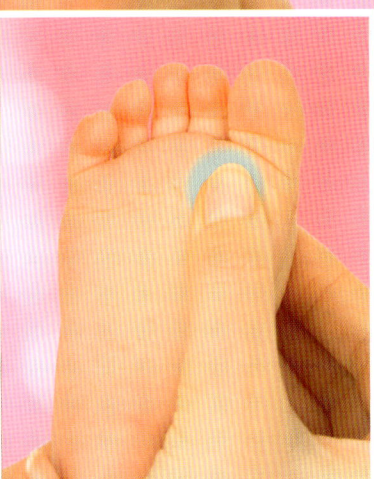

5 Für die **Herz**-Reflexzone drücken Sie einige Male die entsprechende Stelle am Fußballen unterhalb der großen Zehe.

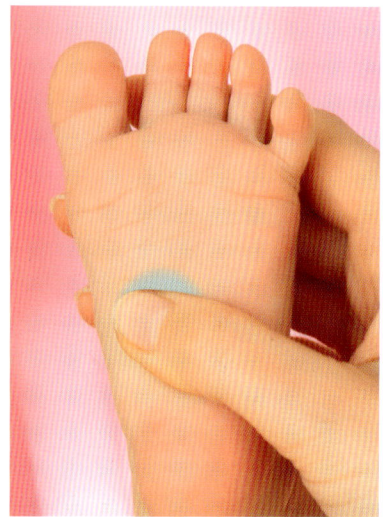 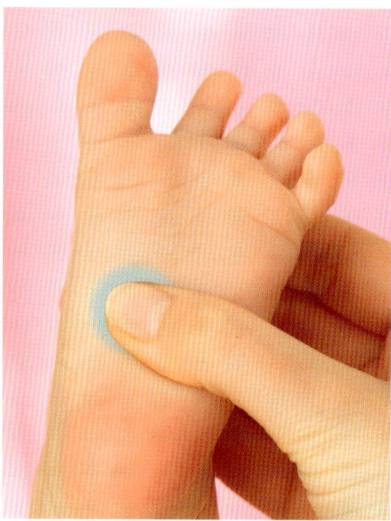 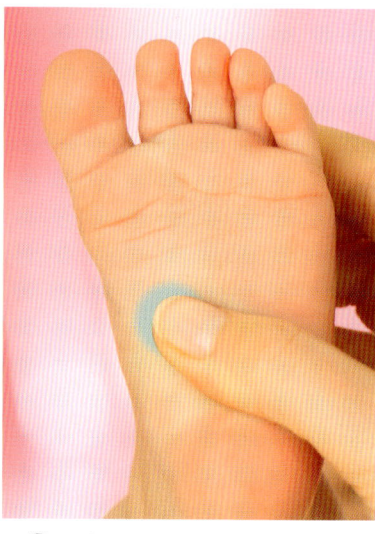

6 Fahren Sie fort, indem Sie einige Male sanft mit dem Daumen die NEBENNIEREN-Reflexzone drücken.

7 Drücken Sie nun mehrmals sanft mit dem Daumen die MAGEN-Reflexzone und legen Sie dann den Daumen auf die Fußmitte.

8 Als Nächstes ist die Zone für die BAUCHSPEICHELDRÜSE dran. Einige Male mit dem Daumen drücken.

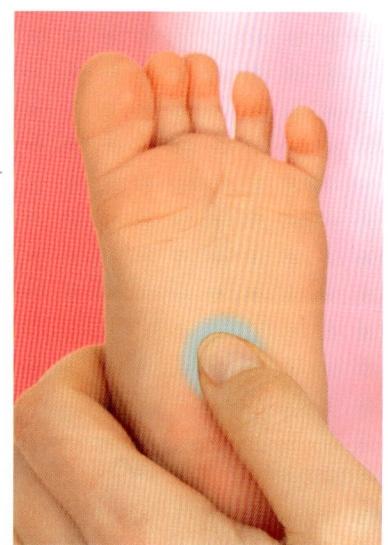 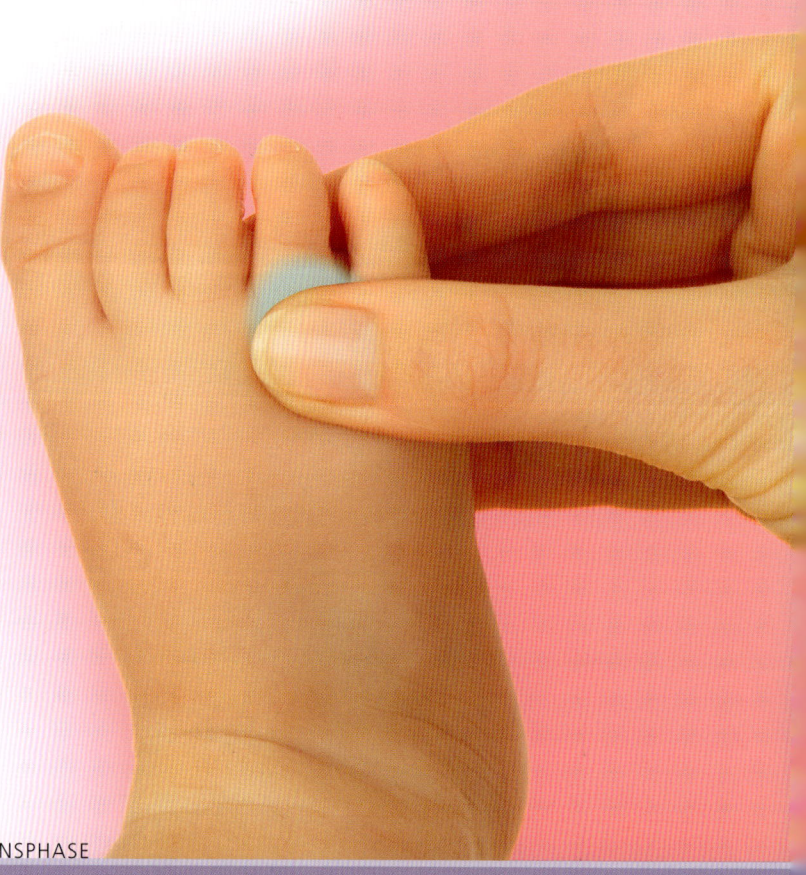

9 Jetzt ist die NIEREN-Zone an der Reihe. Ein paar Mal sanft drücken.

10 Die Zone der ZÄHNE an den Grundgelenken der vier kleineren Zehen sanft drücken.

Die Handbehandlung

Die zarten Händchen eines Babys lassen sich einfach bearbeiten. Mit nur wenige Malen Drücken haben Sie schnell die Zonen für fast den ganzen Körper abgedeckt. Drücken Sie auch Stellen der Hand, die hier nicht abgebildet sind. Ziehen Sie außerdem noch ein paar Mal leicht an den Fingern.

1 Drücken Sie mit dem Daumen sanft die Mitte der Daumenkuppe, die Reflexzone für die HYPOPHYSE. Verfahren Sie ebenso bei den anderen vier Fingern.

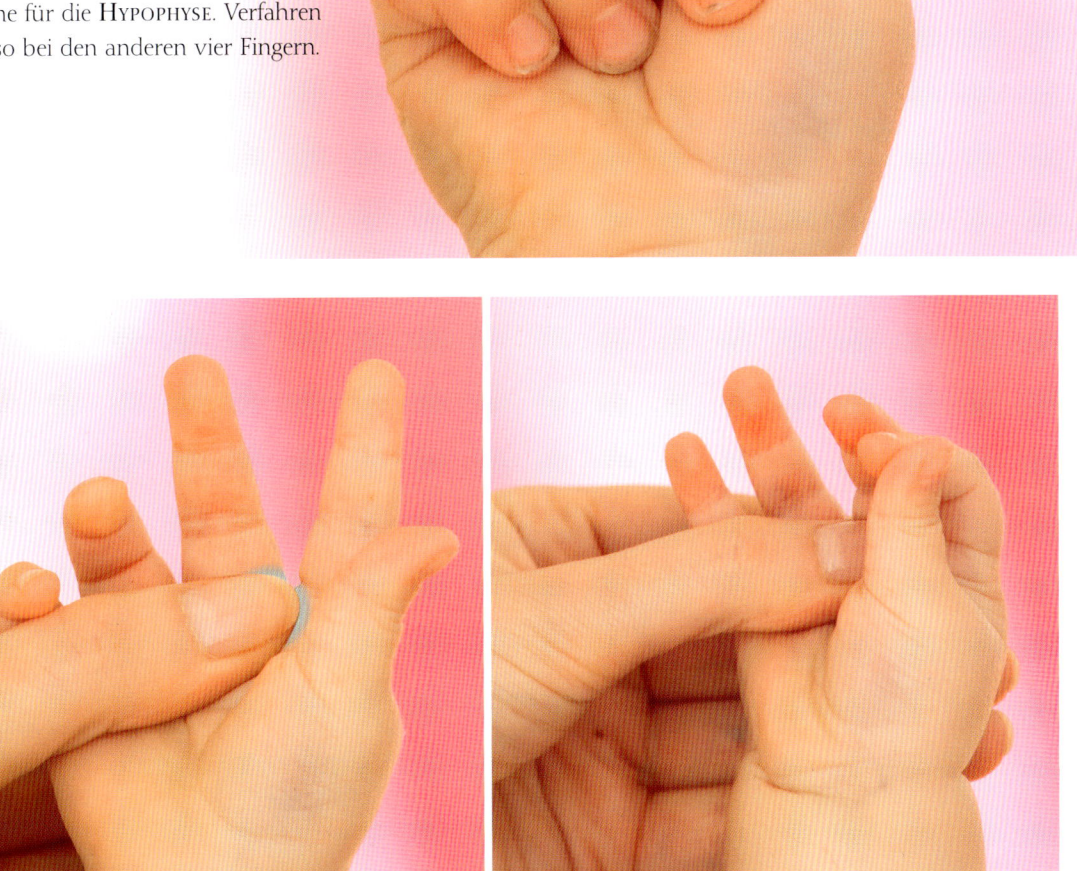

2 Die Reflexzone für die AUGEN wird durch mehrmaliges sanftes Drücken der Schwimmhaut zwischen Zeige- und Mittelfinger mit dem Daumen behandelt.

3 Verfahren Sie ebenso mit der Schwimmhaut zwischen Mittel- und Ringfinger, um die Zone für das INNENOHR zu erreichen.

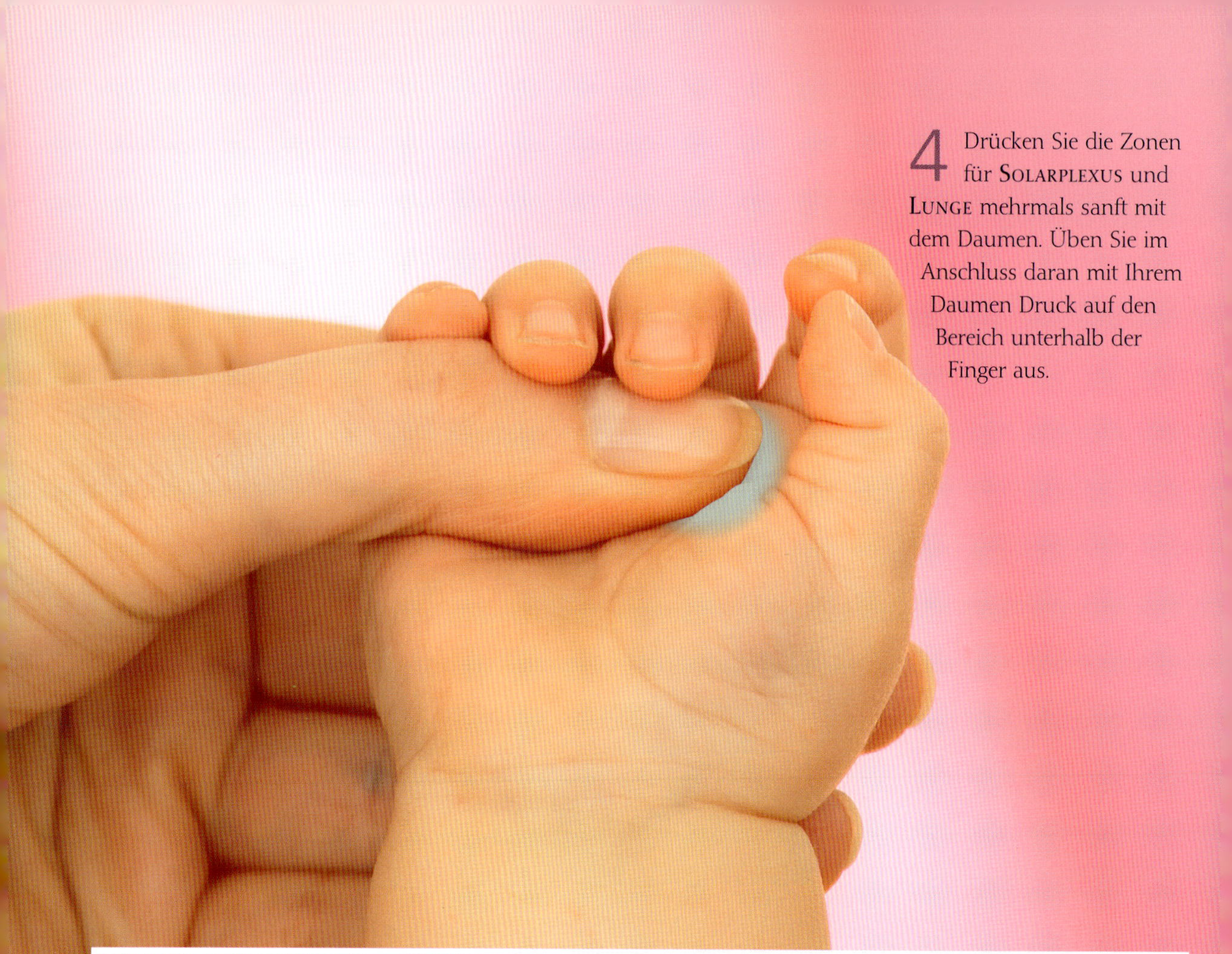

4 Drücken Sie die Zonen für **Solarplexus** und **Lunge** mehrmals sanft mit dem Daumen. Üben Sie im Anschluss daran mit Ihrem Daumen Druck auf den Bereich unterhalb der Finger aus.

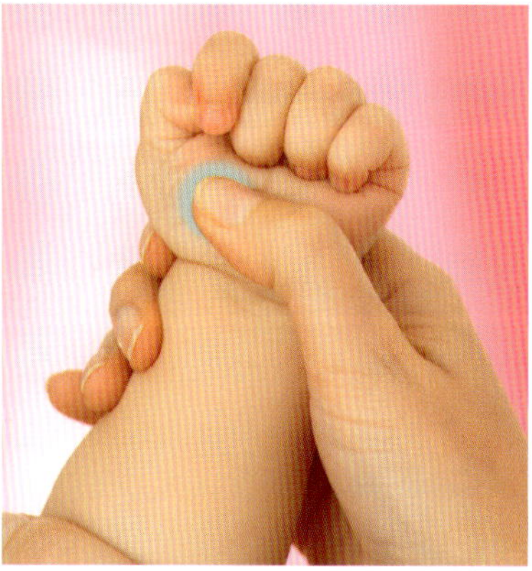

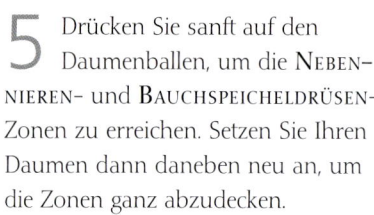

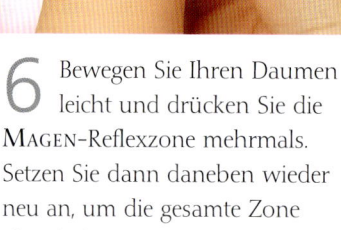

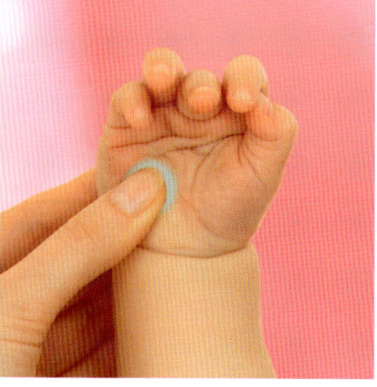

5 Drücken Sie sanft auf den Daumenballen, um die **Nebennieren**- und **Bauchspeicheldrüsen**-Zonen zu erreichen. Setzen Sie Ihren Daumen dann daneben neu an, um die Zonen ganz abzudecken.

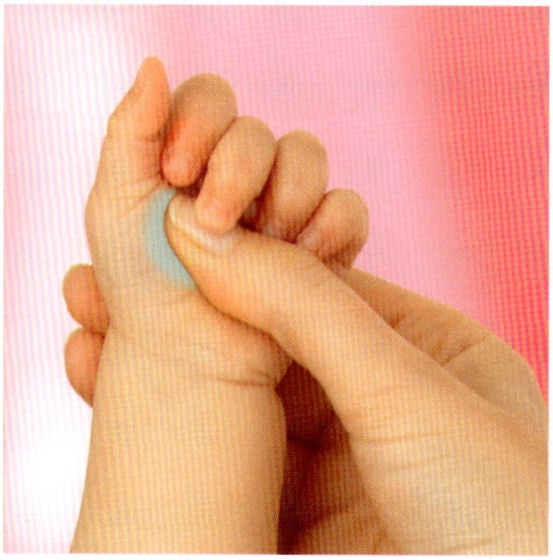

6 Bewegen Sie Ihren Daumen leicht und drücken Sie die **Magen**-Reflexzone mehrmals. Setzen Sie dann daneben wieder neu an, um die gesamte Zone abzudecken.

7 Die **Dickdarm**-Zone am Handballen wird einige Male gedrückt. Setzen Sie dann so oft neu an, bis Sie den gesamten Bereich bearbeitet haben.

Spezielle Beschwerden

Bei Babys kommt es darauf an, wie häufig Sie die Techniken anwenden. Ist das Kind wach, führen Sie sie alle 15 Minuten für jeweils einige Sekunden durch. Achten Sie auf seine Reaktionen. Wenn es ihm behagt, machen Sie weiter. Notieren Sie die Häufigkeit der Anwendungen, wenn Sie positive Ergebnisse erzielen.

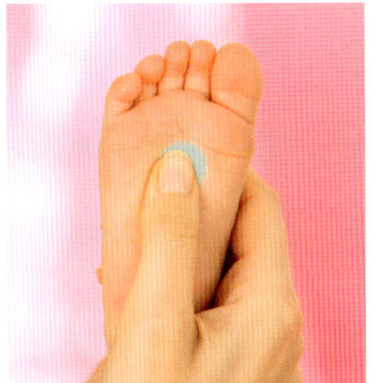

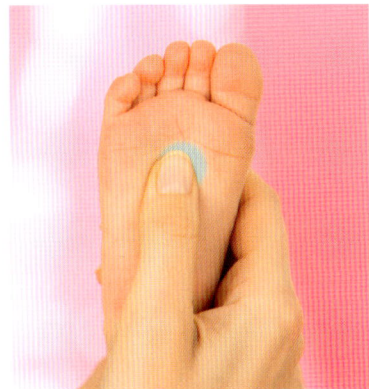

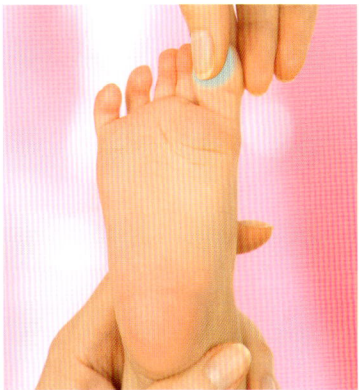

SCHLAFEN

Zur Beruhigung und als Einschlafhilfe drücken Sie Ihren Daumen sanft auf die SOLARPLEXUS-Zone. Am anderen Fuß wiederholen.

KOLIKEN

Drücken Sie leicht auf die SPEISERÖHREN-Zone am Fußballen. Wiederholen Sie das auf der anderen Seite.

FIEBER

Hier sollten Sie sanft die HYPOPHYSEN-Zone an der großen Zehe drücken und dies am anderen Fuß wiederholen.

ZAHNUNGS-SCHMERZEN

Geht es um Beschwerden auf der rechten Seite, bearbeiten Sie den rechten Fuß, bei linksseitigen Schmerzen den linken Fuß. Drücken Sie sanft eine Zehe in Richtung Zehenansatz. Halten Sie einige Sekunden und achten Sie darauf, ob es etwas bewirkt. Falls nicht, nehmen Sie eine andere Zehe oder halten Sie länger. Das Baby soll sich dabei wohl fühlen.

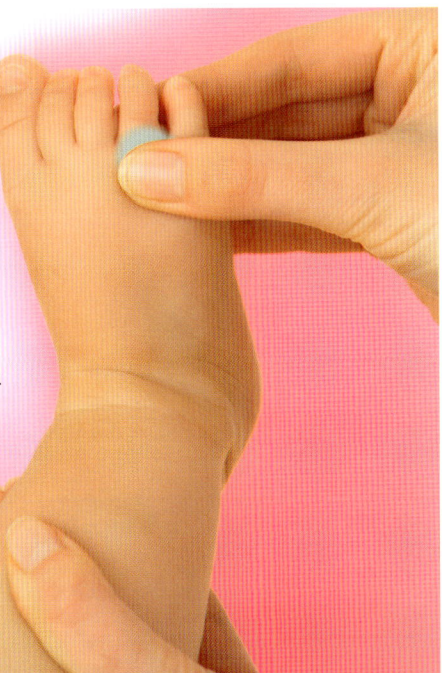

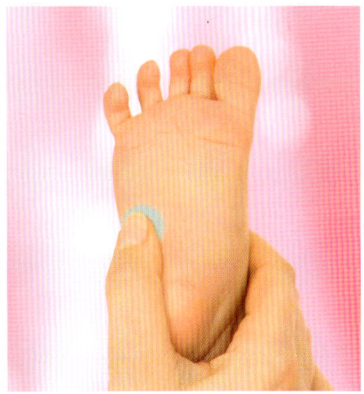

DURCHFALL

Drücken Sie Ihren Daumen leicht auf die DICKDARM-Reflexzone und wiederholen Sie das am anderen Fuß.

Für Ihr Kind

Bleiben Sie flexibel und gelassen, wenn Sie ein Kind behandeln. Anders als bei einem Erwachsenen können Sie den Fuß oder die Hand eines Kindes ganz einfach zwischendurch behandeln, z. B. wenn Sie gemeinsam auf dem Sofa sitzen. So macht eine Reflexzonenmassage Spaß und gehört ganz selbstverständlich zum Alltag.

Manche Kinder mögen es, wenn ihre Hand oder ihr Fuß behandelt wird. Anderen ist es weniger angenehm. Gleichwohl nehmen alle aufmerksam wahr, was Mama oder Papa da macht. Wenn sie sehen, wie ihre Eltern die Reflexzonenmassage anwenden, wollen sie sie selbst auch ausprobieren. Wenn das Kind erst merkt, dass die Techniken seinem Wohlbefinden förderlich sind, wird es wahrscheinlich von selbst danach fragen.

RICHTEN SIE SICH NACH DEM KIND

Die Konzentrationsspanne von Kindern ist begrenzt, daher sollte eine Sitzung nicht lang dauern. Passen Sie sich der Geschwindigkeit des Kindes an. Lassen Sie das Kind auch Sie behandeln, und behandeln Sie beide ein Kuscheltier. Ein älteres Kind will sich vielleicht auf einen Stuhl setzen, wenn seine Füße massiert werden. Ein kleineres Kind hat vielleicht selbst eine Idee, wie die »Sitzung« gestaltet werden soll. Es könnte sich z. B. mit seinem Lieblingskissen oder seiner Schmusedecke auf das Sofa legen, ein Spielzeug griffbereit.

Das Kind sollte Freude an der Reflexzonenmassage haben. Fragen Sie, ob es eine will, und reden Sie mit ihm während der Behandlung. Achten Sie auf Zeichen des Unbehagens, etwa wenn es die Stirn runzelt oder Hand bzw. Fuß wegzieht.

Wenn Sie das Kind zweimal pro Woche behandeln, ist das gut für seine Gesundheit, und sie können Wehwehchen entdecken, von denen Ihr Kind noch nichts erzählt hat. Bei speziellen Beschwerden sollten Sie die entsprechende Technik viermal am Tag und eine komplette Behandlung mehrmals in der Woche durchführen.

WENN KINDER SEHEN, dass ihre Eltern die Reflexzonenmassage anwenden, wollen sie sie meist selbst ausprobieren.

Extras für den Fuß

Sehen Sie nach, ob es Verletzungen bzw. Stellen, die Sie meiden sollten, gibt. Bei einem Kind sollten Sie immer mit einigen Extras wie den hier vorgestellten beginnen. So hat es Spaß und bleibt für eine Weile ruhig. Auch am Ende einer Behandlung empfehlen sich Extras, um den Fuß zu entspannen.

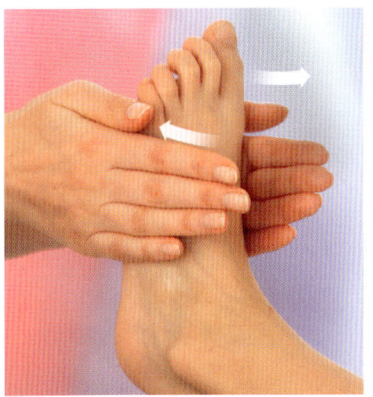

HIN UND HER
Beginnen Sie mit diesem Extra, um den Fuß aufzuwärmen und das Kind mit der Berührung vertraut zu machen. Kinder haben diese Technik besonders gern.

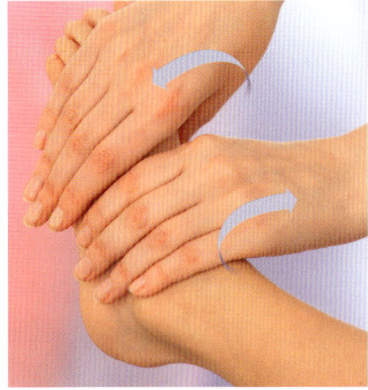

WIRBELDREHUNG
Fassen Sie den Fuß mit beiden Händen. Mehrmals mit der Hand, die näher bei den Zehen ist, in beide Richtungen drehen. Die andere Hand wird nicht bewegt.

LUNGENPRESSE
Legen Sie Ihre Faust wie abgebildet an den Fußballen und umfassen Sie mit der anderen Hand den oberen Fußrücken. Drücken Sie mit der Faust und halten Sie sanft mit der anderen Hand dagegen. Rhythmisch mehrfach wiederholen.

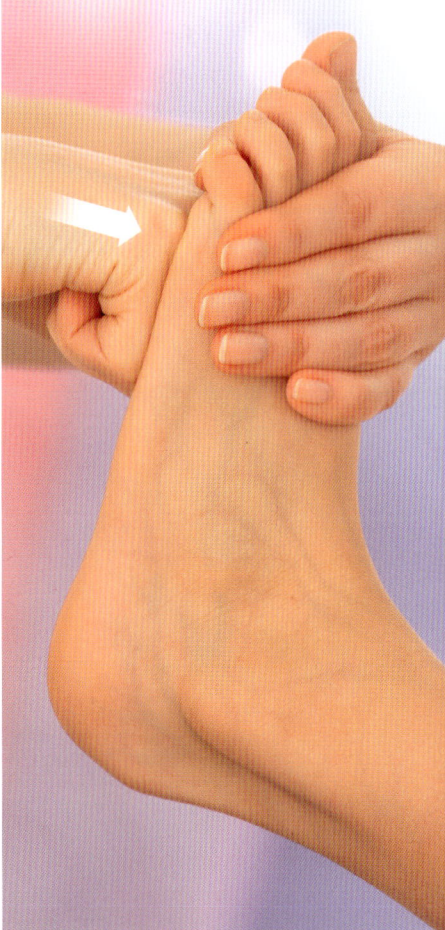

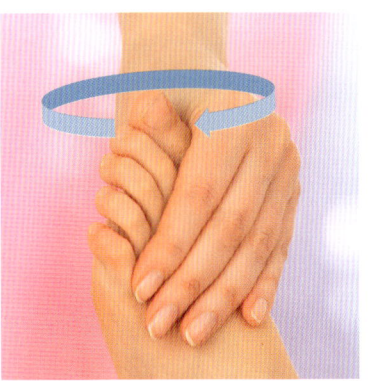

ROTATION DES FUSSGELENKS
Halten Sie den Fuß mit einer Hand an der Ferse fest, umfassen Sie mit der anderen den Ballen. Drehen Sie ihn im Kreis, dann andersherum. Mehrere Male.

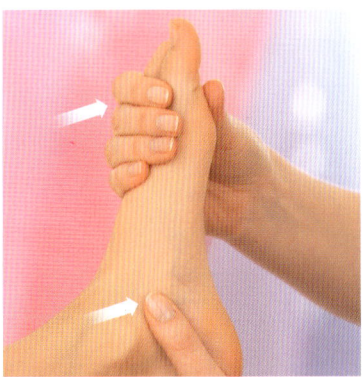

DEN FUSS STRECKEN
Umfassen Sie den Fuß und ziehen Sie ihn sanft zu sich. Diese Position 10–15 Sekunden halten. Diese Technik entspannt den ganzen Fuß nachhaltig.

FÜR IHR KIND

Die Fußbehandlung

Nachdem nun der Fuß mit einigen Extras aufgewärmt ist, behandeln Sie ihn im Einzelnen. Beginnen Sie mit den Zehen und bearbeiten Sie jede Zone.

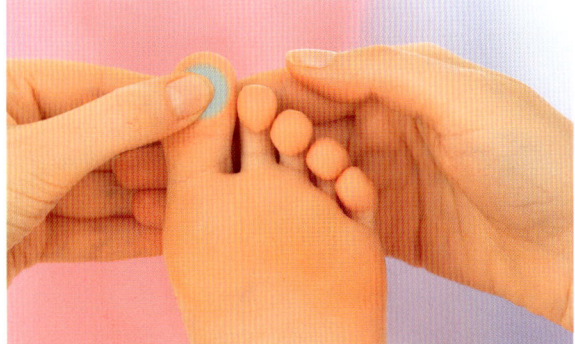

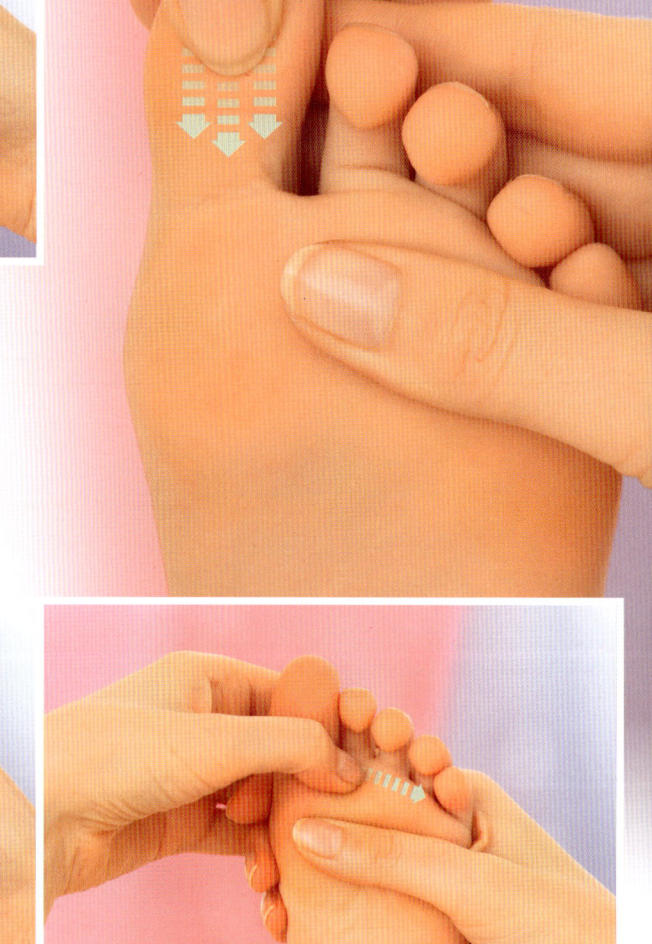

1 Als Erstes bearbeiten Sie die Hypophysen-Zone in der Mitte der großen Zehe. Stützen Sie die Zehe, während Sie die Einhaken-und-ziehen-Technik anwenden.

2 Halten Sie die große Zehe fest und gehen Sie mehrmals mit dem Daumen durch die Kopf-/Gehirn-Zonen. Mit jeder Zehe wiederholen.

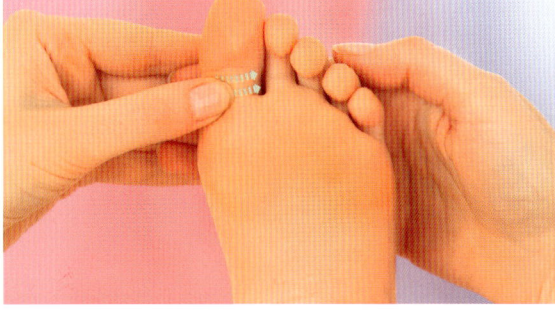

3 Nun gehen Sie mit dem Daumen über den Ansatz der großen Zehe und bearbeiten die Reflexzonen von Schilddrüse und Nebenschilddrüsen gründlich.

4 Drücken Sie den Fußballen mit dem Daumen der Haltehand etwas herunter. Gehen Sie mehrmals mit dem Daumengang durch die Zonen von Auge, Innenohr und Ohr unterhalb der Zehen. Wechseln Sie die Hände und damit die Richtung.

LERNTIPP

Fragen Sie das Kind während der Behandlung immer, wie es ihm geht, z. B. bei einem Extra: »Gefällt dir das?« Wenn Sie eine Zone bearbeiten, fragen Sie: »Wie fühlt sich das an?« So bekommen Sie Rückmeldung, und das Kind nimmt aktiv am Geschehen teil.

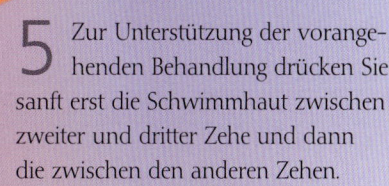

5 Zur Unterstützung der vorangehenden Behandlung drücken Sie sanft erst die Schwimmhaut zwischen zweiter und dritter Zehe und dann die zwischen den anderen Zehen.

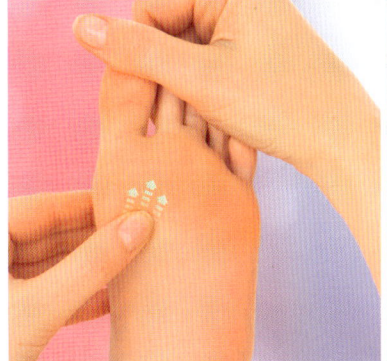

6 Zur Behandlung von SOLARPLEXUS und LUNGE gehen Sie mehrmals im Daumengang durch die Vertiefung zwischen großer und zweiter Zehe nach oben. Wiederholen Sie dies bei jeder Vertiefung.

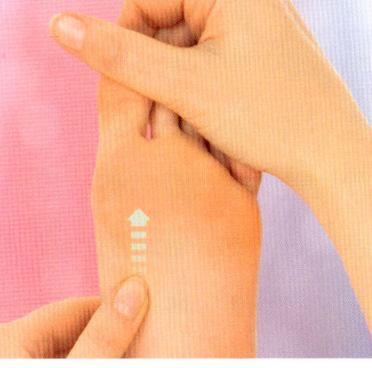

7 Setzen Sie den Daumen in der Fußmitte an. Durchwandern Sie mehrmals die Zonen von BAUCHSPEICHELDRÜSE und NEBENNIERE mit Daumengängen.

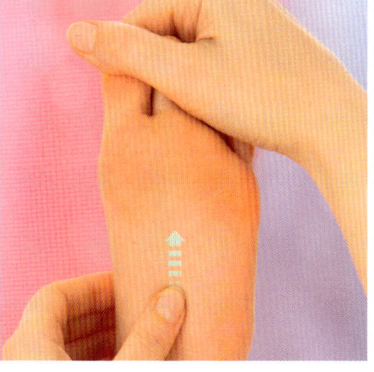

8 Halten Sie mit der Hand den Fuß nun gestreckt. Gehen Sie im Daumengang mehrmals über die Fußmitte nach oben und bearbeiten Sie so die NIEREN-Zone.

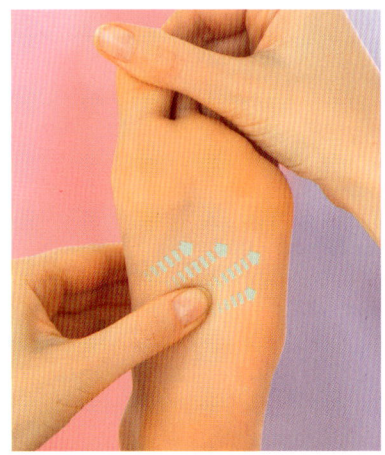
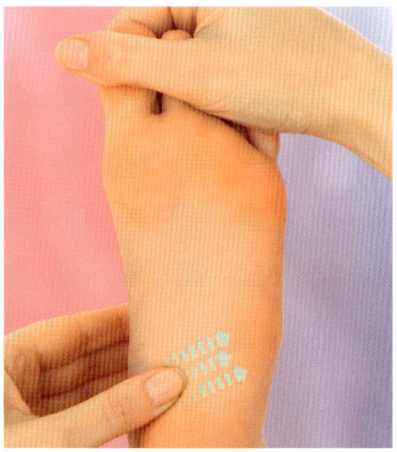
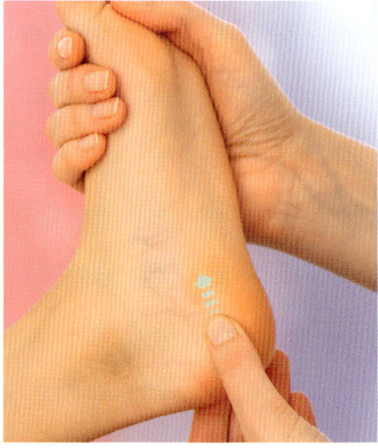

9 Die MAGEN-Reflexzone massieren Sie wie abgebildet mit dem Daumengang diagonal über den gestreckten Fuß. Decken Sie mit mehreren Wiederholungen den ganzen Bereich ab.

10 Legen Sie den Daumen an den Rand der Ferse. Gehen Sie im Daumengang diagonal durch das Fußgewölbe und bearbeiten Sie in mehreren Gängen die Zonen für DÜNNDARM und DICKDARM.

11 Legen Sie den Fuß so hin, dass Sie gut an die Innenseite kommen. Umfassen Sie die Ferse und gehen Sie mit dem Daumen mehrmals entlang der Innenkante durch die STEISSBEIN-Zone.

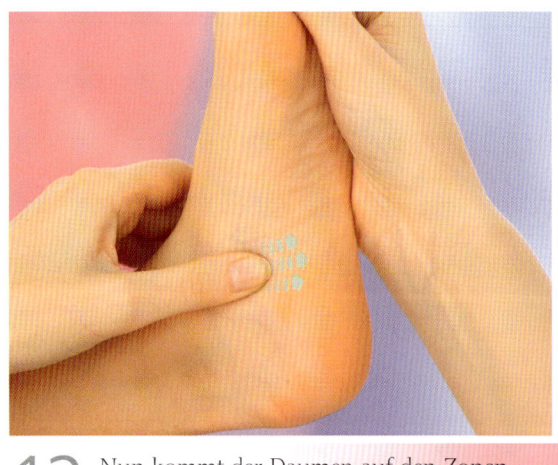
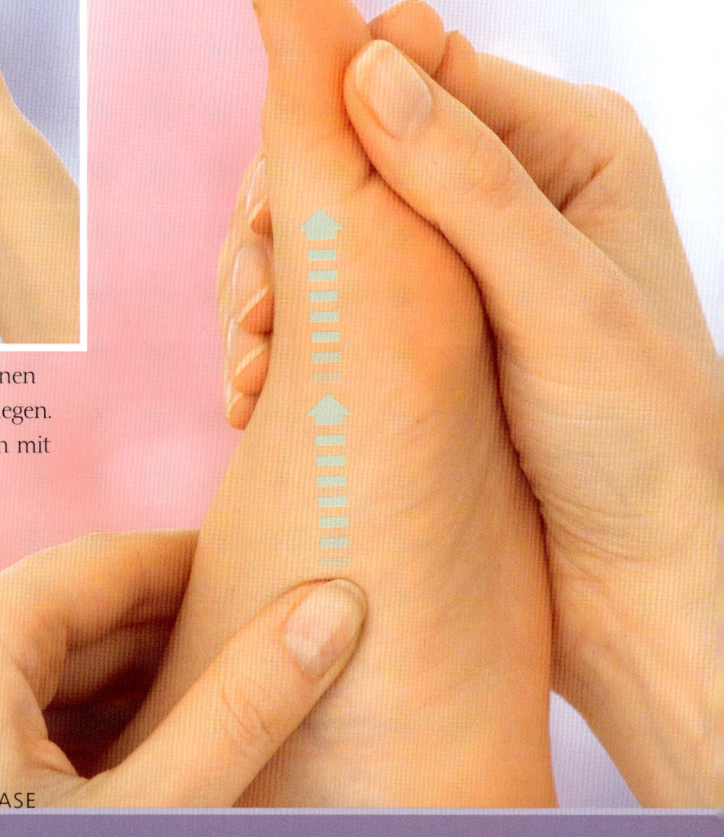

12 Nun kommt der Daumen auf den Zonen für BLASE und UNTEREN RÜCKEN zu liegen. Halten Sie den Fuß fest, während Sie die Zonen mit mehreren Daumengängen abdecken.

13 Gehen Sie nun mit dem Daumen mehrfach durch die WIRBELSÄULEN-Zone im Bereich von MITTLEREM und OBEREM RÜCKEN.

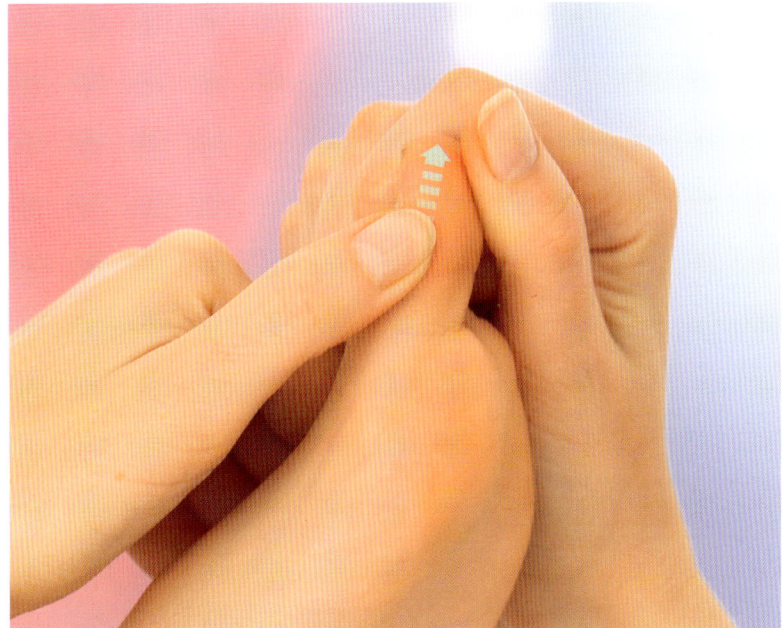

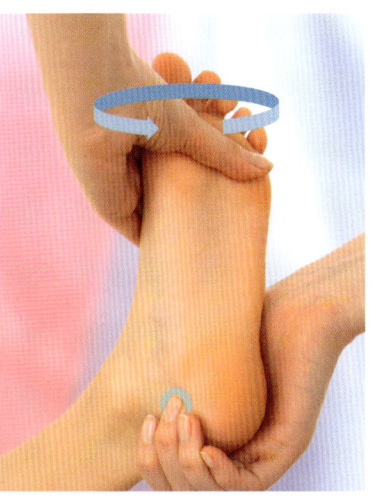

14 Halten Sie die große Zehe fest. Gehen Sie mit dem Daumen mehrere Male entlang der Kante hoch. Konzentrieren Sie sich dabei auf die HIRNSTAMM-Reflexzone.

15 Wenden Sie die Technik »Um einen Punkt rotieren« an, um die GEBÄRMUTTER-/PROSTATA-Zone zwischen Ferse und Knöchel anzusprechen. Drehen Sie den Fuß mehrmals erst im Uhrzeigersinn und dann entgegengesetzt.

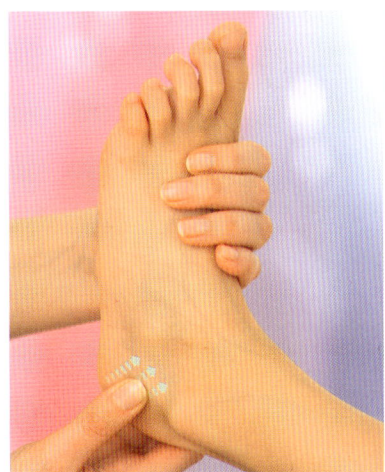

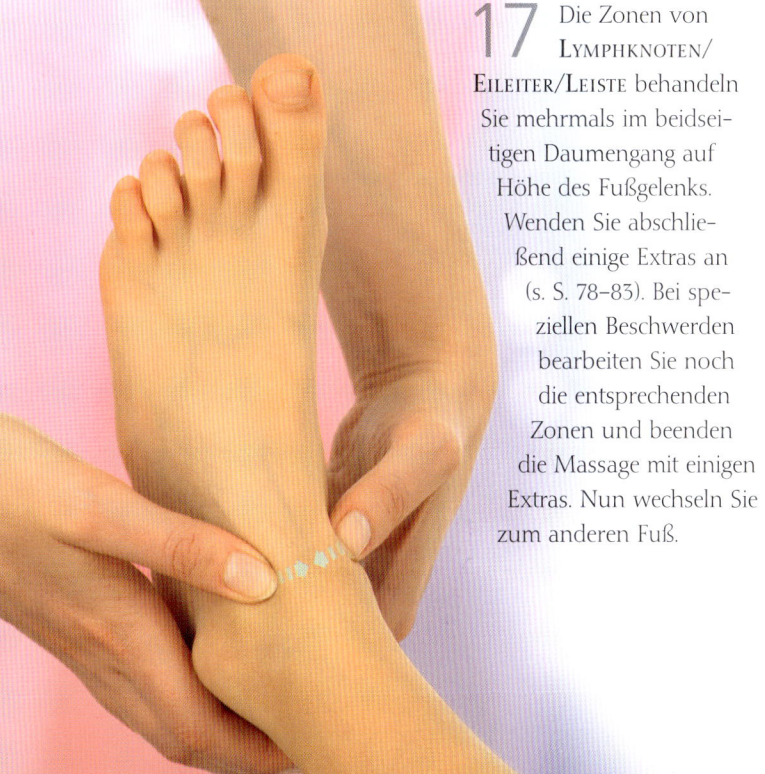

16 Nun ist die Außenkante des Fußes dran. Halten Sie den Fuß fest und wandern Sie mehrmals mit dem Daumen durch die EIERSTOCK-/HODEN-Zone zwischen Knochen und Ferse.

17 Die Zonen von LYMPHKNOTEN/ EILEITER/LEISTE behandeln Sie mehrmals im beidseitigen Daumengang auf Höhe des Fußgelenks. Wenden Sie abschließend einige Extras an (s. S. 78–83). Bei speziellen Beschwerden bearbeiten Sie noch die entsprechenden Zonen und beenden die Massage mit einigen Extras. Nun wechseln Sie zum anderen Fuß.

Extras für die Hände

Prüfen Sie als Erstes, ob irgendeine Stelle der Hand verletzt ist oder zu meiden ist. Beginnen Sie die Behandlung der Hand Ihres Kindes mit den folgenden Extras. Diese lockern die Hand, bieten Abwechslung für das Kind und halten es für eine Weile ruhig. Auch am Ende der Sitzung sind die Extras angebracht.

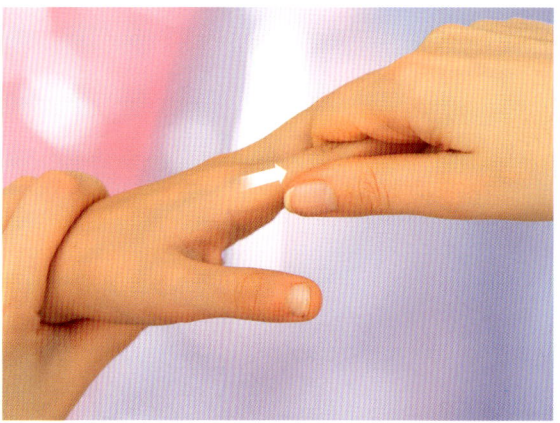

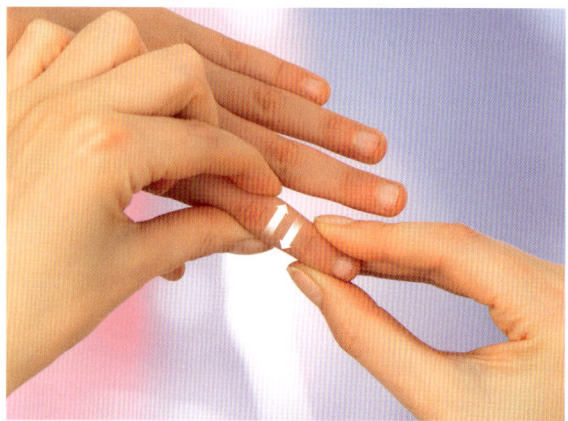

FINGERZUG

Fassen Sie bei diesem Extra mit der einen Hand einen Finger und mit der anderen das Handgelenk. Ziehen Sie dann sanft am Finger und verfahren Sie mit den anderen Fingern in der gleichen Weise.

SEITENBEUGE

Halten Sie den Zeigefinger am mittleren Gelenk fest, fassen Sie die Fingerspitze und bewegen Sie das Endgelenk mehrmals hin und her. Mit den anderen Fingern ebenso verfahren.

Die Handbehandlung

Für die Reflexzonenmassage der Hand beginnen Sie mit den Fingern und bearbeiten dann jeden Bereich der Hand. Streuen Sie die Lieblingsextras Ihres Kindes dazwischen – fragen Sie es dazu, welche es am liebsten hat.

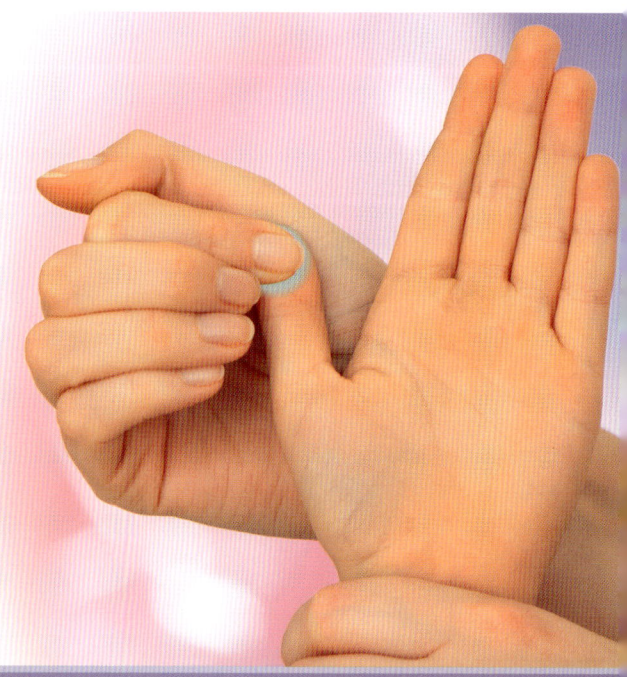

1 Halten Sie die Hand fest und platzieren Sie den Zeigefinger Ihrer Arbeitshand in der Mitte des Daumens. Wenden Sie die Einhaken-und-ziehen-Technik an, indem Sie mit dem Zeigefinger die Hypophysen-Reflexzone mehrmals drücken.

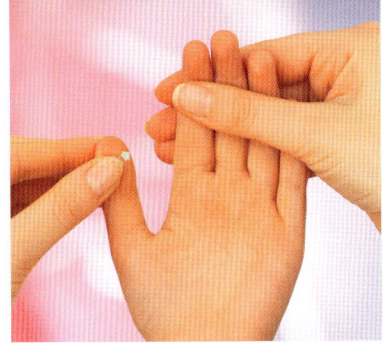

2 Die KOPF-/GEHIRN-Zonen bearbeiten Sie mit dem Daumengang über das obere Daumensegment. Halten Sie dabei Hand und Daumen fest.

3 Halten Sie die Hand des Kindes aufrecht und drücken Sie mehrmals sanft die Schwimmhaut zwischen Zeige- und Mittelfinger (die AUGEN-Zone), dann diejenigen zwischen Mittel- und Ringfinger (die INNENOHR-Zone) und zwischen Ring- und kleinem Finger (die OHR-Zone).

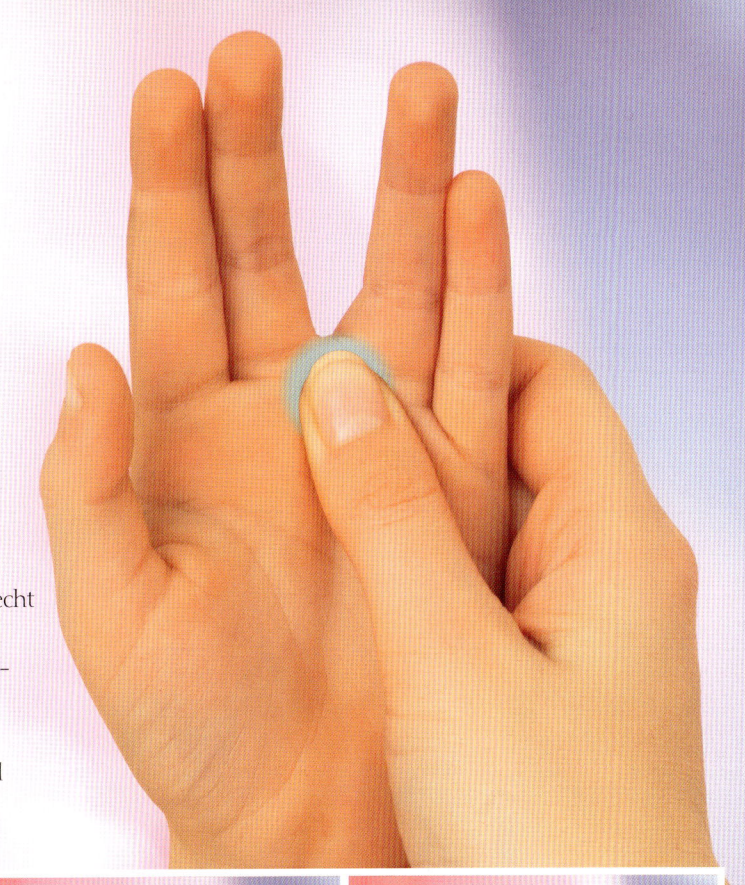

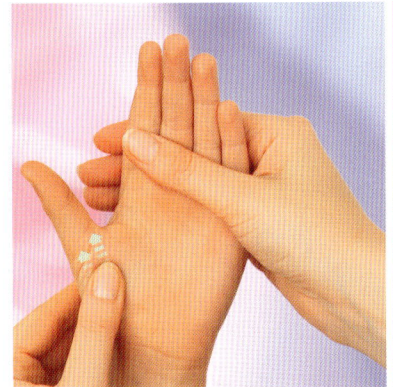
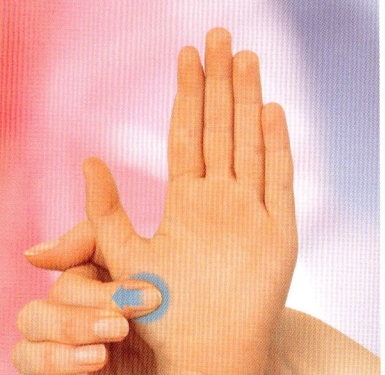
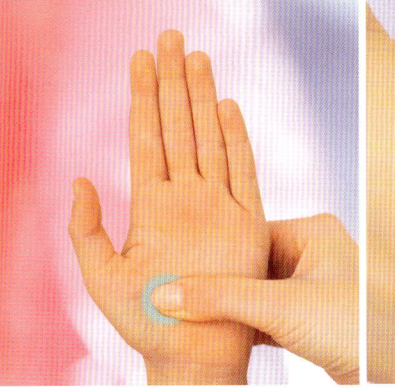

4 Jetzt wird die Hand flach gehalten. Zur Bearbeitung der BAUCHSPEICHELDRÜSEN-Zone gehen Sie mehrmals im Daumengang über den gesamten Daumenballen.

5 Für die NEBENNIEREN-Zone legen Sie Ihren Zeigefinger auf die entsprechende Stelle zwischen Daumenansatz und unterer Handkante. Drücken Sie einige Male mit der Einhaken-und-ziehen-Technik. Achten Sie darauf, dass Ihr Fingernagel nicht mit der Hand in Berührung kommt.

6 Halten Sie die Hand fest und drücken Sie für die Bearbeitung der NIEREN-Zone in den Daumenballen. Führen Sie abschließend noch einige Extras zur Entspannung durch. Bei speziellen Beschwerden bearbeiten Sie noch die entsprechenden Zonen. Dann beenden Sie die Massage mit einigen Extras und wechseln zur anderen Hand.

FÜR IHR KIND 215

Für Teenager

Teenager durchlaufen einen tief greifenden Wandel. Körperliche und psychische Belastungen gehen Hand in Hand und rufen förmlich nach einem Mittel, das diese Spannungen löst. Hormonelle Veränderungen, Wachstumsschmerzen und der durch den Druck unter Gleichaltrigen ausgelöste Stress – all das sind Gelegenheiten, bei denen die Reflexzonenmassage eingesetzt werden kann.

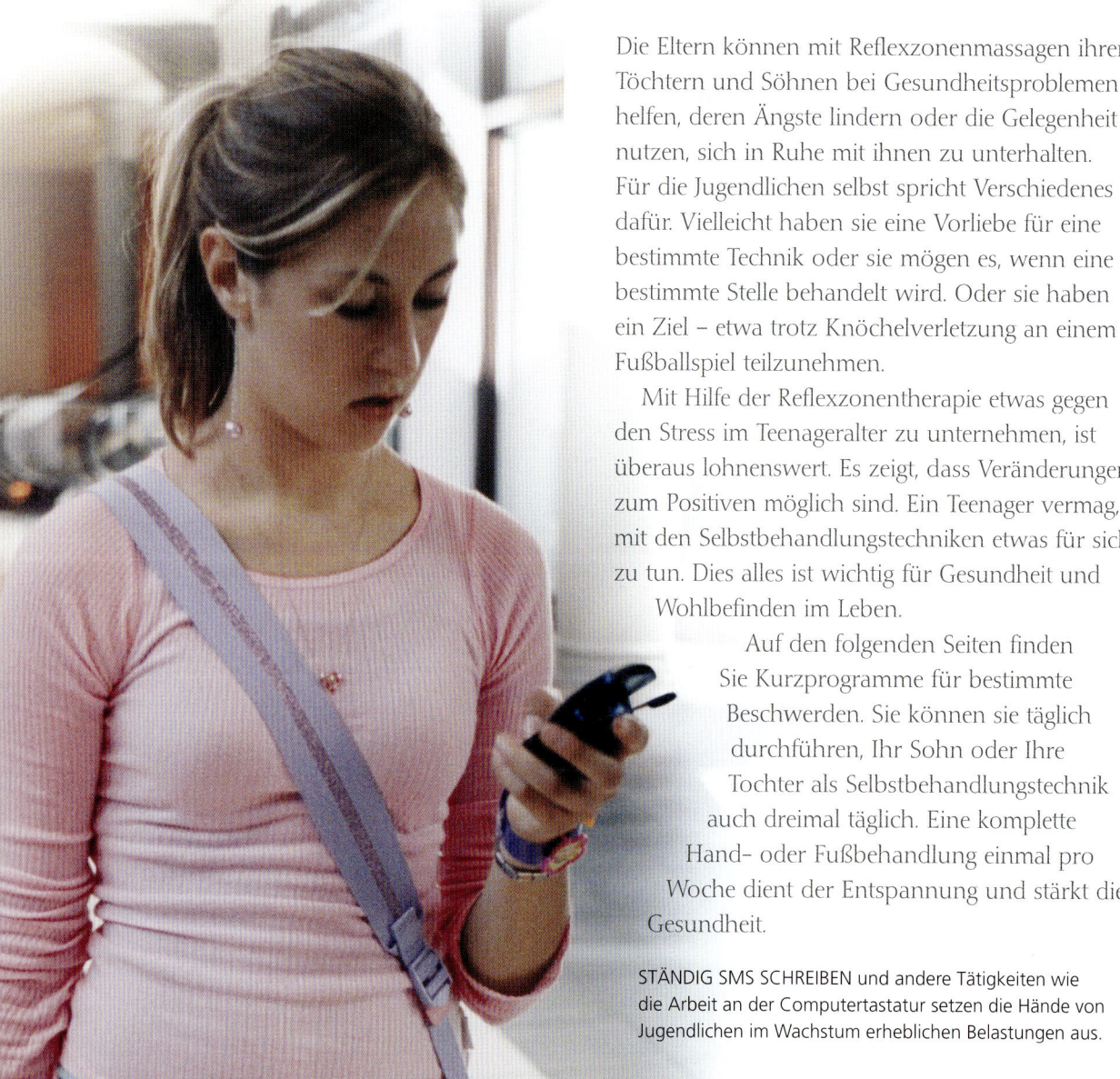

Die Eltern können mit Reflexzonenmassagen ihren Töchtern und Söhnen bei Gesundheitsproblemen helfen, deren Ängste lindern oder die Gelegenheit nutzen, sich in Ruhe mit ihnen zu unterhalten. Für die Jugendlichen selbst spricht Verschiedenes dafür. Vielleicht haben sie eine Vorliebe für eine bestimmte Technik oder sie mögen es, wenn eine bestimmte Stelle behandelt wird. Oder sie haben ein Ziel – etwa trotz Knöchelverletzung an einem Fußballspiel teilzunehmen.

Mit Hilfe der Reflexzonentherapie etwas gegen den Stress im Teenageralter zu unternehmen, ist überaus lohnenswert. Es zeigt, dass Veränderungen zum Positiven möglich sind. Ein Teenager vermag, mit den Selbstbehandlungstechniken etwas für sich zu tun. Dies alles ist wichtig für Gesundheit und Wohlbefinden im Leben.

Auf den folgenden Seiten finden Sie Kurzprogramme für bestimmte Beschwerden. Sie können sie täglich durchführen, Ihr Sohn oder Ihre Tochter als Selbstbehandlungstechnik auch dreimal täglich. Eine komplette Hand- oder Fußbehandlung einmal pro Woche dient der Entspannung und stärkt die Gesundheit.

STÄNDIG SMS SCHREIBEN und andere Tätigkeiten wie die Arbeit an der Computertastatur setzen die Hände von Jugendlichen im Wachstum erheblichen Belastungen aus.

Pubertät

Die folgenden Techniken zielen auf die hormonproduzierenden (endokrinen) Drüsen, die während der Pubertät unter Stress stehen.

1 Behandeln Sie als Erstes die Zone für die Hypophyse, die alle anderen Drüsen steuert. Mehrmals einhaken und ziehen.

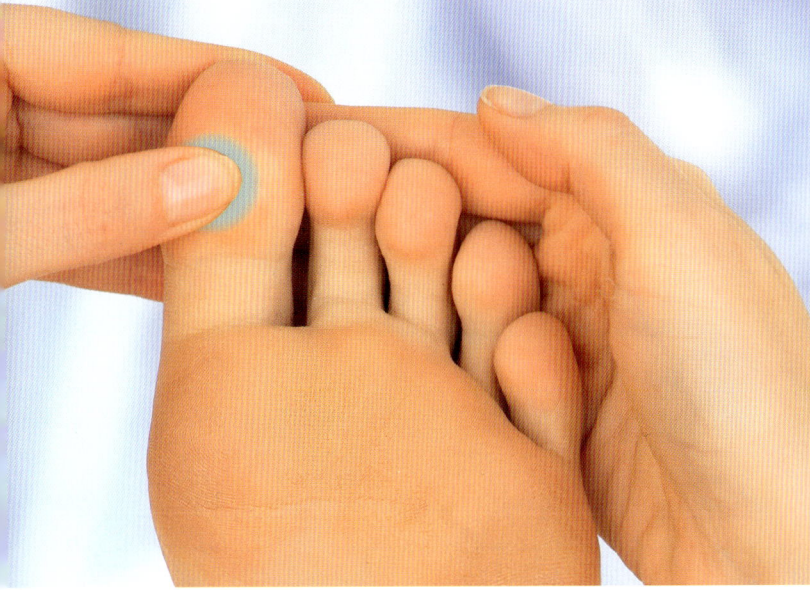

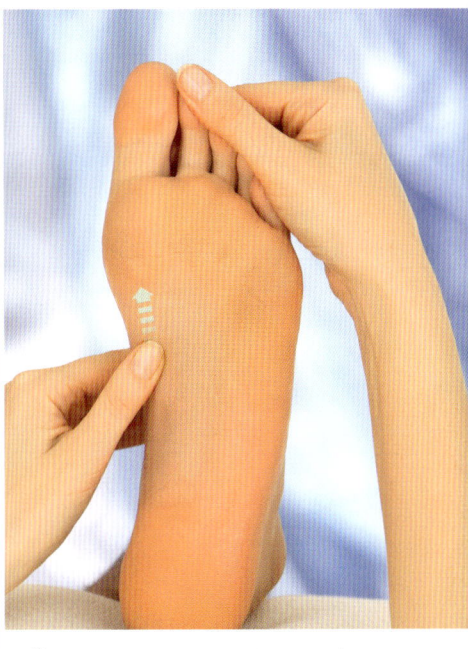

2 Halten Sie den Fuß gestreckt. Behandeln Sie mit dem Daumengang die Zone der Nebennieren, die Stresshormone produzieren sowie den Stoffwechsel beeinflussen.

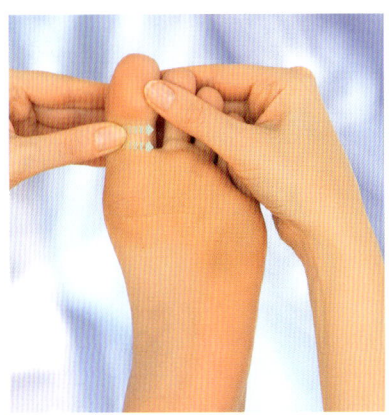

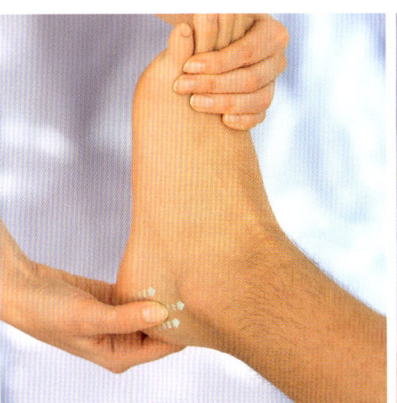

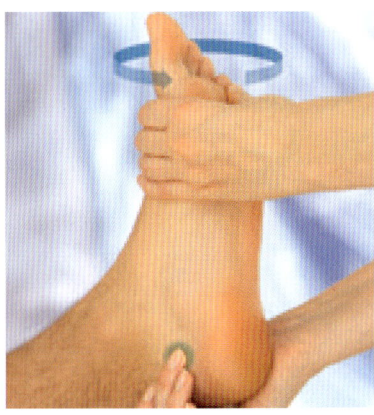

3 Halten Sie nun die große Zehe fest und gehen Sie einige Male mit den Daumen durch die Reflexzonen für Schilddrüse/ Nebenschilddrüsen.

4 Umfassen Sie die Ferse und gehen Sie mit dem Daumen durch die Eierstock-v/Hoden-Zone, die essenziell für die sexuelle Entwicklung ist.

5 Der Mittelfinger bleibt auf der Gebärmutter-/Prostata-Zone. Nehmen Sie den Fußballen und rotieren Sie mehrmals um den Punkt, erst im Uhrzeigersinn, dann entgegengesetzt.

Akne

Durch die hormonellen Veränderungen kommt es häufig zu Akne. Die Reflexzone für das Gesicht kann man mit einigen Daumengängen unterhalb des Daumennagels bearbeiten (s. S. 155).

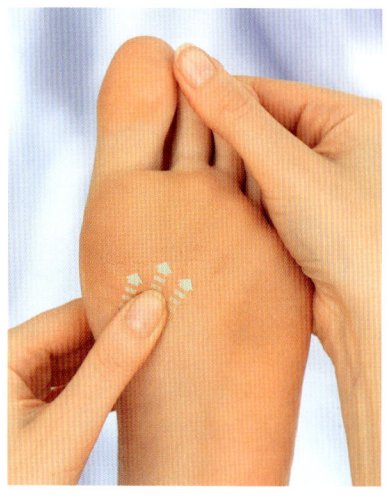

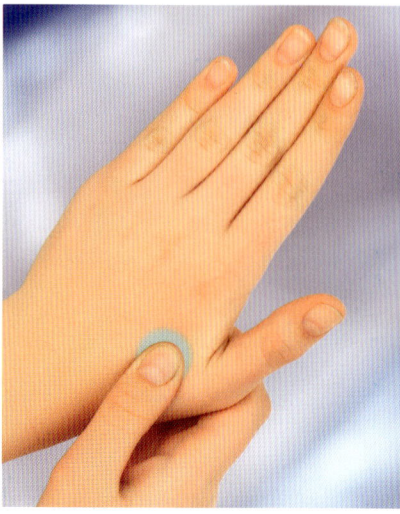

Biegen Sie die Zehen etwas zurück und machen Sie mehrere Daumengänge durch die Solarplexus-Reflexzone. So können Sie Stress und Anspannungen lindern, die die Auswirkungen der hormonellen Veränderungen verschlimmern können. Führen Sie auch einige Extras durch (s. S. 78–83).

SELBSTBEHANDLUNG
Entspannung wirkt sich positiv aus bei Akne. Dazu muss man mehrmals die Solarplexus-Zone an der Hand kneifen.

Stress

Wachstumsschmerzen, hormonelle Veränderungen, der Druck unter Gleichaltrigen, all das verursacht Stress. Reflexzonenmassage-Techniken und Extras, die ein anderer bei dem Jugendlichen für bestimmte Körperteile durchführt, können entspannen.

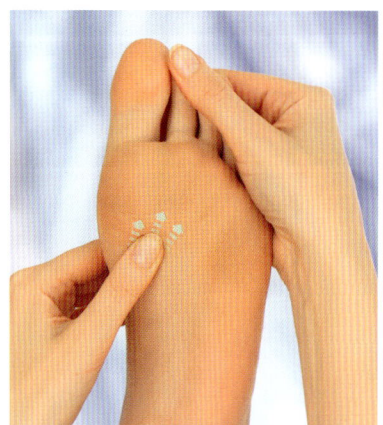

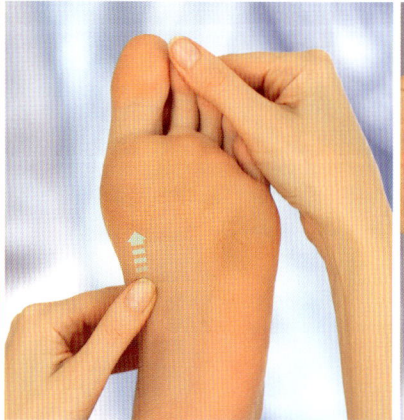

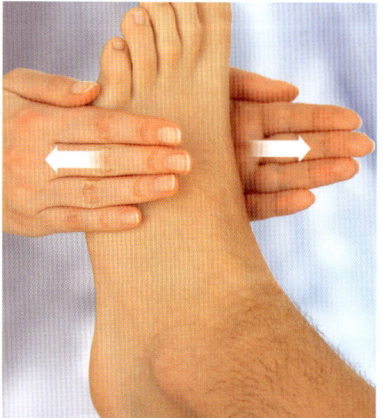

1 Gehen Sie mit dem Daumen durch die Solarplexus-Reflexzone.

2 Halten Sie den Fuß gerade und bearbeiten Sie die Nebennieren-Zone, das regt den Kreislauf an.

3 Wenden Sie abschließend zur Lockerung des Fußes und zur Entspannung das Hin-und-her-Extra an (s. S. 78).

Niedergeschlagenheit

Die Hormonschwankungen in der Pubertät können zu Niedergeschlagenheit führen. Hier empfiehlt es sich, insbesondere diejenigen Zonen zu bearbeiten, die die Hormondrüsen betreffen.

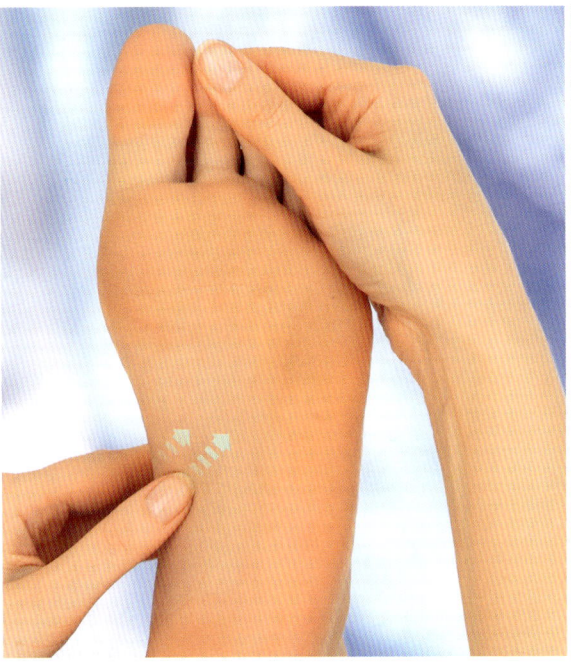

1 Massieren Sie mit mehreren Daumengängen die Bauchspeicheldrüsen-Zone.

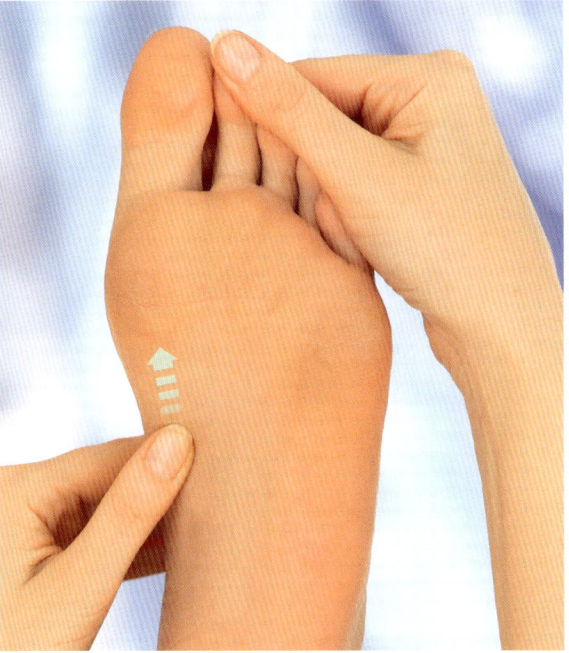

2 Verfahren Sie in gleicher Weise mit der Nebennieren-Zone.

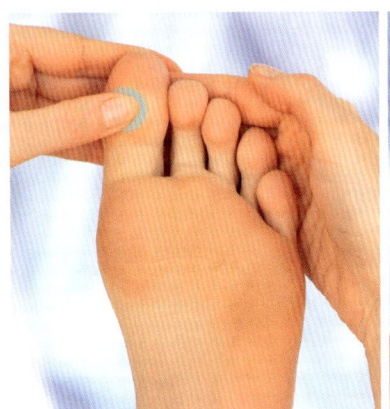

3 Die Hypophysen-Zone wird mehrmals mit der Einhaken- und-ziehen-Technik gedrückt.

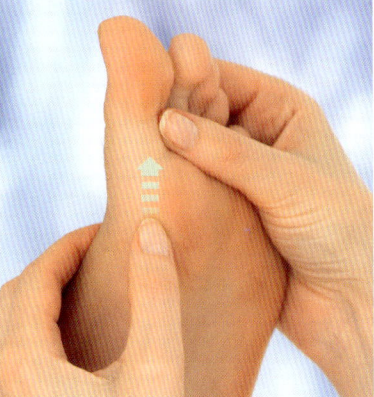

4 Gehen Sie mit dem Daumen mehrmals durch die Bereiche für Nacken und oberen Rücken in der Wirbelsäulen-Reflexzone.

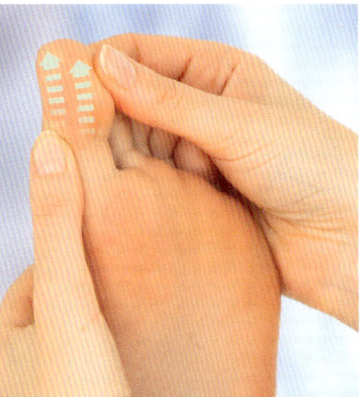

5 Zum Schluss bearbeiten Sie die Hirnstamm-Reflexzone mit mehreren Daumengängen.

»SMS-Daumen«

Wenn Teenager ständig SMS verschicken, kann das schlimmstenfalls zu einer Daumenentzündung führen. Die folgenden Techniken sorgen für Entspannung und lindern Schmerzen. Ein überarbeiteter Daumen sollte am besten ruhig gestellt werden.

Behandeln Sie die Nacken-Zone mit mehreren Daumengängen. Ein angespannter Nacken kann den Arm bis in die Fingerspitzen beeinträchtigen.

SELBSTBEHANDLUNG

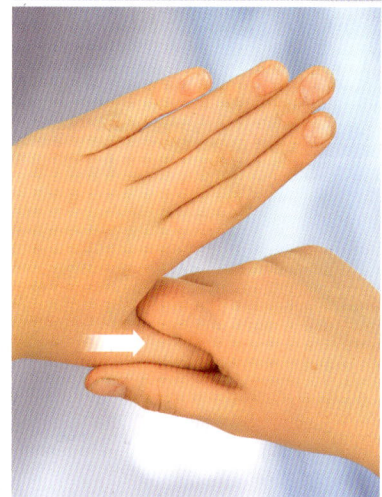

1. Wende als Erstes den Fingerzug an, um die Muskelspannung im Daumen zu normalisieren. Dazu den Daumen sanft ziehen und halten.

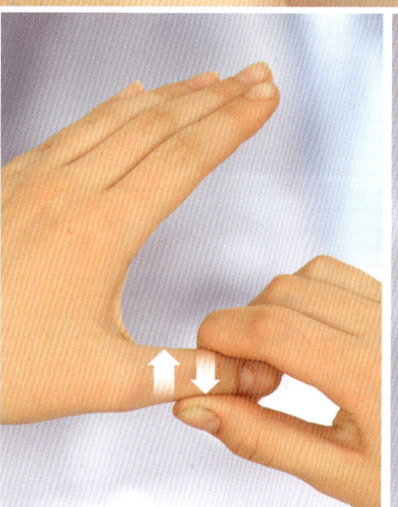

2. Die Daumen-Seitenbeuge, im Anschluss daran ausgeführt, tut ein Übriges für die Entspannung.

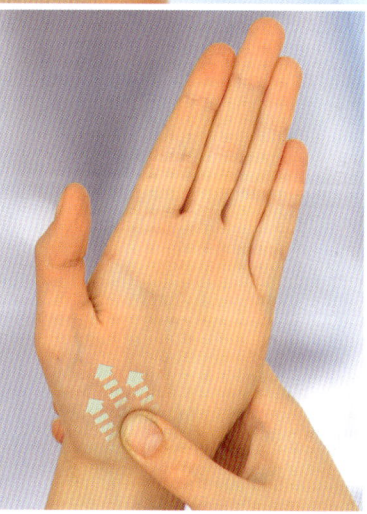

3. Gehe mit dem Daumen mehrmals über den gesamten Daumenballen. Hier sprichst du die für die Bewegung des Daumens verantwortlichen Muskeln an.

Menstruationsbeschwerden

Gerade junge Mädchen haben häufig Schmerzen während der Periode. Die Reflexzonenmassage konzentriert sich hier auf die Gebärmutterzone und wird während des ganzen Monats ausgeführt. Im akuten Fall bearbeiten Sie sie, bis der Schmerz nachlässt.

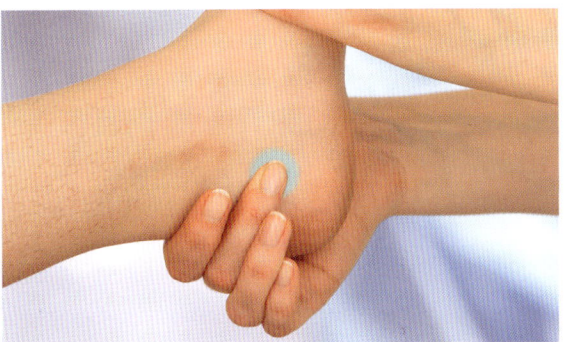

Umfassen Sie mit der Hand die Ferse, dabei hält der Mittelfinger die Gebärmutter-Zone. Kreisen Sie um den Punkt, erst im Uhrzeigersinn, dann entgegengesetzt.

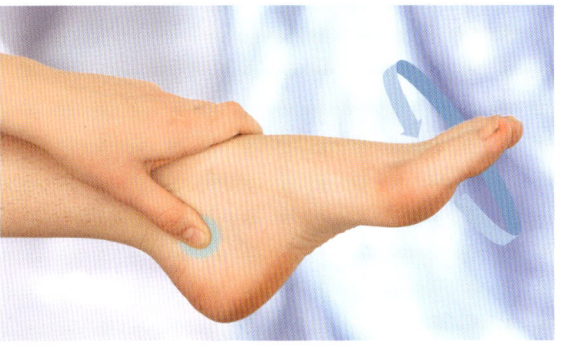

SELBSTBEHANDLUNG

Zur Selbstbehandlung legt man den Daumen auf die Gebärmutter-Zone und kreist dann um den Punkt, um so Druck auszuüben.

Sportveranstaltung

Hände bzw. Füße zu lockern und zu entspannen, kann die sportliche Leistungsfähigkeit fördern. Hier bieten sich für die Hände die folgenden Techniken an, für die Füße tut es ein Fußroller (s. S. 163–165) samt den zugehörigen Übungen.

SELBSTBEHANDLUNG

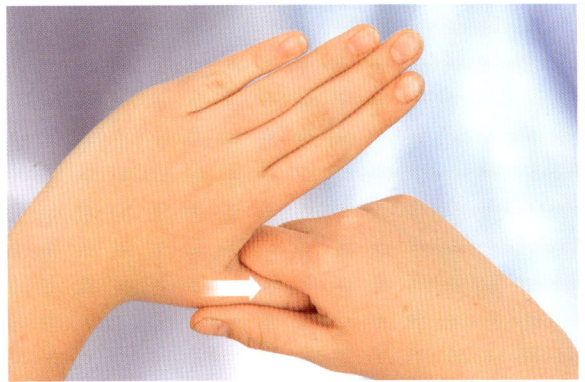

1 Wende als Erstes den Fingerzug an. Umfasse dazu den ganzen Daumen und ziehe sanft. Drehe ihn leicht im Uhrzeigersinn und dann andersherum.

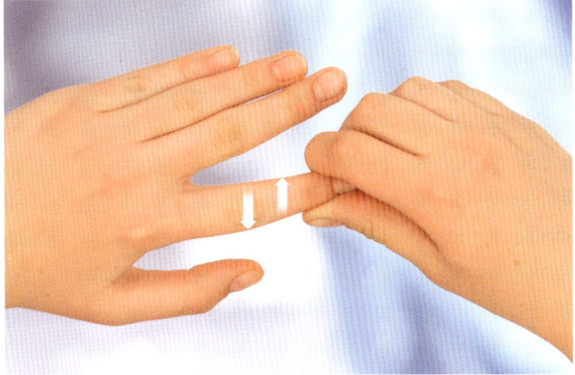

2 Halte den Zeigefinger und mache mit dem Endgelenk die Seitenbeuge. Mit den anderen Fingern und dem Daumen ebenso verfahren.

Für ältere Menschen

Viele ältere Menschen genießen die Reflexzonenmassage, weil sie dadurch in den Genuss von Berührungen kommen. Selbstverständlich kann man mit der Reflexzonentherapie auch spezielle Gesundheitsprobleme angehen, was das allgemeine Wohlbefinden fördert. Wenn jemand z. B. beweglicher wird, kann er seine Unabhängigkeit wahren. Und wenn sich dank Reflexzonenbehandlung das Gehör bessert, so ist dies ein erhebendes Gefühl.

Wenn man einen älteren Menschen behandelt, stehen Berührung und Behaglichkeit im Vordergrund. Gehen Sie behutsam vor, beenden Sie jede Sitzung mit mehreren Gängen durch die Nierenzone und schließen Sie dann noch einige Extras an. Vorsicht: Die Gelenke sind wesentlich weniger beweglich als bei jemandem, der jünger ist. Auf den nächsten Seiten geht es jeweils um ein bestimmtes Problem, Sie können verschiedene Folgen auch miteinander kombinieren.

HALTEN SIE SICH AN EINEM STUHL fest, um im Gleichgewicht zu bleiben, und rollen Sie jeweils einen Fuß über einen Besenstiel. Sie sollten sich dabei wohl fühlen, es soll nicht wehtun.

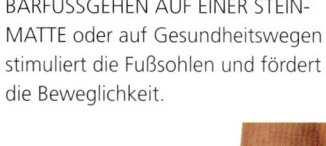

BARFUSSGEHEN AUF EINER STEINMATTE oder auf Gesundheitswegen stimuliert die Fußsohlen und fördert die Beweglichkeit.

222 REFLEXZONENMASSAGE FÜR JEDE LEBENSPHASE

Rheuma

Bei Rheuma, einer schmerzhaften Gelenkerkrankung, sollten Sie folgende Reflexzonen behandeln: Nieren und Lymphknoten, um die Entgiftung zu unterstützen; Nebennieren, um die Entzündung zu lindern; Solarplexus, um Spannungen abzubauen, welche die Krankheit verschlimmern können. Extras für die Hand können die Beweglichkeit steifer Gelenke fördern.

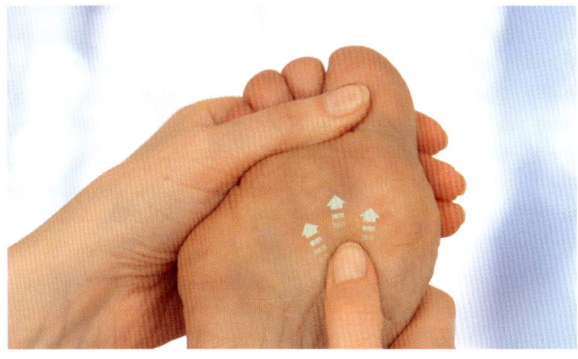

1 Gehen Sie mit dem Daumen mehrmals durch die SOLARPLEXUS-Zone und dann weiter unten durch die Nieren-Zone.

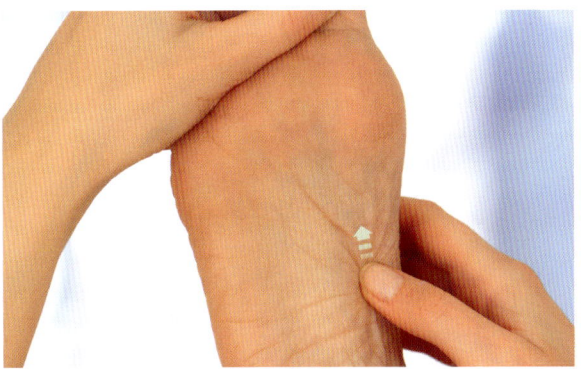

2 Massieren Sie anschließend mit mehreren Daumengängen die NEBENNIEREN-Zone.

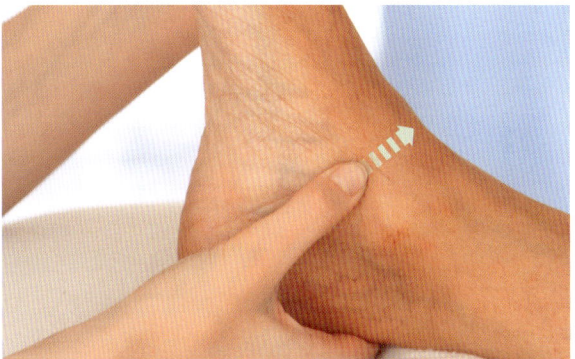

3 Gehen Sie zum Abschluss mit dem Daumen durch die LYMPHKNOTEN-Zone am Fußgelenk.

SELBSTBEHANDLUNG

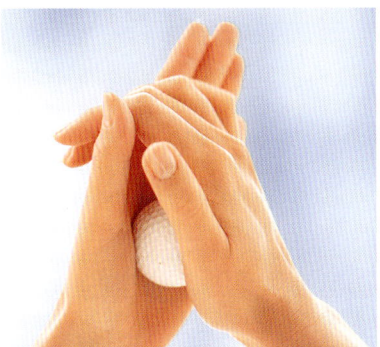

1 Mit Hilfe des Golfballs können Sie die NEBENNIEREN-Zone bearbeiten. Rollen Sie dazu den Ball eine Weile zwischen Ihren Handflächen.

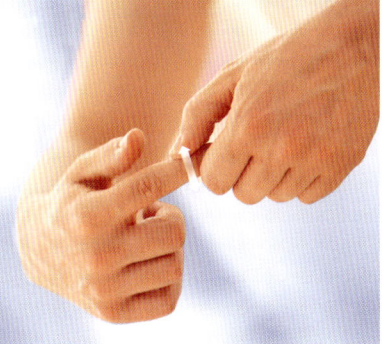

2 Lockern Sie die Finger mit der Seitenbeuge (s. S. 143). Gehen Sie einen Finger nach dem anderen durch, beginnend mit dem Zeigefinger.

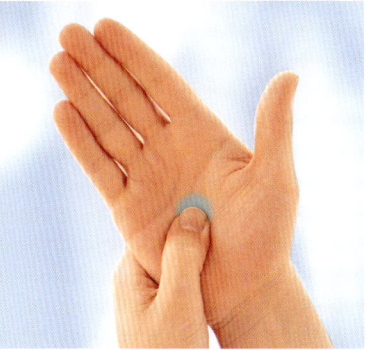

3 Drücken Sie nun sanft die NIEREN-Zone tief im Gewebe. Einige Sekunden lang halten.

FÜR ÄLTERE MENSCHEN

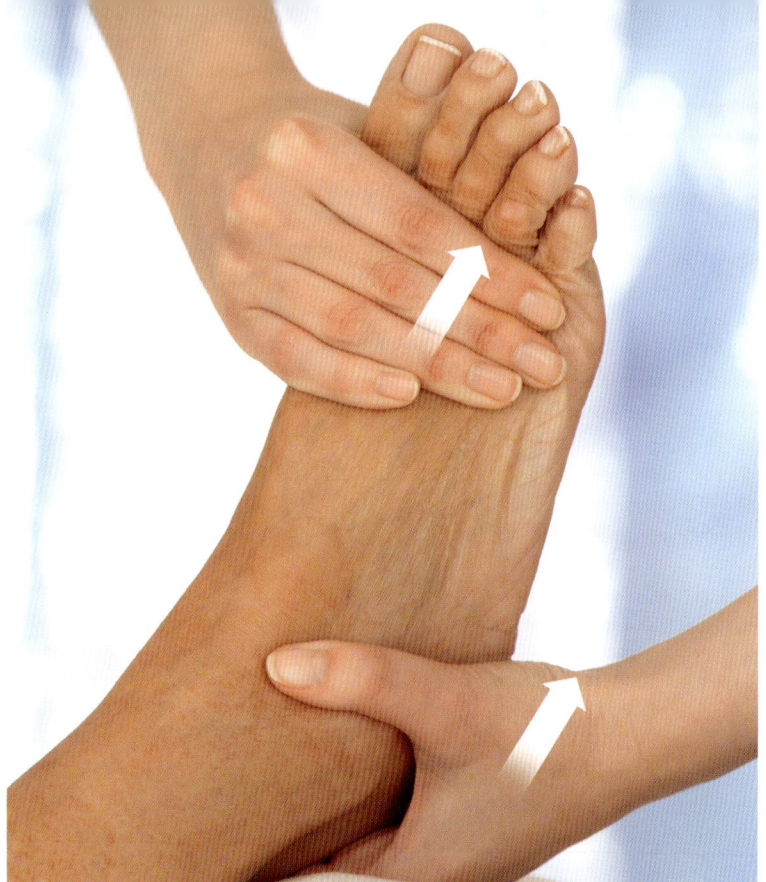

Stress

Nichts wirkt so entspannend wie eine Serie von Extras. Gehen Sie dabei behutsam vor. Wenn Sie den Fuß bewegen, wird ihn das lockern, aber berücksichtigen Sie die eingeschränkten Bewegungsmöglichkeiten älterer Menschen. Wenn Sie bei einem Extra zu schwungvoll vorgehen, könnten Sie das Gegenteil erreichen.

1 Strecken Sie den Fuß als Erstes. Halten Sie ihn dazu am Fußgelenk und am Vorderfuß und ziehen Sie ihn sanft zu sich hin. Einige Sekunden halten.

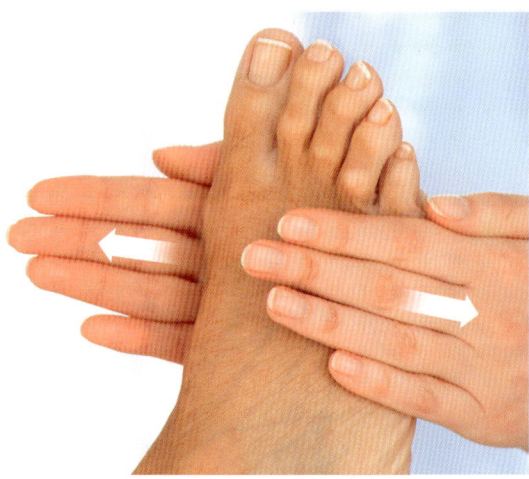

2 Die Hände befinden sich nun an beiden Seiten des Fußes. Drücken Sie die Fußkante mit der rechten Hand weg von sich und ziehen Sie gleichzeitig die andere Kante mit der linken Hand zu sich hin. Dann umgekehrt. Bewegen Sie die Kanten im Wechsel schnell vor und zurück.

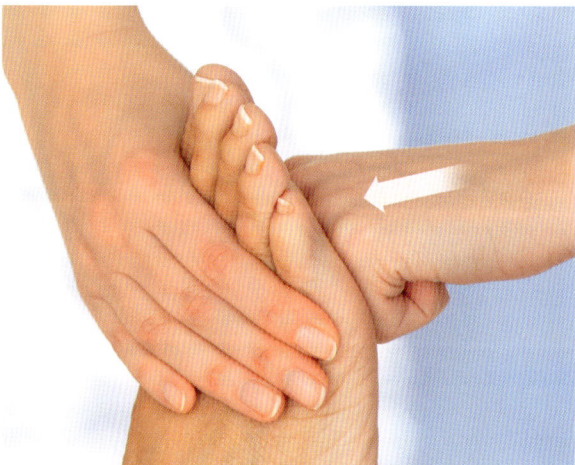

3 Es folgt das Extra Lungenpresse: Drücken Sie die Vorderseite Ihrer Faust gegen den Fußballen und umfassen mit der anderen Hand den Fußrücken. Drücken Sie mit der Faust nun den Fuß gegen die stützende Hand und pressen Sie dann den Fuß mit der Hand sanft gegen die Faust. Mehrmals rhythmisch abwechseln.

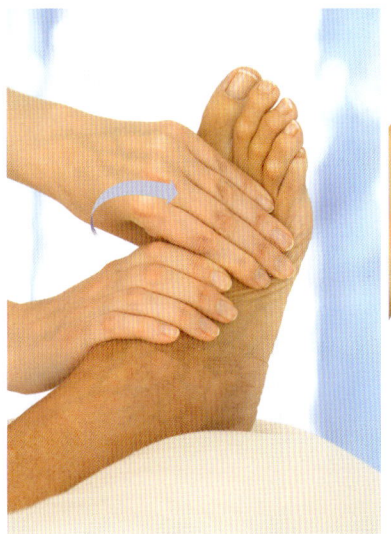

4 Umfassen Sie für die Wirbeldrehung die Fußinnenseite mit beiden Händen. Drehen Sie mit der oberen Hand leicht den Fuß, die andere Hand bleibt unbewegt. Dann in die andere Richtung drehen. Mehrmals wiederholen.

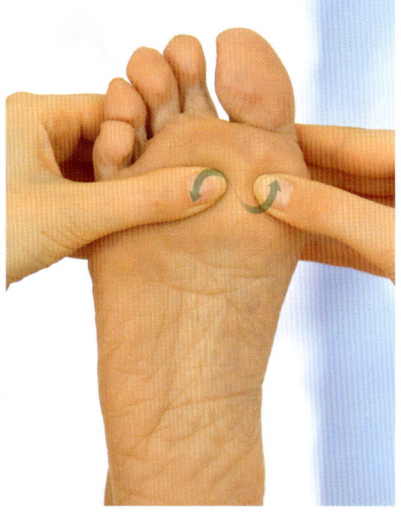

5 Bei der Fußsohlenschaukel umfassen Sie den Fußballen. Drücken Sie ihn mit der rechten Hand weg und ziehen Sie ihn mit links zu sich hin, dann umgekehrt. Öfter wiederholen. Verfahren Sie unterhalb jeder Zehe so.

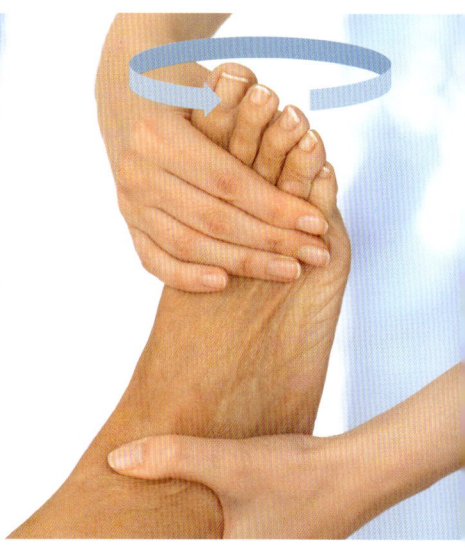

6 Umfassen Sie das Fußgelenk mit einer Hand und mit der anderen Fußrücken und Ballen. Kreisen Sie mehrmals mit dem Vorderfuß im Uhrzeigersinn und danach andersherum in die entgegengesetzte Richtung.

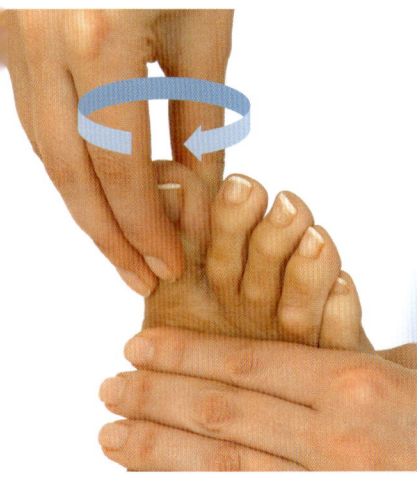

7 Halten Sie den Fuß nun fest und fassen Sie mit der anderen Hand die große Zehe. Mehrmals sanft im Uhrzeigersinn kreisen, dann andersherum. Mit allen Zehen so verfahren.

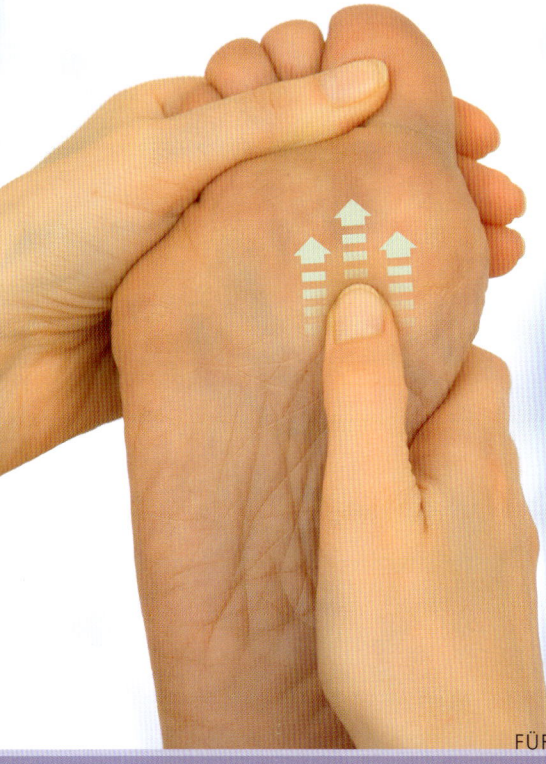

8 Zum Abschluss halten Sie den Fuß und massieren mit mehreren Daumengängen die SOLARPLEXUS-Zone.

Nachlassen der geistigen Fähigkeiten

Verwirrung, Erinnerungslücken, Demenz oder die Alzheimer-Krankheit – all diese Probleme können im Alter auftauchen. Die Behandlung der Gehirn- und Hirnstammzonen verbessert die Durchblutung, die die Gehirnfunktionen beeinflusst. Forschungen haben gezeigt, dass sich bei Alzheimer-Patienten, die Reflexzonenbehandlungen erhielten, die Steifheit des Körpers und arthritische Beschwerden sowie weitere Symptome besserten.

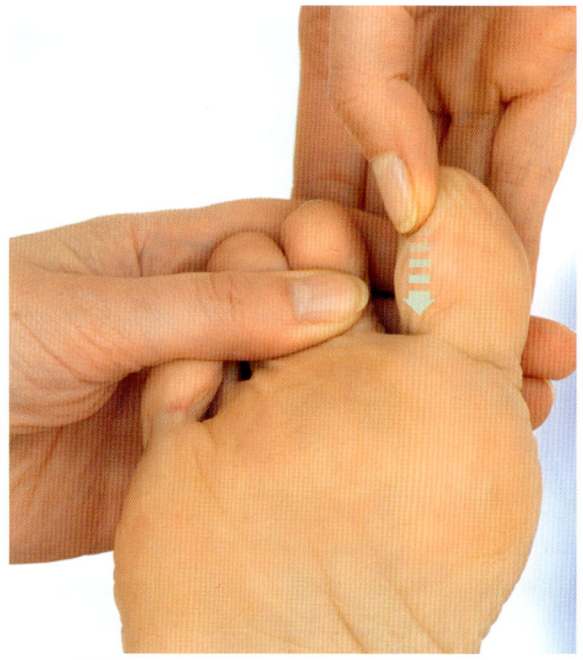

1 Halten Sie die große Zehe fest. Massieren Sie die HIRNSTAMM- und die GEHIRN-Zone mehrmals mit dem Daumengang.

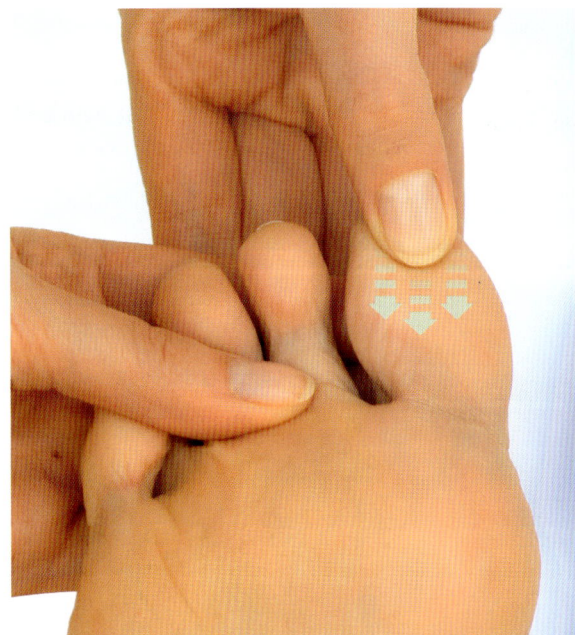

2 Setzen Sie den Daumen in die Mitte der großen Zehe an, wo sich ein Teil der GEHIRN-Zone befindet. Gehen Sie mit dem Daumen mehrfach durch diesen Bereich nach unten.

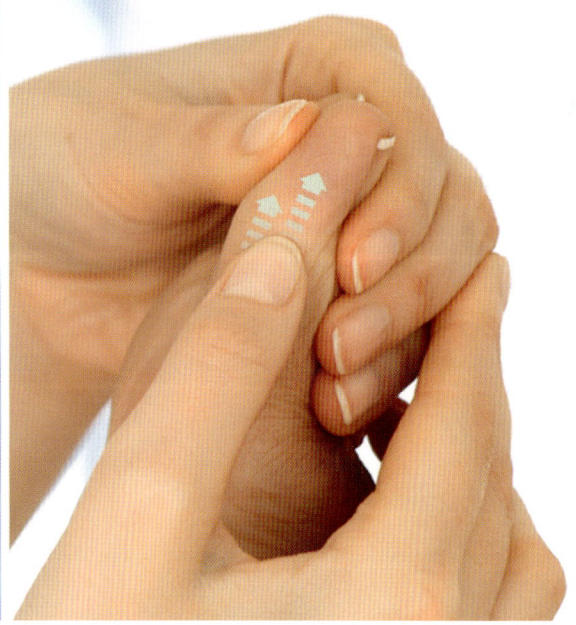

3 An der Außenkante der großen Zehe ist ein anderer Teil der GEHIRN-Zone. Gehen Sie auch hier im Daumengang mehrmals hindurch.

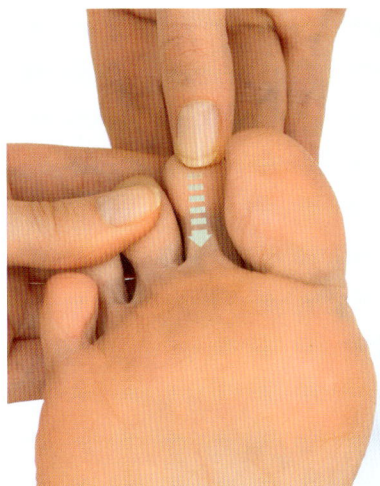
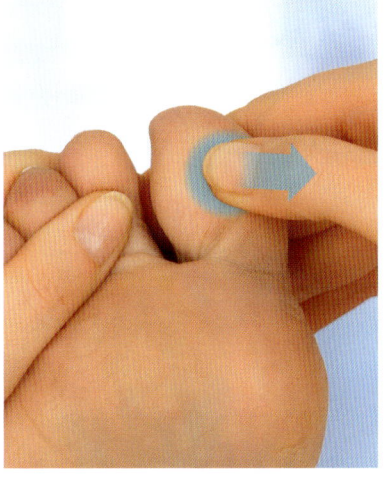

SELBSTBEHANDLUNG

Führen Sie mit dem Zeigefinger in der Mitte des Daumens die Einhaken-und-ziehen-Technik durch, um die GEHIRN-Reflexzone zu behandeln. Nicht den Fingernagel in die Haut drücken.

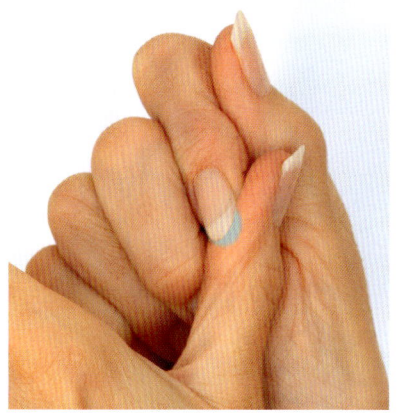

4 Fahren Sie nun mit der GEHIRN-Zone an der zweiten Zehe fort. Gehen Sie mehrmals mit dem Daumen über die Seite und dann mittig nach unten.

5 Beenden Sie die Behandlung der GEHIRN-Zone, indem Sie Ihren Daumen einige Male mitten auf der großen Zehe einhaken und ziehen.

Hörprobleme

Viele ältere Menschen klagen über das Nachlassen des Hörvermögens. Die Innenohrreflexzone zu bearbeiten, kann helfen. Wenden Sie die Techniken möglichst häufig an, die Selbstbehandlung sogar öfter am Tag.

SELBSTBEHANDLUNG

Kneifen Sie regelmäßig einige Male die Schwimmhaut zwischen Mittel- und Ringfinger, wenn Sie Probleme mit dem Gehör haben.

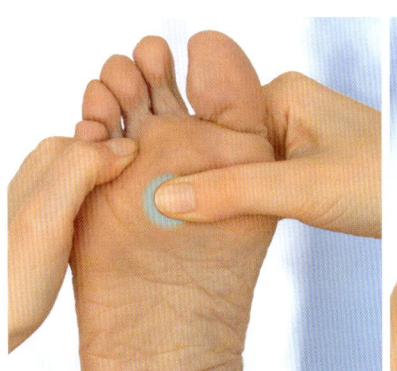
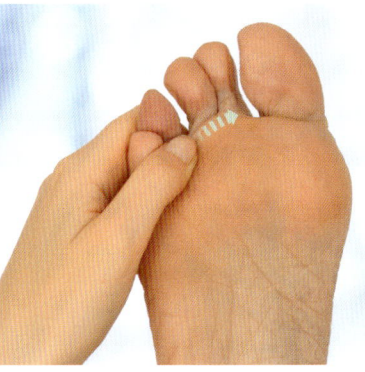
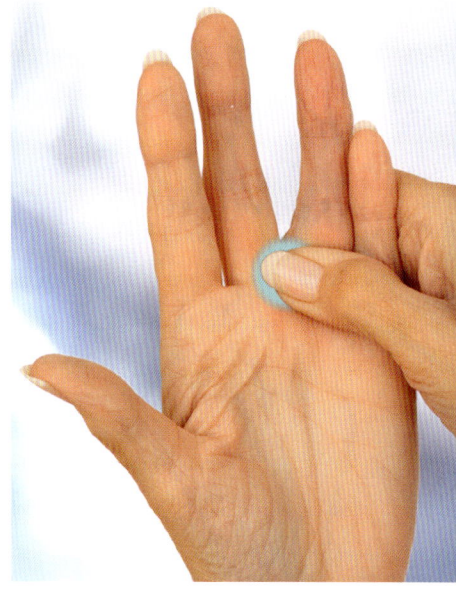

1 Kneifen Sie den Fußballen unterhalb der dritten und vierten Zehe einige Male.

2 Gehen Sie mehrmals in Folge mit dem Daumen durch den Bereich am Ansatz der dritten und vierten Zehe.

FÜR ÄLTERE MENSCHEN

Inkontinenz

Darunter versteht man die Unfähigkeit, den Harn zurückzuhalten. Hier kann die Reflexzonenmassage der Hirnstamm-Zone helfen, die Kontrolle der Muskeln zu verbessern, und dafür sorgen, dass die richtigen Informationen über das Nervensystem zur Blase gelangen.

1 Gehen Sie mit dem Daumen einige Male über den Rand der großen Zehe nach oben und bearbeiten Sie so diesen Teil der HIRNSTAMM-Zone.

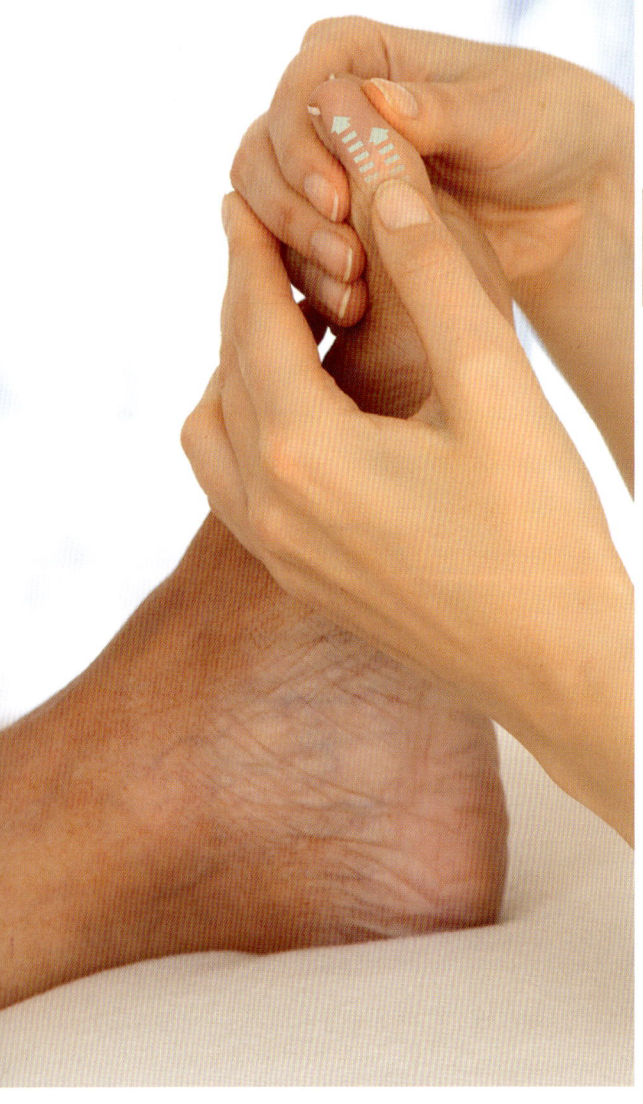

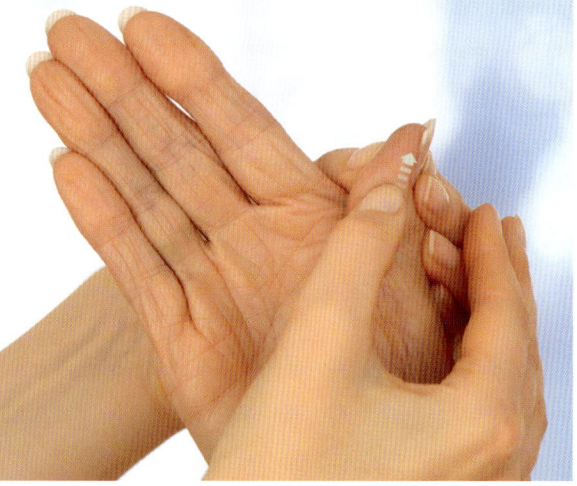

2 Nun behandeln Sie den Teil der HIRNSTAMM-Reflexzone entlang der Daumenkante mit mehreren Daumengängen.

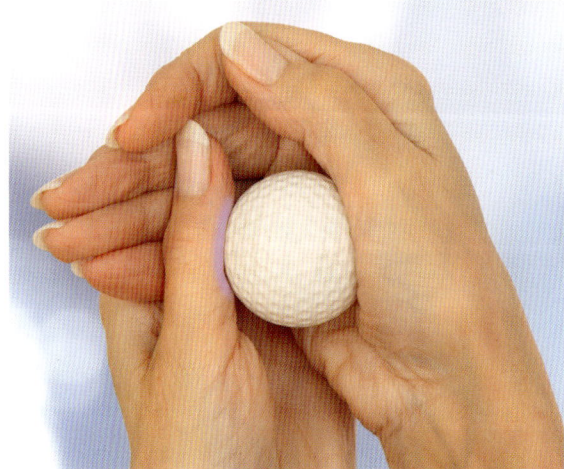

SELBSTBEHANDLUNG

Massieren Sie die HIRNSTAMM-Reflexzone, indem Sie einige Minuten lang einen Golfball über das Daumenendgelenk rollen.

Verstopfung

Bei Verstopfung kann der Darm nur unregelmäßig und unter Schwierigkeiten entleert werden. Ursachen können Mangelernährung, Flüssigkeitsmangel, aber auch bestimmte Medikamente sein. Man behandelt die Reflexzonen, die dem Verdauungssystem entsprechen.

1 Machen Sie mehrere Daumengänge durch die Zonen von LEBER und GALLENBLASE.

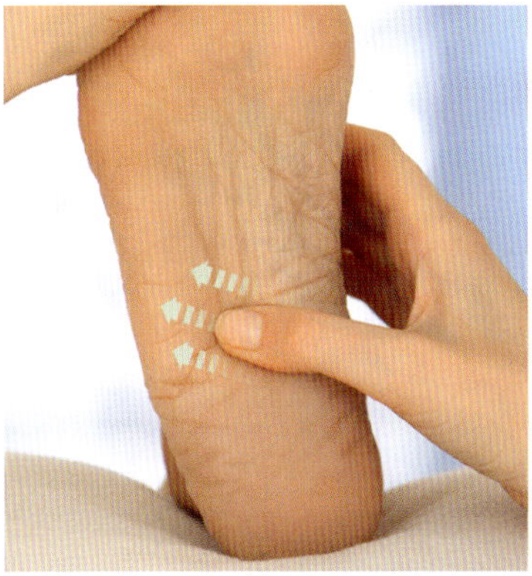

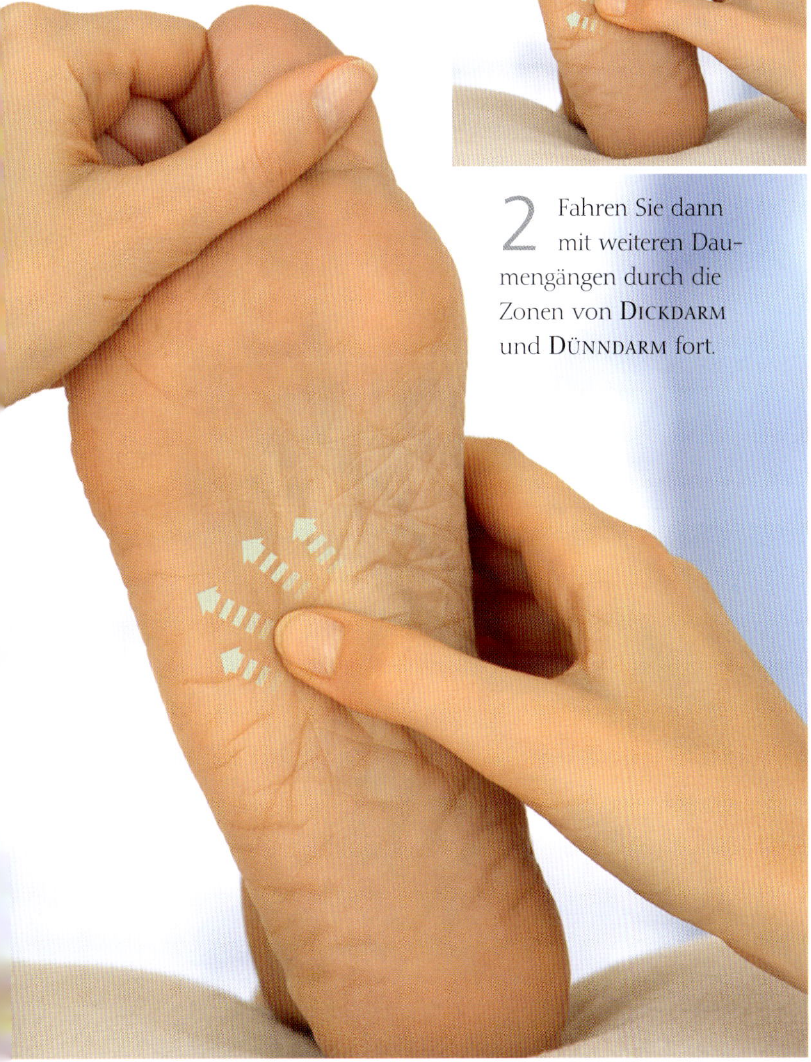

2 Fahren Sie dann mit weiteren Daumengängen durch die Zonen von DICKDARM und DÜNNDARM fort.

SELBSTBEHANDLUNG

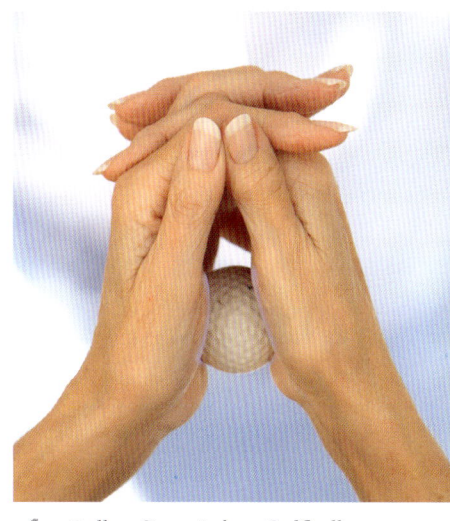

1 Rollen Sie mit dem Golfball über die Zonen von DICKDARM und DÜNNDARM an den Handballen.

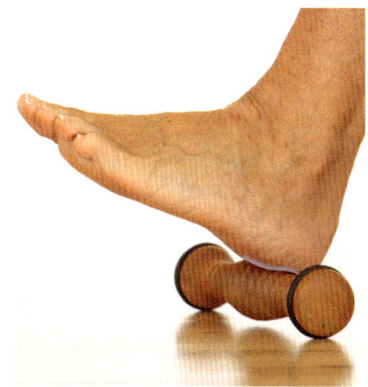

2 Sie können zusätzlich noch den Fußroller (s. S. 163–165) an der Ferse einsetzen, wo sich Zonen von DICKDARM und DÜNNDARM befinden.

FÜR ÄLTERE MENSCHEN

Für Frauen

Frauen sind oft so sehr damit beschäftigt, sich um andere zu kümmern, dass ihre eigenen Belange darüber zu kurz kommen. Die Reflexzonenmassage bietet ihnen die Möglichkeit, etwas ganz allein für sich zu tun. Ob Sie sich Ihren privaten Wellnessbereich schaffen oder einfach nur gelegentlich eine Selbstbehandlungstechnik anwenden – es ist Zeit für Sie selbst.

Was wollen Sie erreichen, und wie viel Energie steht Ihnen zur Verfügung? Die Techniken, die Sie anwenden, sollten sich nach Ihrer Energie richten. Auf welchem Niveau auch immer Sie beginnen, Sie werden Fortschritte bemerken und neue, anspruchsvollere Ziele in Angriff nehmen können.

FINDEN SIE IHREN PERSÖNLICHEN STIL

Wenn Sie nicht viel Energie haben, sollte die Technik nicht so aufwändig sein. Sie können von den einfachen Entspannungstechniken (S. 232–233) profitieren.

Wenn Sie mit der Energie keine Probleme haben, dann überlegen Sie sich, wie viel Zeit Sie für Reflexzonenbehandlungen haben. Vielleicht sind es immer nur ein paar Minuten: am Frühstückstisch, auf dem Weg zur Arbeit, in einer Kaffeepause oder am Abend. In jeder Situation können Sie etwas gegen den Stress und Ihre Gesundheitsprobleme unternehmen. Sie sollten sich aber auch mehrmals pro Woche Zeit für längere Massagen nehmen und genauer hinspüren, wie Ihre Füße oder Hände reagieren und wie Sie sich fühlen.

Überlegen Sie sich auch, auf wen oder was Sie zurückgreifen können. Vielleicht gibt es jemanden in Ihrer Familie oder im Freundeskreis, mit dem Sie Massagen austauschen können. Haben Sie schon Hilfsmittel wie einen Golfball oder einen Besenstiel, der sich als Fußroller eignet? Andere Mittel, wie ein Massagegerät oder ein Paraffinbad, können Sie sich schenken lassen oder selbst anschaffen. Vielleicht wollen Sie auch einen Reflexzonentherapeuten aufsuchen.

IHRE ZIELE

Setzen Sie sich hin und denken Sie über Ihre Belastungen und Beschwerden nach, darüber, was Sie gerne erreichen möchten und welchem Teil Ihres Körpers Entspannung besonders gut täte.

▶ Wenn Ihnen nach einer **Rundum-Entspannung** ist, dann sollten Sie auch die entsprechenden Techniken anwenden, etwa eine »Rundum-Behandlung« mit dem Fußroller oder dem Golfball (s. S. 162–175). Sie müssen sich dabei nicht auf bestimmte Reflexzonen konzentrieren. Massieren Sie einfach mehrmals am Tag einige Minuten lang. Wenn Sie es gerne etwas ruhiger mögen, gönnen Sie sich Ihr eigenes Wellnes-Erlebnis zu Hause (s. S. 232f.).

▶ Wenn Ihre **Füße wehtun**, sehen Sie im Kapitel »Selbsthilfe bei müden Füßen« (S. 292–305) nach, bei erschöpften Händen unter »Müde Hände munter machen« (S. 314–325).

▶ Bei **speziellen Frauenleiden** sehen Sie auf den folgenden Seiten nach, bei anderen Beschwerden auf den Seiten 248–287.

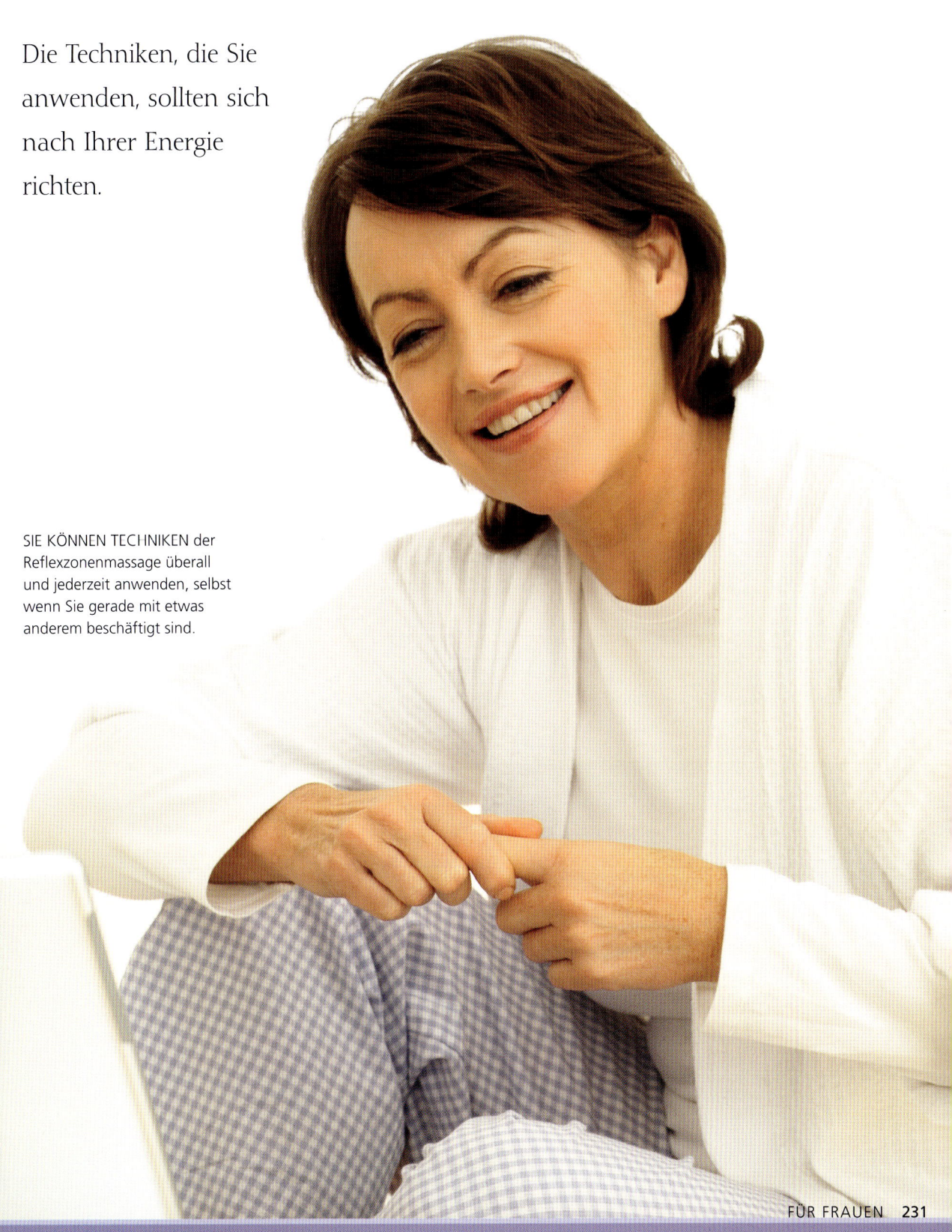

Die Techniken, die Sie anwenden, sollten sich nach Ihrer Energie richten.

SIE KÖNNEN TECHNIKEN der Reflexzonenmassage überall und jederzeit anwenden, selbst wenn Sie gerade mit etwas anderem beschäftigt sind.

ZEIT ZUM ENTSPANNEN

Die meisten von uns können nur ein- oder zweimal im Jahr Urlaub machen, wenngleich wir viel öfter einen bräuchten. Mit der Reflexzonenmassage können Sie einen Miniurlaub nehmen, wann immer Sie wollen. Wenn Sie sich Zeit für sich gönnen, so tut das Ihrem Körper und Ihrer ganzen Person gut. Die folgenden einfachen Techniken machen es Ihnen leicht, eine Wellnesspause einzulegen.

Einfache Entspannung

Die einfachste Art, die Füße zu entspannen, ist, sich auf den Boden oder aufs Sofa zu legen und die Füße höher zu platzieren. Allein das bewirkt schon mehrere Dinge: Es regt den Kreislauf an, lindert Schwellungen und entspannt die Muskeln. Machen Sie es sich bequem. Wenn Ihnen danach ist, nehmen Sie ein Kissen unter den Kopf. Der ganze Körper wird sich entspannen. Wenn Sie die Füße hochlegen, unterstützen Sie auch das Lymphsystem dabei, Gewebeflüssigkeit und Stoffwechselprodukte von Füßen und Beinen abzutransportieren, wo sie sich gerne ansammeln, besonders nach einem langen Tag.

Verwöhnen Sie sich

Tun Sie sich etwas Gutes und machen Sie sich ein Home-Spa. Behandeln Sie Ihre Hände und Füße, indem Sie deren Sinne erforschen. Benutzen Sie verschiedene Stimuli, und sie werden entspannt reagieren. Sie müssen sich keine teure Ausrüstung zulegen. Die Berührung mit einem

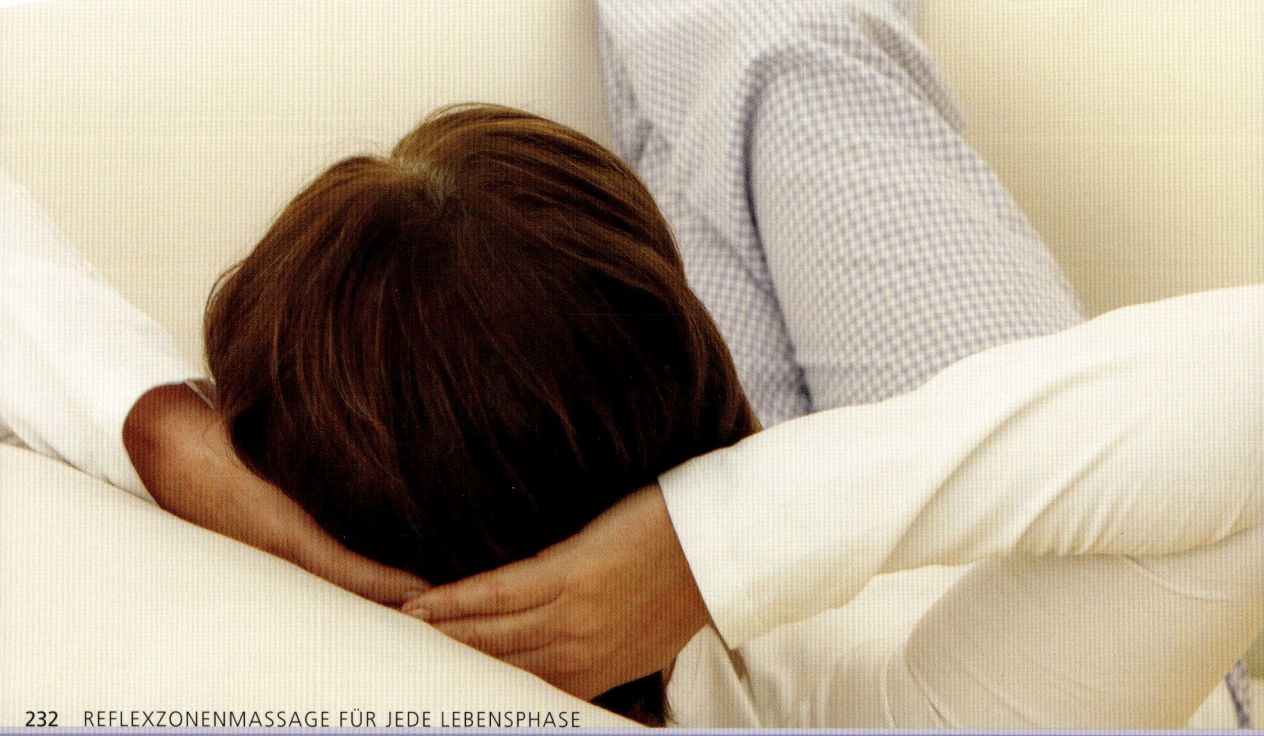

DIE FÜSSE HOCHZULEGEN regt den Kreislauf an, lindert Schwellungen und entspannt die Muskulatur.

Luffaschwamm, ein warmes Hand- oder Fußbad, die Anregung durch einen Massagehandschuh oder ein raues Handtuch – das alles sind ganz einfache Mittel. Sollten Sie aber doch etwas investieren wollen, so ist z. B. ein Paraffinbad empfehlenswert. Dieser Apparat wärmt Paraffinwachs auf, sodass es sich verflüssigt. Wenn man müde und schmerzende Hände darin eintaucht, können sie sich wunderbar entspannen. Ein elektrischer Massagestab ist ebenfalls ein nützliches Gerät. Das sanfte Vibrieren an der Haut der Hand oder des Fußes führt zu tiefer Entspannung. Bedenken Sie jedoch, dass Ihr ganz persönlicher Touch und Ihre Vorlieben letztlich mehr zählen als das ausgeklügeltste Equipment. Ein paar Kerzen, Ihr Lieblingsduft und meditative Klänge tun ein Übriges.

Erleben Sie die Vorzüge

Die hier beschriebenen Techniken mögen minimal erscheinen – ihr Wert liegt darin, dass sie die Alltagsroutine durchbrechen. So wie Sie im Urlaub an einem anderen Ort sind, bringen diese Techniken Ihre Hände und Füße in einen entspannteren Zustand. Bleiben Sie dran! Wenn Sie die Techniken häufig durchführen, werden Sie noch in den Genuss von weiteren Vorzügen kommen, z. B. haben Sie mehr Energie zur Verfügung und sind für die Herausforderungen des Lebens besser gerüstet.

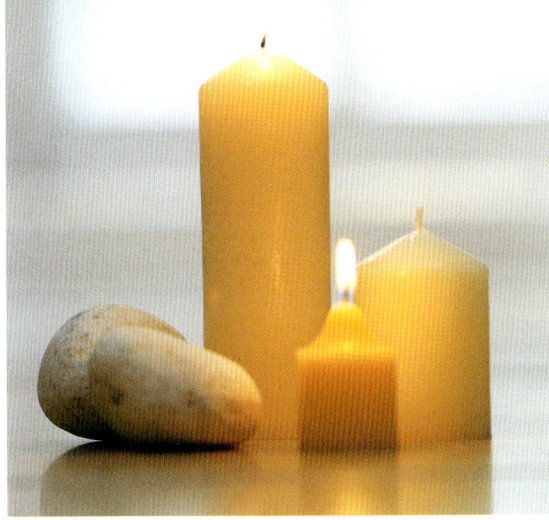

SCHAFFEN SIE IN IHREM HOME-SPA eine heimelige Atmosphäre, etwa mit Kerzen und geschmeidigen, glatten Dekosteinen.

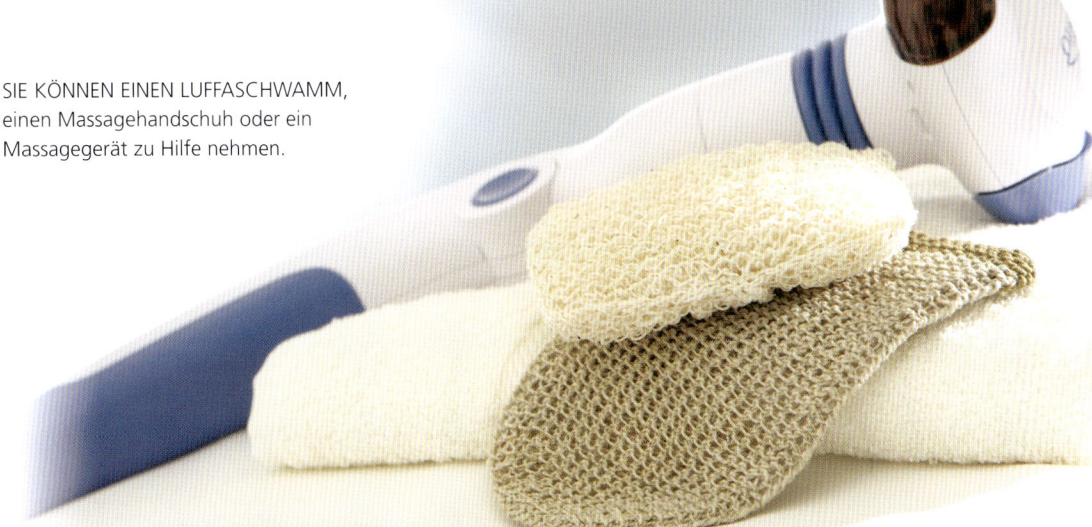

SIE KÖNNEN EINEN LUFFASCHWAMM, einen Massagehandschuh oder ein Massagegerät zu Hilfe nehmen.

Unfruchtbarkeit

Sie sollten einmal täglich an beiden Füßen die Zonen für Gebärmutter, Eierstöcke und Eileiter bearbeiten. Dies entspannt und normalisiert die Funktion der entsprechenden Organe. Auch Stress spielt eine Rolle, machen Sie also zusätzlich Extras zur Entspannung.

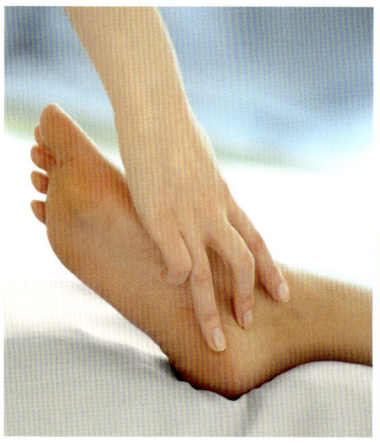

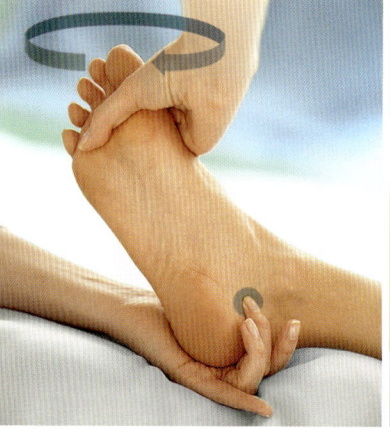

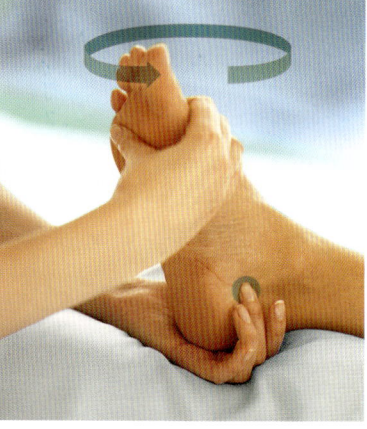

1 Lokalisieren Sie zunächst die kleine GEBÄRMUTTER-Zone genau. Sie liegt auf der Fußinnenseite auf halber Strecke zwischen Knöchel und Fersenkante.

2 Drücken Sie mit dem Mittelfinger die GEBÄRMUTTER-Zone und drehen Sie den Fuß mit der anderen Hand mehrmals im Uhrzeigersinn.

3 Bleiben Sie bei der Technik Rotieren-um-einen-Punkt und drehen Sie den Fuß mehrmals in die andere Richtung.

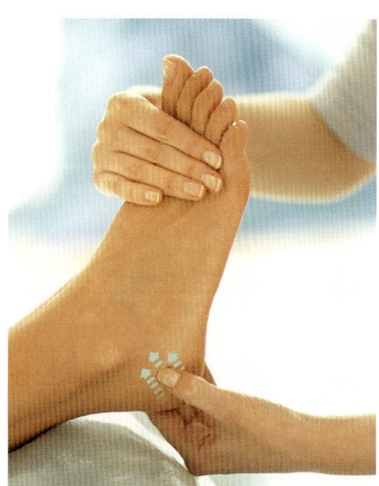

4 Halten Sie den Fuß fest und gehen Sie mit dem Daumen mehrmals durch die EIERSTOCK-Zone.

5 Gehen Sie abschließend mehrere Male mit dem Daumen die EILEITER-Reflexzone entlang quer über den Fußrücken in Höhe des Fußgelenks.

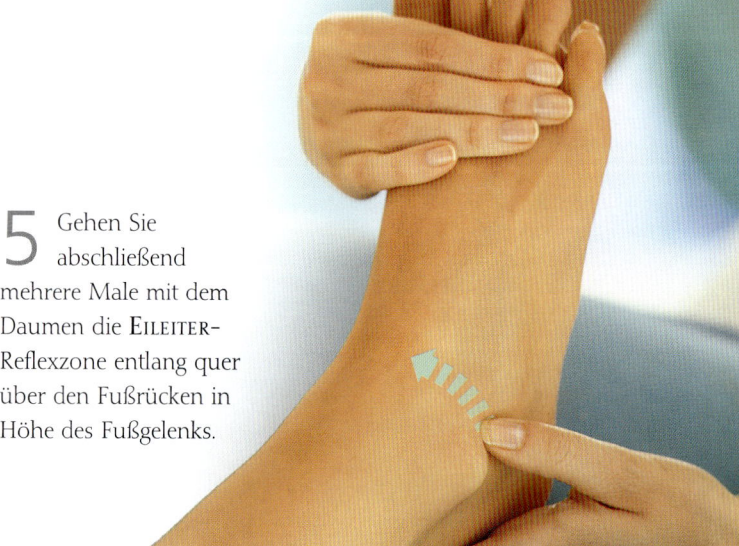

SELBSTBEHANDLUNG

1 Der Daumen liegt auf der GEBÄRMUTTER-Reflexzone auf halbem Weg zwischen Knöchel und Ferse. Rotieren Sie im Uhrzeigersinn um den Punkt, indem Sie mit den Zehen Kreise in der Luft beschreiben. Üben Sie dabei leichten Druck mit dem Daumen aus. Dann mehrmals andersherum kreisen.

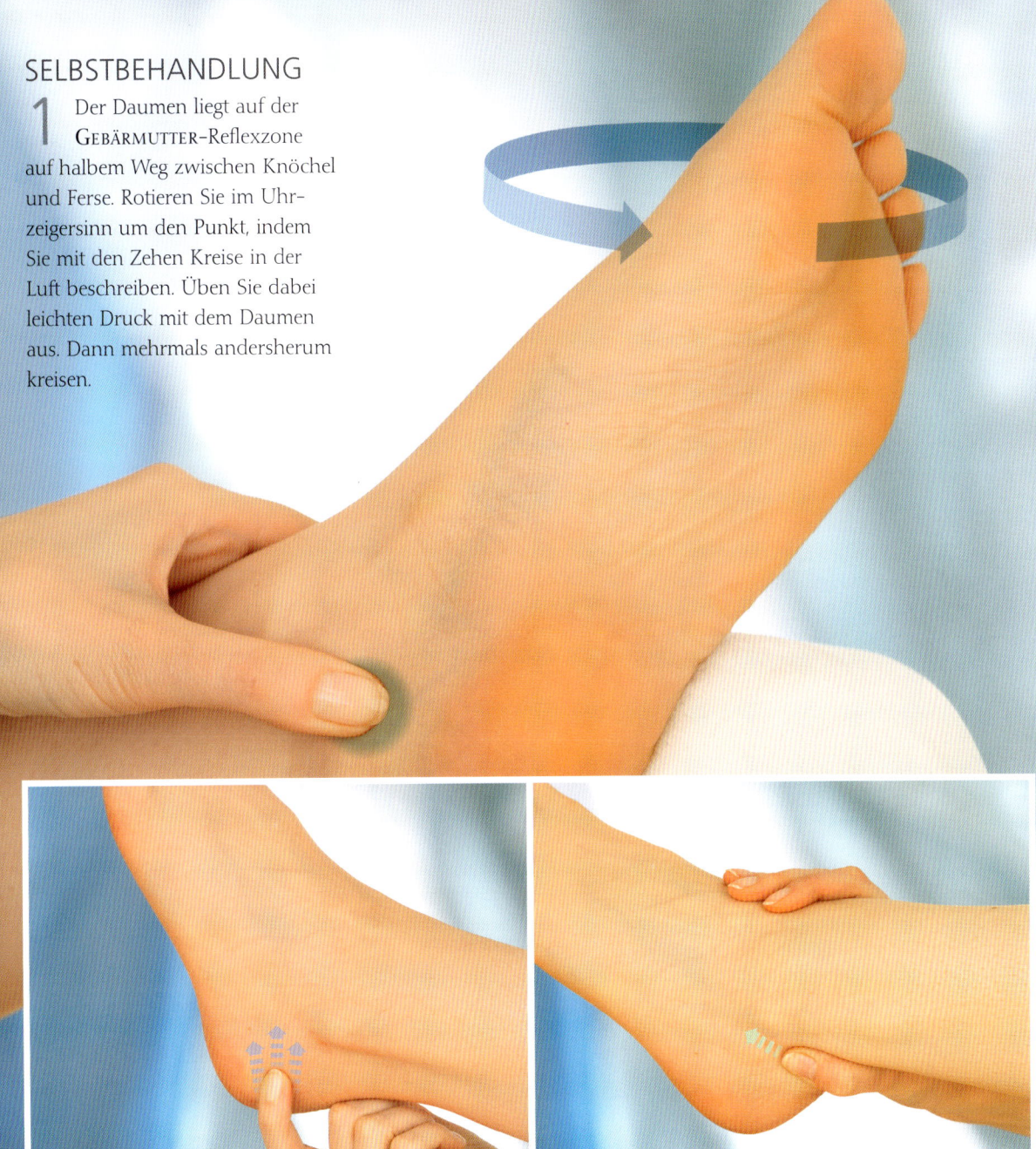

2 Gehen Sie nun zur Außenseite des Fußes. Platzieren Sie den Fuß so, dass Sie den Zeigefinger auf den Punkt legen können, der auf halber Strecke zwischen Knöchel und Ferse liegt. Wenden Sie den Fingergang für die EIERSTOCK-Reflexzone an.

3 Gehen Sie abschließend mit einigen Daumen- oder Fingergängen die EILEITER-Reflexzone entlang. Sie verläuft in Höhe des Fußgelenks quer über den Fußrücken.

FÜR FRAUEN

PMS und Menstruation

Schmerzen und andere Symptome während oder kurz vor der Menstruation sind weit verbreitet. Bearbeiten Sie bei Prämenstruellem Syndrom (PMS) die Gebärmutter-Zone, bis die Symptome abklingen. Wenn Sie zu PMS neigen, sollten Sie diese Zone vorbeugend während des ganzen Monats mehrmals täglich bearbeiten. Wenn die Periode akut schmerzhaft ist, massieren Sie die Zone drei- bis viermal am Tag, bis es besser wird.

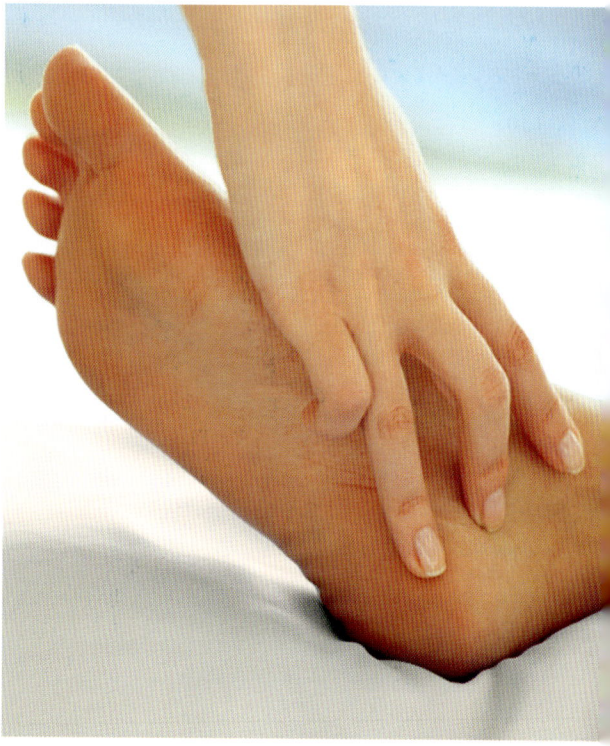

1 Als Erstes lokalisieren Sie die GEBÄRMUTTER-Zone, indem Sie die Spitze des Zeigefingers auf den inneren Knöchel und die Spitze des Ringfingers auf die hintere Ecke der Fersenkante legen. Platzieren Sie nun den Mittelfinger so auf halber Strecke dazwischen, dass alle drei auf einer Linie liegen.

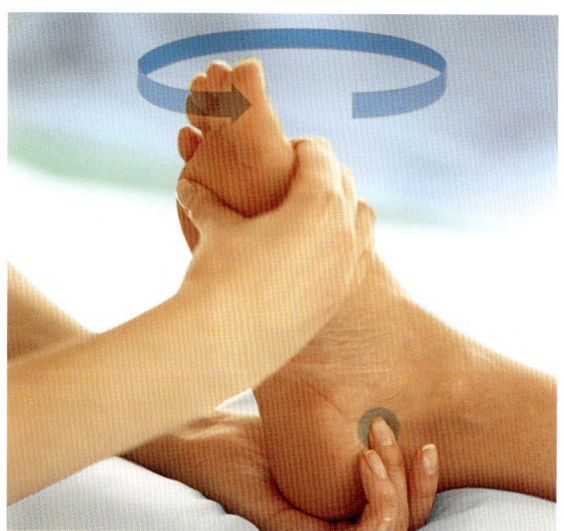

2 Die Hand umfasst die Ferse, der Mittelfinger bleibt dabei auf der GEBÄRMUTTER-Reflexzone. Rotieren Sie einige Male im Uhrzeigersinn um den Punkt, dann in entgegengesetzter Richtung.

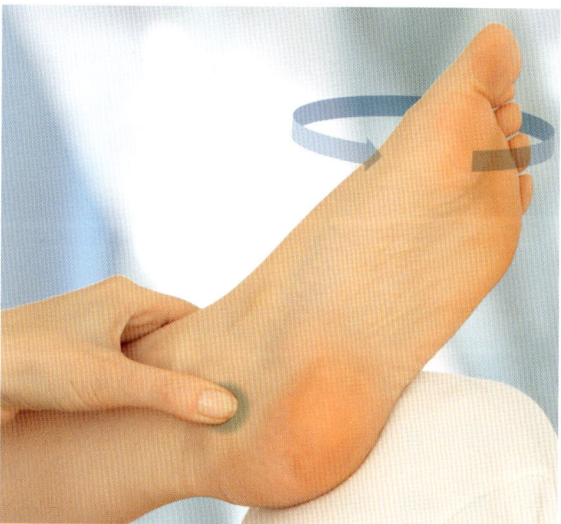

SELBSTBEHANDLUNG

Legen Sie die Hand um das Fußgelenk, der Daumen kommt auf der GEBÄRMUTTER-Zone zu liegen. Rotieren Sie nun um den Punkt, indem Sie mit den Zehen Luftkreise ziehen, erst im Uhrzeigersinn, dann andersherum.

Wechseljahre

Um Wechseljahrsbeschwerden zu lindern, bearbeiten Sie die Reflexzonen der Fortpflanzungsorgane.

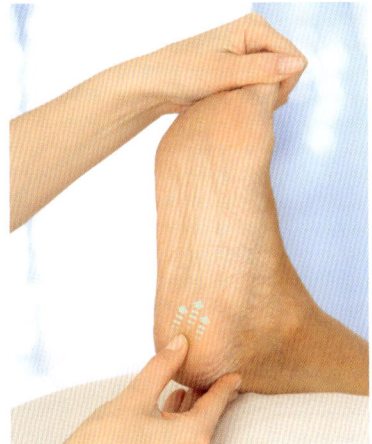

Halten Sie den Fuß fest und massieren Sie mit dem Daumen die Fersenmitte, wo sich die Zonen der Fortpflanzungsorgane befinden, bis die Symptome abklingen.

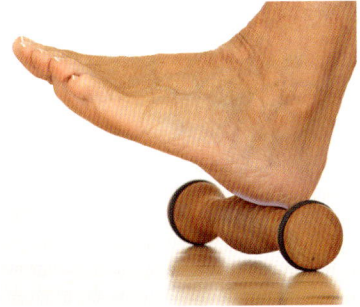

SELBSTBEHANDLUNG

Bearbeiten Sie mit dem Fußroller die Zonen der Fortpflanzungsorgane im Bereich der Ferse. Schlagen Sie ggf. die Beine übereinander, um besser Druck auf den Fuß ausüben zu können.

Brüste

Um eine Empfindlichkeit der Brüste anzugehen, massieren Sie die Brust-Reflexzonen, indem Sie mit dem Fingergang durch die Vertiefungen zwischen den Mittelfußknochen gehen.

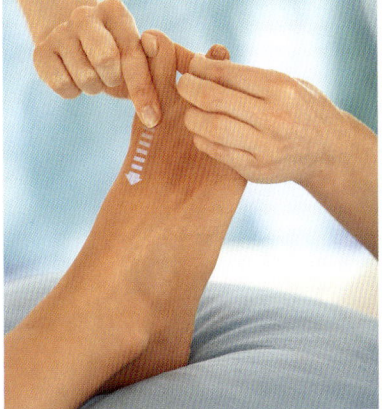

1 Halten Sie den Fuß aufrecht und spreizen Sie große und zweite Zehe ab. Gehen Sie mit dem Finger auf der Seite der großen Zehe durch die Vertiefung zwischen diesen beiden Zehen.

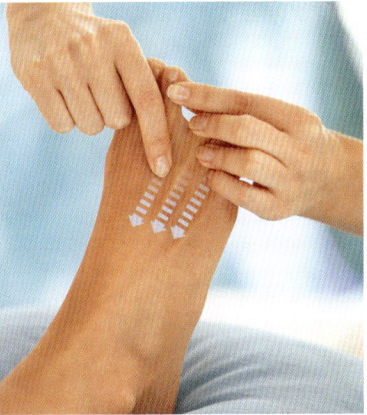

2 Nun spreizen Sie zweite und dritte Zehe und gehen im Fingergang auf der Seite der zweiten Zehe durch die Vertiefung zwischen den beiden. Verfahren Sie ebenso mit den anderen Zehen.

3 Wechseln Sie nun die Hand. Spreizen Sie vierte und fünfte Zehe und gehen Sie auf der Seite der kleinen Zehe durch die Furche. Verfahren Sie ebenso mit den anderen Zehen.

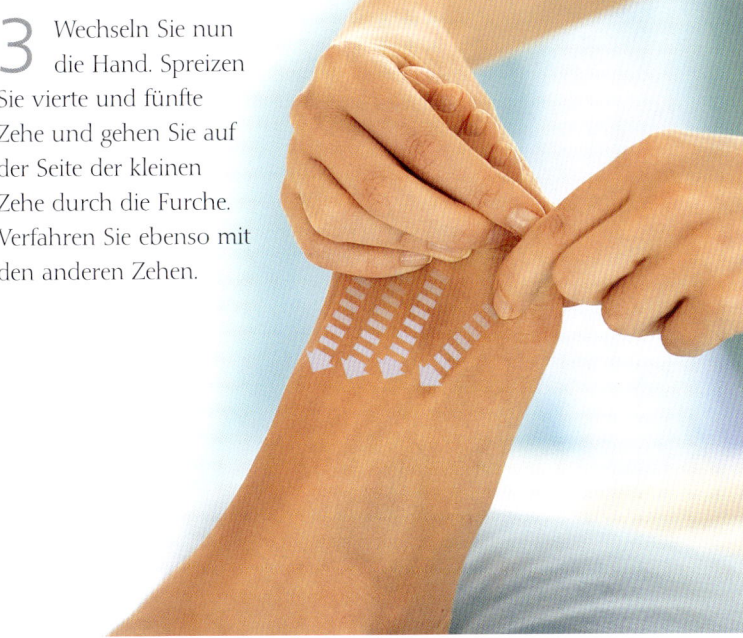

In der Schwangerschaft

Viele Frauen leiden in der Schwangerschaft unter Beschwerden, von Rückenschmerzen über geschwollene Füße bis zu Schlaflosigkeit. Die Reflexzonentherapie hilft Ihnen in diesen Monaten, Ihr Wohlbefinden und die Lebensqualität aufrechtzuerhalten. Mit der beruhigenden, Stress reduzierenden Wirkung von Reflexzonenmassagen können Sie etwas für sich und Ihr Baby tun.

Im Verlauf der Schwangerschaft ändern sich die Anforderungen. Daher sollten Sie sich für jede Sitzung ein Ziel setzen. Zum Beispiel kann dies eine Rundum-Entspannung sein, oder Sie möchten Ihre Rückenschmerzen lindern. Wenden Sie die Techniken zuerst an der rechten Hand bzw. dem rechten Fuß an und gehen Sie dann über zur linken Seite.

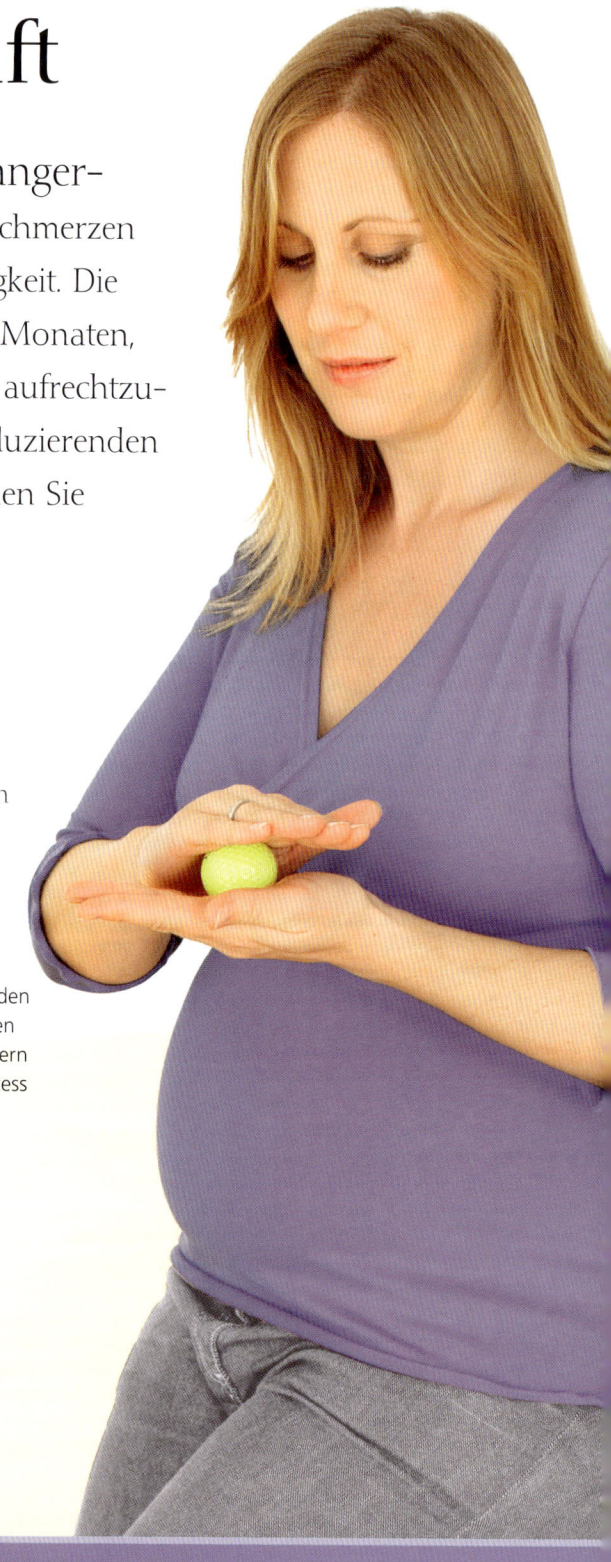

WENN SIE EINEN GOLFBALL zwischen den Händen rollen, können Sie Beschwerden lindern und den Geburtsprozess erleichtern.

WARNHINWEISE

Die Reflexzonenbehandlung während der Schwangerschaft ist ungefährlich und wohltuend, auch im ersten Drittel:
- Arbeiten Sie mit leichtem Druck und nur für kurze Zeit. Verlängern Sie die Zeit nach und nach. Sie sollten keinerlei Unbehagen verspüren.
- Bearbeiten Sie eine einzelne Reflexzone nicht zu lange oder zu oft.
- Massieren Sie die Nieren-Zone, um die Ausscheidung von Giftstoffen zu fördern.
- Halten Sie bei Problemen Rücksprache mit dem Arzt.

Ödeme (Wassereinlagerungen)

Ödeme führen zu geschwollenen Füßen. Wenden Sie die hier vorgestellten Techniken an, entweder vorbeugend oder um eine Schwellung zu lindern. Im akuten Fall massieren Sie, bis die Schwellung nachlässt. Arbeiten Sie sanft und langsam, um den Flüssigkeitsstau aufzulösen.

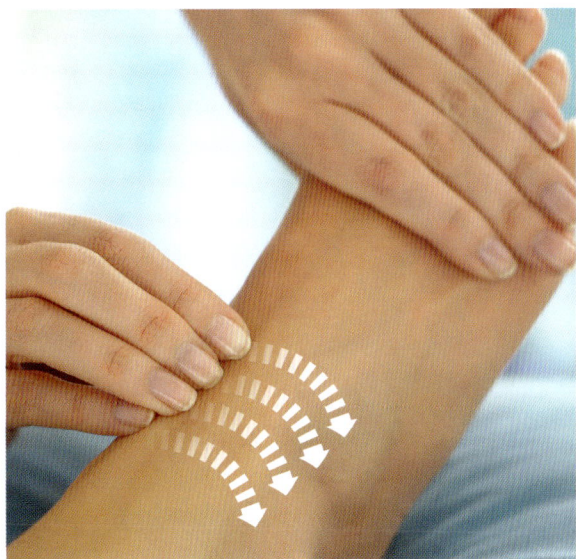

1 Gehen Sie als Erstes mit allen vier Fingern durch die Reflexzone für den UNTEREN RÜCKEN, um geschwollene Bereiche des Körpers anzuregen.

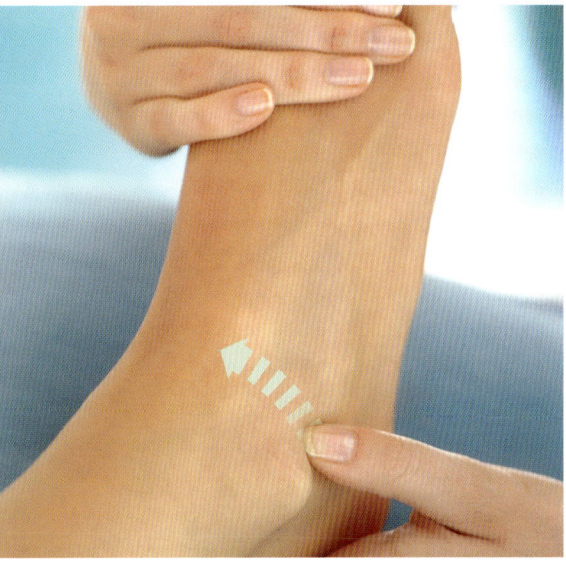

2 Massieren Sie im Daumengang die Zone für LYMPHKNOTEN, um die Ausschwemmung der Gewebsflüssigkeit zu stimulieren.

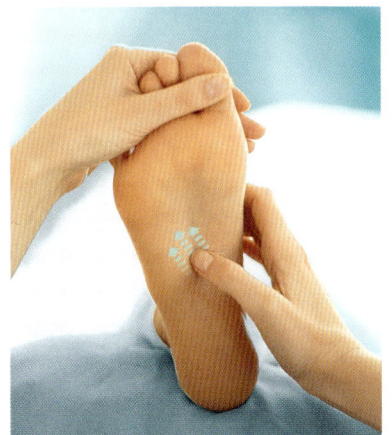

3 Bearbeiten Sie die NIEREN-Zone, um die Ausscheidung anzuregen.

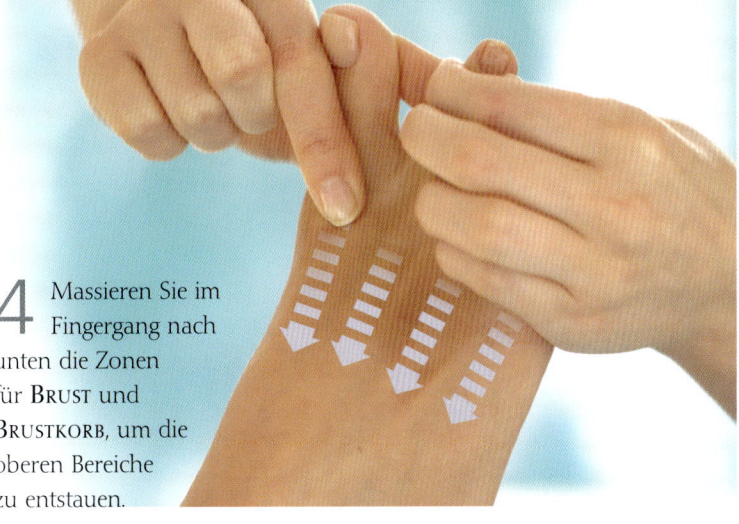

4 Massieren Sie im Fingergang nach unten die Zonen für BRUST und BRUSTKORB, um die oberen Bereiche zu entstauen.

IN DER SCHWANGERSCHAFT

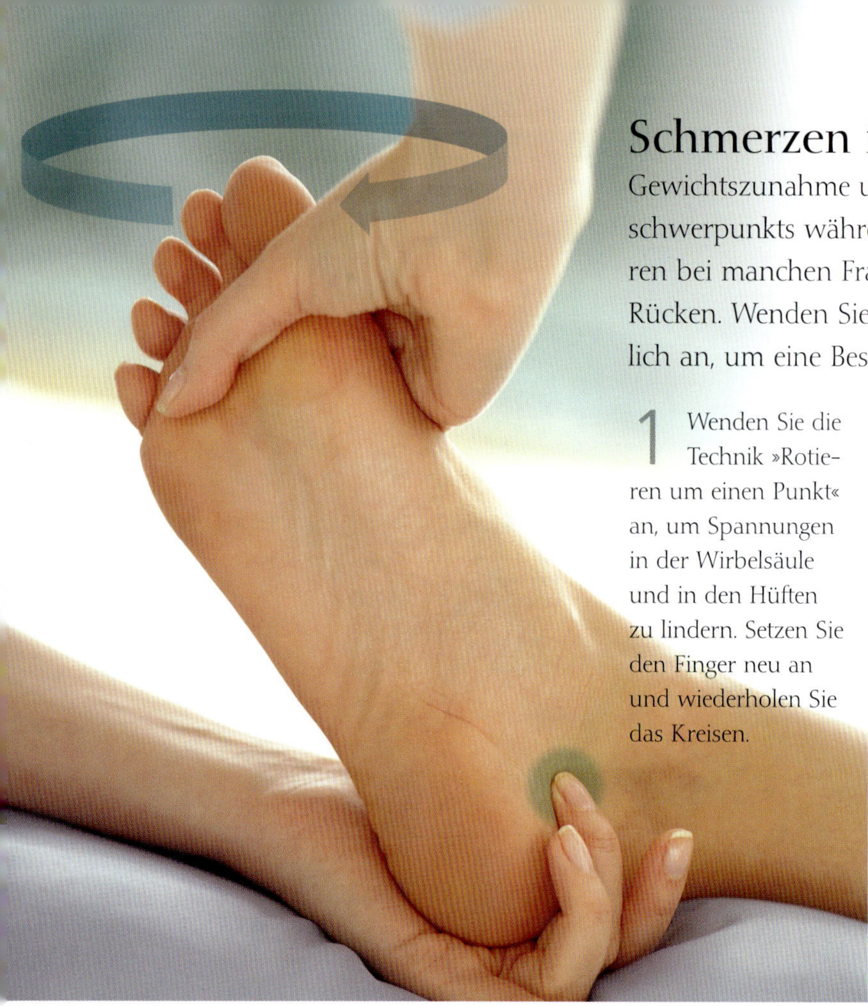

Schmerzen im unteren Rücken

Gewichtszunahme und die Verlagerung des Körperschwerpunkts während der Schwangerschaft führen bei manchen Frauen zu Schmerzen im unteren Rücken. Wenden Sie die hier gezeigten Techniken täglich an, um eine Besserung zu erreichen.

1 Wenden Sie die Technik »Rotieren um einen Punkt« an, um Spannungen in der Wirbelsäule und in den Hüften zu lindern. Setzen Sie den Finger neu an und wiederholen Sie das Kreisen.

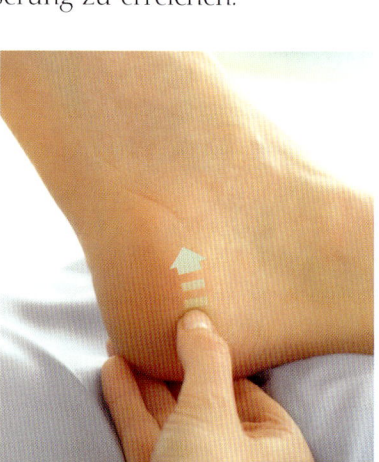

2 Gehen Sie mehrmals im Daumengang durch die STEISSBEIN-Zone, die auch mit dem Kreuzbein korrespondiert.

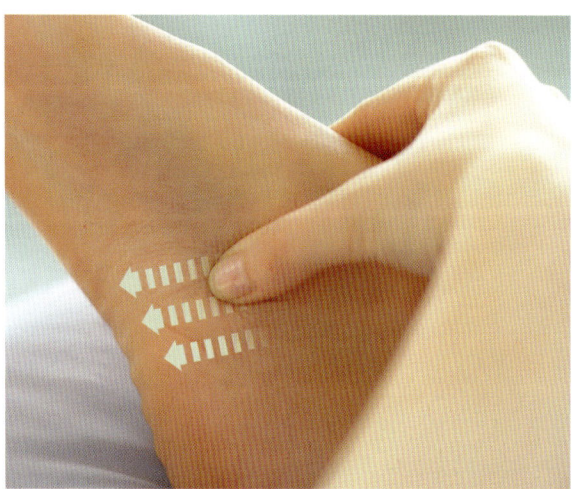

3 Um Probleme im UNTEREN RÜCKEN zu lindern, arbeiten Sie die ganze Reflexzone mehrfach durch, besonders wenn die Zone geschwollen ist.

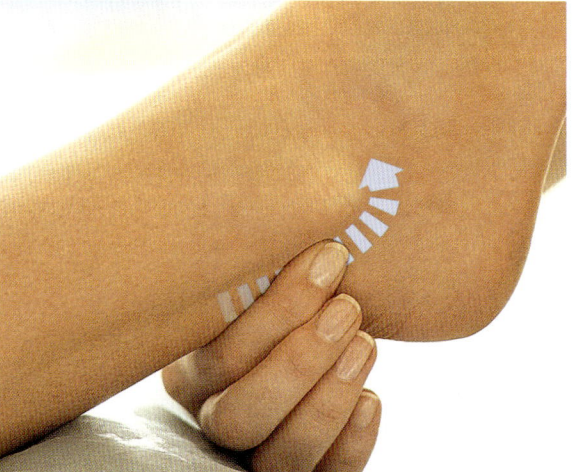

4 Gehen Sie zum Schluss mit dem Zeigefinger rund um den Knöchel und durch die Zone von HÜFTGELENK/ISCHIASNERV.

Ein guter Schwangerschaftsverlauf

Selbstbehandlungen mit der Handreflexzonenmassage sind sehr förderlich. Sie können die Reflexzonen für die Hormondrüsen mehrmals täglich behandeln.

SELBST-BEHANDLUNG

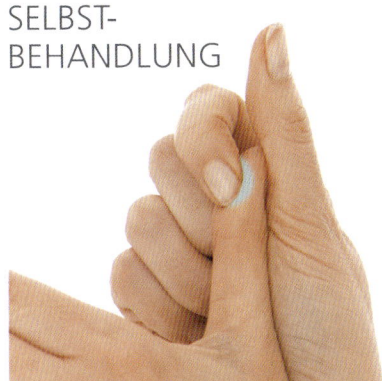

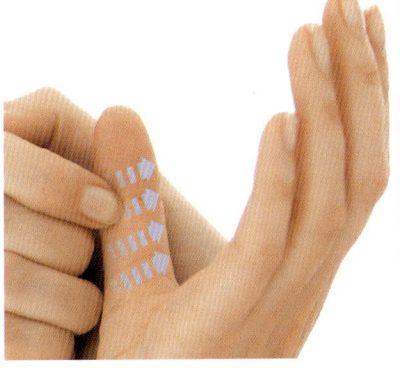

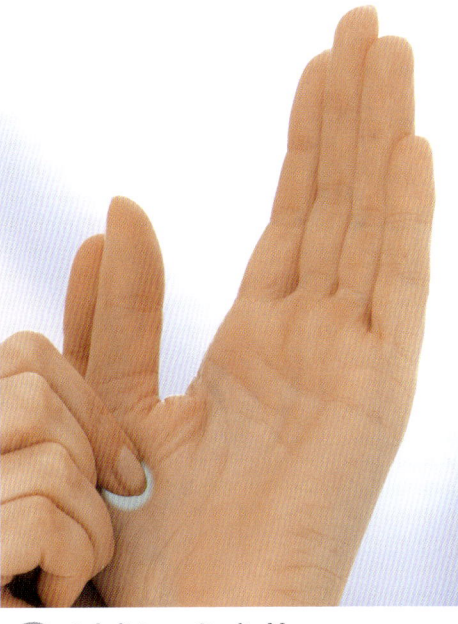

1 Zur Behandlung der Hypophysen-Zone lehnen Sie den Daumen der Arbeitshand an den Daumen und drücken mit der Spitze des Zeigefingers wiederholt die Mitte des Daumens.

2 Massieren Sie nun mit mehreren Fingergängen den Daumen. Damit bearbeiten Sie die Zonen von Kopf/Gehirn sowie Schilddrüse/Nebenschilddrüsen.

3 Lokalisieren Sie die Nebennieren-Zone, indem Sie den Zeigefinger in die Mitte des fleischigen Daumenballens legen, auf halber Strecke des Mittelhandknochens unter dem Daumen. Mehrmals drücken.

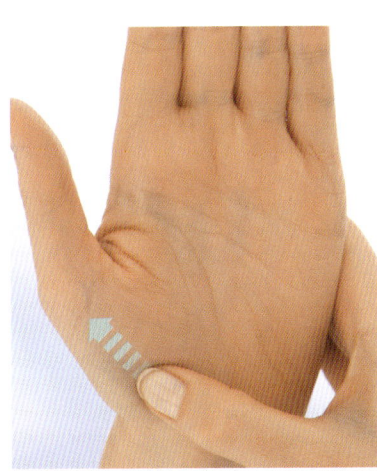

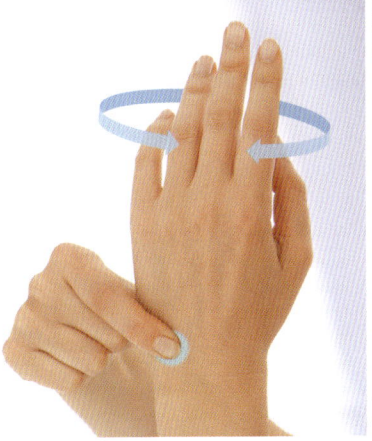

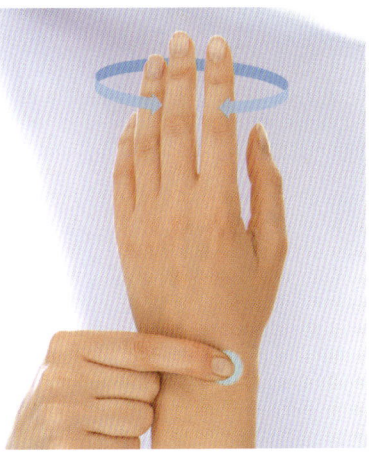

4 Gehen Sie mit dem Daumen Ihrer Arbeitshand einige Male sanft durch die Bauchspeicheldrüsen-Zone.

5 Halten Sie mit dem Zeigefinger die Zone für die Eierstöcke. Drehen Sie die Hand mehrmals im Uhrzeigersinn um den Punkt, dann andersherum.

6 Nun halten Sie die Gebärmutter-Zone und drehen die Hand wieder einige Male im Uhrzeigersinn um den Punkt, dann entgegengesetzt.

Für Männer

Nach einem anstrengenden Tag kann eine Reflexzonenmassage für einen Mann eine Wohltat sein und ihm einige ruhige Momente verschaffen. Gesundheitsprobleme, Verletzungen vom Sport oder von der Arbeit, müde Füße vom vielen Stehen oder erschöpfte Hände aufgrund einer manuellen Tätigkeit – all das ist in Betracht zu ziehen. Da bei Männern die Tendenz besteht, Warnzeichen des Körpers zu ignorieren, müssen sie lernen, mit ihren Belastungen angemessen umzugehen.

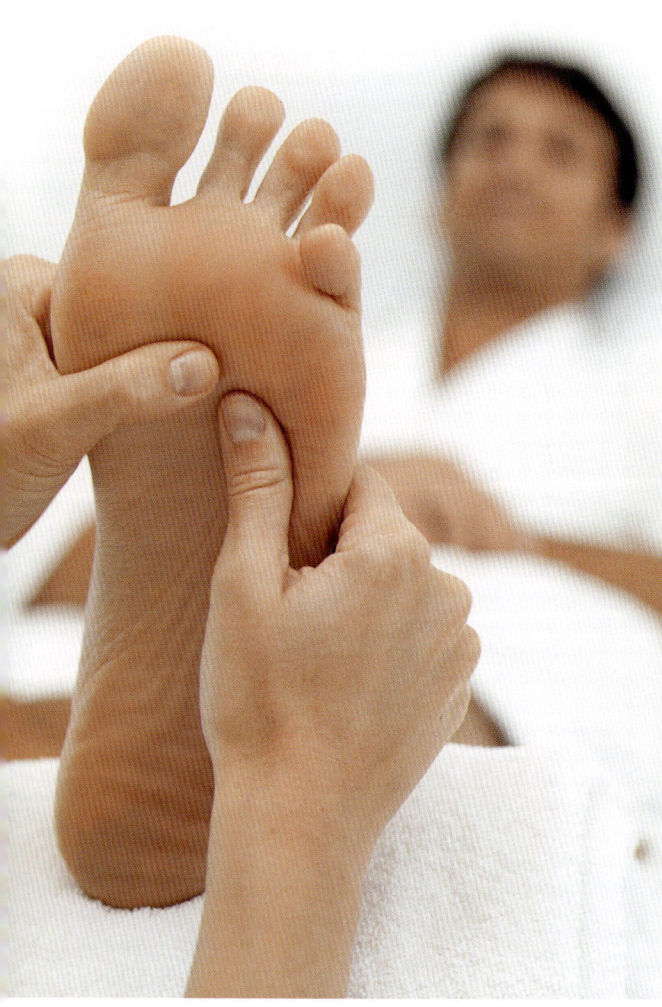

Die Füße von Männern sind meist schwerer und weniger biegsam als die von Frauen. Dies gilt besonders für Männer, die im Beruf viel stehen bzw. gehen oder körperliche Arbeit leisten müssen. Um diesen Anforderungen gerecht zu werden, sollten Sie sich Zeit nehmen, Ihre Hände zu kräftigen, um den Fuß eines Mannes zu bearbeiten. Vielleicht behandeln Sie zunächst lieber seine Hand.

Legen Sie Ziele fest. Beginnen Sie mit dem wichtigsten, sei dies Stressreduktion, eine bestimmte Beschwerde oder schlicht müde Füße. In diesem Kapitel finden Sie Themen, die besonders für Männer von Bedeutung sind: Stress, Flexibilität, Prostatavergrößerung, Impotenz und Haarwachstum.

Beginnen Sie eine Sitzung mit Techniken, die zu mehr Beweglichkeit führen. Dies erhöht die Wirksamkeit der nachfolgenden Behandlung. Wenn der Fuß beweglicher wird, kann er sich leichter entspannen und ist empfänglicher für die Massagetechniken.

EINE REFLEXZONENMASSAGE kann einen intimen Moment herstellen. Vielleicht bearbeiten Sie erst seine Füße und dann er die Ihren.

Die Beweglichkeit fördern

Probieren Sie Techniken aus, die die Muskeln an den Sohlen wie am Fußgelenk lockern und entspannen. Variieren Sie bei den Techniken den Rhythmus.

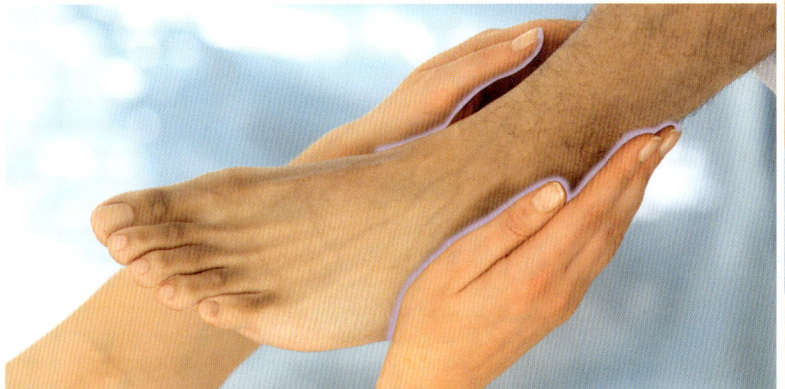
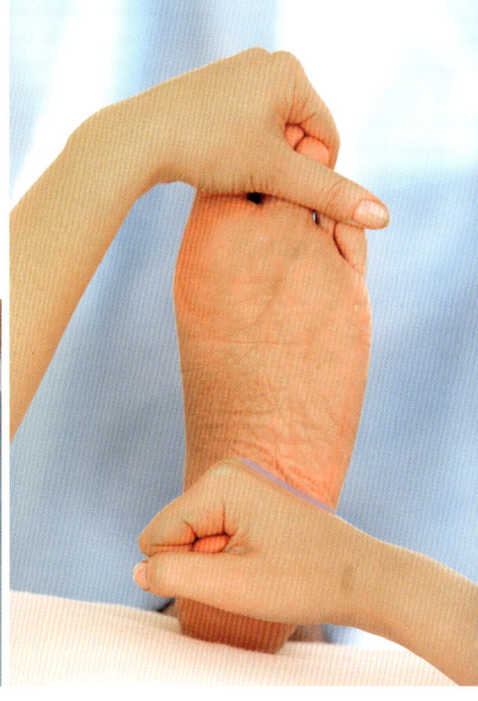

1 Als Erstes ist das Fußgelenk dran. Beklopfen Sie fünf- bis zehnmal den Bereich um die Knöchel rhythmisch von beiden Seiten mit hohlen Händen. Die Bewegung Ihrer beiden Hände erfolgt gleichzeitig.

2 Um die Muskeln im Bereich der Ferse zu lockern, trommeln Sie mit der Außenkante Ihrer Faust rhythmisch gegen die Ferse.

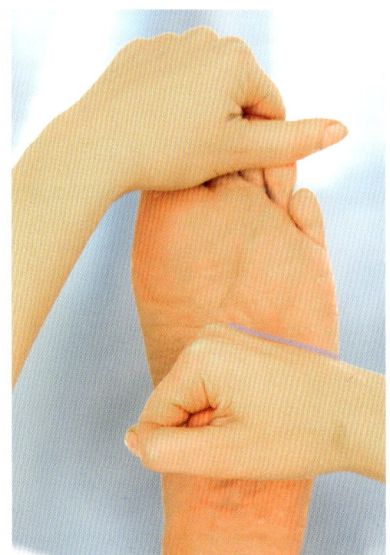
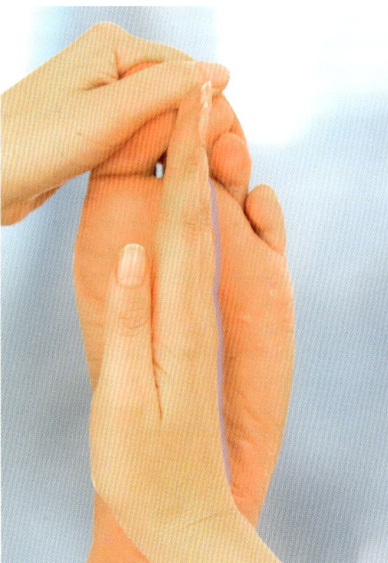
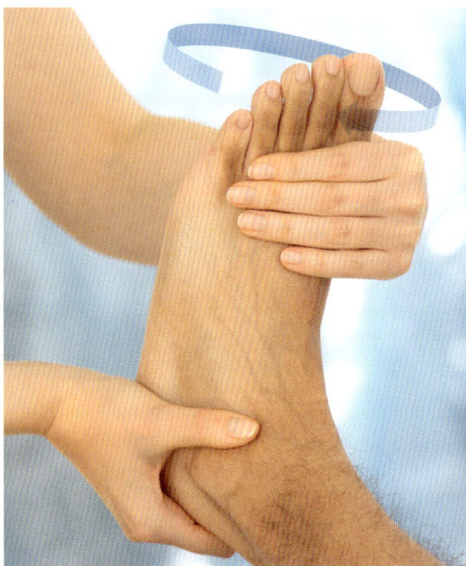

3 Verfahren Sie ebenso im Bereich des Fußgewölbes. Biegen Sie die Zehen dabei leicht zurück und trommeln Sie mit der weichen Kante Ihrer lockeren Faust.

4 Klopfen Sie am Mittelfuß, um dort die Muskeln zu entspannen. Die Finger bleiben dabei locker. Nicht vergessen: Klopfen, nicht schlagen.

5 Kreisen Sie nun noch mit dem Vorderfuß. Nun haben Sie die für die Bewegung des Fußes wichtigsten Muskeln gelockert. Das fördert die Beweglichkeit.

Stress

Um Stress zu reduzieren, sollten Sie die Reflexzonen von Solarplexus und Herz behandeln. Hier kommen Daumengang und großzügig Extras zum Einsatz.

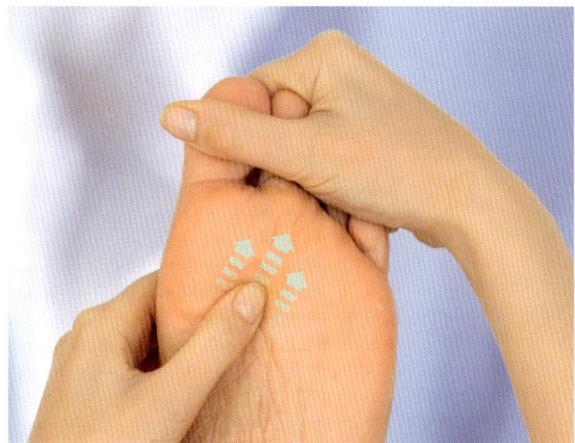

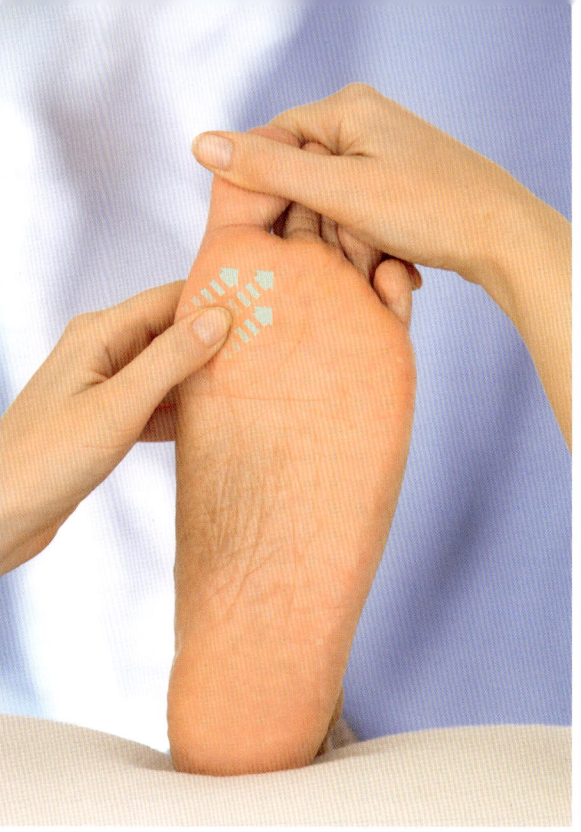

1 Biegen Sie die Zehen mit einer Hand leicht zurück. Gehen Sie mit dem Daumen der Arbeitshand mehrmals durch die SOLARPLEXUS-Zone.

2 Nun legen Sie den Daumen auf die HERZ-Reflexzone und massieren sie mit mehreren Daumengängen. Wiederholen Sie dies am anderen Fuß.

SELBSTBEHANDLUNG

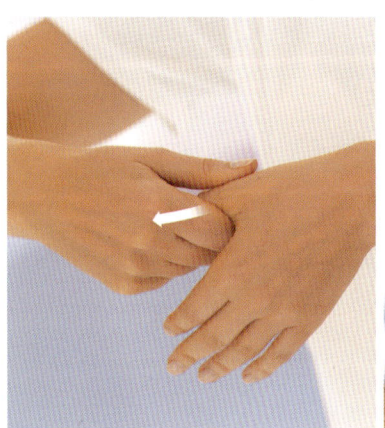

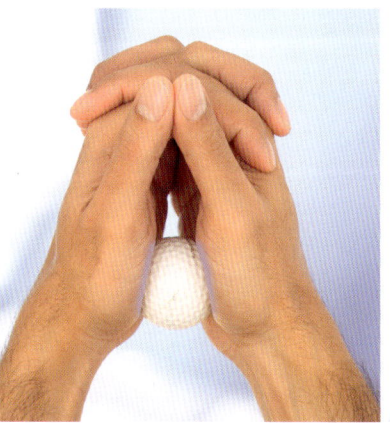

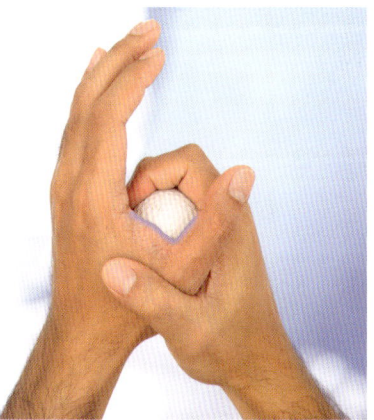

1 Entspannen Sie die Hand mit dem Fingerzug. Umfassen Sie den Daumen, ziehen Sie und drehen Sie ihn leicht hin und her.

2 Rollen Sie mit einem Golfball durch die NEBENNIEREN-Zone. Dies hilft im Umgang mit Stress.

3 Nun rollen Sie mit dem Ball durch die SOLARPLEXUS-Zone. Behandeln Sie im Anschluss die andere Hand ebenso.

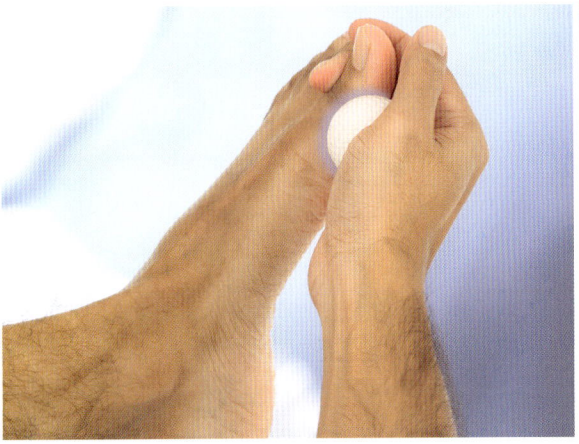
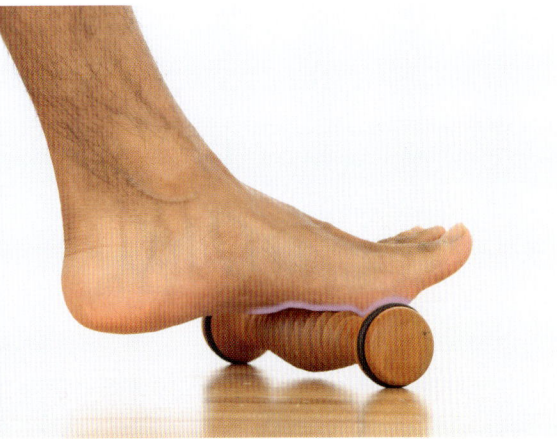

4 Zur Behandlung der Füße legen Sie die Hand um die große Zehe und massieren mit dem Golfball die Hirnstamm-Zone.

5 Bearbeiten Sie mit dem Fußroller die Zonen für Herz und oberen Rücken. Schlagen Sie die Beine übereinander, um den Druck zu verstärken.

Prostatavergrößerung

Die Vergrößerung der Prostata ist insbesondere bei älteren Männern relativ verbreitet. Sie verursacht Probleme beim Wasserlassen.

Wir bearbeiten hier mehrmals täglich die Prostata-Zone und rotieren um den Punkt.

Der Mittelfinger kommt auf der Prostata-Zone zu liegen. Rotieren Sie mehrmals um den Punkt, erst im Uhrzeigersinn, dann andersherum.

SELBSTBEHANDLUNG

Legen Sie den Daumen auf die Prostata-Zone. Beschreiben Sie mit den Zehen Kreise in der Luft, erst im Uhrzeigersinn und dann entgegengesetzt.

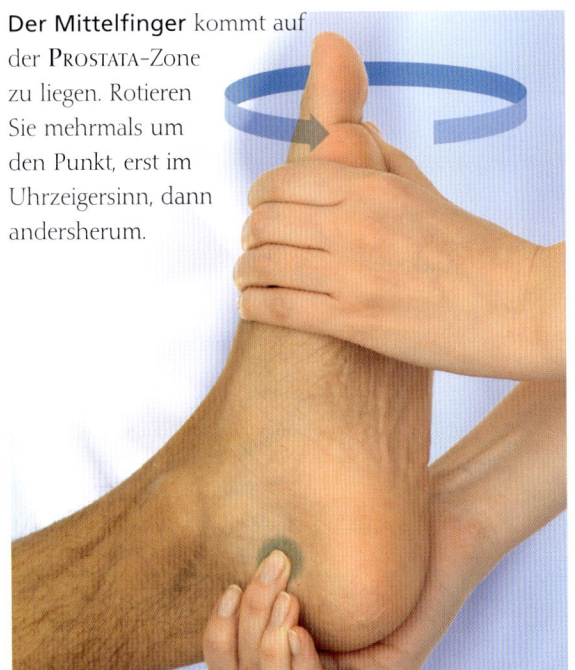
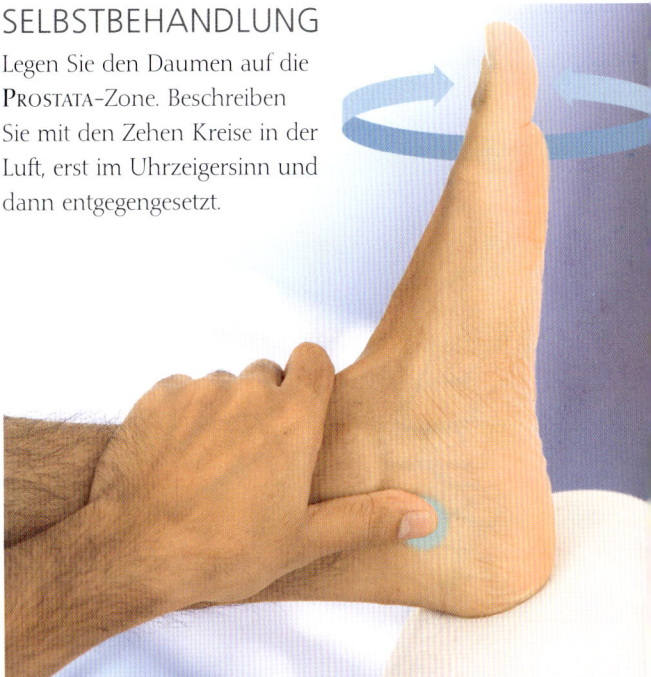

Impotenz

Bei Erektionsstörungen sind die Zonen für Prostata, Hoden und Leiste zu massieren. Selbstbehandlungstechniken sollten Sie mehrmals täglich durchführen.

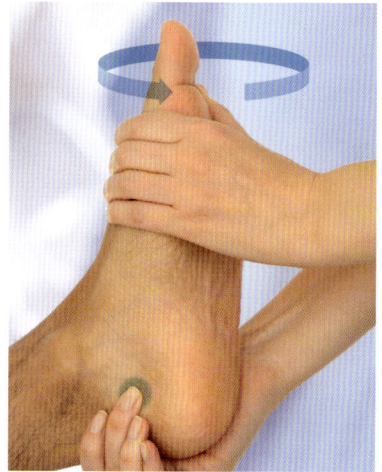
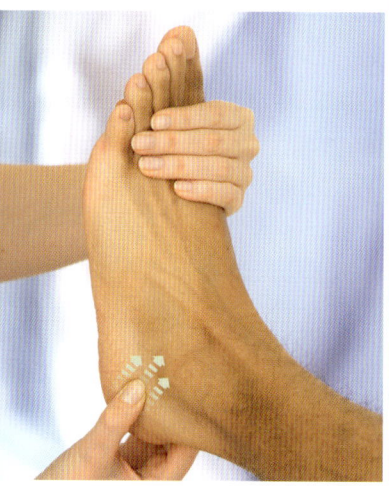
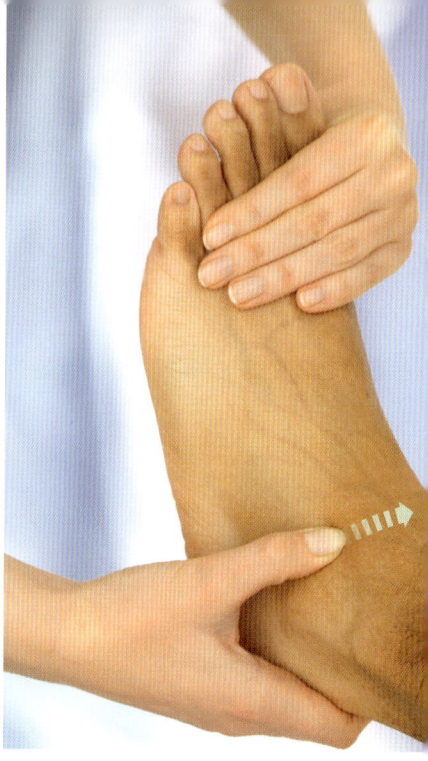

1 Der Mittelfinger liegt auf der PROSTATA-Zone. Rotieren Sie nun mit dem Fuß um den Punkt.

2 Massieren Sie mit mehreren Daumengängen die HODEN-Zone unterhalb des äußeren Knöchels.

3 Nun bearbeiten Sie mit mehreren Daumengängen die LEISTEN-Zone. Gehen Sie von außen in Richtung Fußinnenseite.

SELBSTBEHANDLUNG

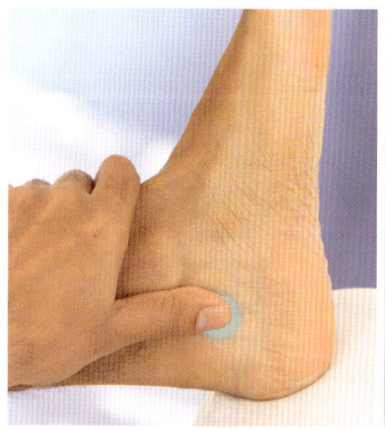
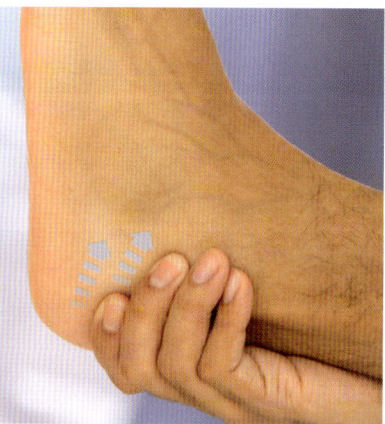
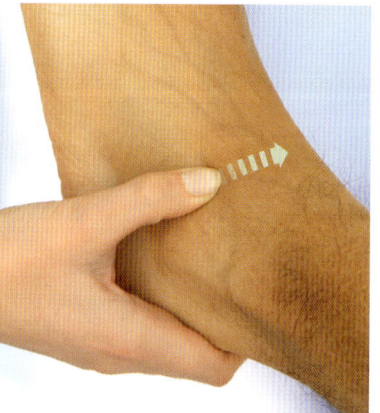

1 Setzen Sie Ihren Daumen punktgenau auf die PROSTATA-Zone und rotieren Sie mit dem Vorderfuß um den Punkt, mehrmals in beide Richtungen.

2 Gehen Sie mit dem Zeigefinger im Fingergang mehrmals durch die HODEN-Reflexzone unter dem Außenknöchel.

3 Um die LEISTEN-Zone zu bearbeiten, halten Sie den Fuß aufrecht und gehen mit dem Daumen mehrmals von außen nach innen über diesen Bereich.

Das Haarwachstum anregen

Der Verlust des Kopfhaars ist für viele Männer ein Problem. Das hier gezeigte Extra »Fingernägel polieren« kann helfen.

Halten Sie die Hände so vor sich, dass sich die Nagelflächen berühren. Reiben Sie eine Weile die Nägel im schnellen Hin und Her aneinander.

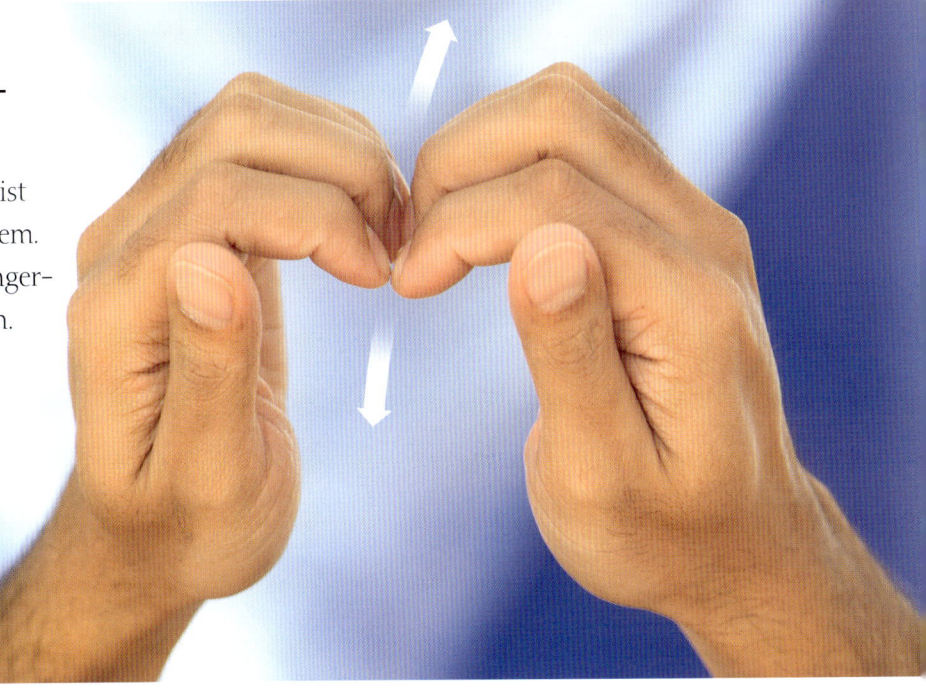

Leistenbruch

Hierbei treten Teile des Darms durch die Leiste heraus, was oft an einer Wölbung sichtbar ist. Bearbeiten Sie die Leisten-Zone.

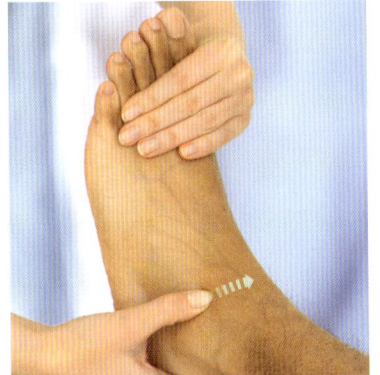

Halten Sie den Fuß aufrecht, der Daumen der Arbeitshand befindet sich auf der Leisten-Zone. Massieren Sie den Bereich um das Fußgelenk mit mehreren Daumengängen.

SELBSTBEHANDLUNG

Setzen Sie den Zeigefinger auf die LEISTEN-Zone nahe am Außenknöchel und kreisen Sie dann mit dem Fuß mehrmals in beide Richtungen, um diesen Punkt zu massieren. Setzen Sie dann den Finger daneben auf, kreisen Sie wieder usw., bis Sie die ganze Zone bearbeitet haben.

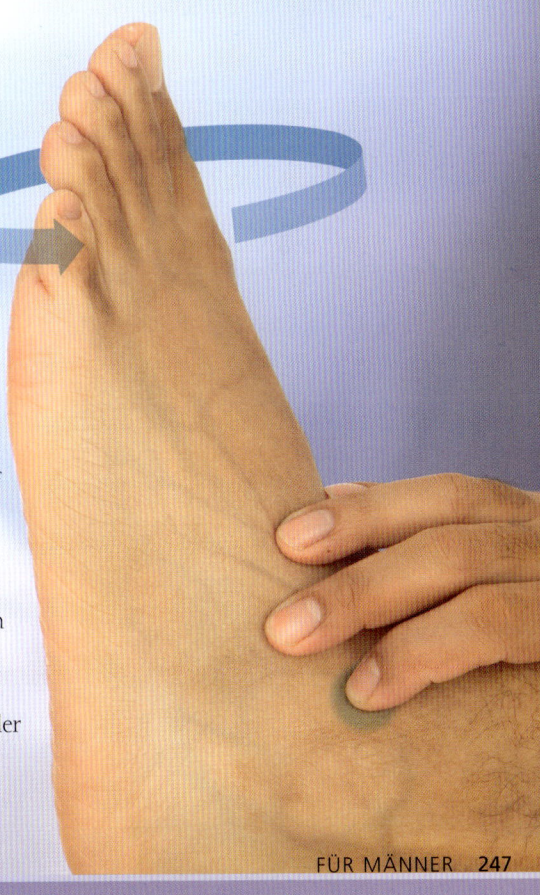

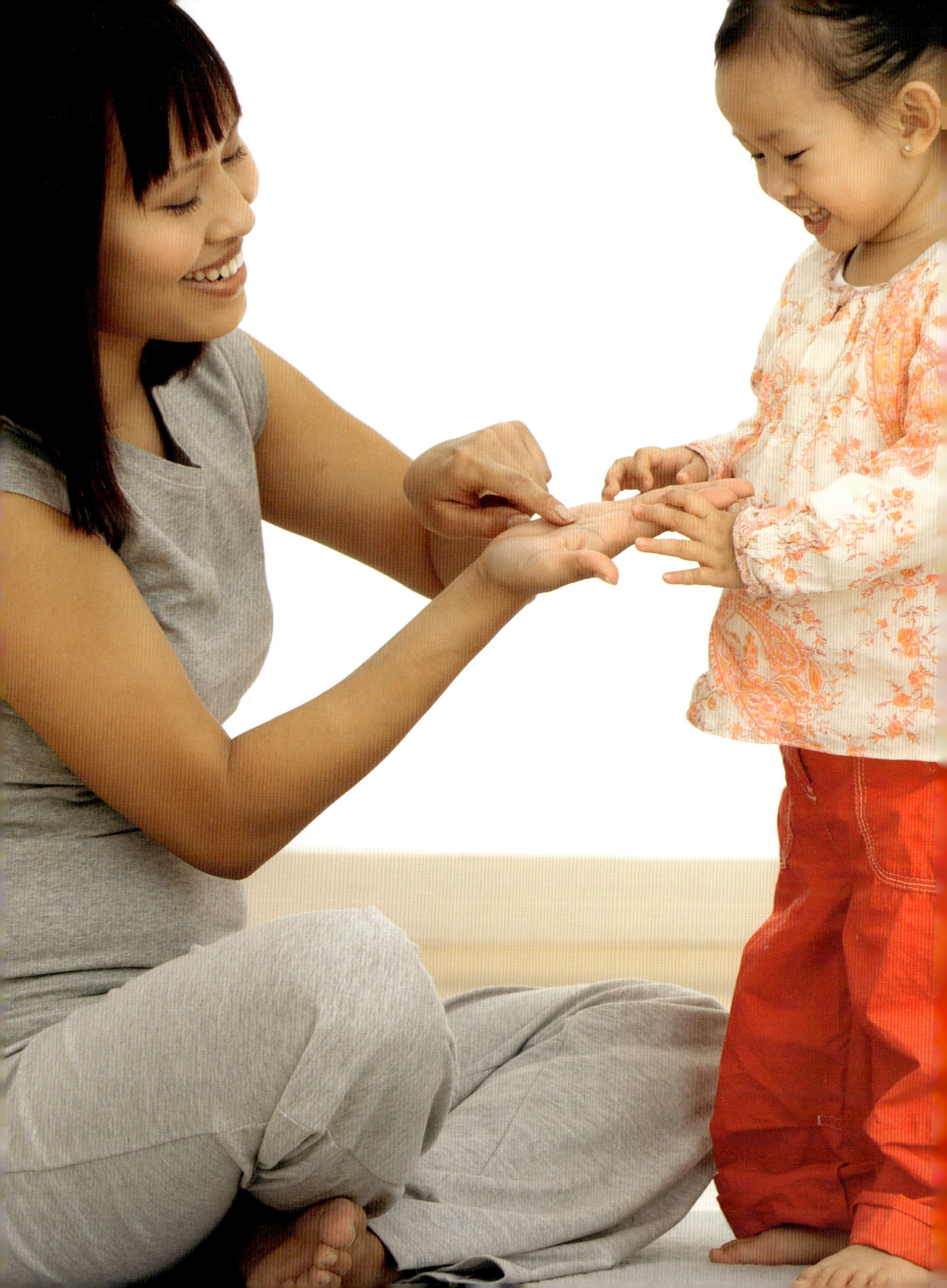

Kapitel 6

Beschwerden lindern

In diesem Kapitel erfahren Sie, mit welchen Griffen und über welche Reflexzonen man die häufigsten Gesundheitsstörungen von Asthma bis zur Halsentzündung angehen kann. Sie erhalten alle nötigen Informationen, um die medizinische Behandlung gefahrlos und bequem mit der Reflexzonenmassage zu ergänzen.

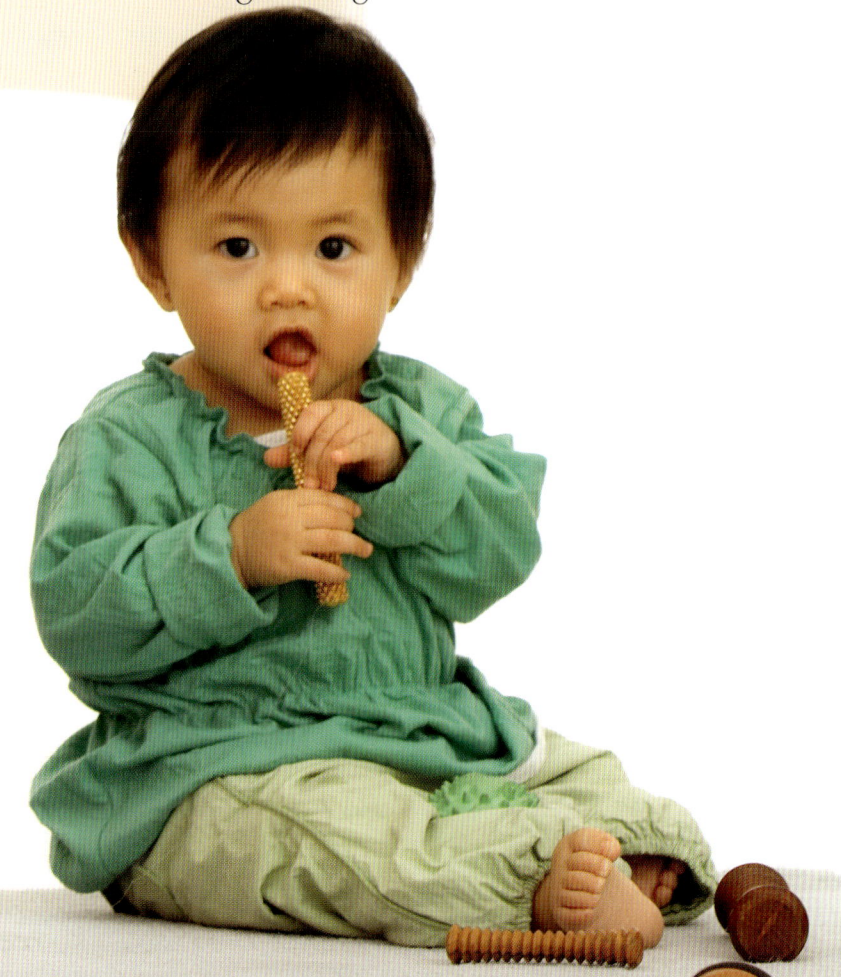

Die Gesundheit stärken

Mit den Behandlungsprogrammen, die Sie bereits kennenlernten, decken Sie die ganze Fußsohle bzw. Handfläche ab, um allgemein das Wohlbefinden zu fördern. Doch um spezifische Beschwerden zu lindern, können Sie auch gezielt einzelne Reflexzonen massieren. Viele Menschen finden die Fußbehandlung zwar wirksamer als die an der Hand; doch da die Hände oft leichter zu massieren sind, zeigen wir Ihnen auch die entsprechenden Handzonen.

Manchmal liegt es nahe, welche Reflexzonen man bei gesundheitlichen Beschwerden wählt: Eine Massage der Lungenzonen z. B. beeinflusst die Funktion der Lunge positiv. Folglich arbeitet man bei Bronchitis, Asthma und anderen Atemwegserkrankungen an den Lungenzonen.

MEHRERE FAKTOREN

Mit den Jahren haben die Reflexzonentherapeuten herausgefunden, dass sich verschiedene Faktoren günstig auf unsere Gesundheit auswirken. So kann es hilfreich sein, bei Asthma nicht nur die Lungenzonen, sondern auch die Nebennierenzonen zu massieren. Sie produzieren das Hormon Adrenalin, das die Lungenfunktion stärkt.

Außerdem haben viele Beschwerden mehr als eine Ursache. Verstopfung etwa kann nicht nur auf einer Funktionsstörung eines oder mehrerer Verdauungsorgane beruhen, sondern zusätzlich oder ausschließlich auch auf Stress. Man behandelt also nicht nur die Zonen des Magens und des Darms, sondern fördert über weitere Zonen auch die Entspannung. Wenn Sie selbst Beschwerden lindern wollen, experimentieren Sie mit verschiedenen Zonen und achten Sie darauf, welche am wirkungsvollsten sind.

SO MASSIEREN SIE

Es gibt keine festen Vorschriften, wie lange und wie oft man bestimmte Zonen massiert. Die Behandlung richtet sich nach der Art der Erkrankung und dem Alter und Gesundheitszustand des Behandelten (beachten Sie die Warnhinweise auf der nächsten Seite). Wenn Sie z. B. Ihre akuten Periodenschmerzen lindern möchten, massieren Sie die Zone so lange, bis Sie eine Besserung spüren. Bei Beschwerden, die länger anhalten, massieren Sie die entsprechenden Zonen täglich, möglichst mehrmals. So etwa wenn Kopfschmerzen immer wieder auftreten.

NICHT VERGESSEN

Die folgenden Tipps helfen Ihnen, eine Reflexzonenmassage für Sie und die oder den Behandelten angenehm und effektiv zu gestalten:

▸ Spannungen abbauen: Stress und innere Anspannung tragen zu vielen Gesundheitsproblemen bei. Die Reflexzonenmassage bietet drei Ansätze, um die Entspannung zu fördern:
1 Massieren Sie die Füße oder Hände komplett. Es ist wesentlich entspannender, von jemand anders eine komplette Behandlung zu erhalten, als sich selbst zu massieren.

2 Oder Sie machen eine Behandlung, die nur aus Extras besteht (s. S. 78–83 u. 122–125).
3 Sie können zur Entspannung auch zu Beginn und am Ende der Sitzung ausgedehnt die Solarplexuszone massieren.

▶ **Positives Feedback:** Oft sagen die Behandelten »Das fühlt sich gut an« oder sogar »Das tut angenehm weh«. Achten Sie auf solche Kommentare und merken Sie sich, bei welchem Griff oder welcher Zone sie kamen, damit Sie sie beim nächsten Mal wieder einbauen.

▶ Massieren Sie immer mit wohldosiertem Druck. Wenn es wehtut oder der andere Hand oder Fuß zurückzieht, müssen Sie sanfter arbeiten.

▶ **Viel Wasser trinken:** Erinnern Sie die Behandelten daran, dass sie nach der Reflexzonenmassage viel Wasser trinken müssen, um die gelösten Gifte aus dem Körper zu spülen.

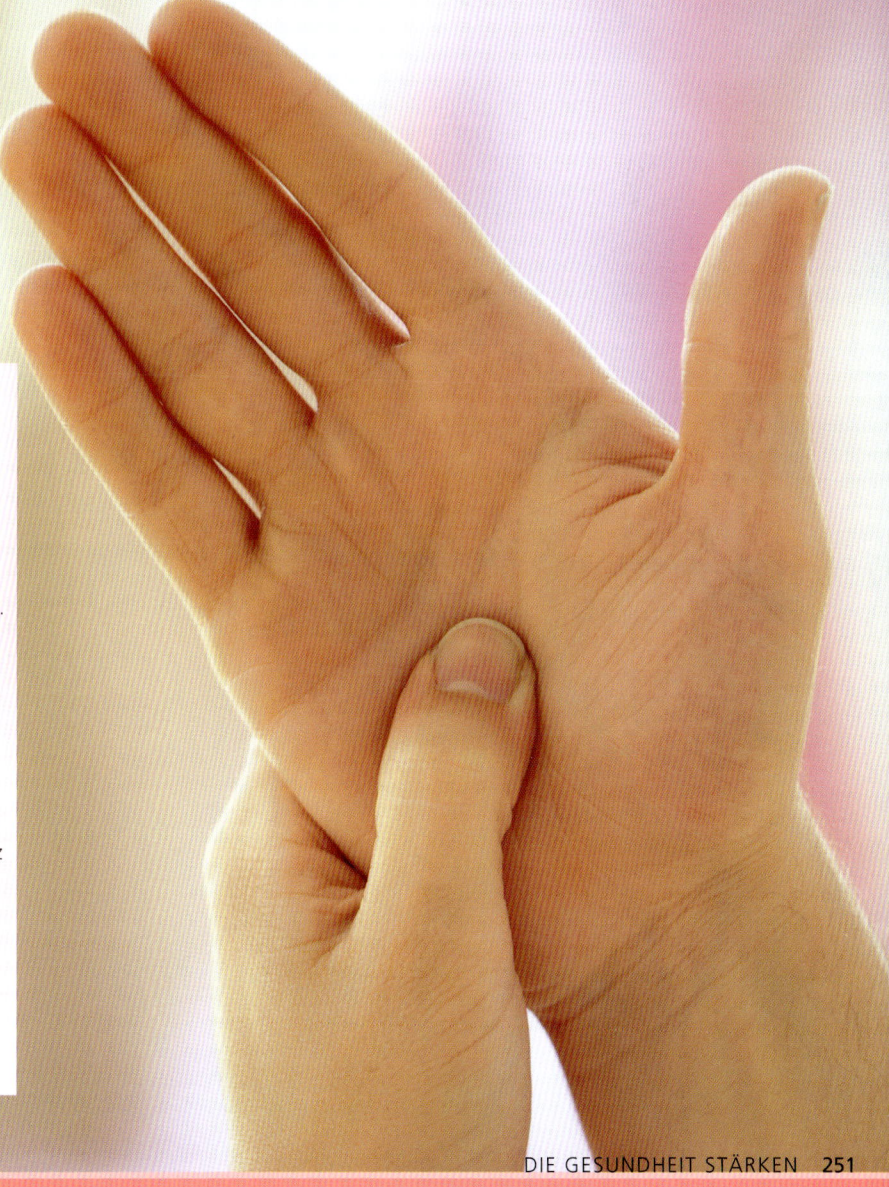

WARNHINWEISE

▶ Bei Erkrankungen sollte immer erst ein Arzt konsultiert werden. Beachten Sie auch die Warnhinweise für Schwangere auf Seite 238.

▶ Massieren Sie bei Babys, Kindern und älteren Menschen immer besonders sanft und nicht zu lange.

▶ Wird eine Reflexzone zu empfindlich, arbeiten Sie woanders weiter. Wenn Sie am nächsten Tag wieder diese Zone massieren, behandeln Sie sie nur kurz und mit weniger Druck, dafür häufiger.

▶ Massieren Sie die Bauchspeicheldrüse anfangs nur leicht und kurz bei Menschen mit Diabetes oder Hypoglykämie (niedrigem Blutzuckerspiegel).

▶ Bearbeiten Sie Zonen, die einem entzündeten Körperbereich entsprechen, nicht zu fest oder zu lange.

Verbreitete Beschwerden

Dieser Abschnitt behandelt die häufigsten Probleme der Haut (Psoriasis, Gürtelrose), der Augen und Ohren (Übermüdung, Bindehautentzündung, Tinnitus) und des Kopfes und Halses (Nebenhöhlenentzündung, Kopfschmerzen, Halsentzündung) sowie allgemeinere Beschwerden wie Allergien, Ängste usw.

Kopfschmerzen und Migräne

Es gibt viele Faktoren, die Kopfschmerz mitverursachen, aber Verspannungen gehören fast immer dazu. Probieren Sie die vorgestellten Griffe aus und wenden Sie dann die Behandlungstechniken an den entsprechenden Stellen an, je nachdem, ob Sie Migräne haben oder der Schmerz an einer bestimmten Stelle des Kopfes sitzt (s. Kasten rechts).

AUS DER FORSCHUNG
Eine dänische Studie von 1997 zeigte, dass die Reflexzonenbehandlung bei Kopfschmerzen hilft. Das wichtigste Ergebnis war, dass viele Teilnehmer das Gefühl hatten, und an ihrer Genesung aktiv mitzuwirken, statt weiterhin einfach nur mit ihnen zu leben.

DIE HÄNDE BEHANDELN

Die Handmassage hat viele Vorteile. Sie können sie ganz unauffällig an öffentlichen Orten durchführen. Die Reflexzonen an den Fingern entsprechen Hals und Kopf und sind leicht zu erreichen.

Verspannungen im Nacken tragen häufig zu Kopfschmerz bei. Bearbeiten Sie beide Hände gleichmäßig und finden Sie heraus, was am besten wirkt.

SELBSTBEHANDLUNG

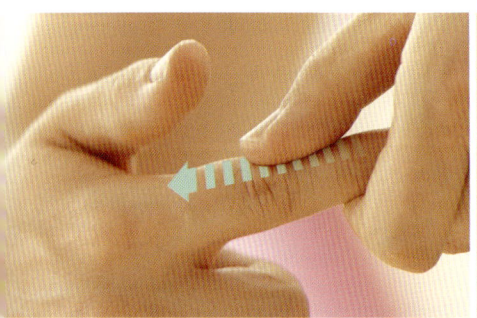

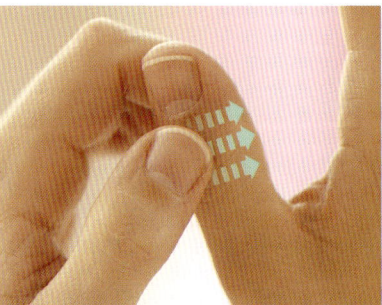

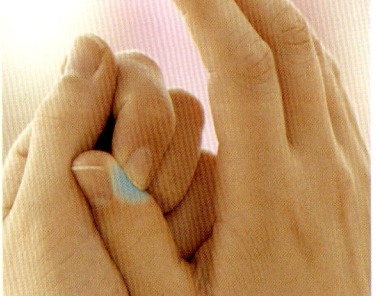

1 Lösen Sie zunächst Verspannungen, indem Sie die NACKEN- und die KOPF-Zone mit der Dehnen-und-ziehen-Technik (s. S. 123) bearbeiten. Stellen Sie sich dabei auch die Dehnung vor.

2 Arbeiten Sie die KOPF-, GESICHTS- und NEBENHÖHLEN-Zonen an den Fingern durch. Konzentrieren Sie sich auf schmerzhafte Stellen. Rechte und linke Hand wirken sich evtl. unterschiedlich aus.

3 Behandeln Sie schließlich an allen Fingern die Zonen für KOPF und GEHIRN mit der Technik Einhaken und Ziehen. Achten Sie dabei auf besonders sensible Punkte. So bauen Sie Spannungen ab.

DIE FÜSSE BEHANDELN

Bei der Fußarbeit ist es wichtig, das gesamte Behandlungsprogramm an beiden Füßen durchzuführen. Wenn ein Fuß empfindlicher ist als der andere, dann zeigt das, dass Sie in diesem Bereich mehr massieren sollten. Wenn Sie zu Kopfschmerzen neigen, kann eine regelmäßige Fußbehandlung dem Schmerz vorbeugen.

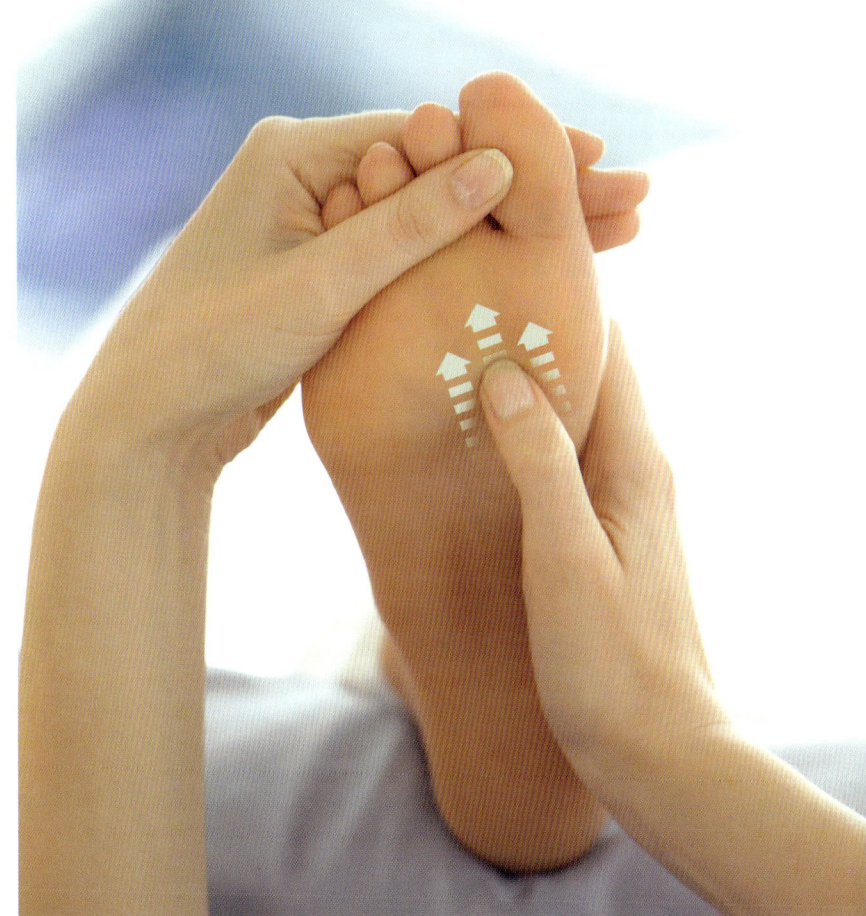

1 Lösen Sie zunächst Verspannungen im ganzen Körper, indem Sie im Daumengang mehrmals durch die SOLARPLEXUS-Zone gehen.

KOPFSCHMERZARTEN

Massieren Sie die folgenden Zonen je nach Kopfschmerzart:
- Migränekopfschmerz: Gehen Sie im Daumengang die Steißbein-Zone des Fußes entlang.
- Migränekopfschmerz mit Sehstörungen: Bearbeiten Sie die Nacken-Zone am Zeigefinger mit der Dehnen-und-ziehen-Technik.
- Kopfschmerz am Scheitel: Massieren Sie die Kopf-Zone an der Spitze der großen Zehe.
- Seitlicher Kopfschmerz: Massieren Sie die Kopf-Zone an der Seite der großen Zehe.
- Kopfschmerz am Hinterkopf: Bearbeiten Sie die Kopf-Zone am Ansatz des Zehenballens der großen Zehe mit dem Daumengang.

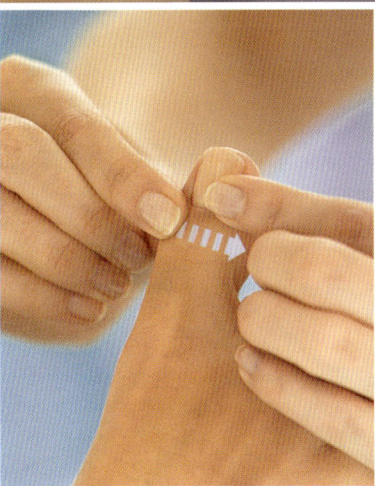

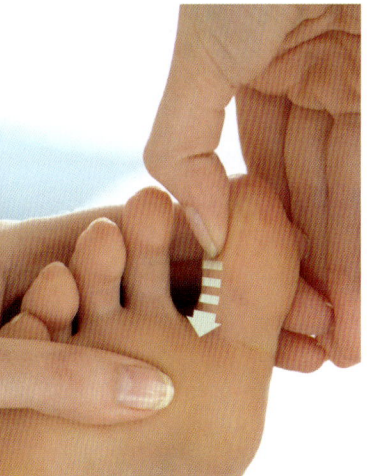

2 Halten Sie dann die Zehe fest und schieben Sie Ihre Fingerspitze quer über die Zehenoberseite. Wiederholen Sie dies am anderen Fuß. Massieren Sie empfindliche Stellen besonders gründlich.

3 Um Verspannungen in Kopf und Nacken zu lösen, gehen Sie im Daumengang an den Seiten der großen Zehe entlang, von oben bis zum Zehenansatz. Wiederholen Sie dies am anderen Fuß.

Allergien

Der weit verbreitete Heuschnupfen ist eine allergische Reaktion auf Pollen, es gibt aber zahllose weitere Auslöser für Allergien. Die Reaktion ist immer eine Entzündung. Das Hormon Cortisol, das in den Nebennieren produziert wird, kann die körpereigenen Stoffe, die die Entzündung verursachen, reduzieren. Massieren Sie die Zone, bis die Symptome abklingen oder vorbeugend mehrmals täglich.

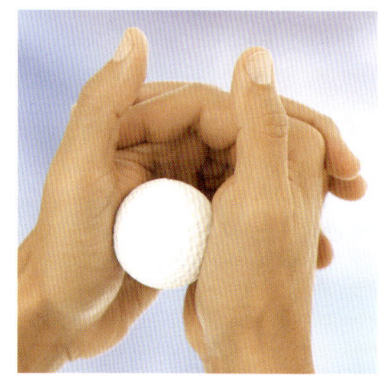

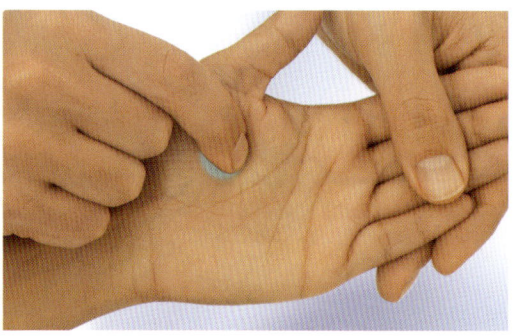

Finden Sie die Reflexzone für die NEBENNIERE. Drücken Sie sie mehrmals sanft. Drei- bis viermal täglich wiederholen.

SELBSTBEHANDLUNG
Nehmen Sie wie abgebildet einen Golfball zwischen die Handflächen und rollen Sie ihn durch die NEBENNIEREN-Zonen. Achten Sie darauf, wie es sich anfühlt. Wenn Ihre Hand schmerzempfindlich wird, pausieren Sie und massieren später leichter und kürzer.

Angst und Depression

Wichtig bei diesen Problemen ist Entspannung und Balance. Massieren Sie die Zonen des Solarplexus zur Entspannung, der Bauchspeicheldrüse, um den Blutzucker stabil zu halten, und der Nebenniere, um die Adrenalinproduktion zu normalisieren.

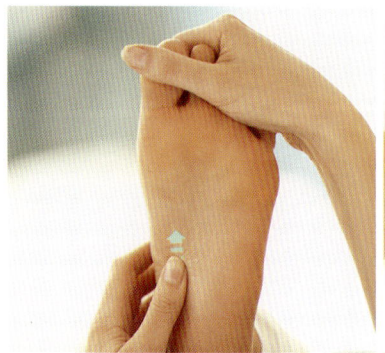
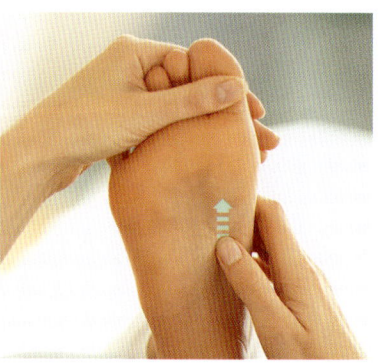
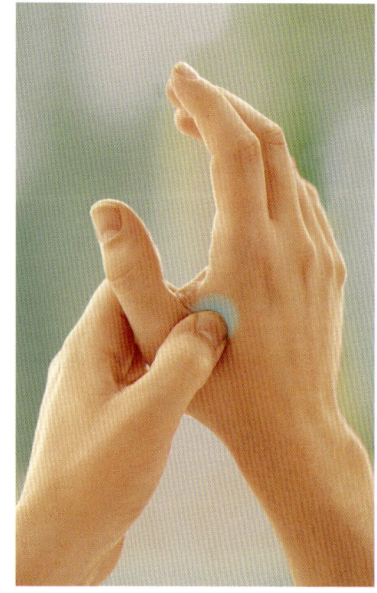

1 Massieren Sie mit Daumengängen die BAUCHSPEICHEL-DRÜSEN-Zone am Fuß. Gehen Sie mehrmals durch den Bereich.

2 Als Nächstes machen Sie noch mehrere Daumengänge durch die Zone der NEBENNIERE.

SELBSTBEHANDLUNG
Kneifen Sie die Schwimmhaut zwischen Daumen und Zeigefinger (SOLARPLEXUS-Zone).

Hohe Cholesterinwerte

Ein hoher Cholesterinspiegel im Blut und erhöhte Blutfettwerte sollen die Gesundheit gefährden. Sowohl die Leber als auch die Bauchspeicheldrüse können Cholesterin bilden. Der Hirnstamm reguliert die Produktion.

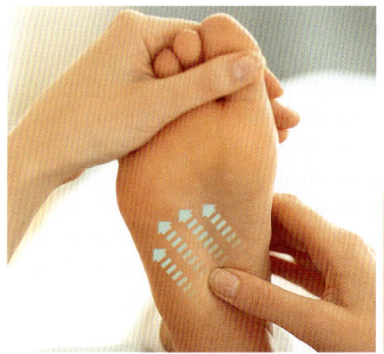
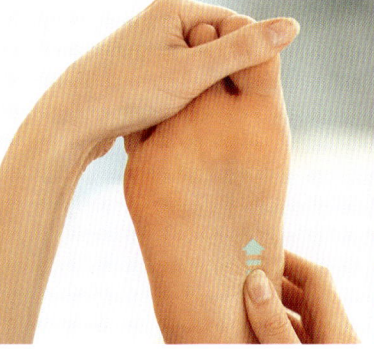
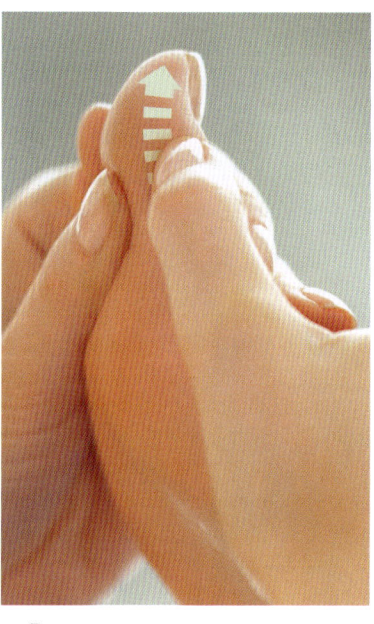

1 Massieren Sie mit mehreren Daumengängen die LEBER-Zone.

2 Dann machen Sie mehrere Daumengänge durch die Zone der BAUCHSPEICHELDRÜSE.

3 Gehen Sie mehrmals mit Daumengängen seitlich die große Zehe entlang durch die Zone des HIRNSTAMMS.

Schwindel, Schwäche und Fieber

Bearbeiten Sie die Hypophysenzone. Bei Schwindel oder Schwäche massieren Sie, bis das Gefühl nachlässt. Bei Fieber massieren Sie stündlich einmal.

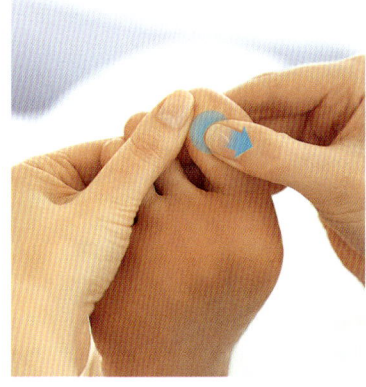
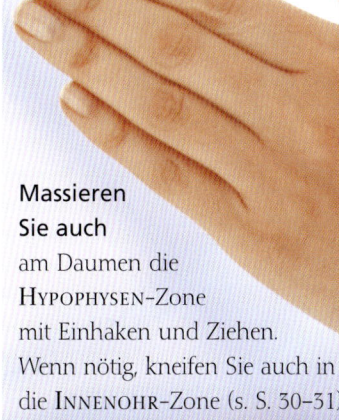

Massieren Sie die HYPOPHYSEN-Zone mit Einhaken und Ziehen. Reicht das nicht, kneifen Sie die INNENOHR-Zone (s. S. 26–27).

Massieren Sie auch am Daumen die HYPOPHYSEN-Zone mit Einhaken und Ziehen. Wenn nötig, kneifen Sie auch in die INNENOHR-Zone (s. S. 30–31).

VERBREITETE BESCHWERDEN 255

Schädliche Umwelteinflüsse

Die Symptome sind allergische Reaktionen oder Unwohlsein. Das Cortisol der Nebennieren verringert die Entzündung, die Leber entgiftet und die Bauchspeicheldrüse stärkt die Verdauung.

SELBSTBEHANDLUNG

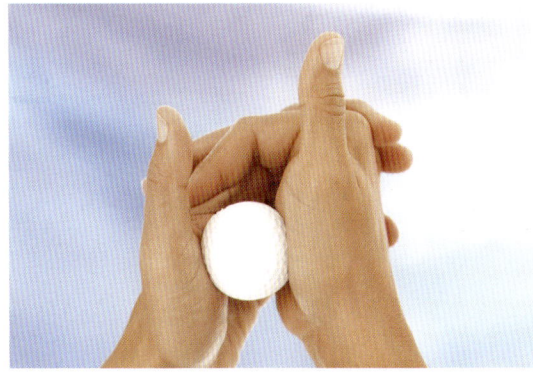

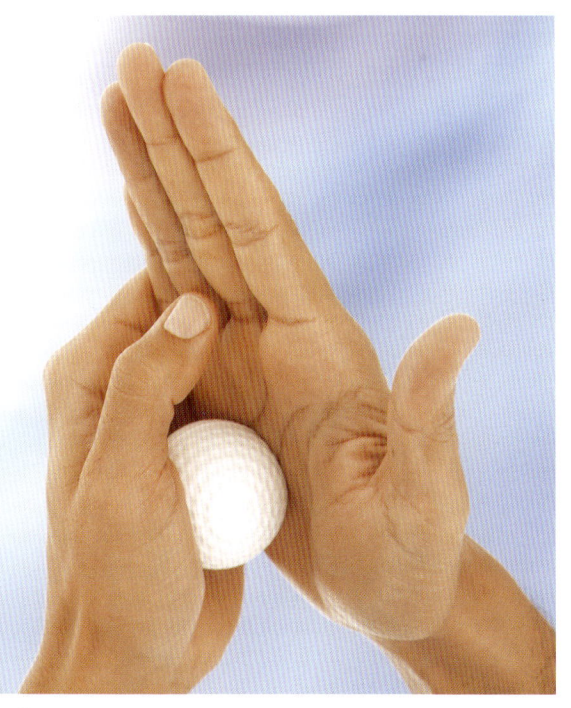

1 Rollen Sie einen Golfball in der Handfläche unterhalb des Daumens durch die Zonen der NEBENNIEREN und der BAUCHSPEICHELDRÜSE.

2 Um die Entgiftung anzuregen, setzen Sie den Golfball rechts in der Handmitte auf und rollen ihn durch die LEBER-Zone.

Augenprobleme

Bei übermüdeten Augen massieren Sie am besten so lange die Augenzonen, bis Sie sich besser fühlen. Bei Bindehautentzündung oder einer anderen Augenerkrankung arbeiten Sie die Augenzonen drei- bis viermal täglich einige Minuten lang durch.

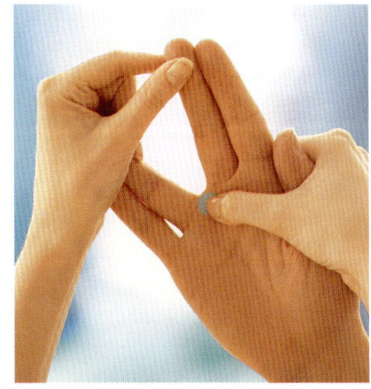

Kneifen Sie in die AUGEN-Zone zwischen dem Ring- und dem Mittelfinger.

Gehen Sie mit Daumengängen mehrmals durch die AUGEN-Zonen am Zehenansatz.

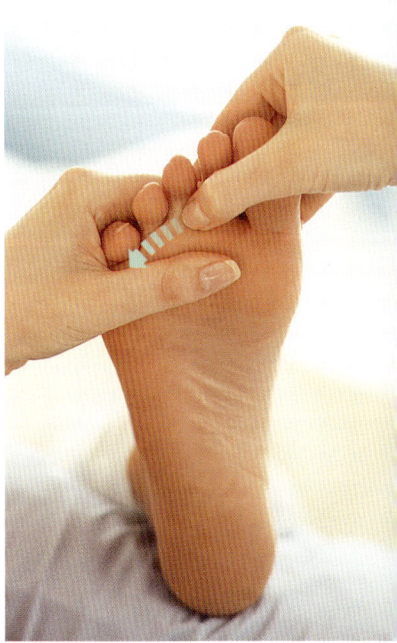

Fibromyalgie

Es handelt sich um eine chronische Erkrankung, deren Symptome übermäßige Erschöpfung, Schmerzen, Steifheit und eine Schwäche der Muskeln, Sehnen und Gelenke sind. Meist sind der untere Rücken, die Schultern und der Hals betroffen.

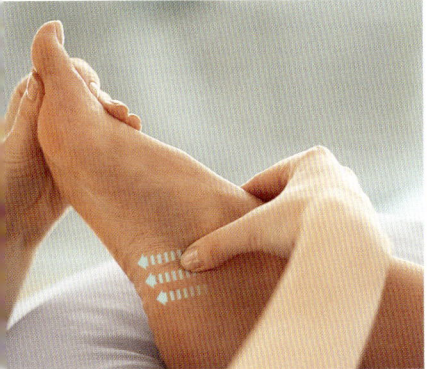
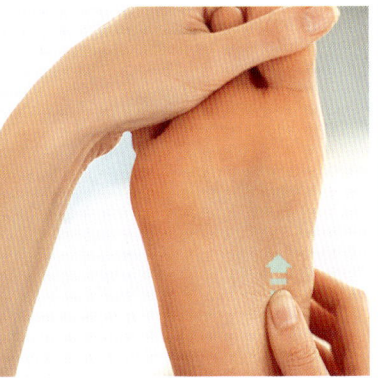

1 Setzen Sie den Daumen auf der Zone für den UNTEREN RÜCKEN an und machen Sie mehrere Daumengänge durch die Zone.

2 Gehen Sie mehrfach mit dem Daumen durch die NEBENNIEREN-Zone, um die Entzündung zu hemmen.

Schlaflosigkeit

Wer öfters schlecht schläft, fühlt sich ausgelaugt. Massieren Sie, um erholsam zu schlafen, zur Entspannung vor dem Schlafengehen.

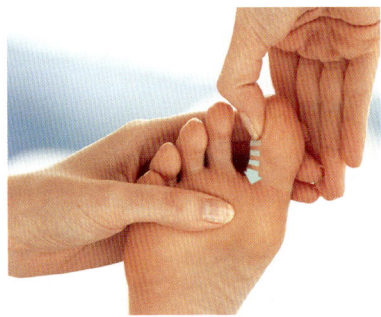

1 Machen Sie mehrere leichte Daumengänge durch die SOLARPLEXUS-Zone an beiden Füßen.

2 Gehen Sie mit dem Daumen leicht durch die KOPF- und GEHIRN-Zonen sowie mehrmals durch die Zone des HIRNSTAMMS.

Psoriasis

Bearbeiten Sie hierbei die Zonen der Hormondrüsen, besonders die der Schilddrüse und der Nebennieren, die mit auf die Zellproduktion der Haut einwirken. Wenn Sie zusätzlich noch die Nieren anregen, braucht die Haut nicht so stark zu entgiften.

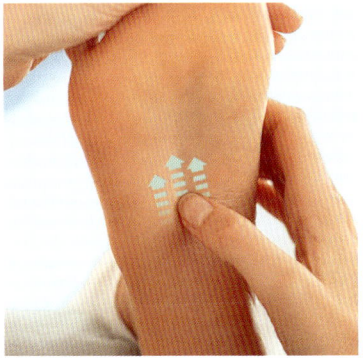

1 Legen Sie Ihren Daumen auf die NIEREN-Zone. Machen Sie mehrere Daumengänge durch die Zone.

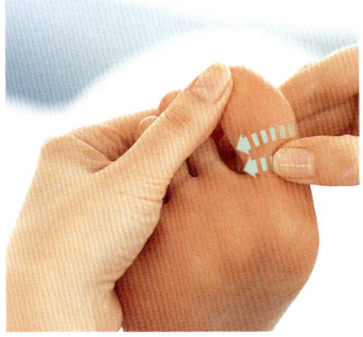

2 Gehen Sie mehrmals mit Daumengängen durch die SCHILDDRÜSEN-Zone, mal weiter oben, mal weiter unten am Zehenansatz.

Gürtelrose

Diese akute Hautinfektion wird von Herpesviren ausgelöst. Oft verschlimmern Anspannung und Stress die Symptome. Der Ausschlag entsteht in einem begrenzten Hautbezirk. Dieser wird von einem bestimmten Nerv versorgt, welcher aus einem Rückenmarksegment abgeht. Es kommt darauf an, die Zonen der Wirbel dieses Segments zu finden.

Machen Sie Daumengänge durch jenen Abschnitt der Wirbelsäulen-Zone, der auf der Höhe des betroffenen Rückenmarksegments liegt. Experimentieren Sie, um die richtige Stelle zu finden.

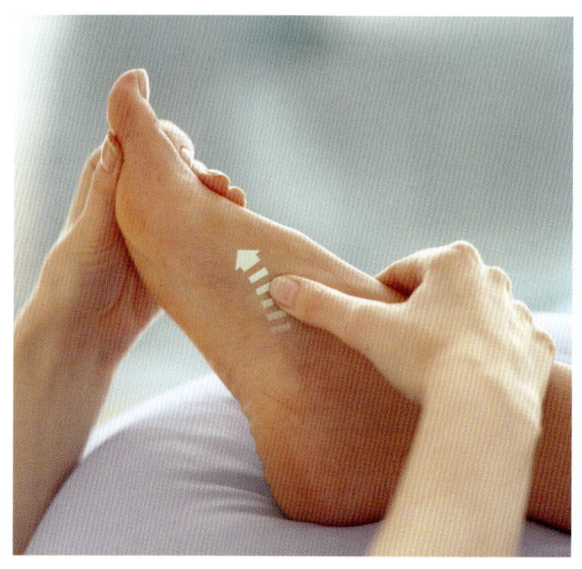

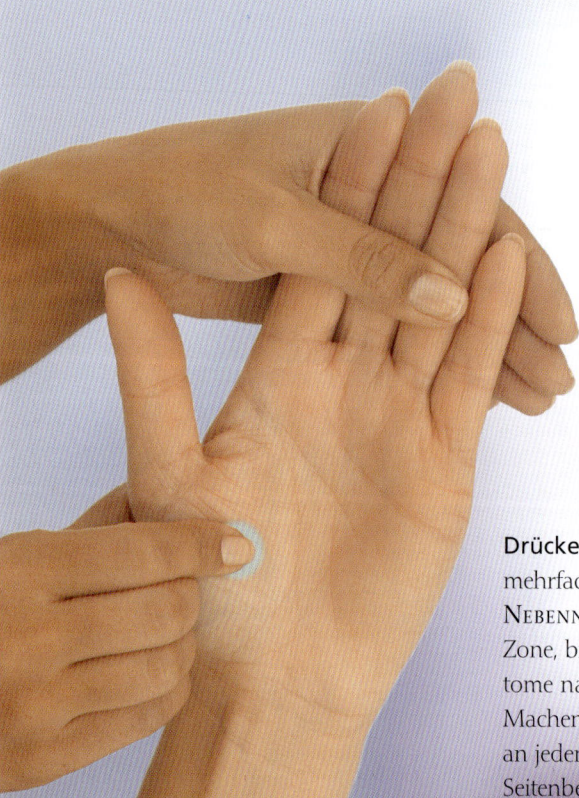

Nebenhöhlenentzündung

Beschwerden der Nebenhöhlen und Kopfschmerzen gehen oft auf verschleimte Nasennebenhöhlen zurück. Die Massage der Nebennierenzonen kann die Symptome lindern. Die Seitenbeuge kann ebenfalls günstig wirken und die verstopften Höhlen befreien.

Drücken Sie sanft mehrfach auf die Nebennieren-Zone, bis die Symptome nachlassen. Machen Sie dann an jedem Finger die Seitenbeuge (s. S. 123) als Extra.

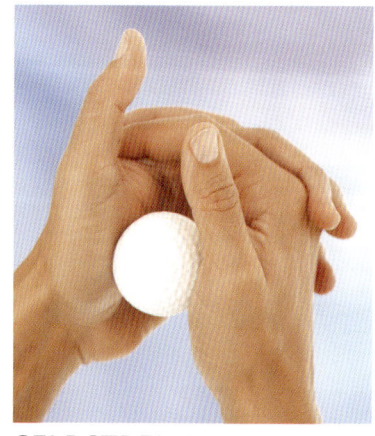

SELBSTBEHANDLUNG
Rollen Sie einige Minuten lang einen Golfball durch die Nebennieren-Zonen an den Händen.

Halsentzündung

Bei Halsentzündungen hilft oft die Massage der Halszonen und der Nebennierenzone, die Symptome zu lindern und die Entzündung zu beruhigen. Wenn die Handzonen sehr empfindlich sind, arbeiten Sie am Fuß – und umgekehrt.

Tinnitus

Bei dieser Erkrankung hat man klingelnde, summende, brummende oder zischende Ohrgeräusche. Arbeiten Sie auf der Seite, auf der die Geräusche auftreten, bis sie nachlassen. Merken Sie sich, wie lange Sie massieren mussten und arbeiten Sie vorbeugend einige Minuten lang drei- bis viermal täglich die Zonen durch.

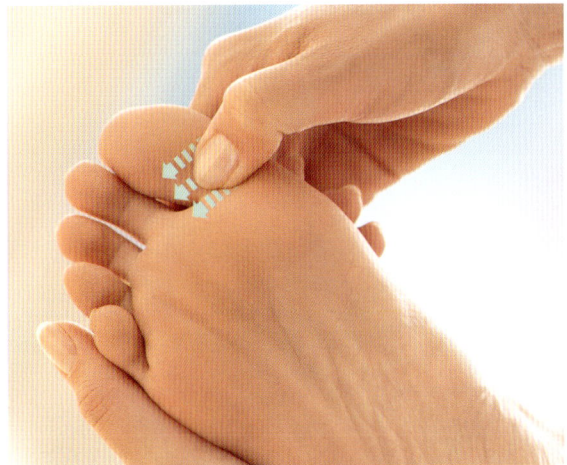

Arbeiten Sie die Hals**-Zone mit mehreren Daumengängen gründlich durch.

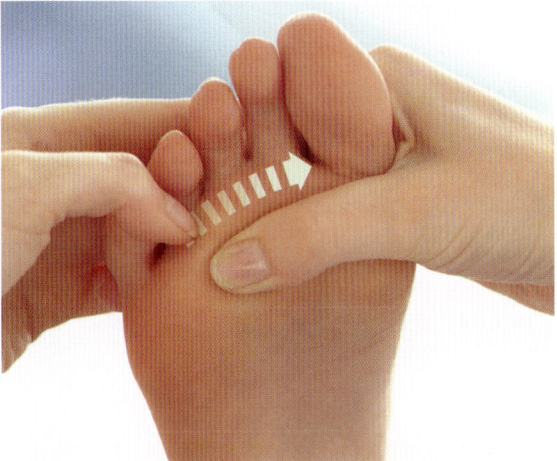

Gehen Sie mit Daumengängen durch die Ohren- und Innenohr-Zone, bis das Symptom nachlässt.

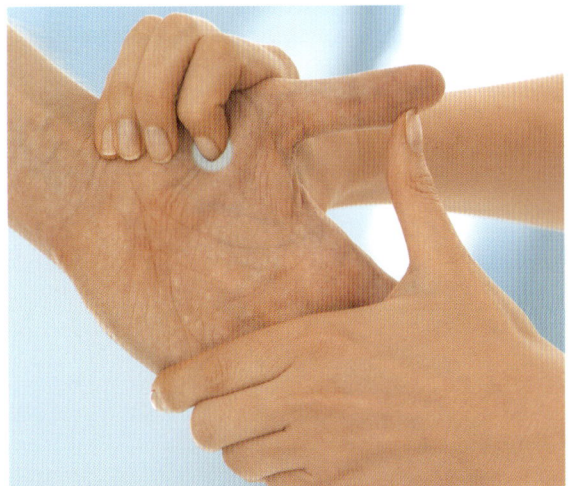

Drücken Sie mit dem Zeigefinger punktgenau mehrmals sanft auf die Nebennieren-Zone.

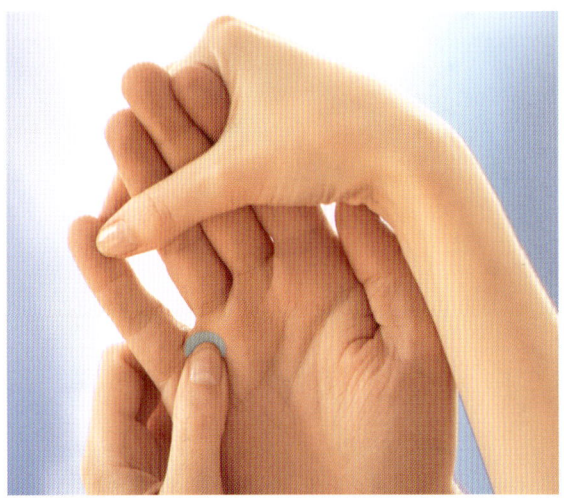

Kneifen Sie die Ohren**-Zone in der Schwimmhaut zwischen kleinem und Ringfinger.

Herz und Kreislauf

Das Herz-Kreislauf-System umfasst das Herz und die Blutgefäße und ist für eine konstante Blutversorgung sowie den Transport der Lymphflüssigkeit verantwortlich. Das Herz pumpt das Blut durch den Körper, das Nährstoffe, Hormone, Antikörper, Wärme und Sauerstoff zu den Zellen transportiert und Abfallstoffe entsorgt.

Zu den häufigsten Herz-Kreislauf-Erkrankungen gehören Schlaganfälle (eine Unterbrechung der Durchblutung des Gehirns), Herzrhythmusstörungen (Arrhythmien), Herzschwäche (Herzinsuffizienz), zu hoher oder zu niedriger Blutdruck, Herzinfarkte (eine Unterbrechung der Durchblutung des Herzens) und Angina pectoris (Herzenge; die vorübergehende mangelnde Sauerstoffversorgung des Herzens). Wir massieren die Herzzone, um das Herz zu stärken. Arbeiten Sie an der Solarplexuszone, um zu beruhigen, besonders bei Bluthochdruck. Der Hirnstamm reguliert einen Teil der Aktivität des Herzens, etwa den Puls. Über Nebennierenhormone dagegen werden neben dem Herz auch die Blutgefäße und die Lunge beeinflusst. Es kann also hilfreich sein, auch die entsprechenden Zonen einzubeziehen.

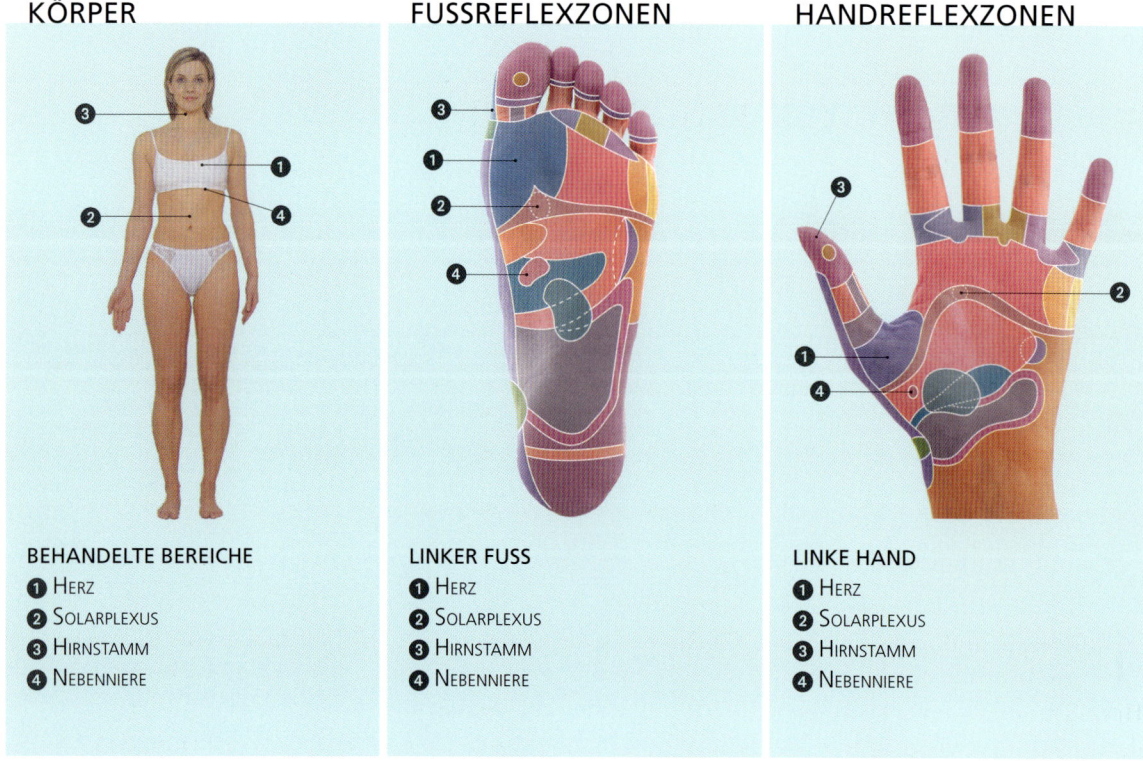

KÖRPER

BEHANDELTE BEREICHE
1. Herz
2. Solarplexus
3. Hirnstamm
4. Nebenniere

FUSSREFLEXZONEN

LINKER FUSS
1. Herz
2. Solarplexus
3. Hirnstamm
4. Nebenniere

HANDREFLEXZONEN

LINKE HAND
1. Herz
2. Solarplexus
3. Hirnstamm
4. Nebenniere

Die Fußzonen massieren

Am einfachsten und am wirksamsten massieren Sie die Herzzone und die weiteren Zonen mit Daumengängen. Ziehen Sie die Zehen leicht nach hinten, dann können Sie die Herzzone mit dem Daumen besser bearbeiten.

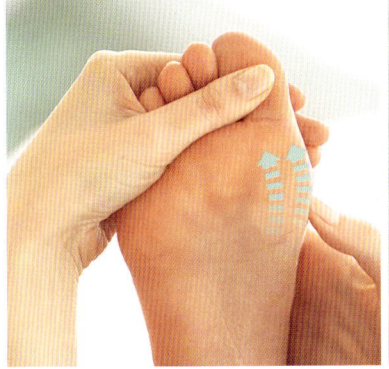
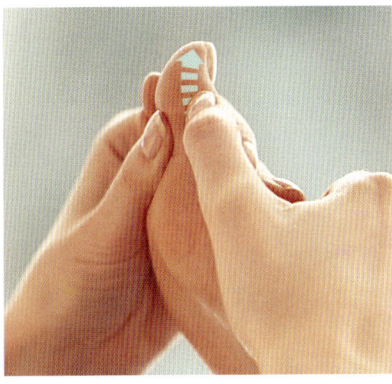
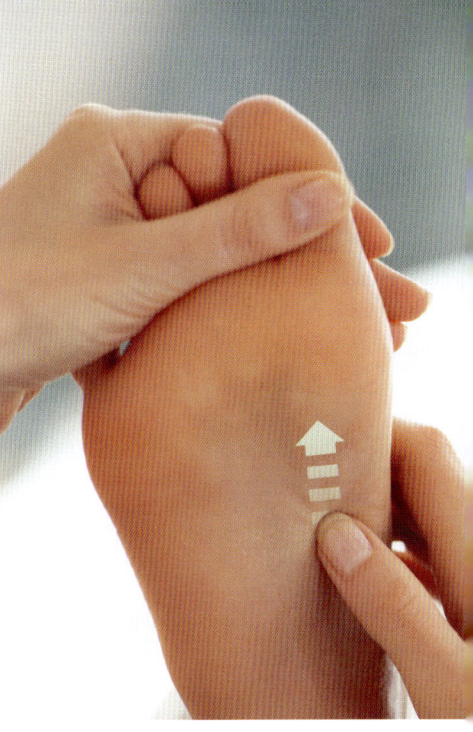

1 Massieren Sie als Erstes die SOLARPLEXUS-Zone und machen Sie dann mehrere sanfte Daumengänge durch die Zonen von HERZ und BRUST.

2 Gehen Sie dann mehrfach mit Daumengängen seitlich an der großen Zehe durch die HIRNSTAMM-Zone.

3 Massieren Sie dann noch die NEBENNIEREN-Zone etwas seitlich von der Fußmitte, wieder mit einigen Daumengängen.

Handbehandlung

Halten Sie die Hand stabil und die Finger leicht gestreckt, wenn Sie die Zonen des Herzens und der anderen Organe mit dem Daumengang massieren.

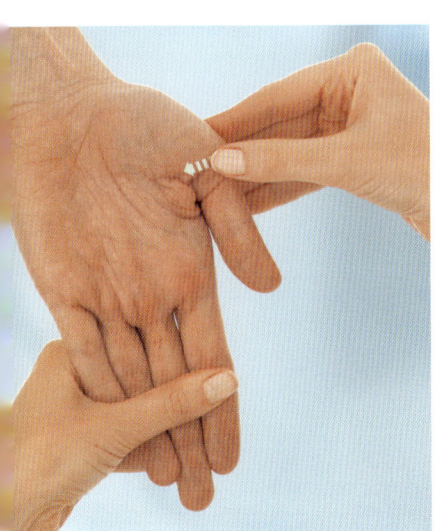
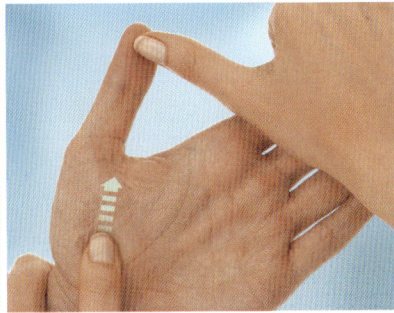
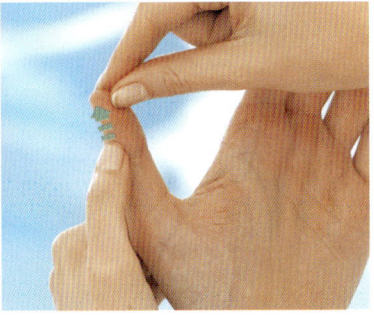

1 Gehen Sie mehrmals mit dem Daumengang durch die HERZ-Zone der bzw. des Behandelten.

2 Setzen Sie dann neu an und machen Sie mehrere Daumengänge durch die SOLARPLEXUS-Zone.

3 Stabilisieren Sie den Daumen und gehen Sie nun noch mehrmals mit Daumengängen durch die HIRNSTAMM-Zone.

Arrhythmien und Herzinsuffizienz

Arrhythmien sind Herzrhythmusstörungen, bei Herzschwäche (Insuffizienz) ist die Leistung des Herzens eingeschränkt. Die Zonen des Hirnstamms beziehen wir ein, weil der Hirnstamm einen Einfluss auf den Herzschlag hat. Massieren Sie aber auch die Herzzonen.

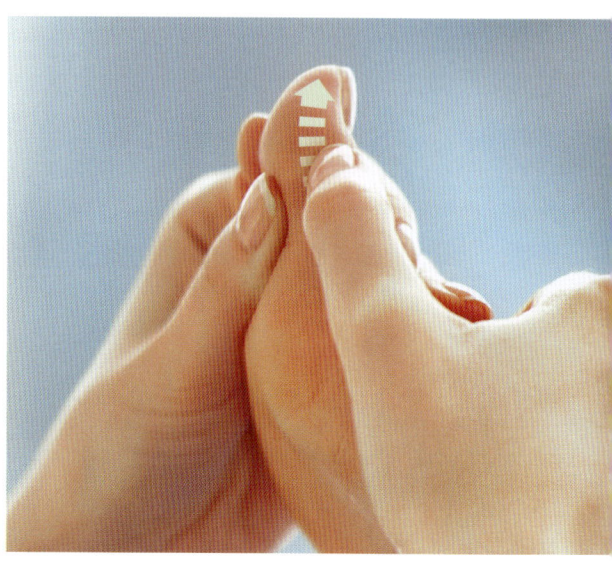

Stützen Sie die große Zehe und massieren Sie die HIRNSTAMM-Zone an der Seite mit mehreren Daumengängen.

Bluthochdruck

Menschen mit Bluthochdruck brauchen Entspannung. Am wirksamsten ist eine komplette Fußbehandlung, aber Sie können auch nur die Solarplexuszone massieren. Extras (s. S. 78–83 u. 122–125) wirken auch ausgleichend und beruhigend.

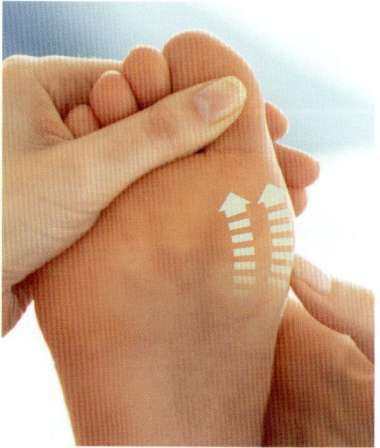
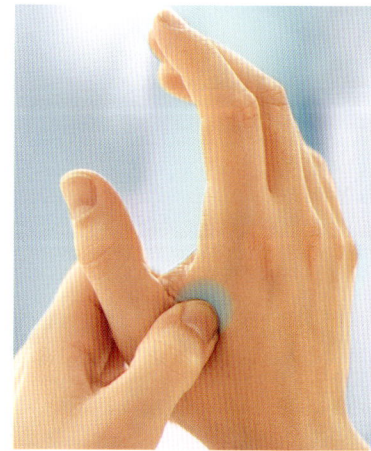

1 Machen Sie drei- bis viermal täglich einige Minuten lang Daumengänge durch die SOLARPLEXUS-Zone.

2 Ziehen Sie die Zehen mit links leicht zurück und machen Sie mehrere Daumengänge von der ZWERCHFELL-Zone aus durch die HERZ- und BRUST-Zone.

SELBSTBEHANDLUNG

Kneifen Sie die SOLARPLEXUS-Zone in der Schwimmhaut, drei- bis viermal täglich einige Minuten lang.

Angina pectoris

Bei Angina pectoris verengen sich die Herzkranzgefäße krampfartig, was zu mehr oder minder starken Brustschmerzen führt. Man massiert die Brust- und Herzzonen, möglichst auch am Fuß.

Halten Sie den Fuß aufrecht und spreizen Sie die Zehen. Gehen Sie vom Ansatz der großen Zehe aus mit dem Zeigefinger auf der Fußoberseite durch den ersten Teil der Brust- und Herz-Zonen. Massieren Sie dann die anderen Anteile.

Herzinfarkt

Zum Infarkt kommt es, wenn ein Blutgerinnsel ein Herzkranzgefäß oder einen Zweig davon verstopft. Zur Wiederbelebung massiert man die Hypophysenzone. Arbeiten Sie auch die Herzzone durch.

Stützen Sie mit der linken Hand die große Zehe von hinten und legen Sie Ihren rechten Daumen knapp unterhalb der Hypophysen-Zone auf. Haken Sie ein und ziehen Sie ihn über die Zone zurück. Wiederholen Sie das mehrmals.

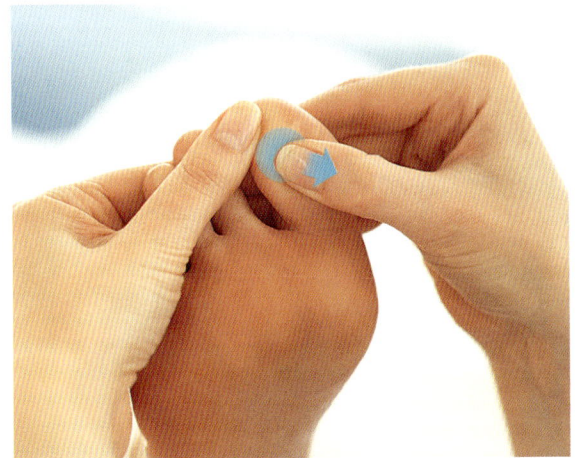

Niedriger Blutdruck

Bei Hypotonie ist der Blutdruck zu niedrig, man fühlt sich schwach oder erschöpft. Massieren Sie die Nebennierenzone, denn die Nebennieren spielen eine wichtige Rolle bei der Regulierung des Blutdrucks.

Machen Sie mehrere sanfte Daumengänge durch die Nebennieren-Zone am Fuß. Sie liegt etwa mittig auf dem Mittelfußknochen der großen Zehe (vgl. S. 26).

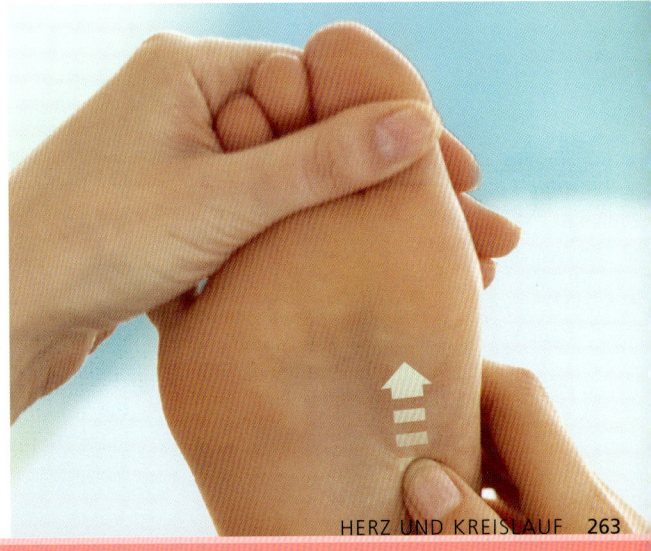

Der Verdauungstrakt

Bei der Verdauung wird die Nahrung, die wir zu uns nehmen, verarbeitet und Unbrauchbares wieder ausgeschieden. Zu den Verdauungsorganen gehören der Magen, die Leber, die Gallenblase, die Bauchspeicheldrüse, der Dünndarm und der Dickdarm. Durch Stress kann sich auch hier jedes Symptom verschlimmern.

Magen, Leber und Bauchspeicheldrüse produzieren Stoffe, die für die Verdauung notwendig sind. Im Magen und Dünndarm werden die Nährstoffe aufgenommen, der Dickdarm ist dagegen vor allem für die Ausscheidung verantwortlich. Die meisten Verdauungsprobleme basieren auf Stress und Anspannung. Auf Stress reagiert der Körper mit dem Kampf-oder-Flucht-Reflex: Beides bremst die Verdauungsvorgänge und lenkt das Blut verstärkt in die großen Muskelgruppen, zum Herzen und zur Lunge. Anhaltender Stress kann die Verdauung nachhaltig schädigen. Mit Reflexzonenmassagen können sie allgemein für Entspannung sorgen sowie einzelne Organe stärken. Die Forschung bestätigt, dass man reflektorisch sowohl die Funktion der Verdauungsorgane verbessern als auch einzelne Beschwerden, etwa Verstopfung, lindern kann. Bei chronischen Zuständen müssen Sie häufiger massieren, am besten ergänzt durch regelmäßige Selbstbehandlungen.

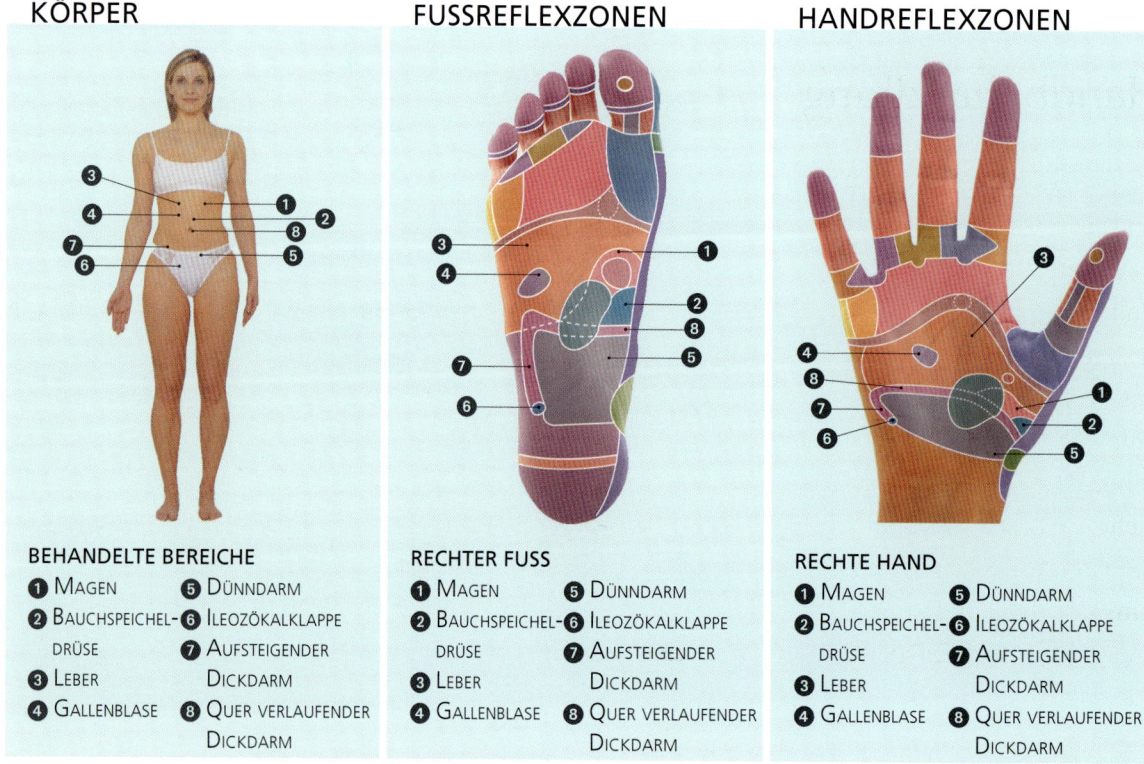

KÖRPER

BEHANDELTE BEREICHE
1. Magen
2. Bauchspeicheldrüse
3. Leber
4. Gallenblase
5. Dünndarm
6. Ileozökalklappe
7. Aufsteigender Dickdarm
8. Quer verlaufender Dickdarm

FUSSREFLEXZONEN

RECHTER FUSS
1. Magen
2. Bauchspeicheldrüse
3. Leber
4. Gallenblase
5. Dünndarm
6. Ileozökalklappe
7. Aufsteigender Dickdarm
8. Quer verlaufender Dickdarm

HANDREFLEXZONEN

RECHTE HAND
1. Magen
2. Bauchspeicheldrüse
3. Leber
4. Gallenblase
5. Dünndarm
6. Ileozökalklappe
7. Aufsteigender Dickdarm
8. Quer verlaufender Dickdarm

Fußbehandlung

Am einfachsten massieren Sie die großen Zonen der Verdauungsorgane in der Fußmitte mit dem Daumengang. Halten Sie den Fuß leicht gestreckt, damit Sie die Zonen besser erreichen. Massieren Sie zunächst mit parallelen Daumengängen von der Fußmitte zum Ballen hin. Anschließend arbeiten Sie von der Ferse zur Fußmitte hin.

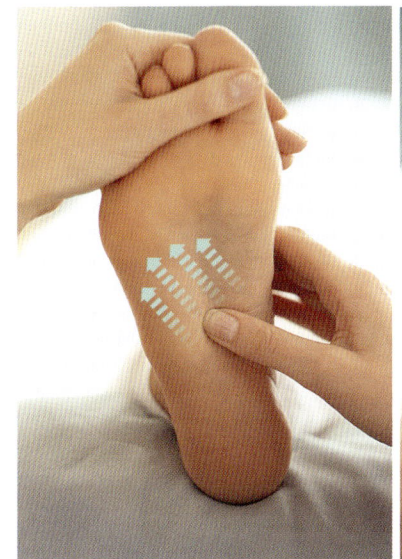

1 Ausgehend von der NIEREN-Zone machen Sie mehrere Daumengänge durch die Zonen von LEBER und GALLENBLASE. Anschließend gehen Sie von der Ferse aufwärts zur Fußmitte.

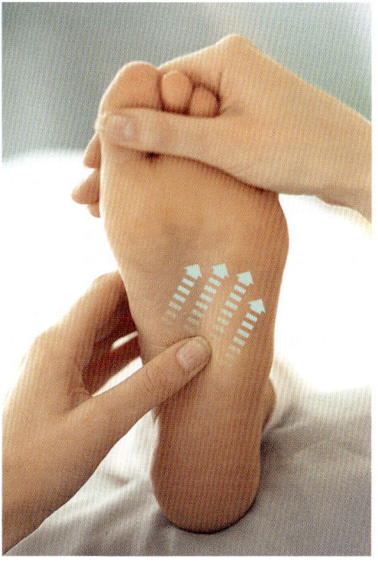

2 Am linken Fuß arbeiten Sie mit Daumengängen von der Fußmitte zum Ballen hin die MAGEN-Zone durch. Dann massieren Sie von der Ferse zur Fußmitte hin.

Handbehandlung

Auch an der Hand können Sie die Zonen der Verdauungsorgane am besten mit Daumengängen massieren. Halten Sie die Finger leicht gestreckt, dann können Sie besser arbeiten. Machen Sie immer mehrere Daumengänge, um eine Zone komplett durchzuarbeiten, erst zur Handmitte hin, danach zum Handballen. Extras unterstützen die Entspannungswirkung.

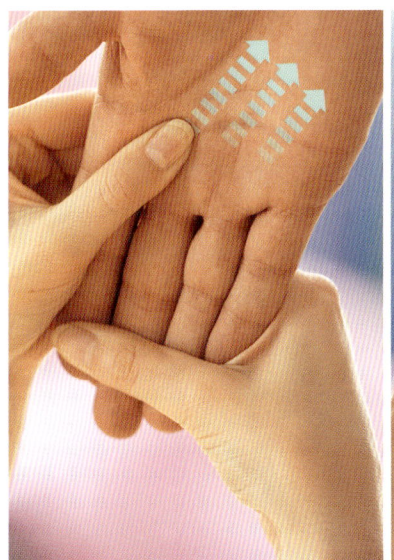

1 Halten Sie die Hand offen und machen Sie mehrere Daumengänge durch die LEBER- und GALLENBLASEN-Zone.

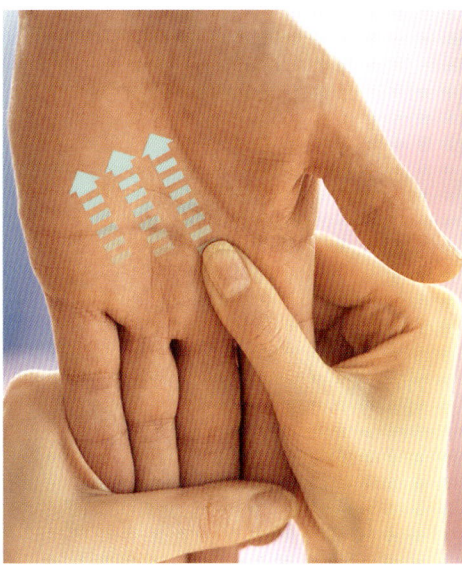

2 In der linken Hand massieren Sie mit mehreren Daumengängen die MAGEN-Zone durch.

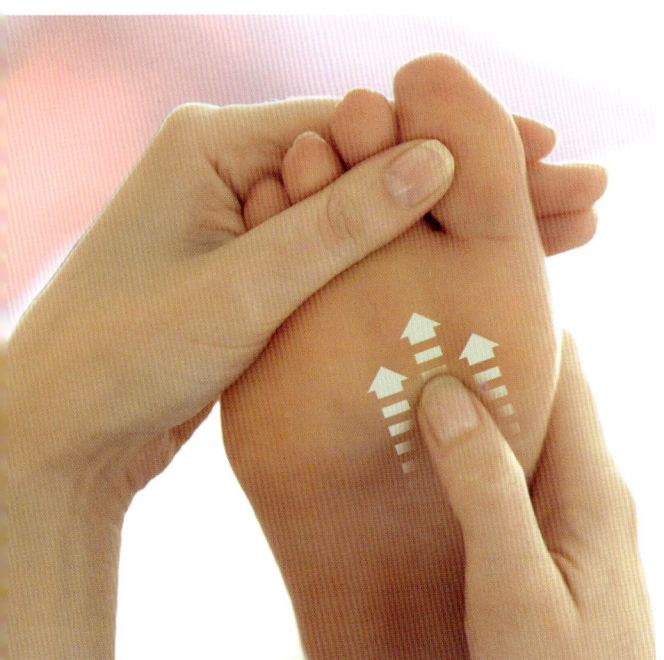

Sodbrennen

Bei Sodbrennen sollten Sie drei- bis viermal täglich einige Minuten lang die Solarplexus-Zone massieren. Konzentrieren Sie sich auf besonders empfindliche Stellen, egal ob Sie mit Daumengängen oder dem Golfball arbeiten.

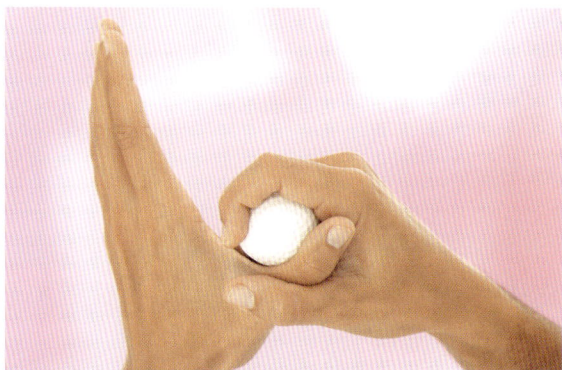

Arbeiten Sie die SOLARPLEXUS-Zone mit mehreren Daumengängen durch. Setzen Sie neu an und massieren Sie erneut. Die Stellen, die besonders empfindlich sind, massieren Sie besonders gründlich.

SELBSTBEHANDLUNG
Greifen Sie einen Golfball mit den Fingern, setzen Sie ihn am Daumenansatz an und rollen Sie ihn gründlich durch die SOLARPLEXUS-Zone.

Reizdarm-Syndrom

Bei dieser Erkrankung leidet man abwechselnd unter Bauchschmerzen und Unwohlsein, Durchfall und Verstopfung. Sie entsteht, wenn die Darmfunktionen eingeschränkt sind. Massieren Sie die Dünndarm- und Dickdarmzonen, um die Darmfunktionen wieder auszubalancieren. Behandeln Sie zusätzlich die Nebennierenzone, unter anderem, um Stress zu lindern.

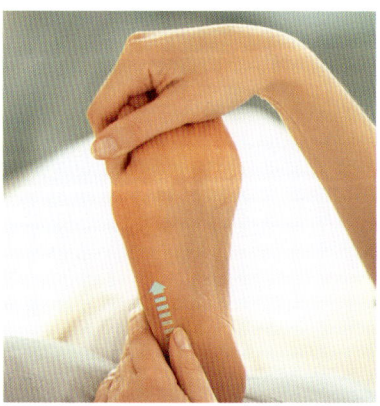

1 Gehen Sie am rechten Fuß die DICKDARM-Zone mit Daumengängen nach oben wie abgebildet. Danach massieren Sie die DÜNNDARM-Zone.

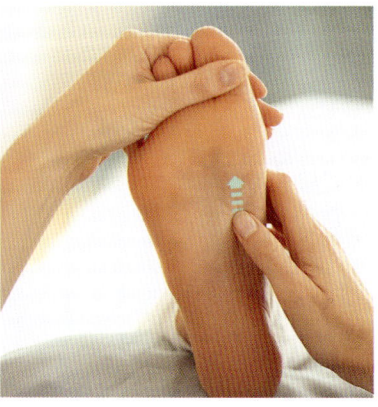

2 Massieren Sie die NEBEN-NIEREN-Zone mit mehreren Daumengängen. Am linken Fuß massieren Sie die Dickdarm-Zone von oben nach unten.

Blähungen

Hierbei sammelt sich übermäßig viel Gas im Magen oder Darm. Stress verschlimmert die Beschwerden. Am besten massieren Sie sich mit einem Golfball an den Händen oder einem Fußroller an der Sohle selbst.

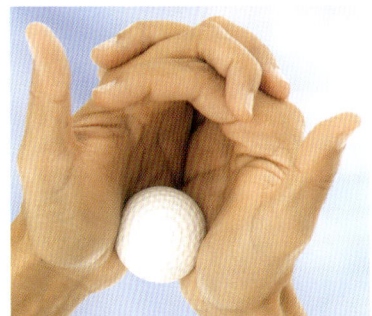

SELBSTBEHANDLUNG
Rollen Sie den Golfball über die Handballen, wo die DICKDARM- und DÜNNDARM-Zonen liegen.

Hämorrhoiden

Hämorrhoiden sind Krampfadern im Rektum. Die Reflexzone für das Rektum liegt innerhalb der Steißbeinzone. Experimentieren Sie, bis Sie an jedem Fuß die sensibelste Stelle der Zone finden.

Magenschmerzen

Bei Schmerzen im Oberbauch massieren Sie die Magenzone, bis die Beschwerden nachlassen. Wenn Sie häufiger Magenprobleme haben, behandeln Sie die Zone vorbeugend mehrmals täglich.

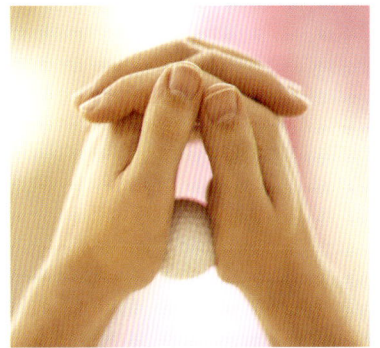

SELBSTBEHANDLUNG
Massieren Sie die -Zonen wie abgebildet mit einem Golfball.

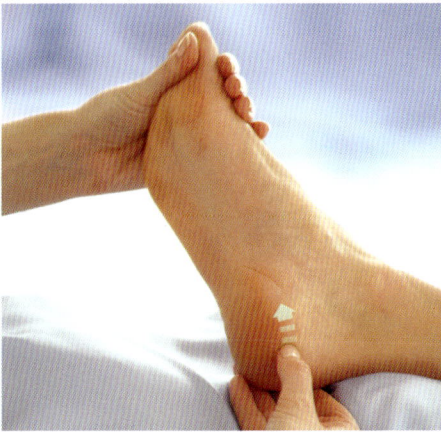

Halten Sie den Fuß fest und gehen Sie mit mehreren Daumengängen durch die STEISSBEIN-Zone.

Verstopfung

Verstopfung entsteht durch Darmträgheit und/oder Probleme beim Stuhlgang. Oft ist nervöse Anspannung die Ursache.

Arbeiten Sie die SOLARPLEXUS-Zone mit mehreren Daumengängen durch, um die Entspannung zu fördern.

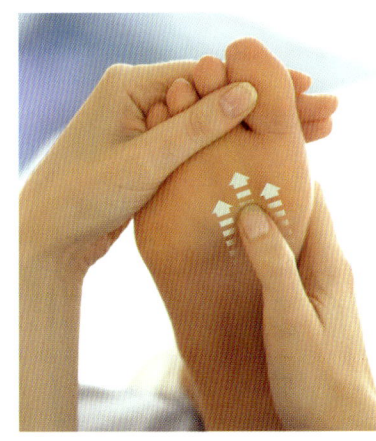

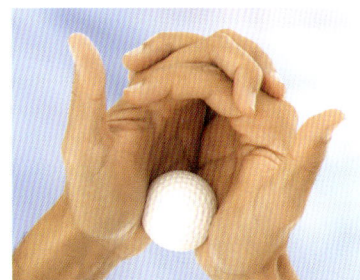

SELBSTBEHANDLUNG
Massieren Sie die DICKDARM- und DÜNNDARM-Zonen am Handballen mit einem Golfball durch.

DER VERDAUUNGSTRAKT

Das Hormonsystem

Die Hormondrüsen regulieren die Körperfunktionen. Zusammen mit dem zentralen Nervensystem sind sie für die Steuerung der komplexen Abläufe in unserem Körper verantwortlich. Die Hormone, die sie produzieren, wirken als Botenstoffe.

Die Hormondrüsen umfassen die Hypophyse und die Nebennieren, die Schilddrüse und die Nebenschilddrüsen, die Bauchspeicheldrüse und bei Frauen die Eierstöcke, bei Männern die Hoden. Die Hypophyse erfüllt die Funktion einer Steuerzentrale. Sie gibt Hormone ab, die die Funktion der meisten anderen Drüsen regeln. Unsere Hormondrüsen sind wesentlich für unsere Stressmechanismen und steuern die ganze Bandbreite der Abläufe im Körper vom Stoffwechsel über das Wachstum bis zur Fortpflanzung. Bei Überschuss oder Mangel an einem Hormon kommt es zu massiven Störungen der entsprechenden Körperfunktion. Man massiert vor allem die Reflexzone, die mit der betroffenen Hormondrüse korrespondiert.

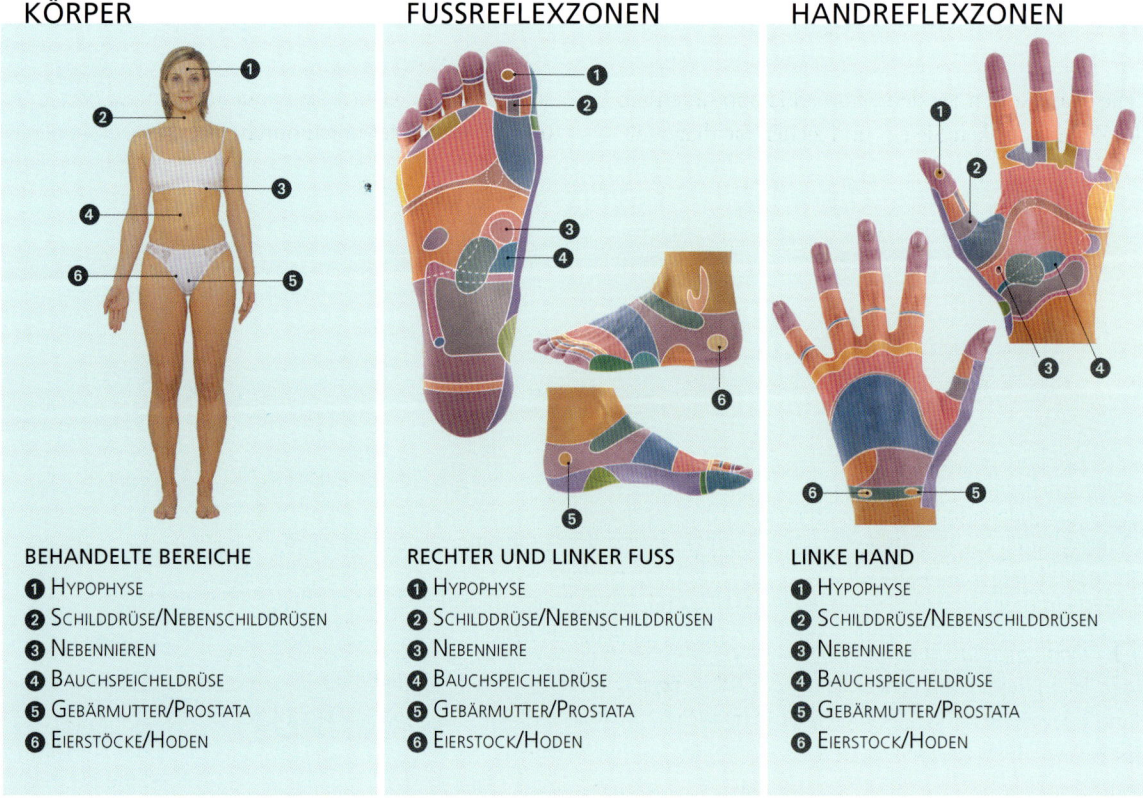

KÖRPER

BEHANDELTE BEREICHE
1. Hypophyse
2. Schilddrüse/Nebenschilddrüsen
3. Nebennieren
4. Bauchspeicheldrüse
5. Gebärmutter/Prostata
6. Eierstöcke/Hoden

FUSSREFLEXZONEN

RECHTER UND LINKER FUSS
1. Hypophyse
2. Schilddrüse/Nebenschilddrüsen
3. Nebenniere
4. Bauchspeicheldrüse
5. Gebärmutter/Prostata
6. Eierstock/Hoden

HANDREFLEXZONEN

LINKE HAND
1. Hypophyse
2. Schilddrüse/Nebenschilddrüsen
3. Nebenniere
4. Bauchspeicheldrüse
5. Gebärmutter/Prostata
6. Eierstock/Hoden

Fußbehandlung

Wenn Sie die Reflexzonen der verschiedenen Hormondrüsen massieren, kommen unterschiedliche Techniken zum Einsatz. Dadurch kann die Funktion der Drüsen wieder ins Gleichgewicht kommen und die Störungen können zurückgehen.

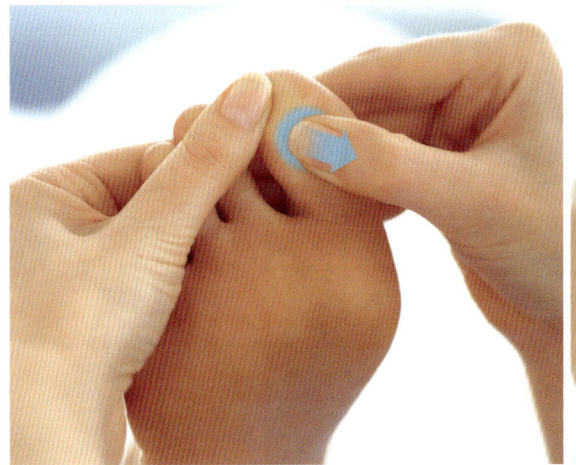

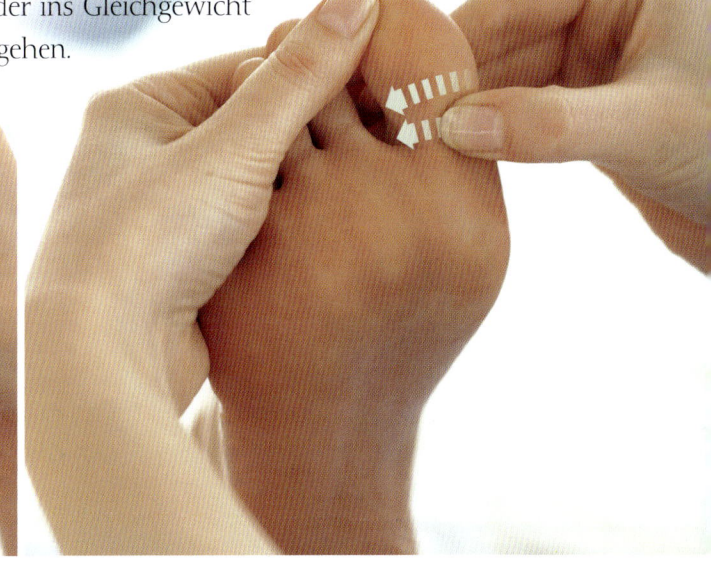

1 Massieren Sie zunächst die Hypophysen-Zone mit Einhaken und Ziehen. Halten Sie die große Zehe stabil, setzen Sie den Daumen knapp unterhalb der Zone an, haken Sie ein und ziehen Sie diagonal.

2 Als Nächstes machen Sie Daumengänge durch die Zonen der Schilddrüse und der Nebenschilddrüsen. Gehen Sie mindestens einmal höher und einmal weiter unten durch die Zone.

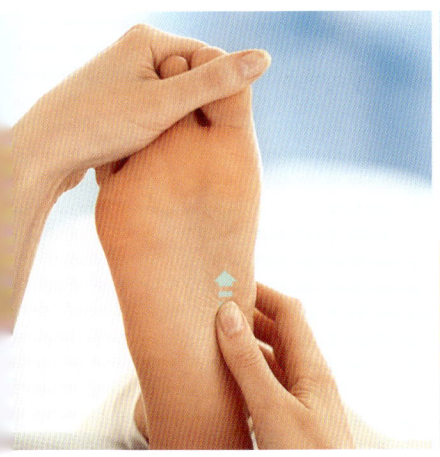

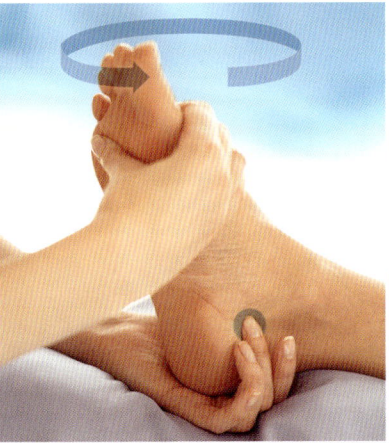

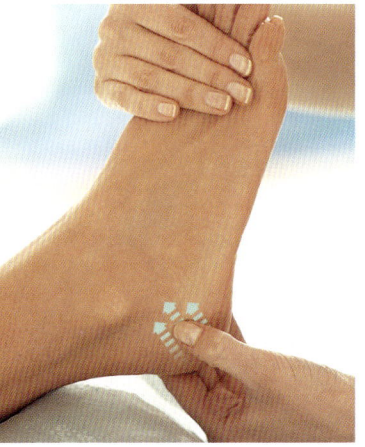

3 Ziehen Sie die Zehen mit links leicht zurück. Arbeiten Sie dann mit einigen Daumengängen des rechten Daumens die Bauchspeicheldrüsen-Zone durch.

4 Setzen Sie Ihren linken Mittelfinger genau auf die Gebärmutter-/Prostata-Zone. Lassen Sie den Fuß dann um diesen Punkt mehrmals in beide Richtungen kreisen.

5 Massieren Sie abschließend noch die Eierstock-/Hoden-Zone: Halten Sie den Fuß stabil und machen Sie mehrere Daumengänge durch die Zone.

Handbehandlung

Bei der Massage der Reflexzonen unserer Hormondrüsen setzt man mehrere Basistechniken ein: »Daumengang«, »Einhaken und ziehen« sowie »Um einen Punkt rotieren«. Suchen Sie die genaue Lage jeder Zone, bevor Sie sie bearbeiten.

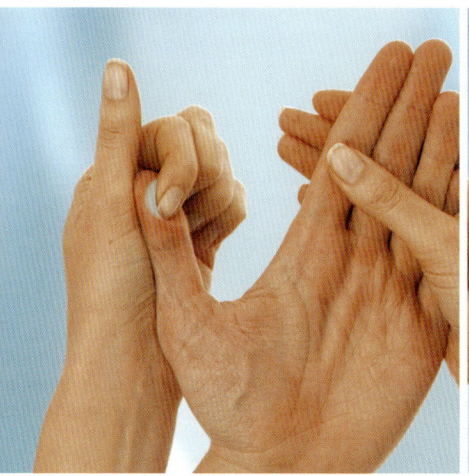

1 Legen Sie den Daumen an den Daumen Ihrer Arbeitshand, um ihn zu stützen. Drücken Sie dann mit Ihrem Zeigefinger mehrmals auf die Hypophysen-Zone.

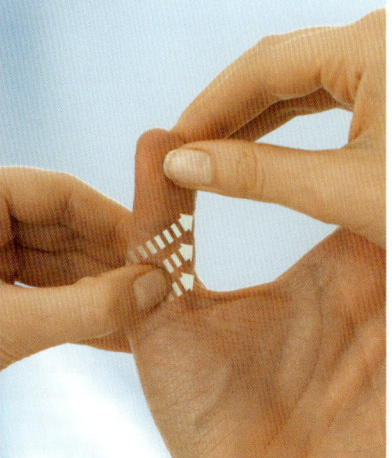

2 Halten Sie den Daumen nun mit Ihrer rechten Hand fest, während Sie mit Daumengängen die Schilddrüsen- und die Nebenschilddrüsen-Zonen massieren.

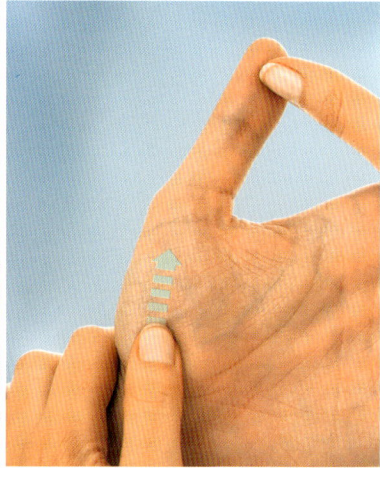

3 Machen Sie dann Daumengänge durch die Bauchspeicheldrüsen-Zone am Handballen unterhalb des Daumens. Massieren Sie die Zone gründlich durch.

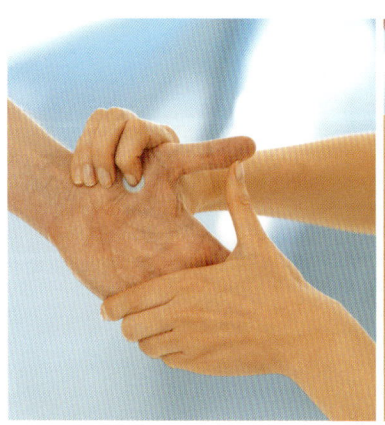

4 Halten Sie die Finger und den Daumen wie abgebildet und legen Sie Ihre Zeigefingerspitze auf die Nebennieren-Zone unterhalb des Daumens. Drücken Sie mehrmals mit der Fingerspitze darauf.

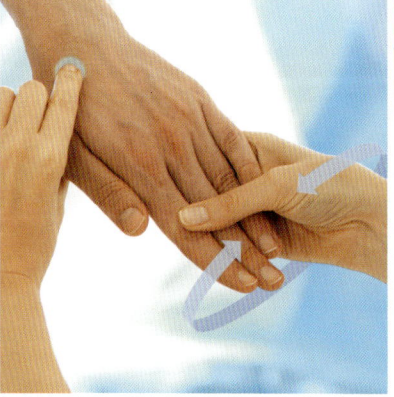

5 Setzen Sie die Spitze Ihres linken Zeigefingers genau auf die Gebärmutter-/Prostata-Zone. Kreisen Sie dann mit der Hand erst mehrmals im Uhrzeigersinn, dann mehrmals entgegengesetzt.

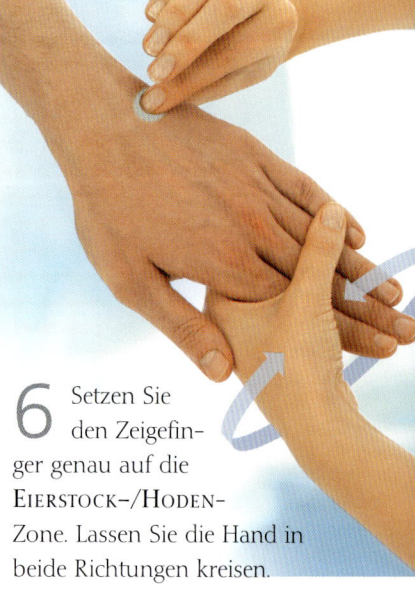

6 Setzen Sie den Zeigefinger genau auf die Eierstock-/Hoden-Zone. Lassen Sie die Hand in beide Richtungen kreisen.

Diabetes und Hypoglykämie

Unser Körper benötigt das Hormon Insulin, das in der Bauchspeicheldrüse produziert wird, für den Zuckerstoffwechsel. Bei einigen Diabetestypen wird zu wenig Insulin produziert, sodass der Zuckerspiegel im Blut gefährlich ansteigt. Bei der Behandlung von Diabetes kann es aber auch zu einem zu niedrigen Zuckerspiegel (Hypoglykämie) kommen. Bei Diabetes und Hypoglykämie regt man die Bauchspeicheldrüse an sowie die Nieren, um die Ausscheidung von Giften zu fördern.

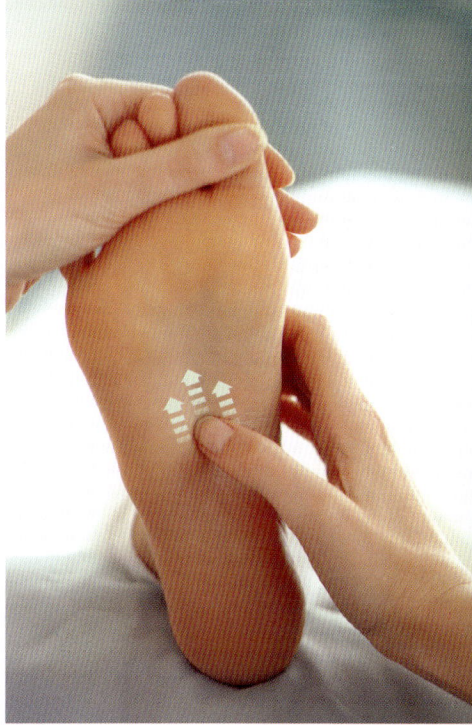

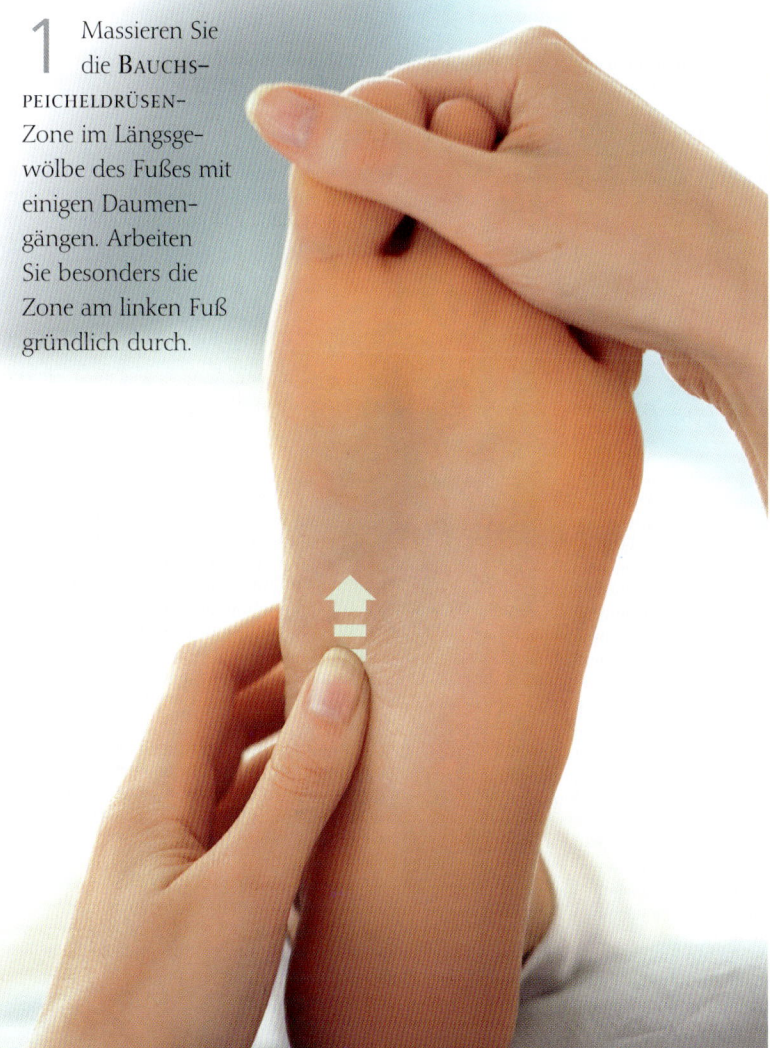

1 Massieren Sie die BAUCHSPEICHELDRÜSEN-Zone im Längsgewölbe des Fußes mit einigen Daumengängen. Arbeiten Sie besonders die Zone am linken Fuß gründlich durch.

2 Gehen Sie mit mehreren Daumengängen an beiden Füßen durch die NIEREN-Zone.

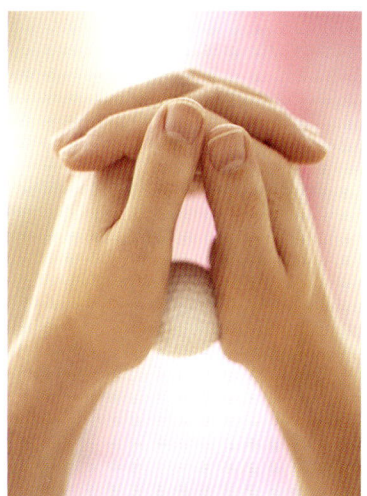

SELBSTBEHANDLUNG
Verschränken Sie die Finger und rollen Sie mehrmals täglich einen Golfball durch die BAUCHSPEICHELDRÜSEN-Zonen. Massieren Sie nur kurz, wenn Ihnen der Ball zu hart ist.

Der Bewegungsapparat

Unser Bewegungsapparat besteht aus Muskeln, Knochen und Gelenken. Die Gelenke machen uns beweglich, die Muskeln sorgen für die nötige Dynamik. Signale vom Gehirn laufen über die Nerven und sorgen dafür, dass die Muskeln aktiv werden und sich anspannen.

Störungen des Bewegungsapparats können erblich bedingt sein oder durch Verletzungen, Überlastung, Stress oder den Alterungsprozess entstehen. Bei der Reflexzonenmassage arbeitet man an den Zonen, die den betroffenen Körperteilen entsprechen, sowie bei Bedarf an der Solarplexuszone, um nervöse Spannungen abzubauen. Lenken Sie dabei Ihre Daumengänge etwa so um die Gelenke oder Knochen am Fuß, die mit der schmerzenden Stelle im Körper korrespondieren, als ob Sie diese Stelle behandelten. Geht es um Beschwerden am ganzen Körper wie bei Arthritis, dann massieren Sie auch den ganzen Fuß. Ist dagegen eine bestimmte Stelle am Rücken betroffen, massieren Sie die Zonen bzw. Abschnitte, die sich auf die entsprechenden Wirbel beziehen. Zusätzlich sollten Sie noch die Bezugszonen (s. S. 22–25) und die Schmerzbehandlung (s. S. 188 f.) in Betracht ziehen.

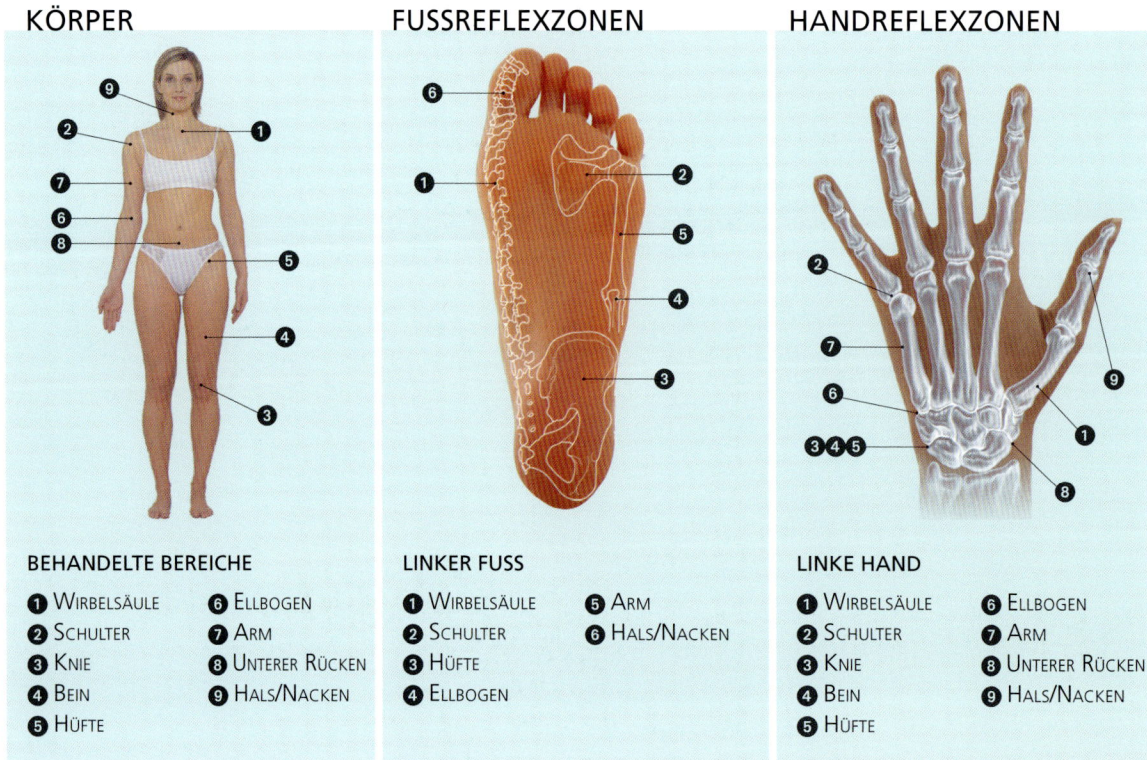

KÖRPER

BEHANDELTE BEREICHE
1. Wirbelsäule
2. Schulter
3. Knie
4. Bein
5. Hüfte
6. Ellbogen
7. Arm
8. Unterer Rücken
9. Hals/Nacken

FUSSREFLEXZONEN

LINKER FUSS
1. Wirbelsäule
2. Schulter
3. Hüfte
4. Ellbogen
5. Arm
6. Hals/Nacken

HANDREFLEXZONEN

LINKE HAND
1. Wirbelsäule
2. Schulter
3. Knie
4. Bein
5. Hüfte
6. Ellbogen
7. Arm
8. Unterer Rücken
9. Hals/Nacken

Fußbehandlung

Der Daumengang passt sich sehr gut der Form des Fußes an, sodass man damit höchst bequem und sehr wirkungsvoll die Reflexzonen des Bewegungsapparats massieren kann.

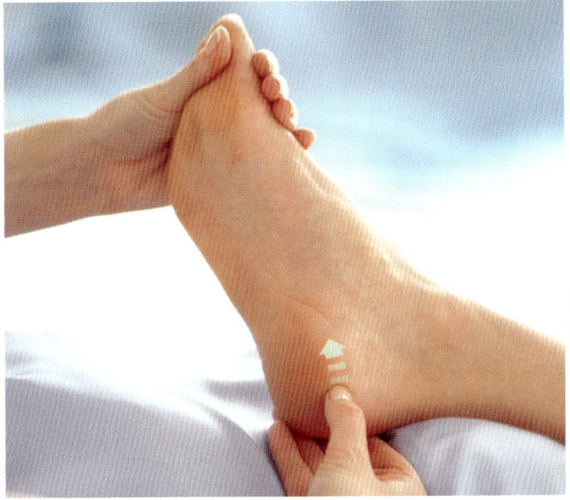

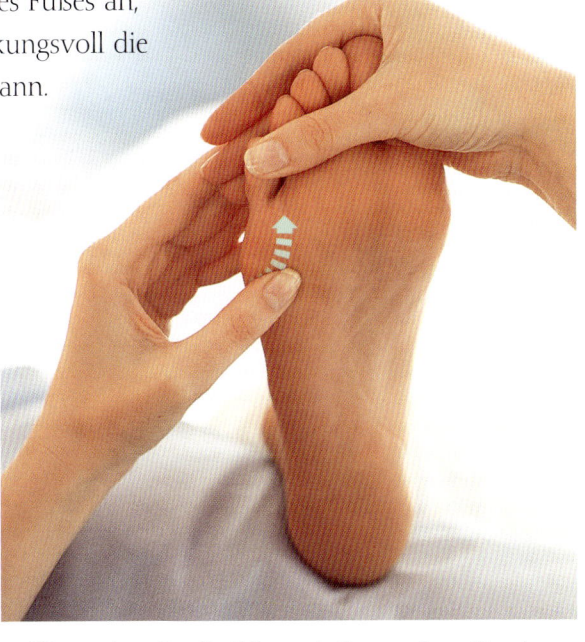

1 Stabilisieren Sie den Fuß mit Ihrer linken Hand und massieren Sie mit dem rechten Daumen die Steissbein-Zone mit mehreren Daumengängen.

2 Ziehen Sie die Zehen mit Ihrer rechten Hand leicht zurück und machen Sie mit Ihrem linken Daumen mehrere Gänge durch die Schulter-Zone.

3 Halten Sie den Fuß mit Ihrer rechten Hand aufrecht und stabil. Gehen Sie dann mit Ihrem linken Zeigefinger sanft mehrmals rund um den Außenknöchel durch die Zonen der Hüfte und des Ischias-nervs.

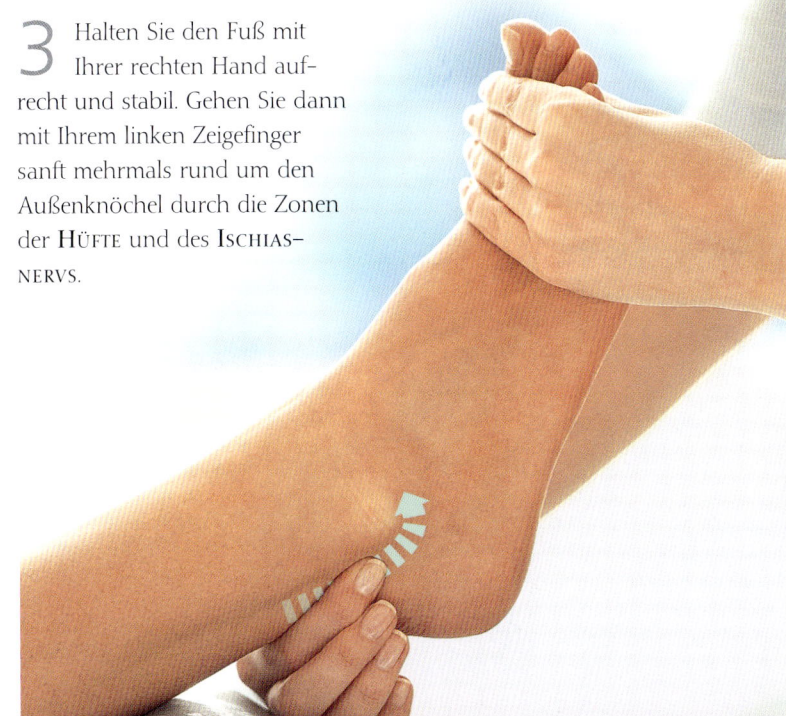

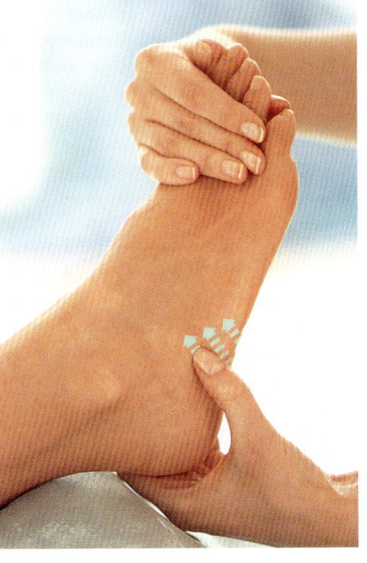

4 Anschließend massieren Sie mit mehreren Daumengängen die Knie- und Bein-Zonen.

Handbehandlung

Bei allgemeinen Beschwerden massieren Sie die Reflexzonen an beiden Händen. Liegt das Problem nur auf einer Seite, nehmen Sie die gleichseitige Hand.

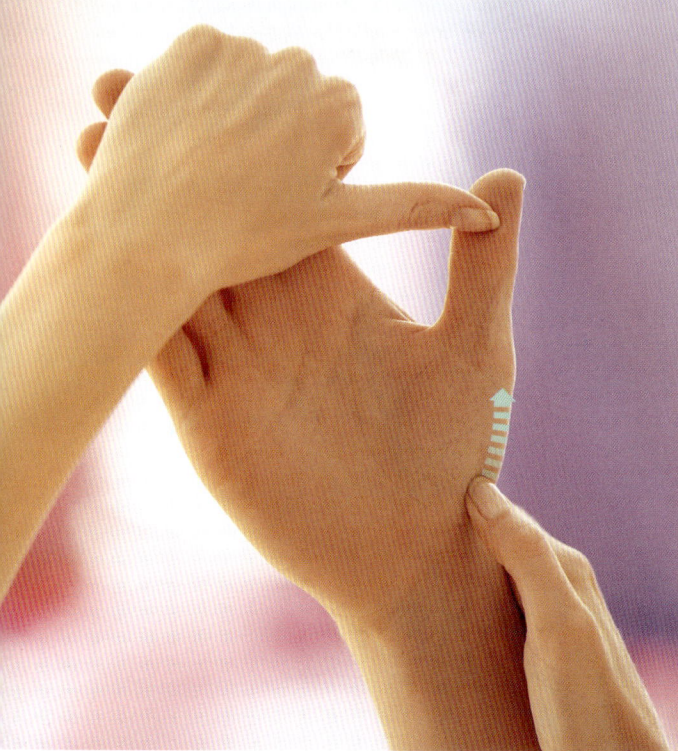

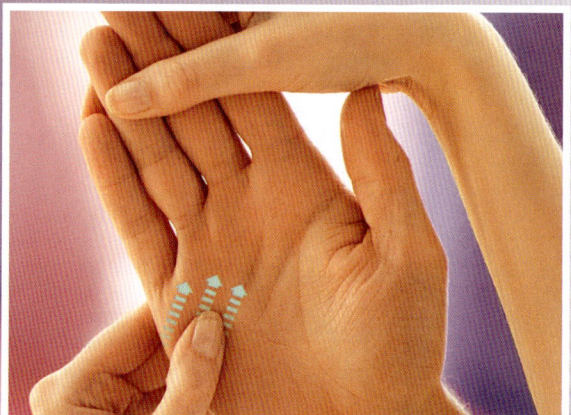

1. Um die WIRBELSÄULE zu bearbeiten, stützen Sie die Hand mit Ihrer Linken. Ausgehend von der STEISSBEIN-Zone machen Sie mehrere Daumengänge am knochigen Rand der Hand hinauf durch die Zonen des UNTEREN und OBEREN RÜCKENS und des HALSES/NACKENS.

2. Wechseln Sie die Hände. Die Rechte hält die Finger gestreckt, die Linke geht mit mehreren Daumengängen durch die SCHULTER-Zone unterhalb des kleinen Fingers. Arbeiten Sie rund um den Knochen und zeichnen Sie seinen Umriss nach.

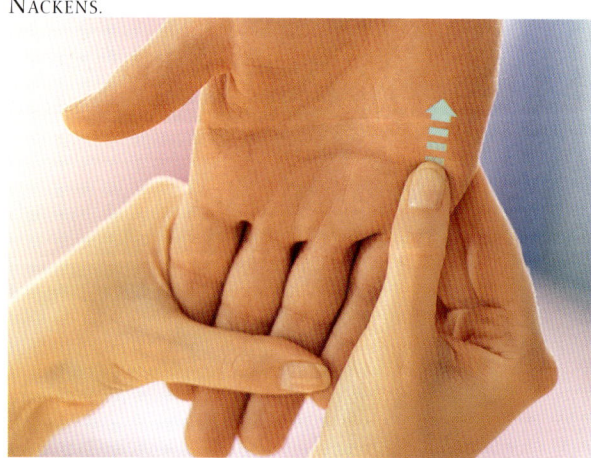

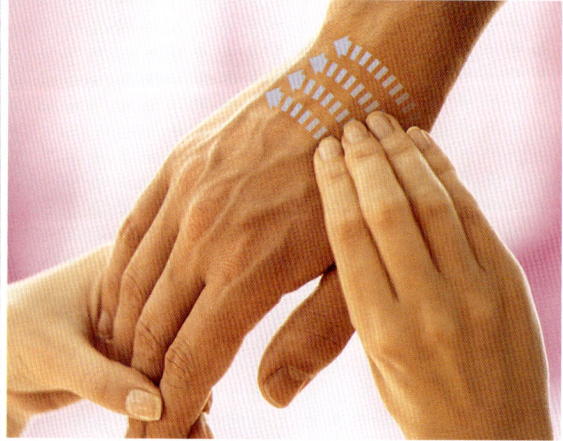

3. Halten Sie die Finger mit der linken Hand gestreckt und setzen Sie Ihren rechten Daumen und Zeigefinger so an, dass Sie damit die ARM-Zone in der weichen Handkante drücken können. Setzen Sie dann daneben neu an und drücken Sie sie erneut.

4. Anschließend machen Sie mit allen vier Fingern Ihrer rechten Hand Fingergänge durch die Zone des UNTEREN RÜCKENS. Wandern Sie mehrmals wie abgebildet quer durch die Zone.

Gelenk- und Rückenschmerzen

Massieren Sie neben den Reflexzonen von Knochen und Gelenken auch jene, die mit Muskeln, Sehnen und Bändern korrespondieren. Verspannte Muskeln können Gelenk- und Rückenschmerzen verstärken. Auch Verletzungen der Muskeln, Sehnen und Bänder können sich auf die Gelenke auswirken.

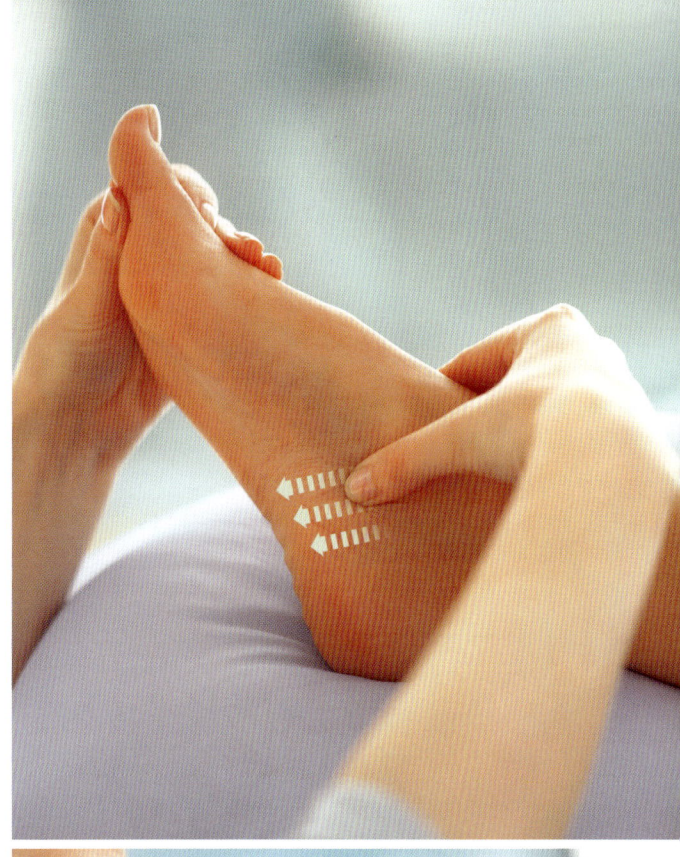

1 Stützen Sie den Fuß mit Ihrer linken Hand. Setzen Sie mit dem Daumen Ihrer Arbeitshand an der Zone des UNTEREN RÜCKENS an und arbeiten Sie sie mit mehreren Daumengängen durch.

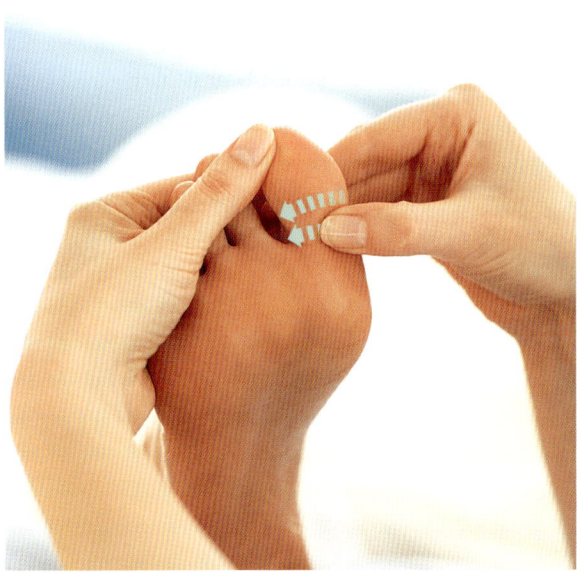

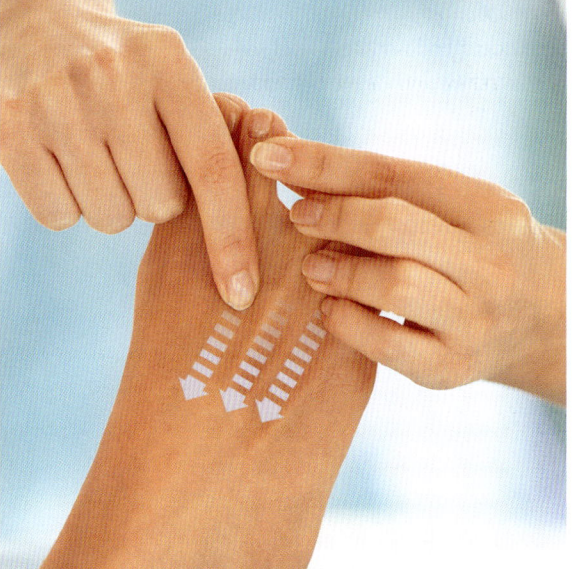

2 Setzen Sie den rechten Daumen am Ansatz der großen Zehe an und machen Sie einen Daumengang unten quer durch die HALS-/NACKEN-Zone sowie mindestens einen weiteren etwas weiter oben.

3 Für die Zone des OBEREN RÜCKENS am Fußrücken spreizen Sie die Zehen, angefangen bei der großen und der zweiten, und gehen mit dem rechten Zeigefinger alle Furchen zwischen den Mittelfußknochen entlang. »Zurück« nehmen Sie den linken Zeigefinger.

Das Nervensystem

Unser Nervensystem ist höchst komplex, denn es steuert gleichzeitig hunderte Vorgänge im Körper. Ohne das Nervensystem gäbe es für uns kein Bewusstsein und keine Intelligenz, keine Kommunikation und keine Gefühle. Es überwacht und kontrolliert beinahe jeden Prozess, der im Körper abläuft.

Die Reflexzonen, die mit dem Nervensystem korrespondieren, befinden sich an der großen Zehe und am Daumen. In den anderen Zehen und Fingern liegen weitere Bereiche dieser Zonen.

Bestimmte Anteile der Großhirnrinde kontrollieren und lenken unsere Bewegungen. Die Hypophyse ist die Steuerzentrale für die Aktivitäten der anderen Hormondrüsen. Der Hypothalamus regelt die Arbeit der Hypophyse sowie viele weitere Körperfunktionen. Das Kleinhirn ist zuständig für die Koordination von Bewegung und das Gleichgewicht. Der Hirnstamm ist unter anderem eine zentrale Schaltstelle für den Informationsfluss zum und vom Gehirn.

Unfälle, Verletzungen und Stress können der Gesundheit des Nervensystems schaden, ebenso zu wenig Anregung von außen. Die Reflexzonenarbeit sorgt für einen Ausgleich.

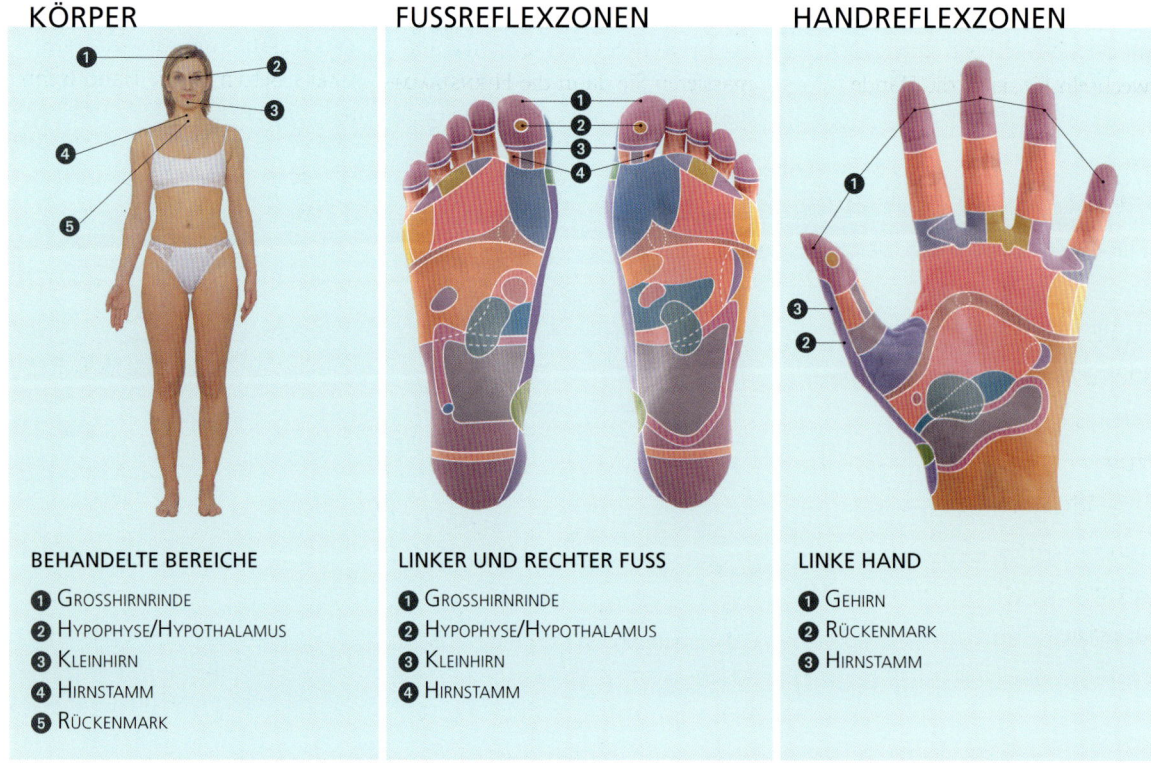

KÖRPER

BEHANDELTE BEREICHE
1. Grosshirnrinde
2. Hypophyse/Hypothalamus
3. Kleinhirn
4. Hirnstamm
5. Rückenmark

FUSSREFLEXZONEN

LINKER UND RECHTER FUSS
1. Grosshirnrinde
2. Hypophyse/Hypothalamus
3. Kleinhirn
4. Hirnstamm

HANDREFLEXZONEN

LINKE HAND
1. Gehirn
2. Rückenmark
3. Hirnstamm

Fußbehandlung

Mit Daumengängen kann man den Rand des Fußes am besten massieren. Machen Sie kleine Schritte durch die kleinen Zonen der Zehen und behandeln Sie empfindliche Stellen besonders gründlich.

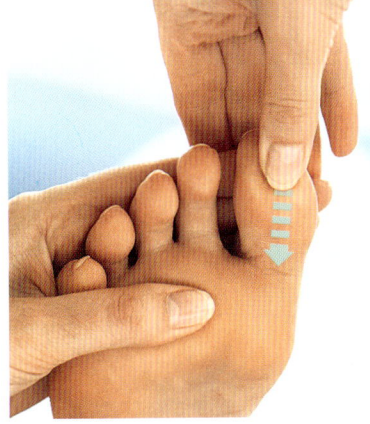
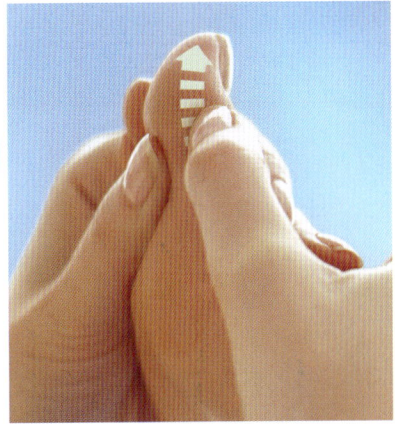
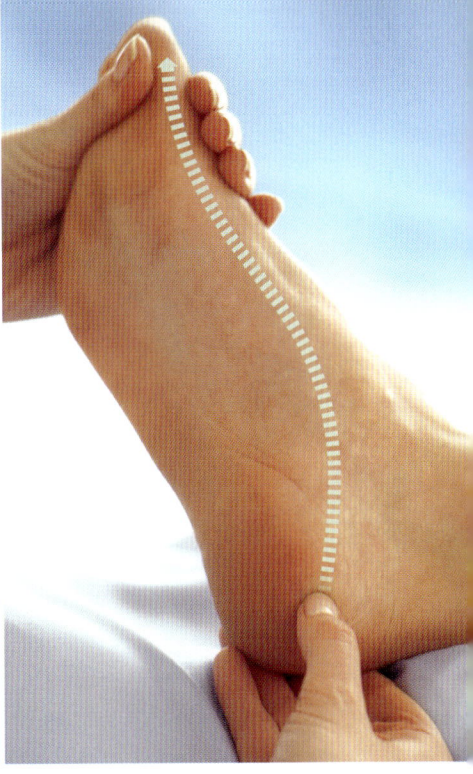

1 Massieren Sie die GEHIRN-Zonen mit mehreren Daumengängen nach unten. Gehen Sie an allen Zehen nach unten und wechseln Sie dann die Hände.

2 Gehen Sie mit dem Daumen mehrmals außen an der großen Zehe durch die GEHIRN-Zone. Wechseln Sie die Hände und massieren Sie dann die HIRNSTAMM-Zone.

3 Stützen Sie den Fuß und gehen Sie mit dem rechten Daumen durch die Zonen der WIRBELSÄULE und des RÜCKENMARKS. Setzen Sie die Hand wenn nötig anders an.

Handbehandlung

Die Reflexzonen des Gehirns finden Sie am Daumen. Hier müssen Sie mit besonders kleinen Schritten arbeiten. Weil die Hand so leicht zugänglich ist, kann man sie gut öfters massieren. Massieren Sie auch die Gehirnzonen an den Fingern, die hier nicht abgebildet sind.

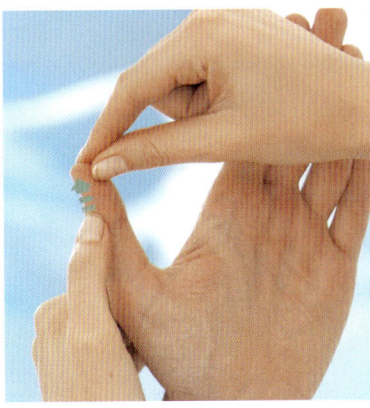
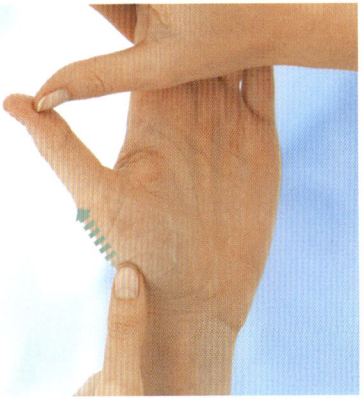

1 Gehen Sie mit mehreren Daumengängen durch die HIRNSTAMM-Zone. Zur Entspannung des Bereichs machen Sie am Daumen noch das Extra »Seitenbeuge«.

2 Machen Sie einige Daumengänge durch die Zonen der Wirbelsäule und des Rückenmarks. Mit dem Extra »Fingerzug« fördern Sie die Entspannung.

DAS NERVENSYSTEM

Alzheimer-Krankheit und Demenz

Hierbei kommt es auf eine häufige Behandlung an, möglichst dreimal täglich. Massieren Sie zunächst sanft und kürzer. Berücksichtigen Sie eine eventuelle Schmerzempfindlichkeit. Mit der Zeit können Sie länger und auch öfter massieren.

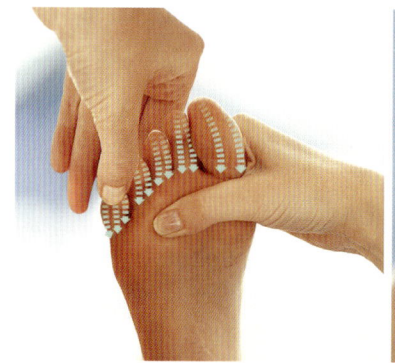

1 Gehen Sie mit dem Daumen mittig und auf beiden Seiten jede Zehe hinab durch die GEHIRN-Zonen. Machen Sie mehrere Gänge an jeder Zehe.

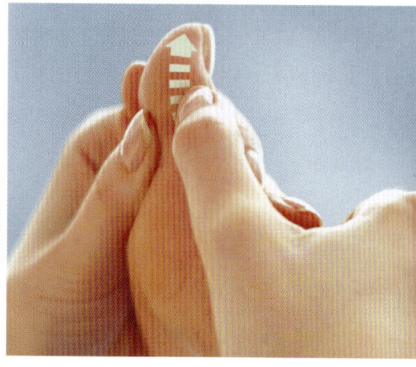

2 Gehen Sie mit Daumengängen mehrmals seitlich an der großen Zehe entlang von unten nach oben. Stützen Sie die Zehe dabei ab.

Fazialislähmung

Durch eine Störung des Gesichtsnervs (Nervus facialis) ist eine Seite des Gesichts gelähmt. Weil es so deutlich sichtbar ist, belastet es die Betroffenen sehr. Um eine Besserung zu erzielen, müssen Sie oft massieren. Arbeiten Sie, bis eine Besserung festzustellen ist.

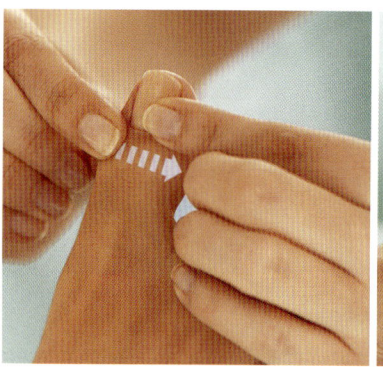

1 Gehen Sie mit dem Finger durch die Zone des Gesichtsnervs unterhalb des großen Zehennagels.

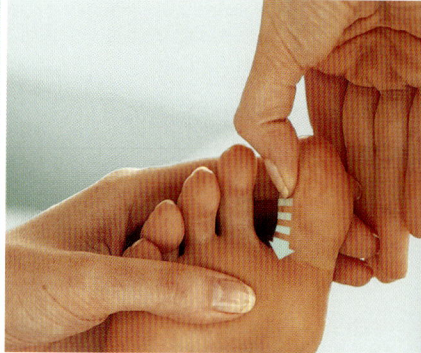

2 Massieren Sie die HALS-Zone, besonders das Gelenk der großen Zehe, mit Daumengängen.

Schlaganfall, Epilepsie und Gehirnlähmung

Bei Patienten mit Epilepsie oder Gehirnlähmung massiert man beide Füße; bei Schlaganfall-Patienten arbeitet man an dem Fuß, der der betroffenen Gehirnhälfte gegenüberliegt.

Machen Sie Daumengänge durch die Mitte und an den Seiten der Zehen. Dort liegen die GEHIRN-Zonen.

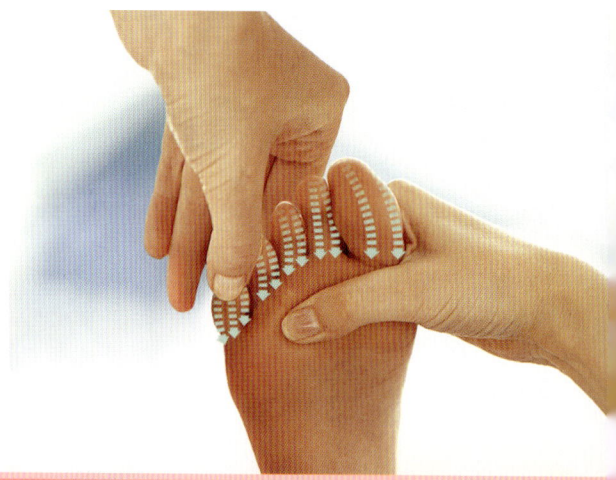

BESCHWERDEN LINDERN

Multiple Sklerose

Diese in Schüben auftretende Krankheit beeinträchtigt das zentrale Nervensystem und die Leitfähigkeit der Nerven. Zwischen zwei Schüben gehen die Symptome meist zurück. Es ist wichtig, sowohl die Reflexzonen der gesamten Wirbelsäule als auch die des Hirnstamms zu bearbeiten.

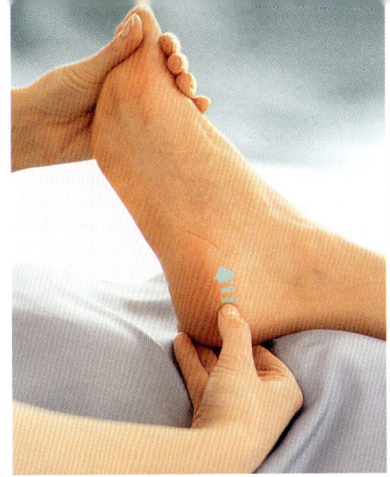

1 Starten Sie mit Daumengängen durch die STEISSBEIN-Zone und gehen Sie dann auch durch alle anderen Abschnitte der WIRBELSÄULEN-Zone.

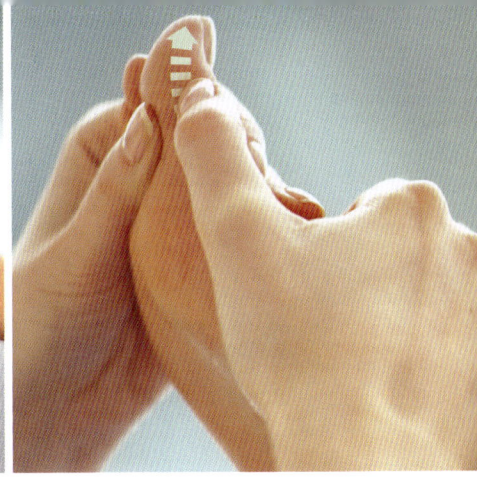

2 Danach arbeiten Sie die HIRNSTAMM-Zone seitlich an der großen Zehe mit mehreren Daumengängen durch.

Lähmung

Bei einer spastischen Lähmung massieren Sie vor allem die Reflexzone des Gehirns. Bei schlaffen Lähmungen arbeitet man vor allem an der Wirbelsäulenzone. In beiden Fällen massiert man auch die Augen- und Ohrenzonen, die in Verbindung mit den Hirnnerven stehen.

Massieren Sie die AUGEN- und OHREN-Zonen mit mehreren Daumengängen. Danach arbeiten Sie die GEHIRN- und WIRBELSÄULEN-Zonen gründlich durch.

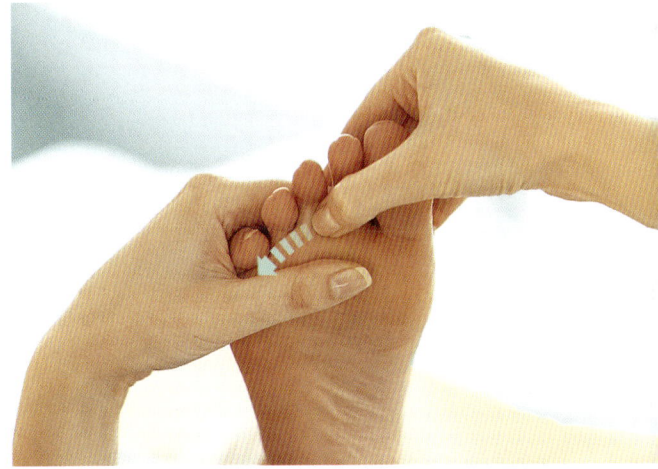

Parkinson-Syndrom

Die langsam fortschreitende Erkrankung beeinträchtigt die Bewegungen; man nennt sie auch Schüttellähmung. Sie betrifft bestimmte Bereiche des Gehirns, die die Bewegungen koordinieren. Man massiert vor allem die großen Zehen unterhalb des Gelenks.

Gehen Sie mit mehreren Daumengängen die große Zehe seitlich hinab durch die GEHIRN-Zone.

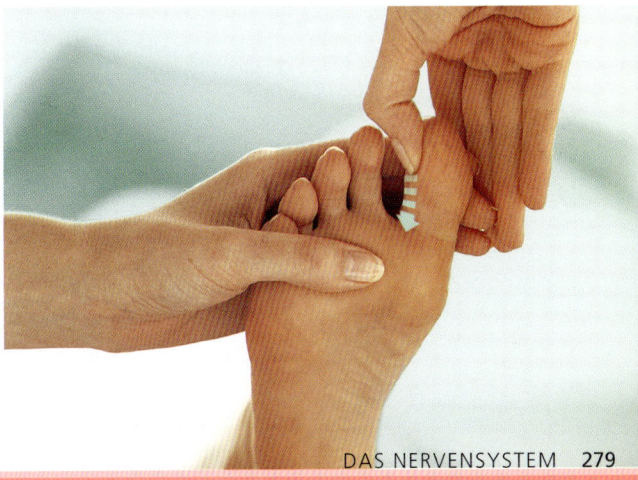

Die Atmungsorgane

Unser Atmungssystem besteht aus Organen und Strukturen, durch die die Atemluft ein- und ausströmt: die Nase, die Luftröhre und die Lungen. In jeder Lunge gibt es ein Netz aus Röhren und Bläschen, die den Luftsauerstoff aufnehmen und Kohlendioxid abgeben. Die Lungenfunktion wird durch das Atemzentrum im Hirnstamm kontrolliert. Die Steuerung erfolgt durch verschiedene Impulse.

Die typischen Atemwegserkrankungen basieren auf unterschiedlichen Ursachen. Asthma etwa wird durch eine allergische Reaktion ausgelöst und geht typischerweise einher mit Keuchen, Husten und Problemen beim Ausatmen. Bronchitis ist dagegen eine Entzündung, bei der die Bronchien mehr oder minder stark zuschwellen können. Wird die Lunge daraufhin nicht ausreichend belüftet, steigt das Risiko einer Lungenentzündung mit chronischem Husten und Schleimbildung. Ein Emphysem hat als Ursache meist eine chronische Bronchitis, die durch Rauchen entstand. Stress verschlimmert die Symptome erheblich.

Reflektorisch massiert man bei Atemwegserkrankungen die Lungenzonen. Da auch nervöse Spannung zu Atembeschwerden beitragen kann, wird auch die Solarplexuszone einbezogen. Liegt eine Entzündung vor, so arbeitet man außerdem an den Nebennierenzonen. Die Nebennieren hemmen Entzündungen und regulieren auch die Lungenfunktion mit.

KÖRPER

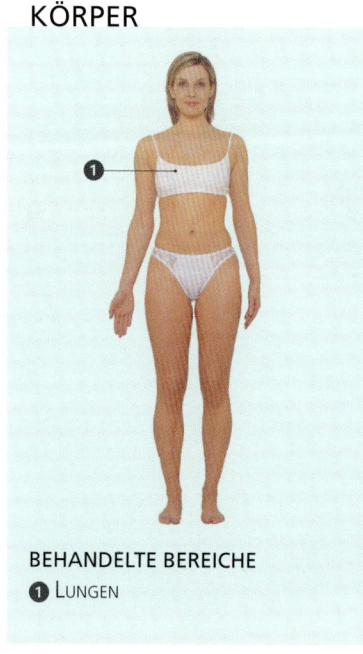

BEHANDELTE BEREICHE
❶ LUNGEN

FUSSREFLEXZONEN

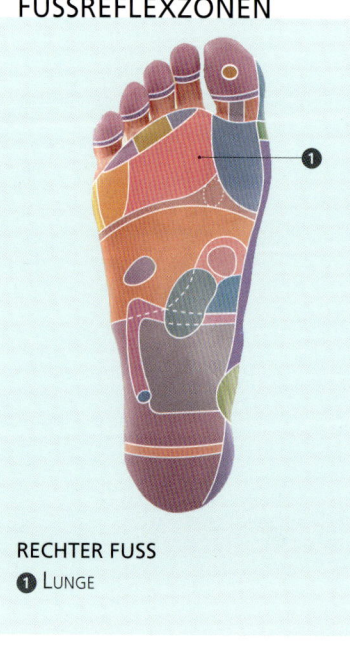

RECHTER FUSS
❶ LUNGE

HANDREFLEXZONEN

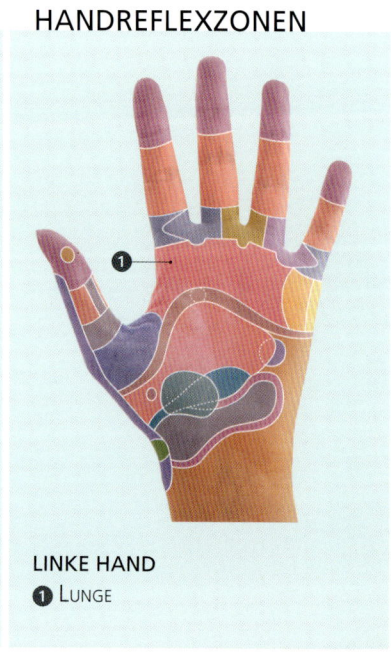

LINKE HAND
❶ LUNGE

Fußbehandlung

Am wirkungsvollsten bearbeitet man die Reflexzonen der Atemwege mit dem Daumengang. Die Lungenzonen massiert man größtenteils auf der Fußsohle, doch auch über die Zonen auf der Fußoberseite kann man die Lungen erreichen.

1 Massieren Sie zuerst die NEBENNIEREN-Zone. Ziehen Sie die Zehen mit Ihrer rechten Hand etwas nach hinten und massieren Sie die NEBENNIEREN-Zone mit mehreren Daumengängen.

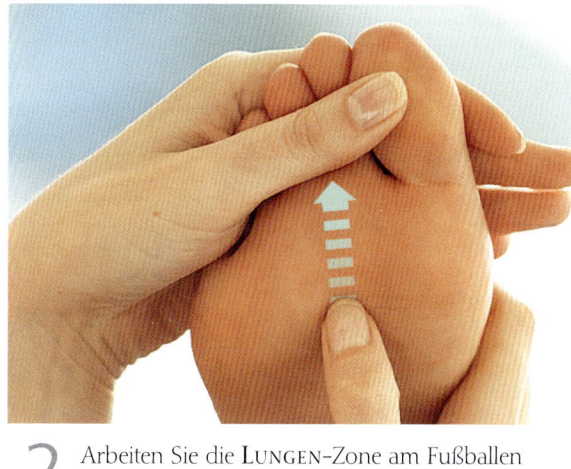

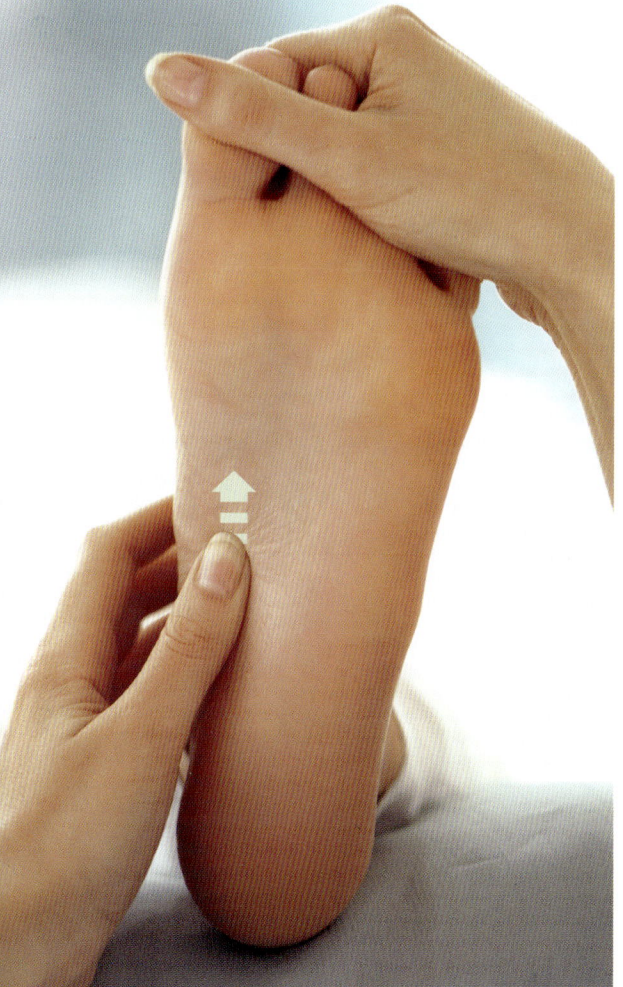

2 Arbeiten Sie die LUNGEN-Zone am Fußballen durch. Halten Sie die Zehen gerade und machen Sie mehrere Daumengänge unterhalb der großen und der zweiten Zehe. Setzen Sie neu an und gehen Sie zur zweiten Zehe hoch. Massieren Sie so den ganzen Fußballen.

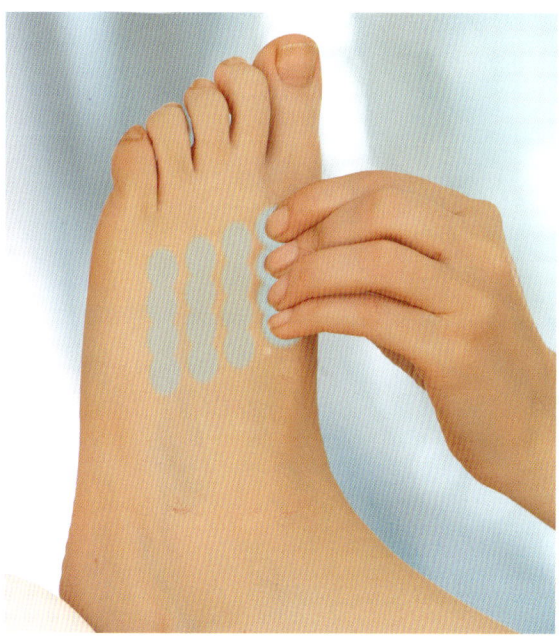

SELBSTBEHANDLUNG

Halten Sie alle vier Fingern parallel und greifen Sie in die Furche zwischen den Mittelfußknochen der großen und der zweiten Zehe. Drücken Sie einige Male und massieren Sie dann nacheinander die anderen Furchen auf die gleiche Weise.

Handbehandlung

Auch hier massiert man die Lungenzonen mit Daumengängen. Die Nebennierenzone eines anderen erreicht man mit Einhaken und Ziehen am besten, die eigene mit einem Golfball.

1 Strecken Sie die Hand mit Ihrer Rechten wie abgebildet. Setzen sie die linke Fingerspitze mittig auf dem Daumenballen auf, etwa auf halber Höhe des Mittelhandknochens vom Daumen. Drücken Sie hier mehrmals auf die NEBENNIEREN-Zone.

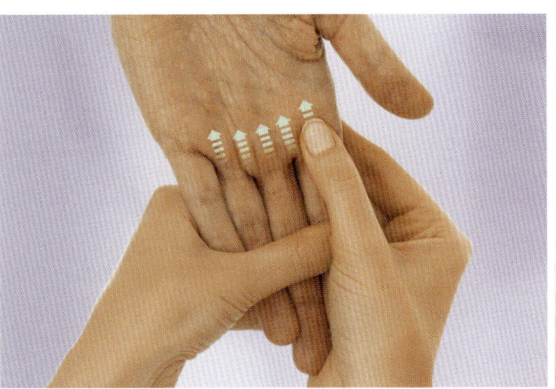

2 Halten Sie die Finger weiterhin gestreckt und arbeiten Sie mit mehreren Daumengängen die gesamte LUNGEN-Zone durch.

SELBSTBEHANDLUNG

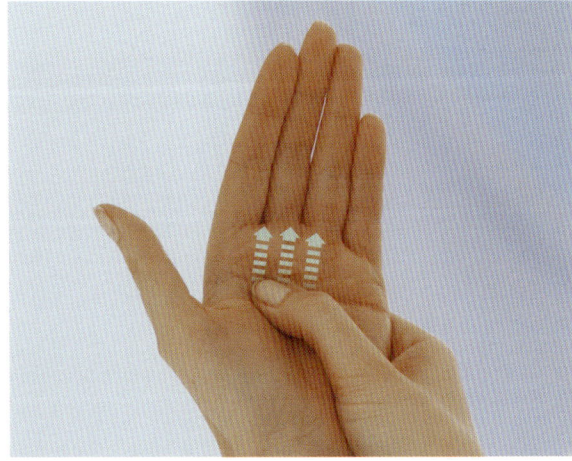

Halten Sie die Finger leicht gestreckt. Arbeiten Sie an beiden Händen die LUNGEN-Zone in der oberen Handfläche mit Daumengängen gründlich durch.

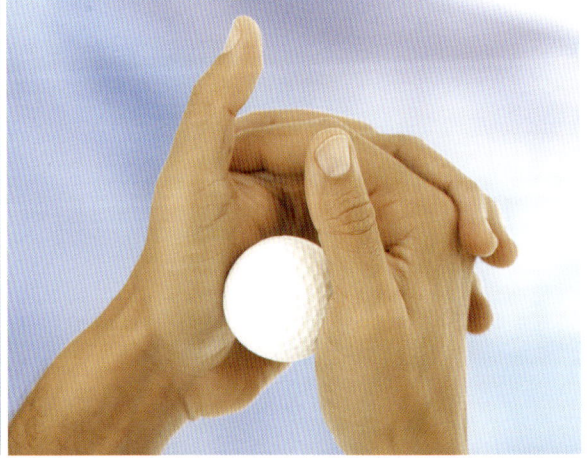

Verschränken Sie die Finger und nehmen Sie einen Golfball zwischen die Handballen. Rollen Sie ihn über die Daumenballen, um die NEBENNIEREN-Zone zu massieren.

Bronchitis

Sind die Luftwege (Bronchien) in der Lunge entzündet, führt das zu hartnäckigem Husten. Die Zonen der Nebennieren massiert man, um die Entzündung zu hemmen. Auch die Massage der Lungenzonen kann die Symptome lindern.

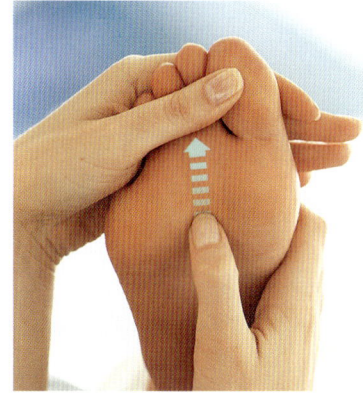

Massieren Sie die komplette LUNGEN-Zone am Fußballen einige Male gründlich mit Daumengängen durch.

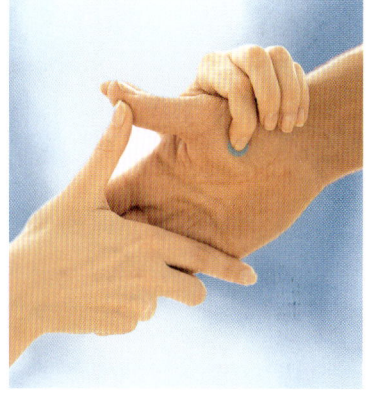

Setzen Sie die Fingerspitze Ihres Zeigefingers genau auf die NEBEN-NIEREN-Zone am Handballen. Drücken Sie mehrmals sanft darauf.

Asthma

Keuchender Atem und Atemnot sind die Symptome eines Asthmaanfalls. Da die Nebennieren unter anderem die Lungenfunktion hormonell beeinflussen, massiert man ihre Reflexzonen, um die Lunge zu stärken und zu entspannen und die Symptome zu lindern.

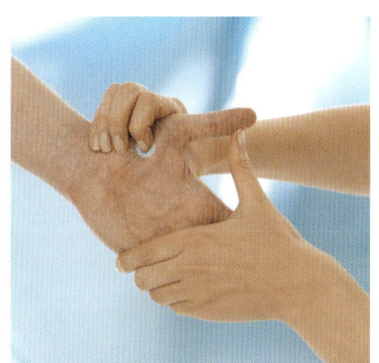

Setzen Sie Ihre Zeigefingerspitze punktgenau auf die NEBENNIEREN-Zone und drücken Sie mehrmals sanft.

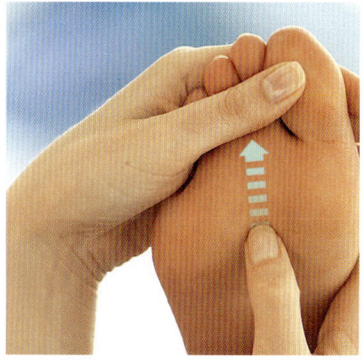

Machen Sie mehrere Daumengänge durch die große LUNGEN-Zone am Fußballen.

SELBSTBEHANDLUNG

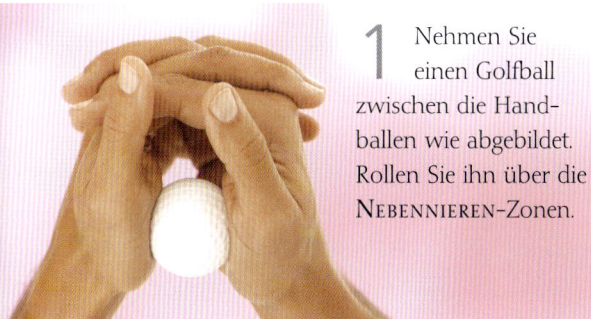

1 Nehmen Sie einen Golfball zwischen die Handballen wie abgebildet. Rollen Sie ihn über die NEBENNIEREN-Zonen.

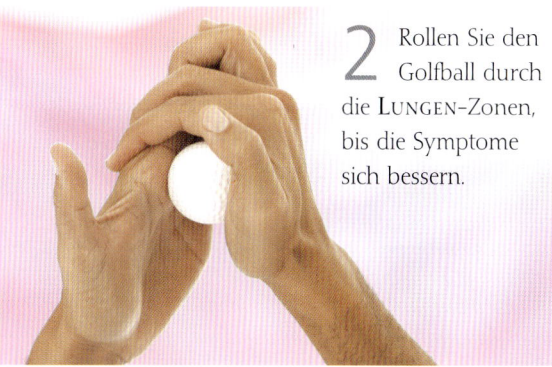

2 Rollen Sie den Golfball durch die LUNGEN-Zonen, bis die Symptome sich bessern.

Die Fortpflanzungsorgane

Zu unseren Fortpflanzungsorganen gehören die Gebärmutter, die Eierstöcke, die Eileiter und die Vagina bei Frauen, der Penis, die Hoden und die Prostata bei Männern. Die Hormone, die diese Organe produzieren, wirken auf jede einzelne Zelle unseres Körpers.

Wendet man Reflexzonentechniken, wie Sie sie auf der gegenüberliegenden Seite sehen, auf die Zonen der Fortpflanzungsorgane an, stärkt man damit die Organfunktionen und kann ausgleichend auf Störungen einwirken. Da nervöse Spannung Probleme verschlimmern kann, arbeitet man zusätzlich mit Ausgleichsgriffen (Extras) und bezieht die Solarplexuszone ein. Einige Fortpflanzungsorgane sind Hormondrüsen und reagieren auch auf andere Hormone, besonders auf unsere Stresshormone.

Verbreitete Probleme sind bei Frauen das Prämenstruelle Syndrom (PMS), Menstruationsbeschwerden und -krämpfe, Unfruchtbarkeit und Wechseljahresbeschwerden.

Männer können unter Impotenz und Zeugungsunfähigkeit sowie Prostatabeschwerden leiden. Weitere Informationen zu allgemeineren Gesundheitsproblemen bei Frauen finden Sie auf Seite 230–237, zur Schwangerschaft auf Seite 238–241 und zu Beschwerden der Männer auf Seite 242–247.

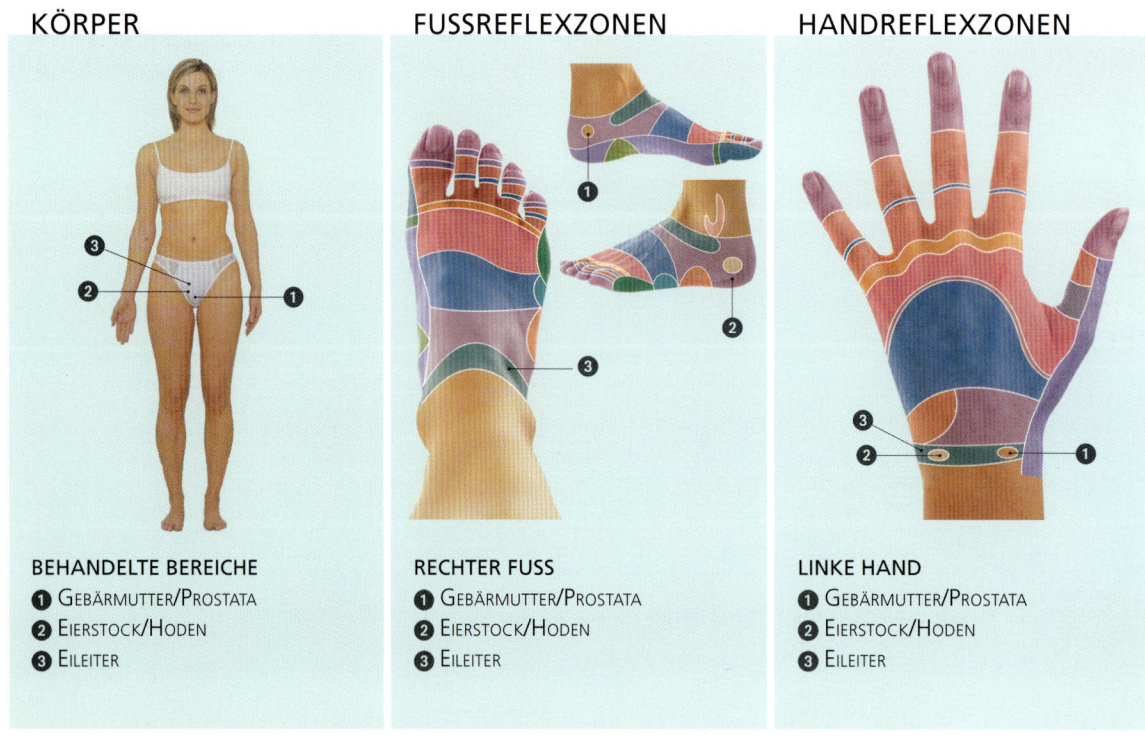

KÖRPER

BEHANDELTE BEREICHE
1. GEBÄRMUTTER/PROSTATA
2. EIERSTOCK/HODEN
3. EILEITER

FUSSREFLEXZONEN

RECHTER FUSS
1. GEBÄRMUTTER/PROSTATA
2. EIERSTOCK/HODEN
3. EILEITER

HANDREFLEXZONEN

LINKE HAND
1. GEBÄRMUTTER/PROSTATA
2. EIERSTOCK/HODEN
3. EILEITER

Fußbehandlung

Die Zonen der Fortpflanzungsorgane massiert man mit dem Daumengang und Rotation um einen Punkt. Bei Letzterem drückt man an der sensiblen Knöchelinnenseite mit dem Mittelfinger.

Handbehandlung

Mit Rotieren um einen Punkt massieren Sie auch an der Hand die Gebärmutter-/Prostata- und die Eierstock-/Hoden-Zone. So massieren Sie punktgenau die richtige Stelle.

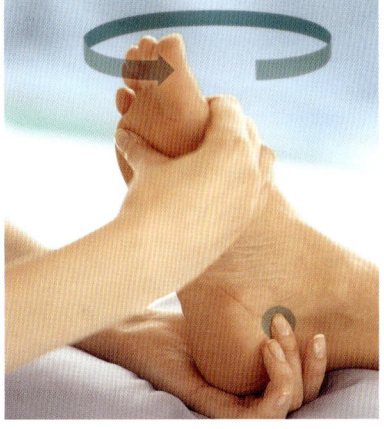

1 Setzen Sie auf der GEBÄRMUTTER-/PROSTATA-Zone an und kreisen Sie mit dem Fuß.

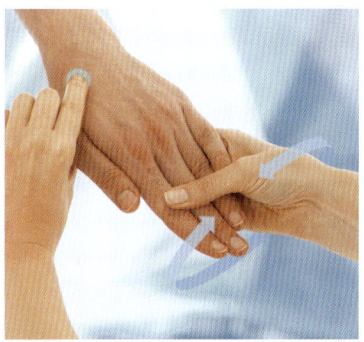

Finden Sie die GEBÄRMUTTER-/PROSTATA-Zone, legen Sie Ihren Zeigefinger darauf und kreisen Sie mit der Hand mehrmals in beide Richtungen.

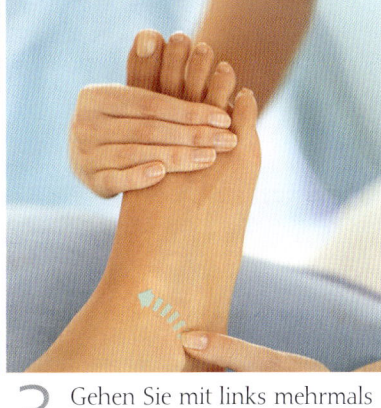

2 Stützen Sie den Fuß mit Ihrer rechten Hand und machen Sie mit links Daumengänge durch die EIERSTOCK-/HODEN-Zone.

3 Gehen Sie mit links mehrmals mit Daumengängen durch die Zone des EILEITERS.

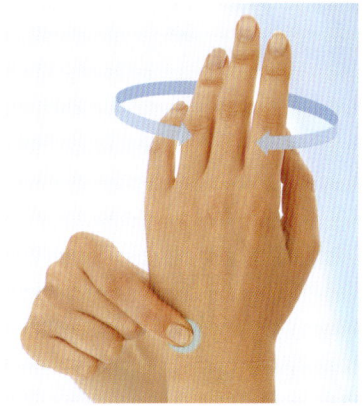

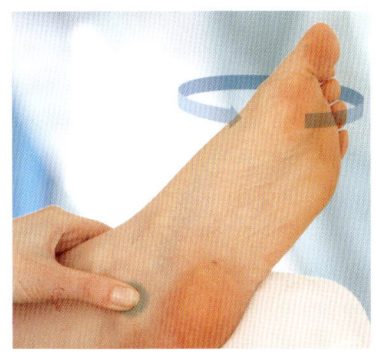

SELBSTBEHANDLUNG

Drücken Sie mit Ihrem Daumen auf die GEBÄRMUTTER-/PROSTATA-Zone. Kreisen Sie mit dem Fuß mehrmals in beide Richtungen. Versuchen Sie, mit Ihrer großen Zehe große Kreise zu machen. Bei Menstruationsbeschwerden arbeiten Sie solange, bis die Schmerzen nachlassen.

SELBSTBEHANDLUNG

Setzen Sie Ihren Zeigefinger genau auf die EIERSTOCK-/HODEN-Zone. Kreisen Sie mit der Hand mehrmals in beide Richtungen.

Das Harnsystem

Die Aufgabe der Niere und der harnableitenden Organe ist es, bestimmte Substanzen aus dem Blut herauszufiltern und über den Urin auszuscheiden. Zu unserem Harnsystem gehören die Nieren, die Blase, die Harnleiter, die von den Nieren zur Blase führen, und die Harnröhre, durch die der Urin ausgeschieden wird.

Verbreitete Harnwegsprobleme sind die Blasenentzündung (Zystitis), Nierenentzündung, Nieren- und Blasensteine sowie Nierenversagen. Frauen können leichter an Harnwegsinfekten erkranken als Männer, da sie eine kürzere Harnröhre haben und die Öffnung bei ihnen näher am Anus liegt und mit Darmbakterien in Kontakt kommen kann. Bei der Reflexzonenarbeit behandelt man die Zonen der betroffenen Organe und die der Nebennieren, um die Entzündung zu hemmen.

Ein weiteres Problem ist die Inkontinenz, bei Kindern auch Bettnässen genannt. Der unwillkürliche Harnabgang kann auf muskulären Problemen oder Steuerungsproblemen des Nervensystems basieren. Man massiert aus diesem Grund die Hirnstammzone, um der unwillkürlichen Blasenentleerung entgegenzusteuern. Am besten behandelt man die Zone möglichst dreimal am Tag selbst, z. B. an der Hand mit einem Golfball.

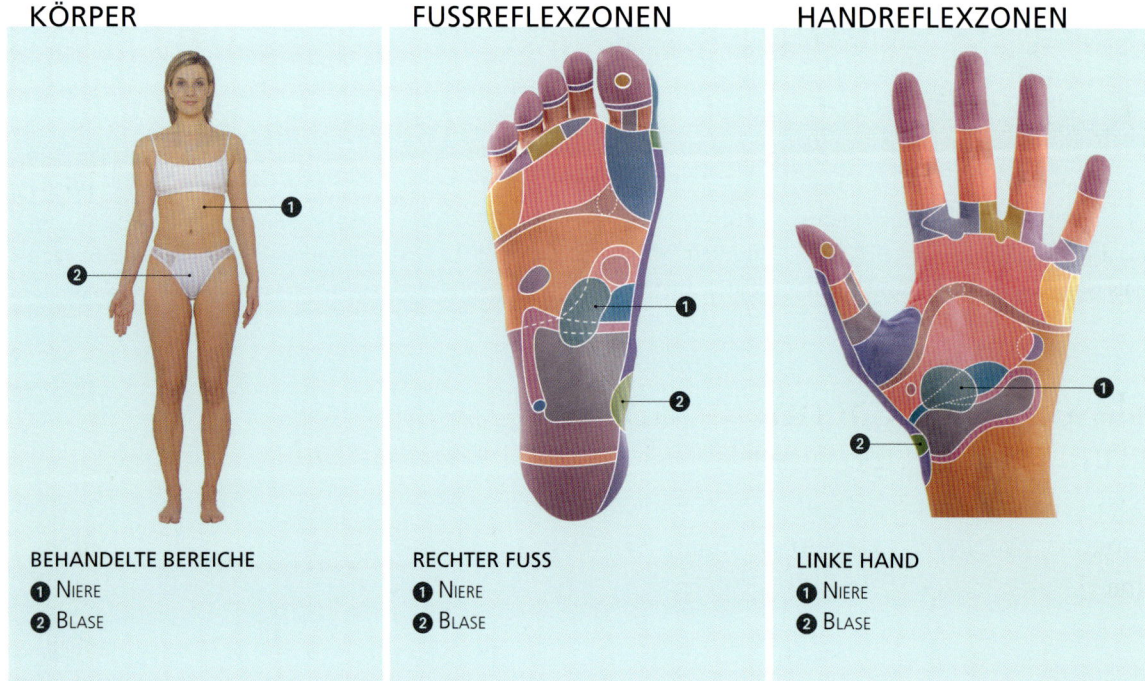

KÖRPER

BEHANDELTE BEREICHE
1. NIERE
2. BLASE

FUSSREFLEXZONEN

RECHTER FUSS
1. NIERE
2. BLASE

HANDREFLEXZONEN

LINKE HAND
1. NIERE
2. BLASE

Fußbehandlung

Mit dem Daumengang lassen sich die Zonen des Harntrakts am besten massieren. Am Fuß sind sie etwas leichter zu behandeln als an der Hand. Ziehen Sie die Zehen zurück, dann erreichen Sie gut die Nierenzone, die tief im Gewebe an der Basis des Mittelfußknochens der zweiten Zehe liegt. Massieren Sie an beiden Füßen.

Handbehandlung

Die Nierenzone finden Sie am Ansatz der Schwimmhaut zwischen Daumen und Zeigefinger.

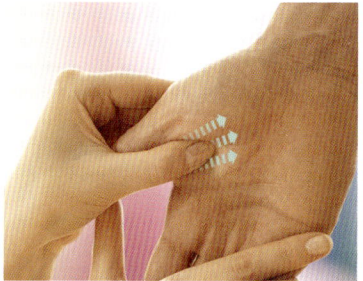

Setzen Sie Ihren linken Daumen an der Schwimmhaut an und massieren Sie mit mehreren Daumengängen die NIEREN-Zone.

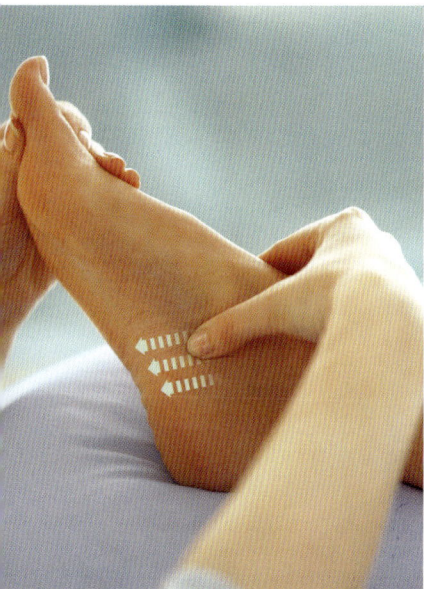

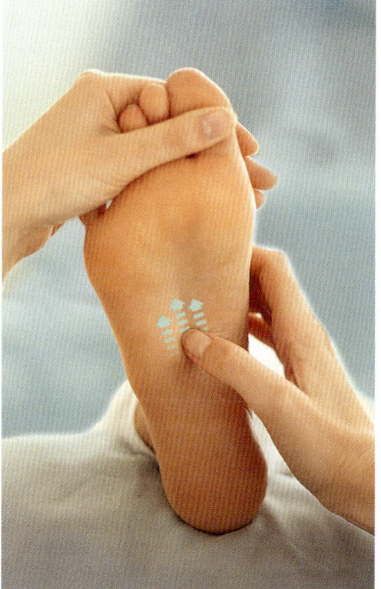

1 Stabilisieren Sie den Fuß mit Ihrer Linken. Gehen Sie dann mit Ihrem rechten Daumen mehrmals durch die BLASEN-Zone.

2 Setzen Sie den Daumen an der NIEREN-Zone an und machen Sie wieder mehrere Daumengänge durch die Zone.

SELBSTBEHANDLUNG
Gehen Sie mehrmals mit Ihrem linken Daumen durch die NIEREN-Zone nach oben.

Blasen-/Nierenentzündung

Bei diesen Erkrankungen massiert man die BLASEN- und NIEREN-Zonen und (zur Entzündungshemmung) die NEBENNIEREN-Zonen. Ist eine Handzone zu empfindlich, arbeiten Sie am Fuß und umgekehrt.

Halten Sie mit Ihrer rechten Hand die Finger gestreckt. Setzen Sie Ihren linken Zeigefinger punktgenau auf die NEBENNIEREN-Zone und drücken Sie mehrmals darauf.

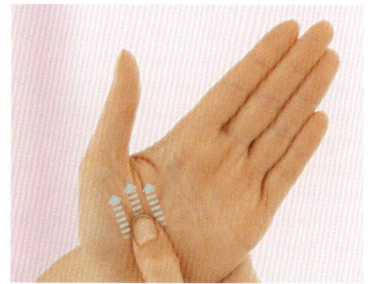

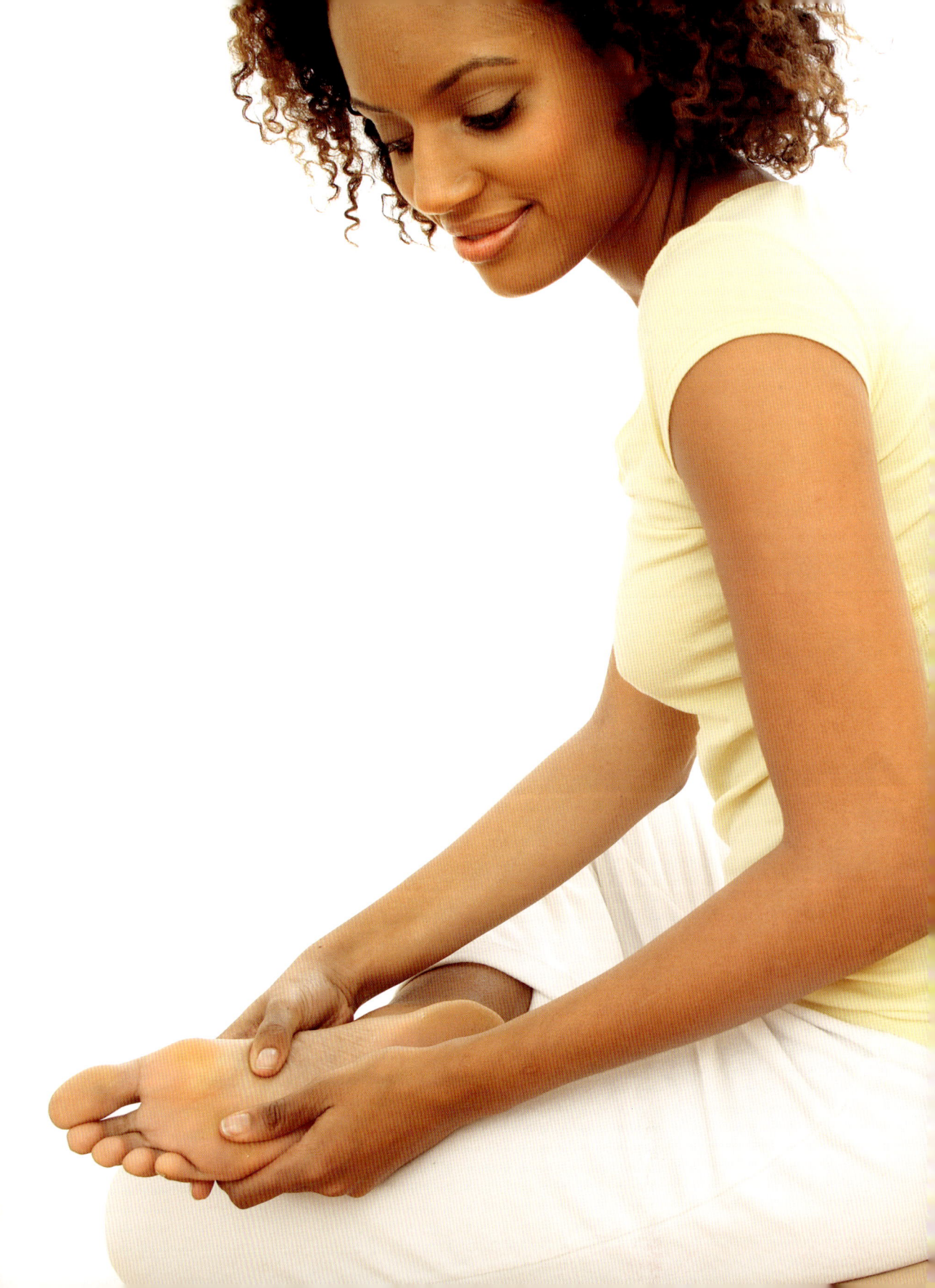

Kapitel 7

Füße und Hände beleben

Hände und Füße spielen im Alltag

eine so wichtige Rolle, doch sie bekommen nicht immer die Pflege, die sie verdienen. Vielleicht verbringen Sie viele Stunden an der Computertastatur oder Sie haben eine Vorliebe für hochhackige, aber unbequeme Schuhe. Oder Sie müssen den ganzen Tag stehen. Die in diesem Kapitel vorgestellten Techniken sind eine Wohltat für Ihre Hände und Füße. Außerdem finden Sie Anwendungen für verbreitete Beschwerden der Füße und Hände.

Grundlagen

Es ist wichtig, etwas für Hände und Füße zu tun, nicht nur für unser Wohlbefinden, sondern auch damit sie ihre Aufgaben erfüllen können. Die Füße tragen den ganzen Tag unser Gewicht, und mit den Händen erledigen wir unsere Arbeit. Wir brauchen sie ganz einfach, um unseren Lebensunterhalt zu verdienen, unsere Unabhängigkeit zu wahren und das Leben zu genießen.

Ein Programm mit belebenden Übungen für Hände und Füße gibt uns die Kraft, den Alltag zu meistern. So hatte einer unserer Klienten mit etwa 55 Jahren keinerlei Gesundheitsprobleme, doch bei näherer Betrachtung zeigte sich, dass seine Hände durch ein Leben als Bauarbeiter beeinträchtigt waren. Seine Finger ließen sich nicht mehr strecken. Er führte das Programm durch und konnte dabei schnell Fortschritte erzielen.

DIE REFLEXE SCHÄRFEN

So wie wir ein Messer schärfen, damit es besser schneidet, dient das Schärfen der Reflexe dazu, den Alltag leichter zu bewältigen. Wann immer wir einen Schritt gehen, liefern Druck-, Dehnungs- und Bewegungsrezeptoren im Körper unzählige Informationen und lösen laufend Reflexe aus, damit die Bewegung automatisch ablaufen kann. Auf ähnliche Weise ermöglichen es uns die Rezeptoren in den Händen, dass wir überhaupt mit ihnen arbeiten können. Doch wenn wir Hände und Füße überstrapazieren und mit ihnen stets in der gleichen Weise verfahren, schwächt das die Reflexe.

Im Folgenden erfahren Sie, wie Sie Hände und Füße verjüngen können. Sie können Dehnungstechniken anwenden und mit Extras Bewegungen durchführen, die zu Entspannung und besserer Durchblutung

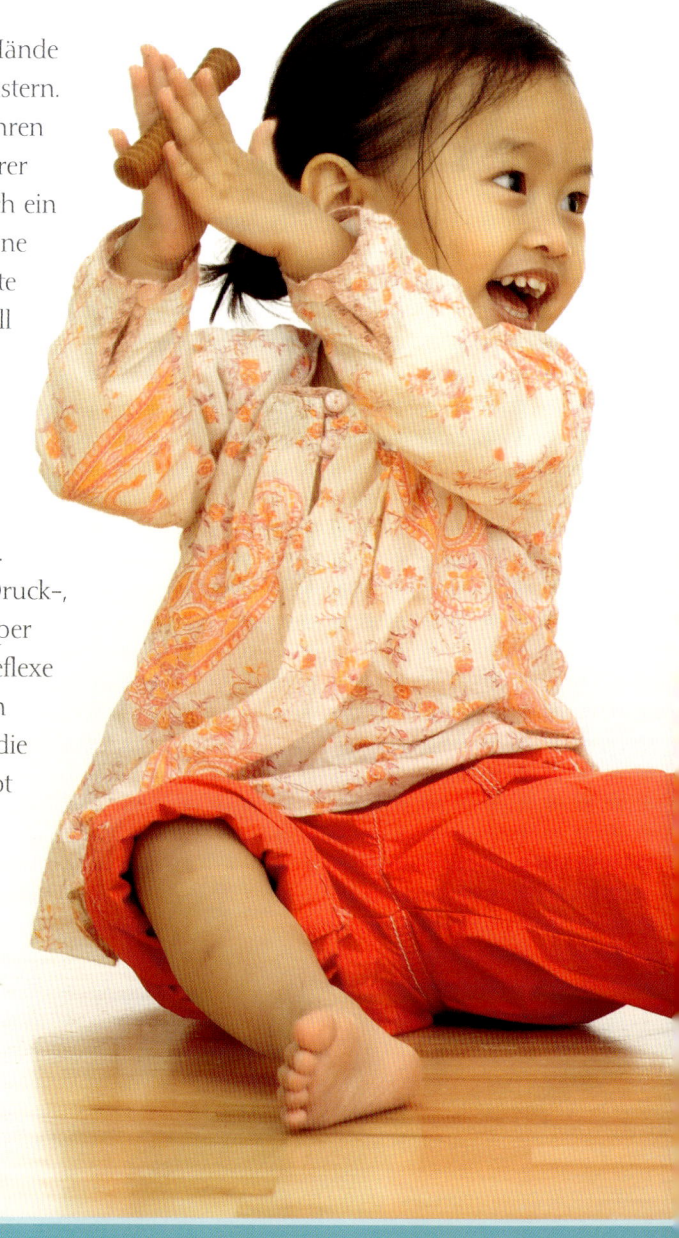

führen sowie die Flexibilität erhöhen. Sie werden etwas über Gesundheitspfade erfahren sowie darüber, wie Sie Beweglichkeit und Stabilität erlangen, indem Sie auf Untergründen gehen, die sich von den gewohnten unterscheiden.

WIE DIE TECHNIKEN FUNKTIONIEREN

So wie schmerzende oder verletzte Hände bzw. Füße den ganzen Körper in Mitleidenschaft ziehen, haben umgekehrt belebende Massagen eine positive Wirkung auf den ganzen Körper. Die hier vorgestellten Techniken schärfen die Reflexe, indem sie Abwechslung ins übliche Bewegungseinerlei von Händen und Füßen bringen. Klopfen, Trommeln und Klopfen mit der hohlen Hand regen zur Dehnung des Fußes an und entspannen seine vier wichtigsten Muskelgruppen. Sie dehnen darüber hinaus die Wadenmuskeln. Studien haben ergeben, dass dies den Druck auf Fersen und Ballen um die Hälfte reduzieren kann. So wird die Belastung bei einem Schritt halbiert! Die drei genannten Techniken bewirken auch an der Hand Entspannung, denn sie lösen ungewohnte Empfindungen in diesem hochsensiblen Körperteil aus. Extras entspannen und verjüngen Hände und Füße, indem sie diese so bewegen, wie wir es nur selten im Alltag tun.

Je mehr wir auf diese Weise unsere Hände und Füße massieren, desto größer wird das Spektrum ihrer Möglichkeiten. Und durch die Dehnungen und Bewegungen sprechen wir bestimmte Körperteile an, ebenso wie

Ein Programm mit belebenden Übungen für Hände und Füße gibt uns die Kraft, den Alltag zu meistern

dies Techniken der Reflexzonenmassage tun. Wenn Sie also auf den Fußballen klopfen oder darauf trommeln, beeinflusst dies den entsprechenden Körperteil, nämlich den oberen Rücken. Damit können Sie also auch Gesundheitsprobleme angehen.

DIE BELASTUNGEN UNTERSCHEIDEN SICH

Frauen leiden eher unter Fußschmerzen, vielleicht infolge von hohen Absätzen. Während der Schwangerschaft können Gewichtszunahme, Schwellungen und hormonelle Veränderungen die Füße beeinflussen. Sowohl Frauen wie Männer, die in der Arbeit lange stehen bzw. viel gehen, brauchen Entlastung. All diesen Menschen tut es gut, wenn ihre Füße belebt und Schmerzen gelindert sowie mögliche Schäden behoben werden.

Bei älteren Menschen nimmt die Beweglichkeit der Füße ab, was das Halten des Gleichgewichts erschwert. Wenn zudem noch die Bewegungsfreiheit und Flexibilität der Hände eingeschränkt ist, kann man sich nicht einmal mehr alleine anziehen oder für sich kochen. Unternimmt man etwas dagegen, so erhöht dies die Lebensqualität.

Bei Diabetikern sind die Füße oft schlecht durchblutet. Dagegen helfen Dehnungen, was auch den Druck von Fußballen und großer Zehe nimmt, wo sich bei Diabetikern häufig Geschwüre bilden.

Bei sehr aktiven Kindern kann es zu Reizungen der Wachstumsbereiche in den Fersen und zu Fußschmerzen kommen, wenn sie z. B. Sport betreiben. Manchen Kindern bereiten Plattfüße Beschwerden. SMS schreiben, Spielekonsolen und Tastatur bedienen – all das belastet die Hände.

Selbsthilfe bei müden Füßen

Dehn- und Bewegungstechniken entspannen und beleben die Füße. Bei den Dehntechniken wird die Muskelspannung normalisiert, was der Entspannung dient und den Kreislauf ankurbelt. Extras können als Bewegungsübungen dienen, was das Bewegungsspektrum und die Flexibilität erhöht.

Drei Grundtechniken

Die drei wichtigsten Dehntechniken zur Belebung der Füße sprechen die Dehnungsrezeptoren an, denn man hält den Fuß dabei gestreckt und behandelt ihn mit den Techniken Klopfen mit hohler Hand, Trommeln sowie Klopfen. Üben Sie diese Techniken erst am Bein.

KLOPFEN

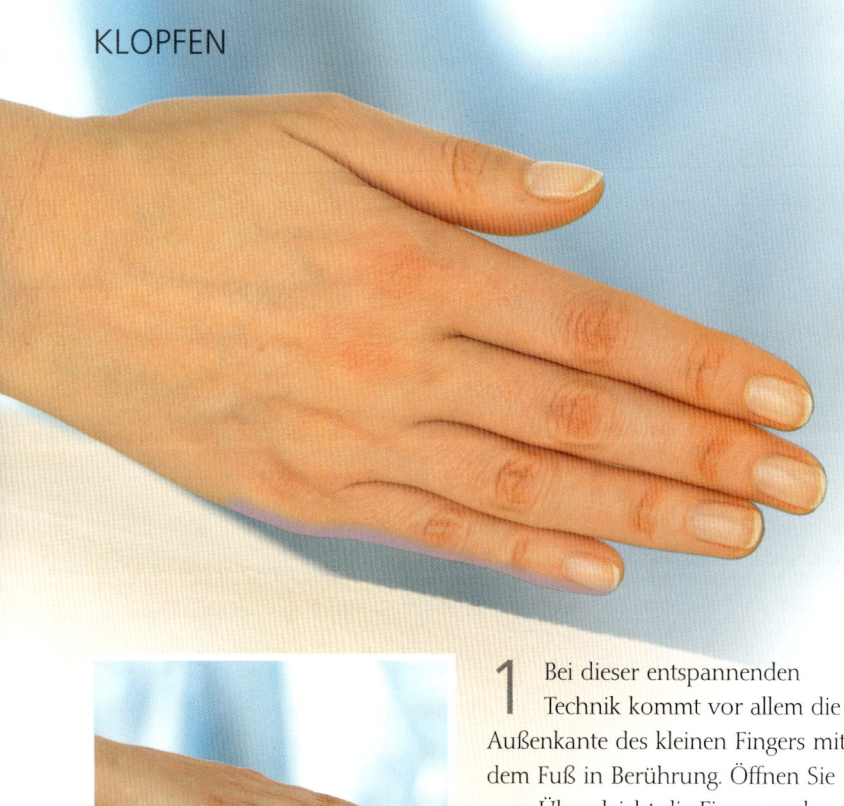

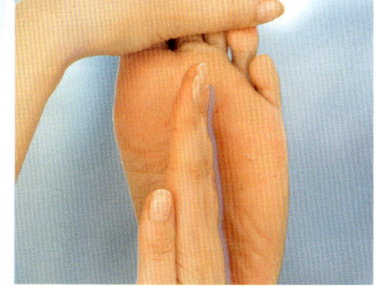

2 Klopfen Sie mit lockeren Fingern einige Male auf den Fußrücken.

1 Bei dieser entspannenden Technik kommt vor allem die Außenkante des kleinen Fingers mit dem Fuß in Berührung. Öffnen Sie zum Üben leicht die Finger und klopfen Sie mit der äußeren Fingerkante auf das Bein. Das sollte ähnlich klingen wie beim Klopfen mit einem geschlossenen Fächer.

3 Dehnen Sie den Fuß und beklopfen Sie nun die Fußsohle, erst oberhalb der Ferse, dann den ganzen Fuß entlang nach oben.

KLOPFEN MIT HOHLER HAND

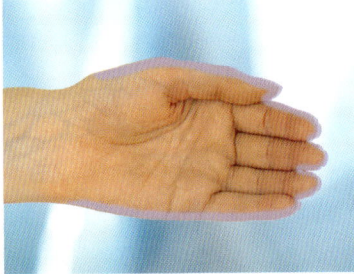

1 Wölben Sie die Hand, als wollten Sie Wasser darin auffangen. Klopfen Sie mit dem Rand Ihrer »Handschale« auf Ihr Bein. Üben Sie dann am Fuß von jemand anderem. Falls das Geräusch nicht gedämpft ist, sondern wie Klatschen klingt, wölben Sie die Hand noch mehr.

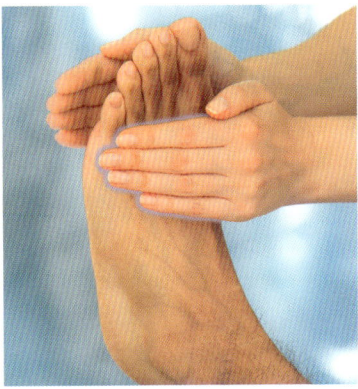

2 Nun folgt das Klopfen mit zwei hohlen Händen. Der Fuß befindet sich zwischen Ihren gewölbten Händen, die ihn gleichzeitig beklopfen. Mehrere Male rhythmisch wiederholen.

TROMMELN

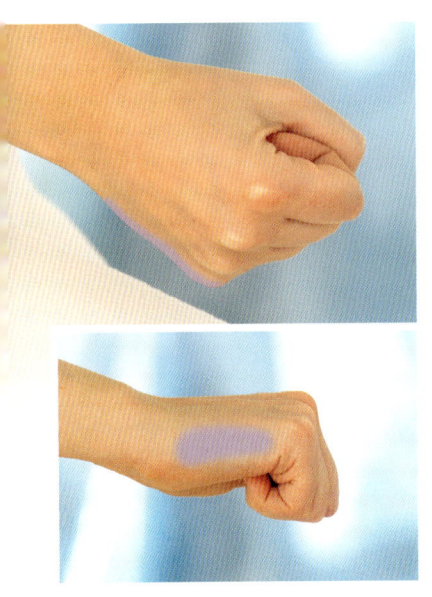

1 Für die Trommel-Technik formen Sie eine lockere Faust, sodass sich an der Handkante ein weiches Polster bildet.

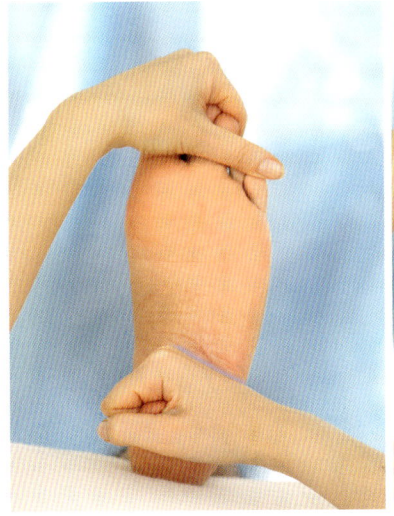

2 Halten Sie den Fuß ganz gestreckt. Klopfen Sie mehrere Male mit der Faust auf die Außenkante des Fußes oberhalb der Ferse. Bearbeiten Sie dann ebenso den Mittelfuß.

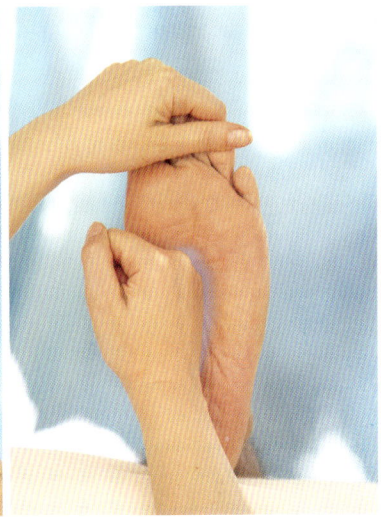

3 Jetzt geht es weiter nach oben. Der Fuß ist immer noch nach hinten gedehnt. Bearbeiten Sie mit der Faust mehrere Male das vordere Längsgewölbe des Fußes.

SELBSTHILFE BEI MÜDEN FÜSSEN

Programm zur Fußentspannung

Derjenige, dessen Fuß behandelt wird, sollte sich zunächst einmal bequem hinsetzen. Nehmen Sie gegenüber Platz. Legen Sie Uhr und Schmuck ab. Wenn Sie den ersten Fuß behandelt haben, führen Sie das Programm mit dem anderen Fuß durch.

Kreisen

Um herauszufinden, wie die Fußentspannungstechniken wirken, kreisen Sie den Fuß im Uhrzeigersinn und dann andersherum.

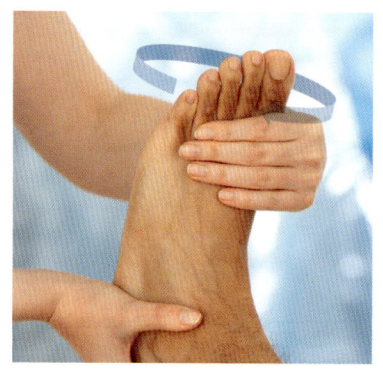

Halten Sie dazu das Fußgelenk fest und drehen Sie den Fuß einmal im Uhrzeigersinn herum. Ist dies leicht möglich? Nun kreisen Sie mit ihm andersherum. Sie werden schnell merken, wie es sich anfühlt, wenn ein Fuß entspannt ist.

Techniken zur Entspannung der Füße

Dies sind weitere Extras für die Füße. Sie wirken entspannend und erweitern das Bewegungsspektrum des Fußes. Diese Techniken können die Ausschüttung von Endorphinen aktivieren, den natürlichen Schmerzmitteln des Körpers.

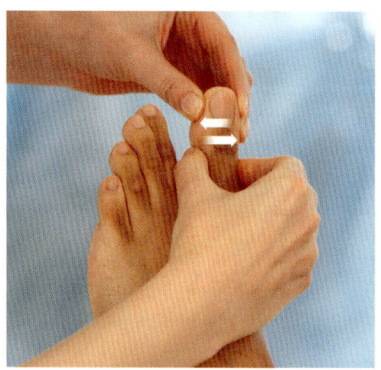

1 Hin-und-her-Technik mit der großen Zehe. Bewegen Sie die beiden Hände entgegengesetzt.

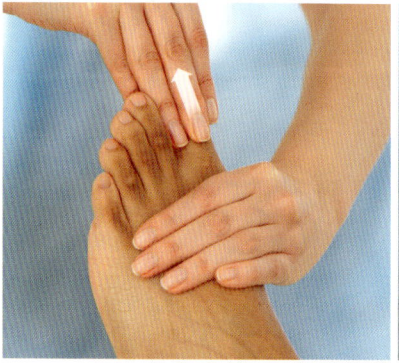

2 Die große Zehe strecken. Ziehen Sie daran und halten Sie sie für einige Sekunden.

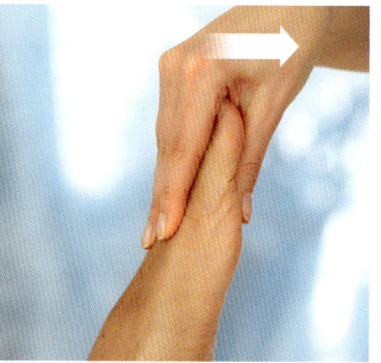

3 Fußrütteln. Fassen Sie den Ballen, bewegen Sie den Fuß locker und schnell vor und zurück.

KLOPFEN MIT HOHLER HAND AUF DEN FÜSSEN

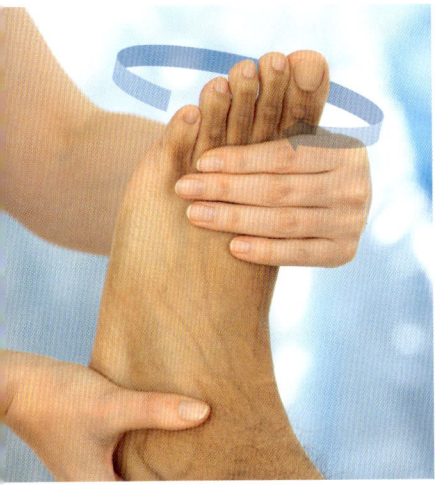
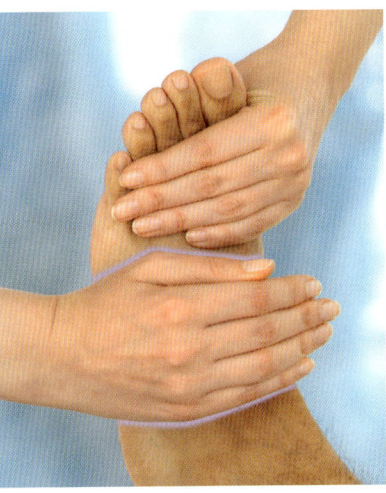
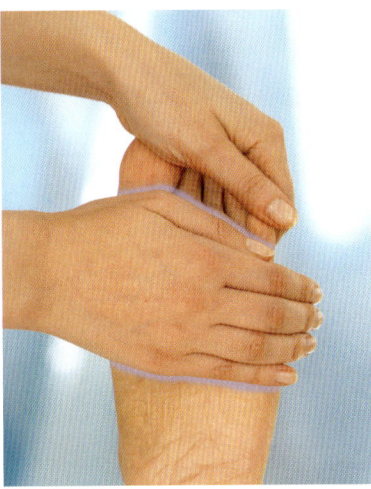

1 Testen Sie die Beweglichkeit des Fußes, indem Sie mit ihm kreisen. Klopfen Sie mit hohler Hand und sehen Sie, ob er sich danach besser kreisen lässt.

2 Halten Sie den Fuß so, dass Sie gut mit der hohlen Hand auf den Fußrücken klopfen können. Mehrmals wiederholen.

3 Halten Sie den Fuß weiter aufrecht und wenden Sie das Klopfen mit hohler Hand einige Male an.

4 Nun klopfen Sie mehrere Male gleichzeitig von oben und unten mit hohlen Händen auf Höhe des Fußballens. Der Fuß bleibt gerade.

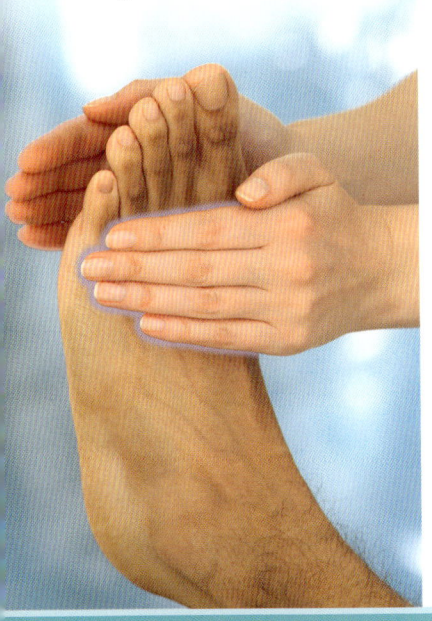
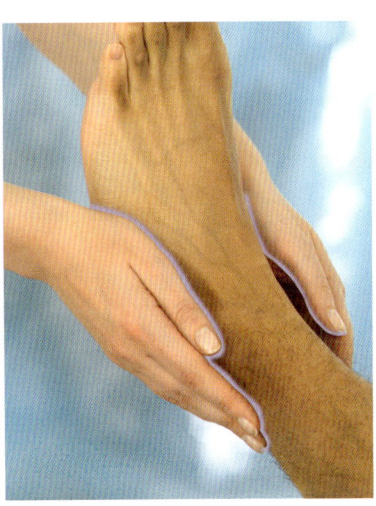

5 Als Nächstes bearbeiten Sie mit der Technik »Klopfen mit zwei hohlen Händen« mehrere Male die Fußmitte. Klopfen Sie rhythmisch und mit beiden Händen möglichst gleichzeitig.

6 Der Fuß nimmt eine entspannte Haltung ein. Klopfen Sie mit hohlen Händen mehrere Male von der Seite. Die Knöchel befinden sich jeweils im Zentrum der gewölbten Hand.

TROMMELN AUF DEN FÜSSEN

1 Testen Sie die Beweglichkeit des Fußes, indem Sie mit ihm mehrmals im Uhrzeigersinn und entgegengesetzt kreisen. Nachdem Sie die Trommel-Technik angewendet haben, testen Sie nochmals. Was sagt der Behandelte selbst?

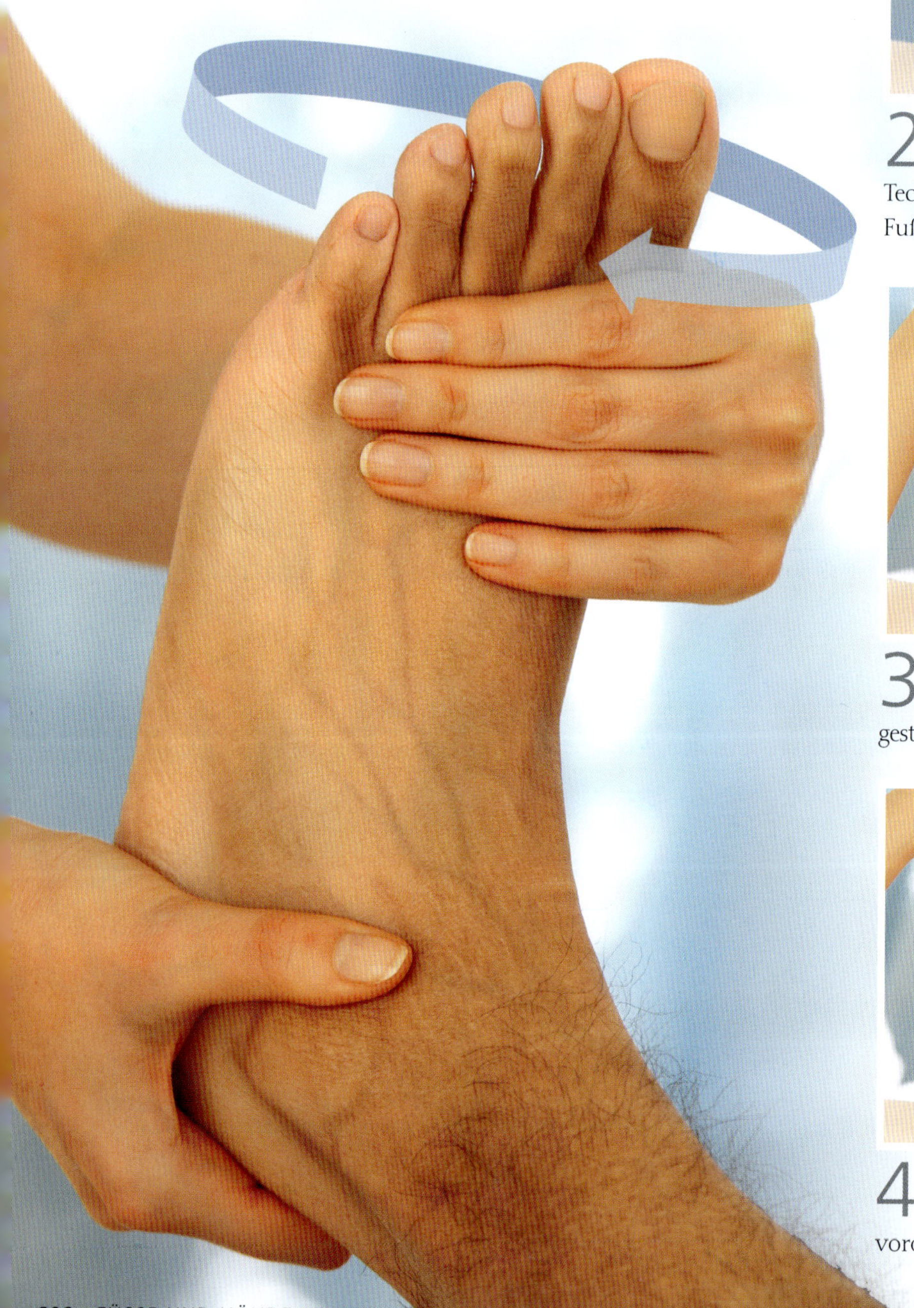

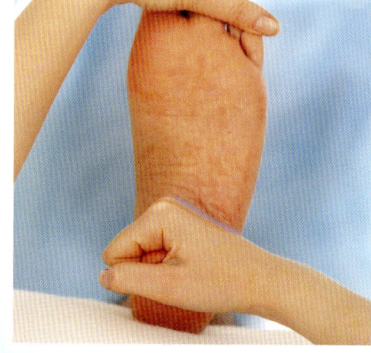

2 Halten Sie den Fuß gedehnt. Wenden Sie die Trommel-Technik an der Außenkante des Fußes oberhalb der Ferse an.

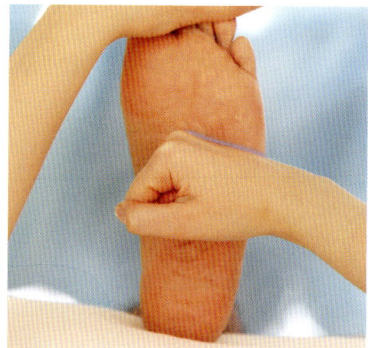

3 Wenden Sie nun die Trommel-Technik in der Mitte des gestreckten Fußes an.

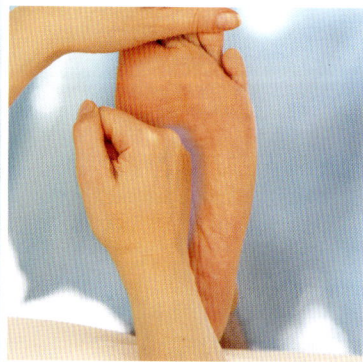

4 Nun trommeln Sie noch mit der lockeren Faust auf das vordere Fußgewölbe.

DIE FÜSSE BEKLOPFEN

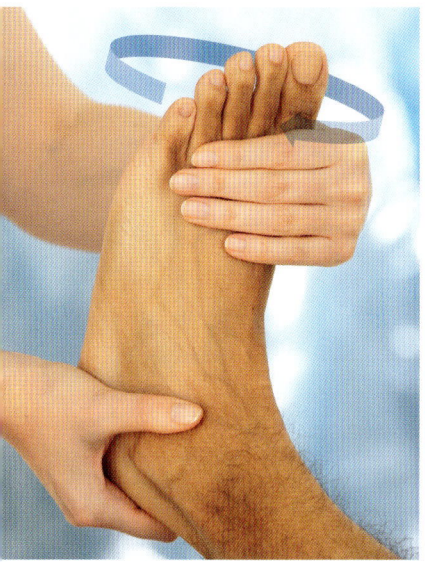

1 Testen Sie die Beweglichkeit des Fußes, indem Sie mit ihm mehrmals im Uhrzeigersinn und entgegengesetzt kreisen. Nachdem Sie das Klopfen angewendet haben, testen Sie nochmals.

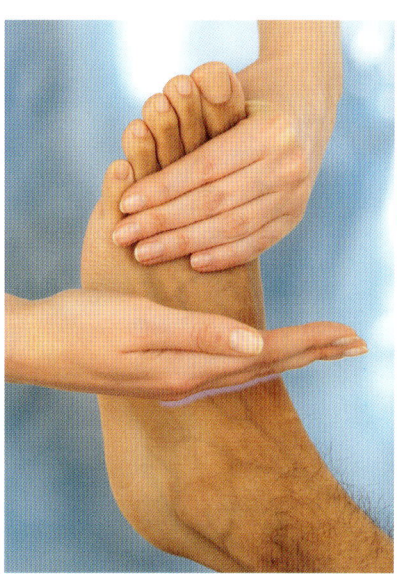

2 Halten Sie den Fuß aufrecht und gestreckt. Wenden Sie die Klopf-Technik am Fußrücken an. Die Außenkante des kleinen Fingers trifft dabei locker auf dem Fuß auf.

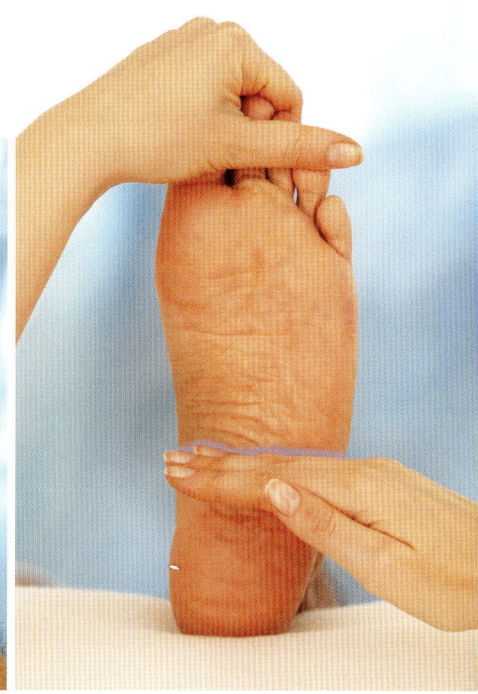

3 Halten Sie den Fuß aufrecht und biegen Sie die Zehen leicht zurück. Beklopfen Sie die Fußsohle oberhalb der Ferse mehrere Male rhythmisch mit der Kante Ihres kleinen Fingers.

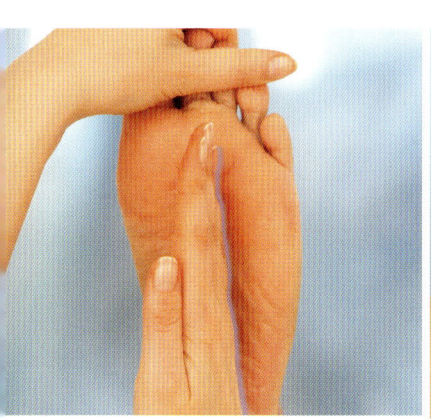

4 Nun wenden Sie die Klopf-Technik über die Länge des Fußgewölbes an, wobei der kleine Finger den Fußballen berührt und die Handkante das Fußgewölbe.

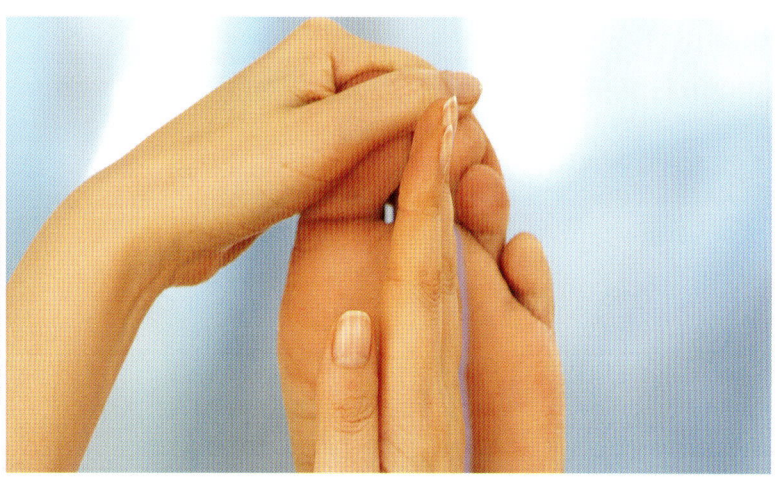

5 Klopfen Sie schließlich noch unterhalb jeder Zehe. Bitten Sie den Behandelten, ein paar Schritte zu gehen. Ist der bearbeitete Fuß beweglicher als der andere?

Das Zehn-Minuten-Programm zur Fußentspannung

In diesem Programm sind grundlegende Techniken, Entspannungsübungen für die Füße sowie Extras miteinander kombiniert. Wer im Job viel stehen bzw. gehen muss, unter geschwollenen Füßen oder Beschwerden am Fuß leidet oder häufig hohe Absätze trägt, der sollte das Programm etwas verlängern. Testen Sie immer die Beweglichkeit des Fußes mit dem Kreisen und vergessen Sie nicht, den Behandelten zu fragen, was ihm besonders gut tut.

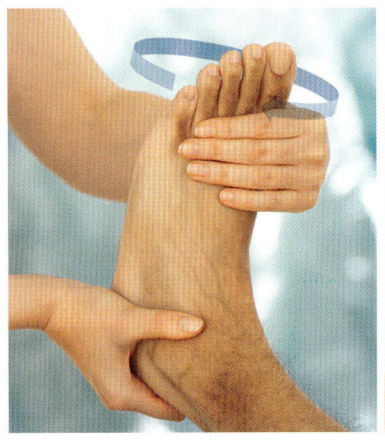

1 Beginnen Sie mit dem Beweglichkeitstest: im Uhrzeigersinn kreisen und dann andersherum.

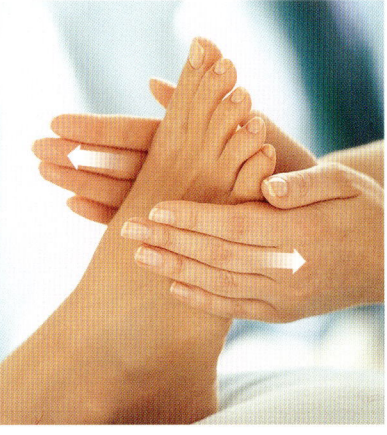

2 Bearbeiten Sie den Fuß rhythmisch mit der Hin-und-her-Technik mehrere Male, um ihn zu entspannen.

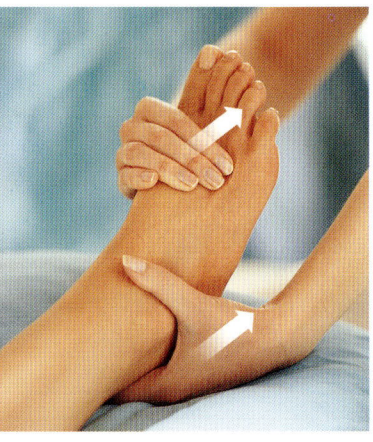

3 Fassen Sie den Fuß am Knöchel und Ballen und ziehen Sie ihn sanft zu sich. Einige Sekunden halten.

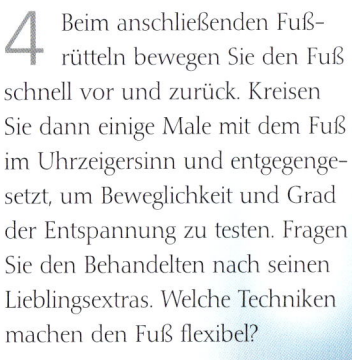

4 Beim anschließenden Fußrütteln bewegen Sie den Fuß schnell vor und zurück. Kreisen Sie dann einige Male mit dem Fuß im Uhrzeigersinn und entgegengesetzt, um Beweglichkeit und Grad der Entspannung zu testen. Fragen Sie den Behandelten nach seinen Lieblingsextras. Welche Techniken machen den Fuß flexibel?

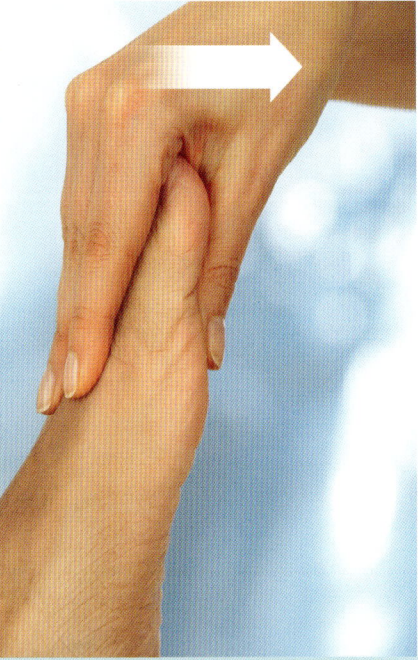
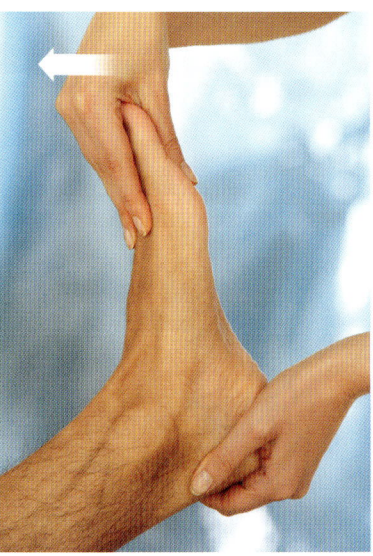

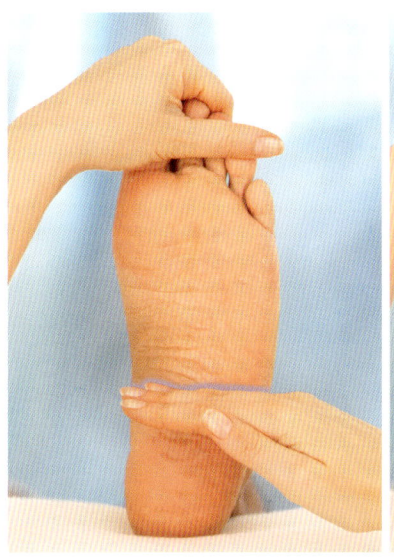

5 Halten Sie den Fuß aufrecht. Wenden Sie mehrere Male die Klopf-Technik an der Außenkante des Fußes oberhalb der Ferse an.

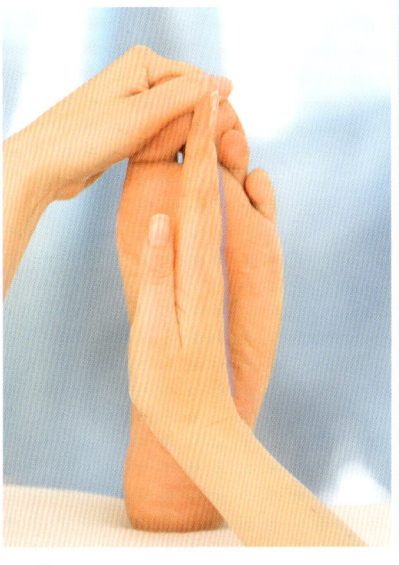

6 Drücken Sie den Fuß leicht zurück und klopfen Sie mit der Fingerkante auf den Fußballen und dann auf das Fußgewölbe.

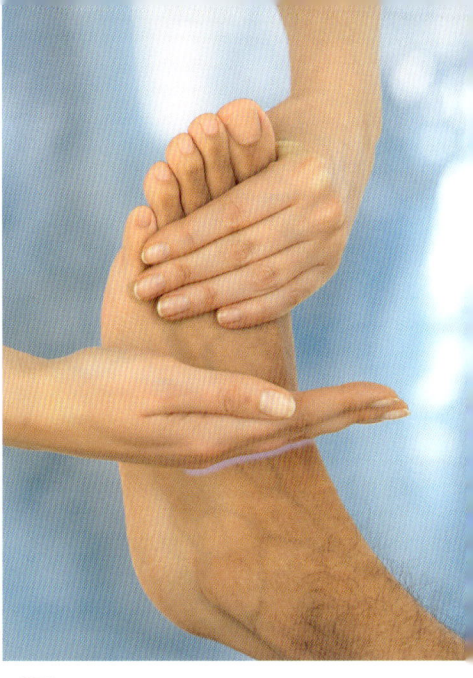

7 Bearbeiten Sie nun den Fußrücken mit der Klopf-Technik. Danach mit dem Kreisen die Beweglichkeit testen.

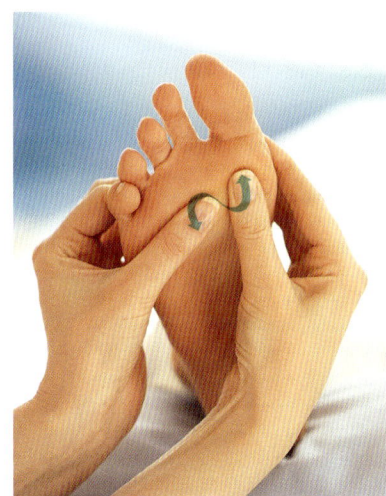

8 Umfassen Sie mit beiden Händen den Fußballen. Massieren Sie mit der Fußsohlenschaukel, indem Sie im rhythmischen Wechsel jeweils eine Seite des Fußes zu sich ziehen und die andere wegbewegen.

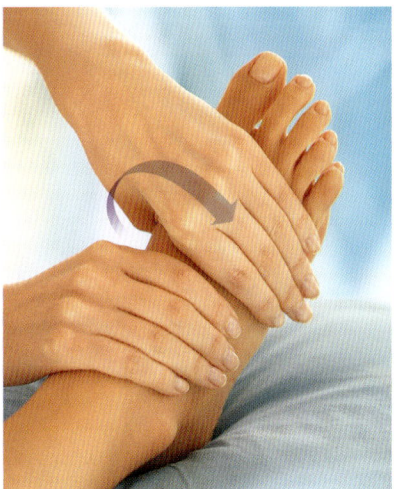

9 Es folgt die Wirbeldrehung. Legen Sie beide Hände auf die Fußinnenseite. Die Hand, die näher bei den Zehen liegt, dreht den Fuß mehrmals, während die andere unbewegt bleibt und nur hält.

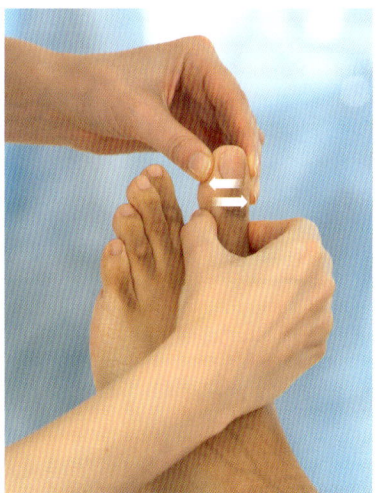

10 Halten Sie die große Zehe zu beiden Seiten wie abgebildet. Bewegen Sie Ihre Hände im Rhythmus mehrere Male entgegengesetzt hin und her, damit die Zehe seitwärts beweglicher wird.

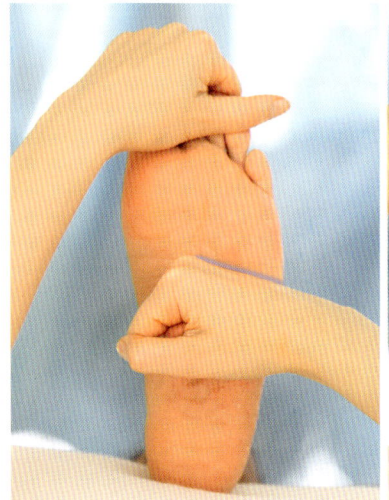

11 Halten Sie den Fuß aufrecht und trommeln Sie mit der lockeren Faust mehrmals auf die Fußmitte.

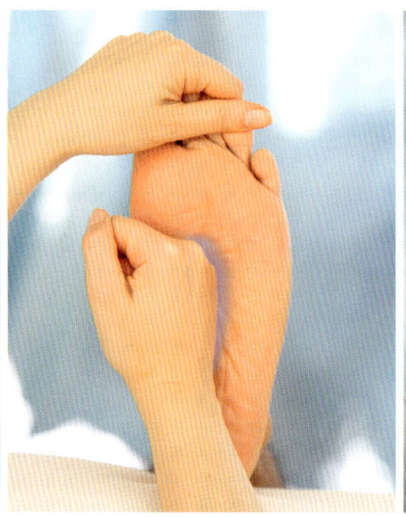

12 Der Fuß bleibt in dieser Lage, während Sie auf das Längsgewölbe trommeln. Kreisen Sie dann mit dem Fuß, um die Beweglichkeit zu testen.

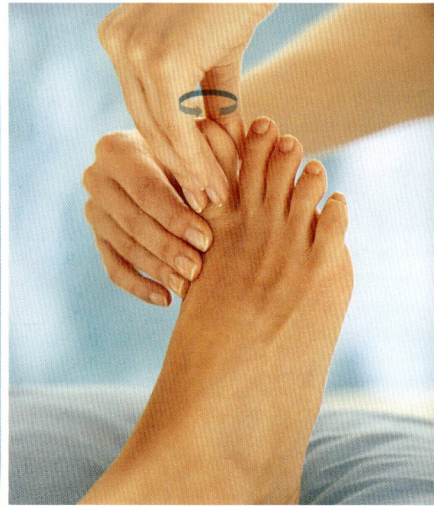

13 Rotieren Sie langsam und gleichmäßig mit der großen Zehe im Uhrzeigersinn und andersherum, um sie zu entspannen. Die andere Hand hält den Ballen.

14 Um den Fußballen zu entspannen, wenden Sie das Extra »Lungenpresse« an. Pressen und drücken Sie im Rhythmus.

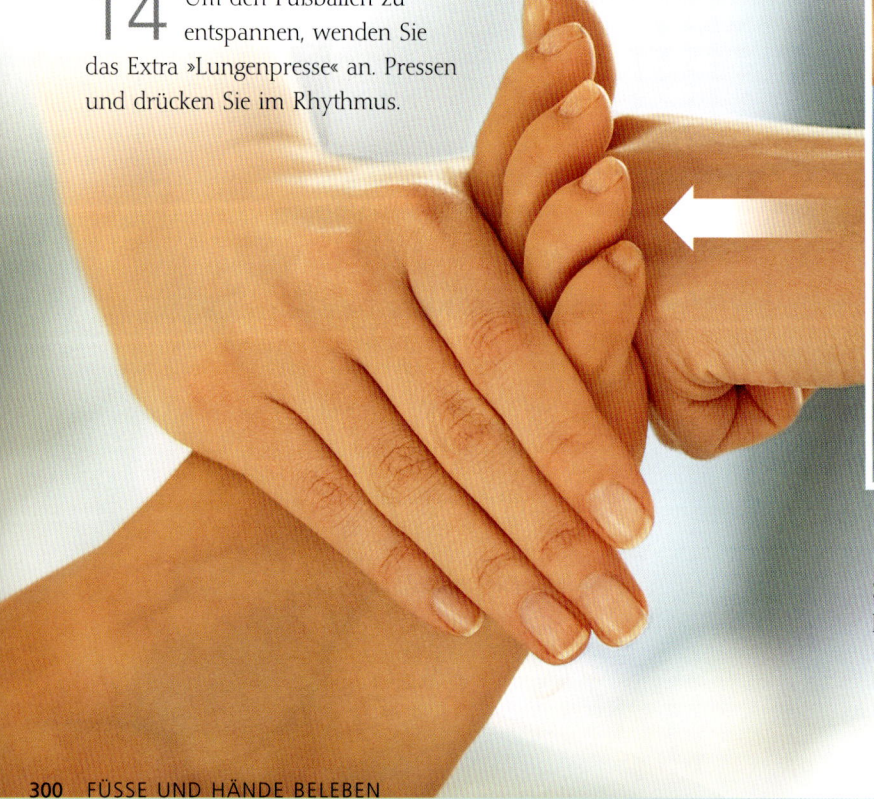

15 Umfassen Sie wieder die große Zehe und ziehen Sie sie sanft. Einige Sekunden halten.

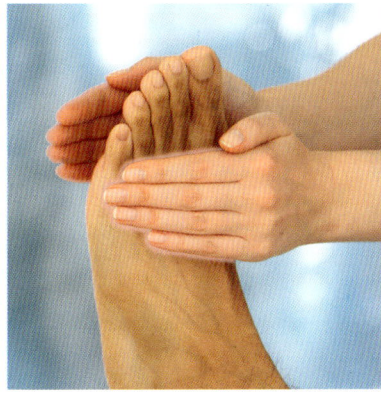 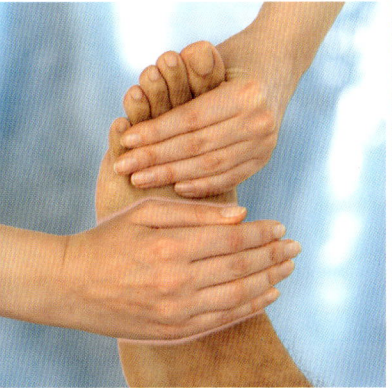 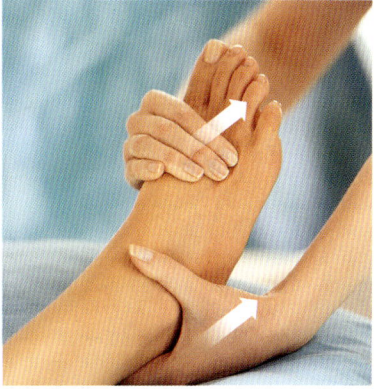

16 Klopfen Sie nun mit hohlen Händen auf Höhe des Fußballens, dann in der Fußmitte sowie um die Knöchel. Diese sind dabei unter den gewölbten Händen.

17 Halten Sie den Fuß gedehnt und wenden Sie das Klopfen mit hohler Hand auf dem Fußrücken an.

18 Schließen Sie mit einigen Extras ab. Strecken Sie den Fuß, indem Sie ihn am Gelenk und am Ballen halten. Mit beiden Händen leicht ziehen.

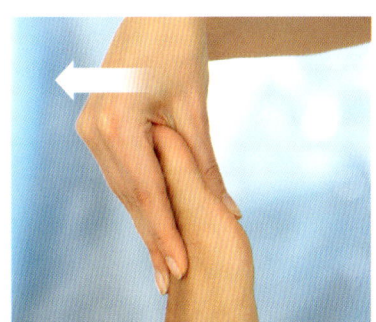

19 Nun rütteln Sie den Fuß, indem Sie ihn am Ballen halten und rhythmisch vor und zurück bewegen.

20 Für das Extra »Hin und her« bewegen Sie die beiden Fußseiten abwechselnd entgegengesetzt hin und her. Kreisen Sie nun zum Testen den Fuß. Der Behandelte kann dann einige Schritte gehen und das Fußgefühl vergleichen. Dann ist der andere Fuß dran.

GESCHWOLLENE FÜSSE

Gehen Sie mit vier Fingern durch die Zone des unteren Rückens. Bearbeiten Sie mit dem Daumengang die Lymphknoten-Zone, um Gewebeflüssigkeit auszuschwemmen. Die Behandlung der Nieren-Zone unterstützt die Ausscheidung. Für die Lymphdrainage im oberen Bereich massieren Sie mit dem Fingergang die Zonen für Brust und Brustkorb.

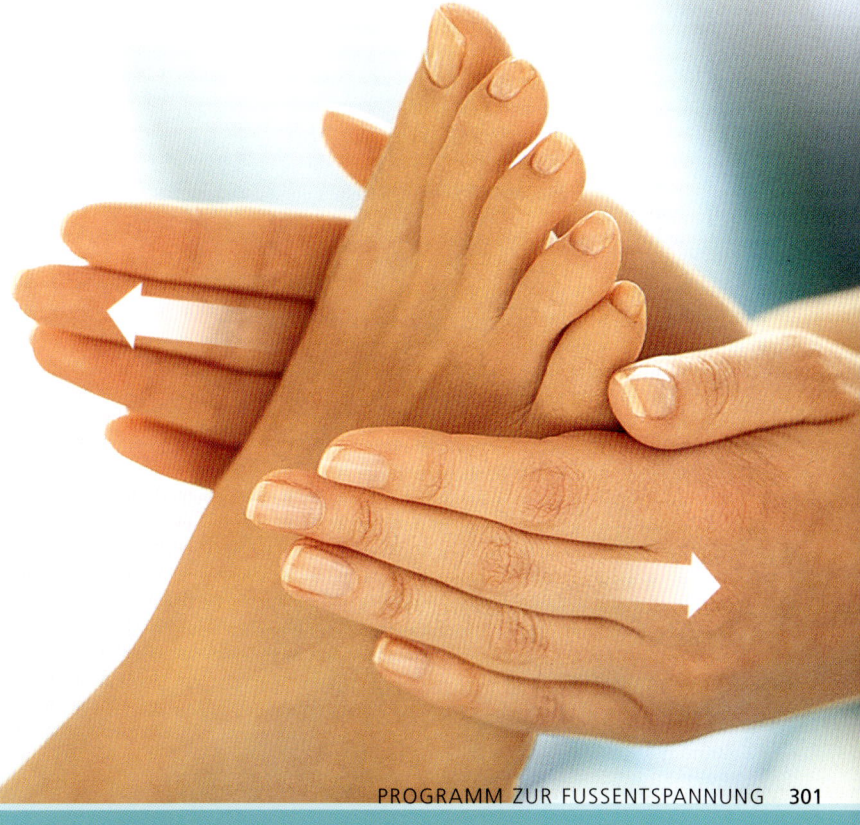

Gesundheitswege

Im Lauf des Tages werden die Füße müde, und mit müden Füßen fühlen wir uns noch erschöpfter. Niemand weiß besser, wie sich Ihre Füße anfühlen, als Sie selbst. Gehen Sie mit den im Folgenden vorgestellten Techniken auf Entdeckungsreise, was Ihren Füßen am besten tut.

Das Gehen auf ungewohntem Untergrund wie Kieselsteinen oder Kies unterstützt den Körper hervorragend dabei, Mobilität und Stabilität zu wahren. Das haben Forschungen ergeben. Wenn man auf derartigen Oberflächen geht, führt man gleich einfache, aber dennoch wirkungsvolle Reflexzonenmassagen durch. Zudem lässt sich das gut in den Alltag integrieren. Da dabei allein durch die Schwerkraft Druck ausgeübt wird, müssen Sie nur wenig Energie selbst aufwenden. Gerade wenn Sie müde sind, ist das von nicht zu unterschätzendem Wert.

GEHEN AUF BAMBUS – die japanische Kunst des *takefumi* – stärkt Ihre Füße. Platzieren Sie im Stehen einen Fuß auf einem Bambusrohr und verlagern Sie langsam das Gewicht.

GESUNDHEITSWEGE

Man kann Gesundheitswege als »Ferien für die Füße« bezeichnen, denn sie ermöglichen diesen eine Auszeit von ihrer normalen Tätigkeit und setzen sie einer Reihe von neuen Empfindungen aus. Die Füße tragen tagaus, tagein das Gewicht des Körpers und passen sich verschiedenen Oberflächen an. Ein Gesundheitsweg macht sich das Gewicht eines Menschen zunutze und wandelt das gewöhnliche Gehen um in eine einzigartige neue Sinneserfahrung für die Füße, die Stress lindert und nicht nur die Füße, sondern

GEHEN AUF STEINEN, die von fließendem Wasser geglättet wurden, kann für den Fuß überaus angenehm sein. An einem steinigen Flussbett kommen Sie auch noch in den Genuss, das kalte fließende Wasser zu spüren.

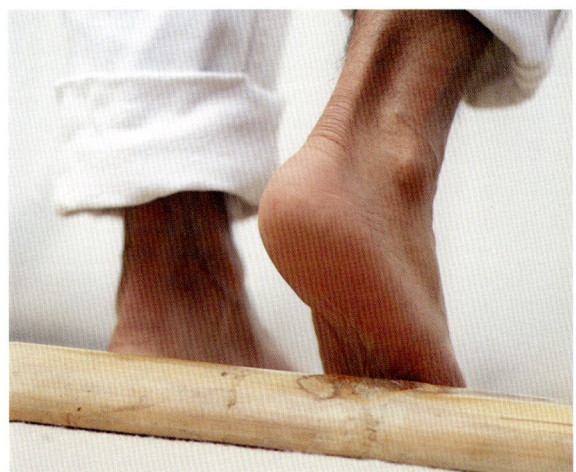

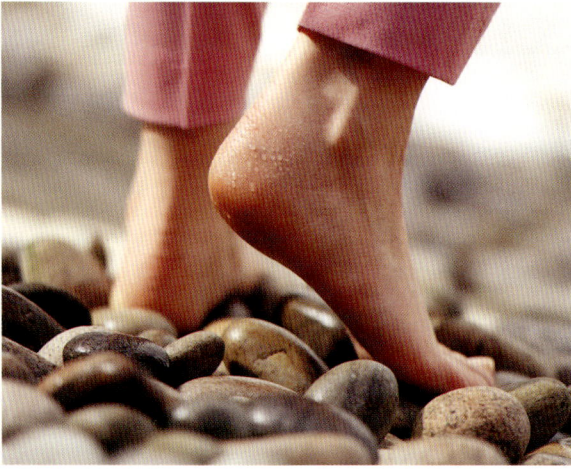

den ganzen Körper belebt. Nicht zuletzt lässt sich der Geist auf Gesundheitswegen beflügeln, wenn Sie ihm nicht nur mit dem Körper sondern mit allen Sinnen wach und aufmerksam folgen.

Gesundheitswege bestehen aus Gegenständen mit ungewöhnlichen Formen. Wenn man barfuß darauf geht, stimuliert das bislang vernachlässigte Bereiche der Füße und unterbricht die Belastungen, die aufgrund immer derselben Bewegungen entstehen.

In Asien sind Gesundheitswege sehr beliebt. Diese Methode ist wohl auf eine japanische Legende zurückzuführen, derzufolge Samurai-Krieger einen Bambusstab abschnitten und darauf gingen (s. die Abb. auf der linken Seite). Diese *takefumi* genannte Übung (*take* heißt »Bambus« und *fumi* »treten auf«) sollte Stärke und Vitalität verleihen. Den Japanern galt die Fußsohle als »zweites Herz«. Das Altern begann für sie in den Füßen, und sie setzten die Kraft der Sohle mit der Kraft der Seele gleich. Der erste moderne Gesundheitsweg in Japan wurde in den Shiseido-Werken um 1980 erbaut. Er besteht aus einem 75 Meter langen Weg in Form eines unregelmäßigen Rechtecks. Steine in drei verschiedenen Größen befinden sich auf dem Pfad, sodass mit sanften Reizen begonnen wird, die nach und nach stärker werden. Es gibt auch Streifen aus feinem Kies, die die Zehenunterseiten und die Stellen zwischen den Zehen anregen. Daneben befinden sich runde Betonstangen und Steine, die das Fußgewölbe ansprechen, in Anlehnung an die Übung des *takefumi*. Eckige Steine dienen einer intensiven Stimulierung von schwer erreichbaren Stellen. Schließlich gibt es auch noch große flache Steine mit scharfen Kanten.

MACHEN SIE SICH IHREN EIGENEN GESUNDHEITSWEG

Diesen ganz persönlichen Gesundheitsweg können Sie im Haus oder im Garten für sich anlegen. Legen Sie dazu mehrere Gegenstände mit unterschiedlicher Oberflächenbeschaffenheit hintereinander, auf denen Sie gehen oder stehen können. Lassen

GEHEN AUF SAND trainiert die Fuß- und Wadenmuskeln. Nutzen Sie die Gelegenheit zu einem Spaziergang am Strand, wenn Sie im Urlaub sind. Daheim können Sie es am Kinderspielplatz tun.

GEHEN AUF GRAS kühlt und erfrischt. Probieren Sie es zu unterschiedlichen Tageszeiten: morgens, wenn das Gras vom Tau benetzt ist; nach einem Regenguss; und nachts, wenn die Umgebung Sie nicht ablenkt.

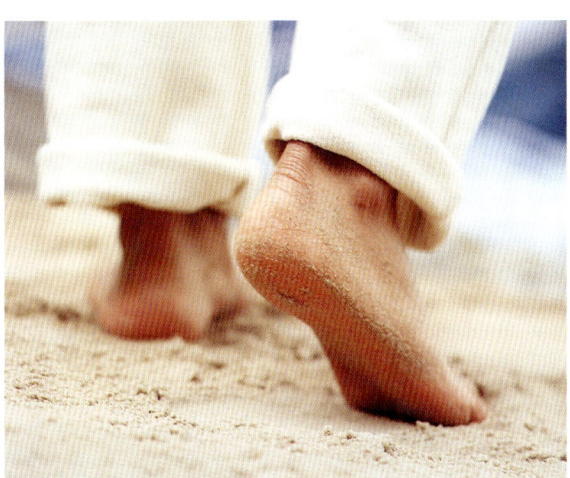

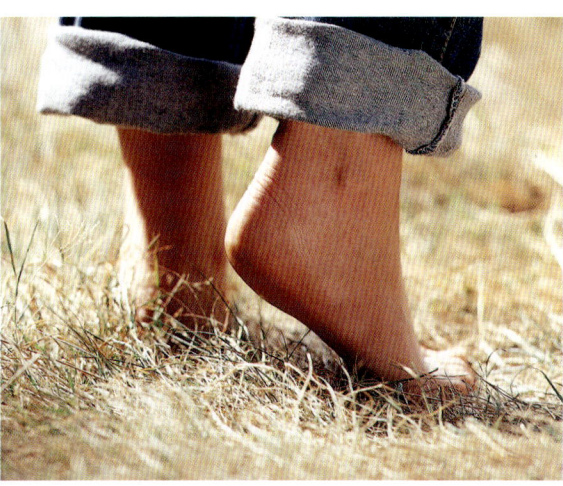

Sie Ihrer Fantasie freien Lauf und probieren Sie unterschiedliche Materialien aus, um Ihre Füße auf vielfältige Weise zu stimulieren: vom Bambusrohr über Besenstiel und Holzstifte bis hin zu Plastikrohren. Experimentieren Sie mit unterschiedlichen Größen. Kies und Kiesel eignen sich ebenfalls. Versuchen Sie es mit mehreren Arten und Sie werden entdecken, dass Sie eine bevorzugte Größe haben. Vielleicht tun verschiedene Steine unterschiedlichen Stellen an den Füßen gut.

Auf Gesundheitswegen lernen die Füße Formen kennen, die einst zu ihrem Alltag gehörten.

Barfußgehen im Sand trainiert sämtliche Muskeln der Füße und Waden. Unter dem Druck des Fußes gibt der Sand nach, und der Fuß muss wesentlich mehr tun als auf ebenem Untergrund. Doch das Gehen auf Sand tut nicht nur dem Fuß gut, sondern dem ganzen Körper, weil er zu neuen Gehhaltungen zwingt.

Vielleicht wollen Sie auf Ihrem Gesundheitsweg auch ein Stück Gras haben. Es hat etwas Erfrischendes, auf Gras zu gehen, und die weiche, elastische Fußsohle mag das Weiche, Elastische des Grases.

Weitere interessante Materialien sind Gegenstände, die Sie am Strand, im Wald oder im Garten finden, wie Treibholz, Äste usw.

Bei solchen Dingen aus der freien Natur sollten Sie sicherstellen, dass sie stabil in der Erde verankert sind. Für den Gesundheitsweg im Haus sollten Sie kleine, stabile Gegenstände verwenden bzw. die Dinge in einen offenen Kasten oder auf ein Tablett geben. Wie wäre es mit getrockneten Erbsen in einer Socke und Steinen in einen Beutel?

> **TIPP**
>
> Legen Sie einen Besenstiel auf den Boden, um herauszufinden, was für Ihre Füße am besten ist. Stellen Sie einen Fuß darauf. Wenn sich der Druck gut anfühlt, nehmen Sie auch den anderen Fuß hinzu. Bewegen Sie sich seitwärts oder rollen Sie den Besenstiel unter verschiedenen Stellen des Fußes. Wenn Ihnen das unangenehm ist, gehen Sie so vor, wie auf der rechten Seite gezeigt.

Manche Menschen mögen es, auf einer bestimmten Unterlage auf der Stelle zu treten, während andere es vorziehen, über verschiedene Unterlagen hintereinander zu gehen. Halten Sie sich im ersten Fall an einer Stuhllehne fest. Üben Sie nach Möglichkeit ungefähr zehn Minuten täglich auf Ihrem Gesundheitsweg.

STEIGERN SIE SICH MIT DER ZEIT

Wie bei jeder Übung sollten Sie mit einfacheren Gegenständen beginnen, und das Üben für jeweils nur kurze Zeit betreiben, und sich dann steigern. Wenn Sie Probleme mit den Füßen haben oder unter Beschwerden wie Osteoporose oder Arthritis leiden, befragen Sie erst einen Arzt oder Heilpraktiker, ehe Sie anfangen, ob dieser keinen Einwand hat.

Alles, worauf Sie treten, ist eine Herausforderung für Ihre Füße. Achten Sie genau darauf, wie Sie auf unterschiedliche Materialien reagieren. Muten Sie sich nicht zu viel zu, sonst könnten Ihre Füße anfälliger für Verletzungen werden. Wenn die Füße wehtun, sollten Sie die Zeitspanne auf dem Gesundheitsweg verkürzen bzw. kleinere Gegenstände wählen. Bei positiven Wirkungen hingegen können Sie zu größeren Gegenständen und Materialien, die Ihre Füße mehr fordern, übergehen. Ihr Gefühl für die verschiedenen Oberflächen wird sich mit der Zeit verändern.

Auf einem Gesundheitsweg gehen

1 Beim Üben im Stehen können Sie sich an einer Stuhllehne festhalten. Stellen Sie ein Bein auf den Besenstiel.

2 Verlagern Sie das Gewicht langsam auf den Besenstiel und rollen Sie den Fuß darüber, um jede Stelle zu massieren. Beachten Sie die unterschiedlichen Empfindungen, die sich einstellen.

GESUNDHEITSWEGE

- erhöhen die Energie im ganzen Körper,
- führen zu tiefem Schlaf,
- entspannen die Füße vollkommen,
- steigern die Muskelkraft in Füßen, Beinen, Bauch und unterem Rücken.

VARIATIONEN

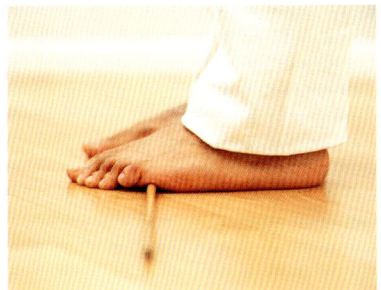

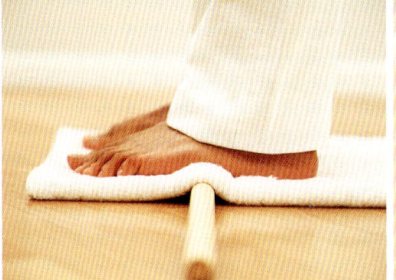

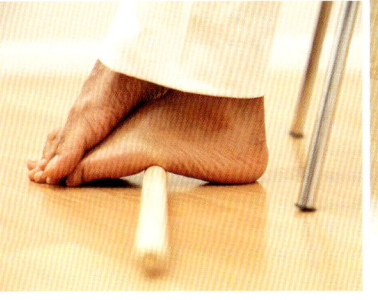

Wenn ein Besenstiel Schmerzen verursacht, versuchen Sie es mit einem Stab, der einen größeren oder kleineren Durchmesser hat, etwa einem Plastikrohr oder einem Bambusstab.

Alternativ können Sie auch ein dickes bzw. gefaltetes Handtuch über den Besenstiel legen. Nach einigem Üben probieren Sie es dann ohne Handtuch.

Sie können die Übung auch sitzend durchführen und dabei einen Fuß auf den anderen legen. So gewöhnt er sich an den Druck, und nach einigem Üben können Sie im Stehen weitermachen.

Vitalisierung der Füße

Nehmen Sie sich einen Moment Zeit, Ihre Füße zur Entspannung und Vitalisierung mit einfachen Reflexzonengriffen zu massieren. Die meisten Techniken in diesem Abschnitt können Sie jederzeit anwenden, es gibt aber auch welche speziell zur Belebung bei geschwollenen Füßen.

Drei Basistechniken

Klopfen mit hohler Hand, Klopfen und Trommeln können Ihre Füße revitalisieren. Wenn Sie den Fuß auch noch strecken, während Sie ihn damit behandeln, dehnen Sie gleichzeitig die Achillessehne und die Wadenmuskeln.

Legen Sie einen Fuß auf das Knie Ihres anderen Beins. Wird es zu unbequem, wechseln Sie ab. Wenn Ihnen diese Haltung gar nicht behagt, machen Sie die Selbstbehandlung an der Hand oder arbeiten mit einem Fußroller.

KLOPFEN MIT HOHLEN HÄNDEN

1 Legen Sie den Fuß auf das Knie des anderen Beins. Klopfen Sie mit hohlen Händen gleichzeitig rhythmisch auf den Fußballen und die Fußoberseite. Dabei sollten Ihre Handkanten locker auf dem Fuß auftreffen.

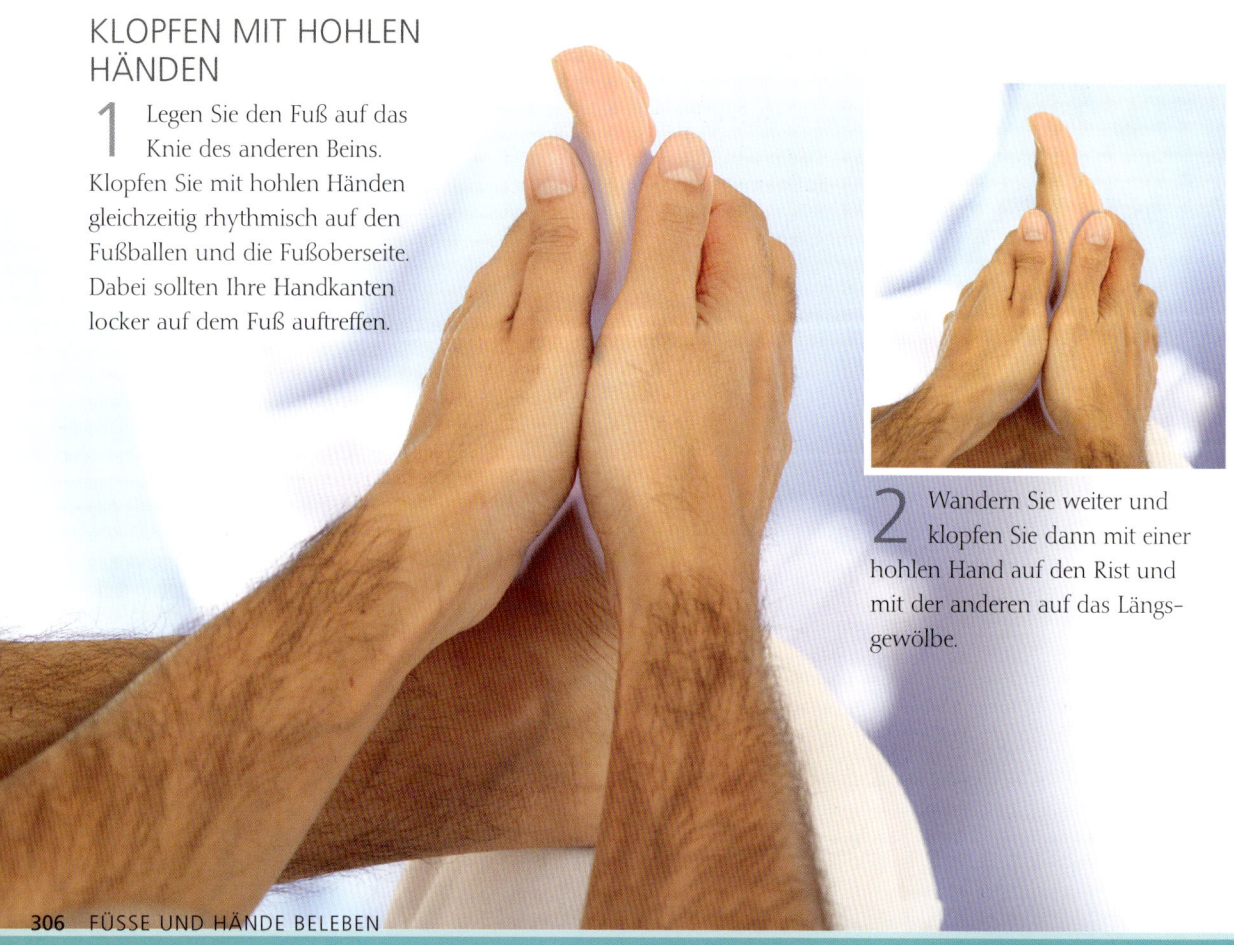

2 Wandern Sie weiter und klopfen Sie dann mit einer hohlen Hand auf den Rist und mit der anderen auf das Längsgewölbe.

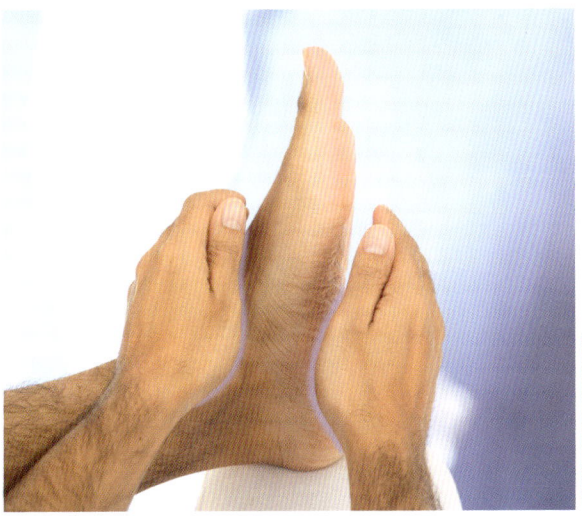
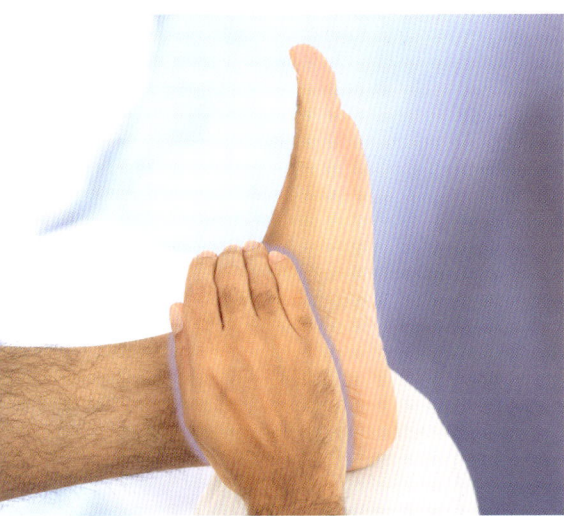

3 Der Fuß sollte bequem auf dem Knie liegen. Klopfen Sie nun mit hohlen Händen gleichzeitig auf das untere Längsgewölbe und den Rist.

4 Dann klopfen Sie abwechselnd mit je einer hohlen Hand auf den inneren und äußeren Fußknöchel. Die Knöchel sind in der Mitte der gewölbten Handfläche.

KLOPFEN

Halten Sie den Fuß gestreckt. Beklopfen Sie den Innenrand des Fußes mehrmals hintereinander mit der Außenseite des kleinen Fingers. Die Finger sollten dabei locker sein, es sollte sich etwa so anhören, als ob man mit einem geschlossenen Fächer klopft.

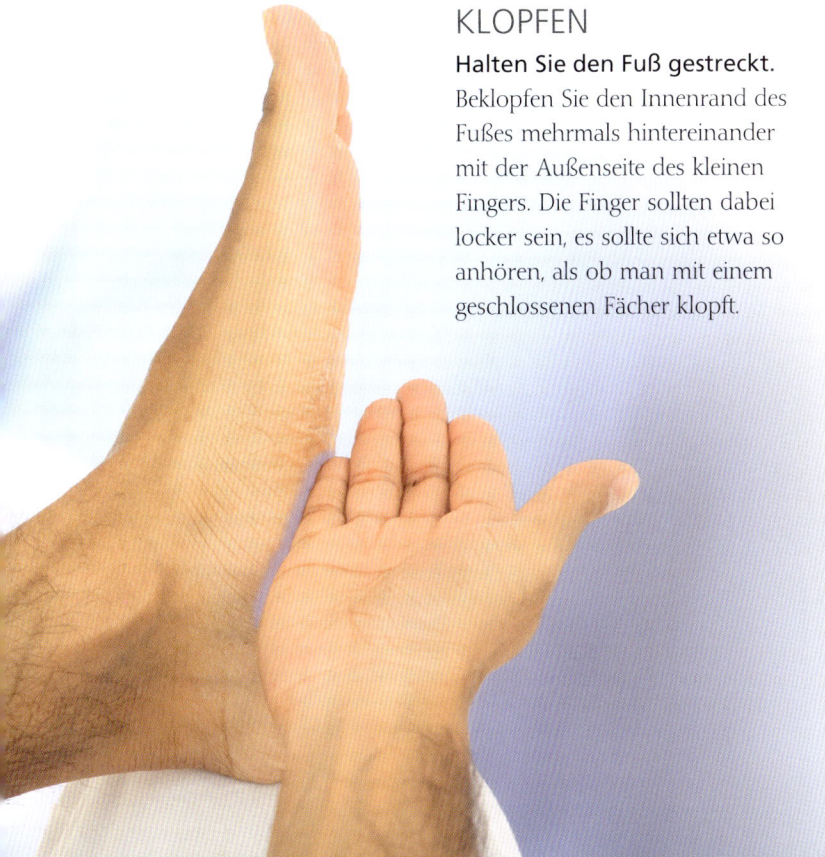

TROMMELN

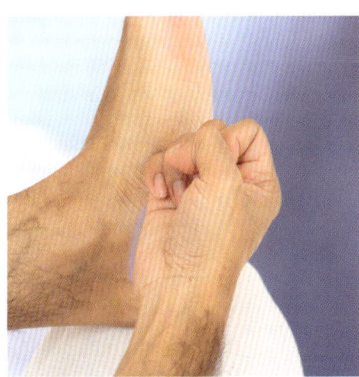

Halten Sie den Fuß gestreckt und trommeln Sie mit der weichen Außenkante Ihrer Faust auf die Fußinnenseite, besonders am inneren Rand der Ferse. Stehen Sie dann auf, gehen Sie ein paar Schritte und vergleichen Sie, ob Sie einen Unterschied zwischen dem behandelten und dem anderen Fuß spüren. Anschließend behandeln Sie den anderen Fuß genauso.

VITALISIERUNG DER FÜSSE

Geschwollene Füße wieder beleben

Meist schwellen Füße und Beine nach längerem Stehen oder Sitzen an, weil sich dann Flüssigkeit im Gewebe staut. Reflektorisch arbeitet man an den Füßen und Knöcheln, um den Stau aufzulösen, sowie an den Zonen des Lymphsystems, zu dessen Aufgaben es gehört, Gewebsflüssigkeit abzutransportieren.

SPA FÜR FÜSSE

Ein Paraffinbad entspannt durch seine Wärme die Füße und regt auch den Kreislauf an. Das Paraffin pflegt gleichzeitig die Haut. Wenn Sie so ein Gerät haben, befolgen Sie genau die Gebrauchsanleitung – sonst tut es auch ein aromatisches Fußbad. Achten Sie darauf, wie Sie sich fühlen.

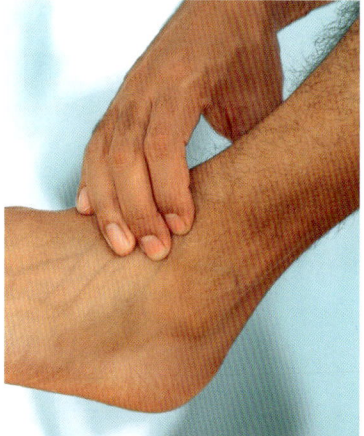

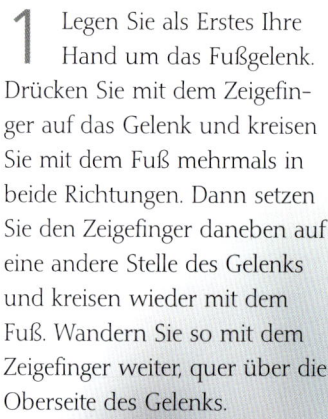

1 Legen Sie als Erstes Ihre Hand um das Fußgelenk. Drücken Sie mit dem Zeigefinger auf das Gelenk und kreisen Sie mit dem Fuß mehrmals in beide Richtungen. Dann setzen Sie den Zeigefinger daneben auf eine andere Stelle des Gelenks und kreisen wieder mit dem Fuß. Wandern Sie so mit dem Zeigefinger weiter, quer über die Oberseite des Gelenks.

2 Legen Sie dann Ihre Hand um den Fuß wie abgebildet und legen Sie Ihre Fingerspitzen nacheinander in die Furchen zwischen den Mittelfußknochen. Drücken Sie jeweils mehrmals, ohne die Nägel in den Fuß zu bohren.

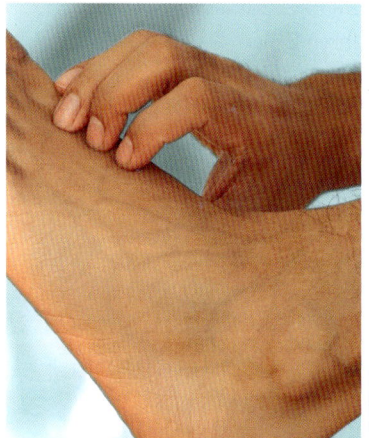

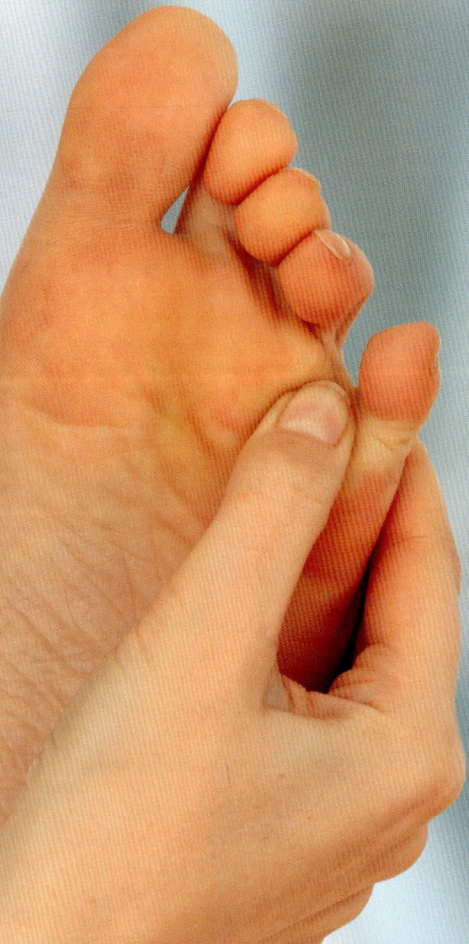

3 Kneifen Sie wie rechts abgebildet mehrmals sanft in alle Lymphzonen zwischen den Zehen. Arbeiten Sie jeden Zehenzwischenraum durch.

Entspannungsübungen

Legen Sie eine Pause ein und verwöhnen Sie sich und Ihre Füße mit diesen Übungen. Sie kräftigen die Füße, fördern ihre Beweglichkeit, regen den Kreislauf an und stärken die Fußgesundheit.

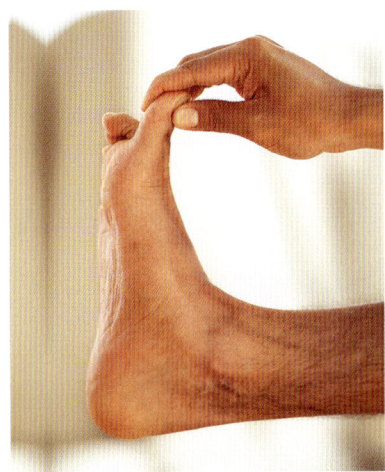

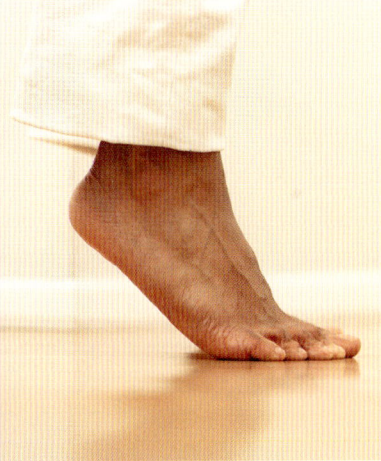

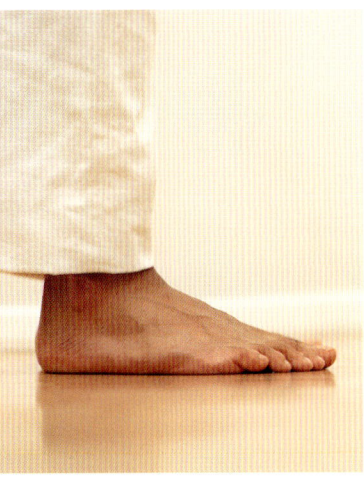

1 Setzen Sie sich und ziehen Sie Ihre große Zehe zurück. Dann dehnen Sie nacheinander auch die anderen Zehen. Damit dehnen Sie die Muskulatur der Fußsohle und die Waden.

2 Halten Sie sich an einer Stuhllehne fest, um das Gleichgewicht nicht zu verlieren, und gehen Sie auf die Zehenspitzen. Das stärkt die Muskeln der Waden und der Fußsohle.

3 Drücken Sie im Stehen alle Zehen fest auf den Boden. Dadurch stärken Sie die Muskeln in Ihren Zehen.

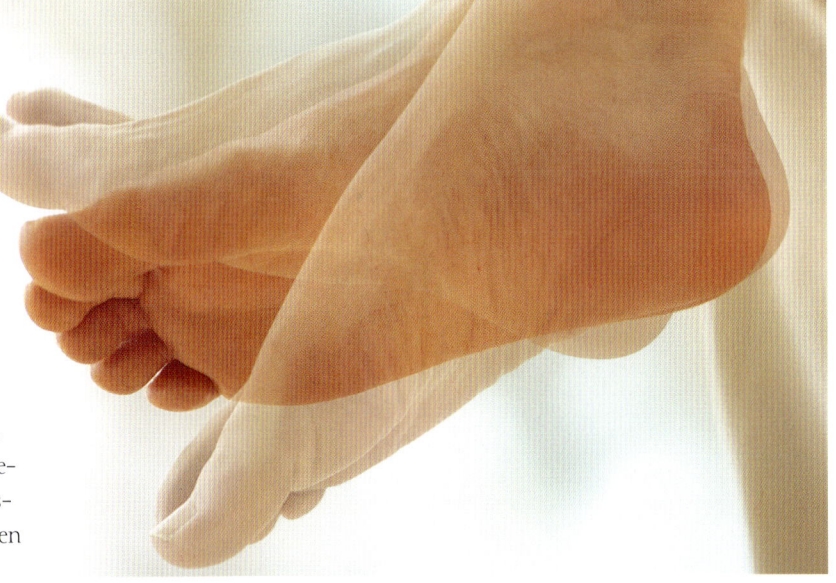

4 Zum Abschluss lassen Sie noch Ihre Füße kreisen, erst im Uhrzeigersinn, dann entgegengesetzt. Das aktiviert die vier Hauptmuskelgruppen, die den Fuß bewegen. Durch die ungewöhnliche Bewegung und Dehnung dieser Muskeln können sich Verspannungen und Stressmuster lösen.

VITALISIERUNG DER FÜSSE

Fußbeschwerden

Fußbeschwerden gehen oft auf steife Muskeln zurück, die die Beweglichkeit einschränken. Durch Dehnungsübungen können sich die Verspannungen lösen. Ein regelmäßiges Behandlungsprogramm kann Schmerzen und Spannungen vorbeugen bzw. sie lindern. Auch eine Anregung des Kreislaufs ist günstig.

Verstauchter Knöchel

Bei akuten Verletzungen vgl. »Bezugszonen«, S. 25, und »Erholung nach Verletzungen«, S. 186 f. Hat sich der Knöchel erholt, klopfen Sie mit hohlen Händen, um das Gelenk zu lockern und die ursprüngliche Spannung wieder herzustellen.

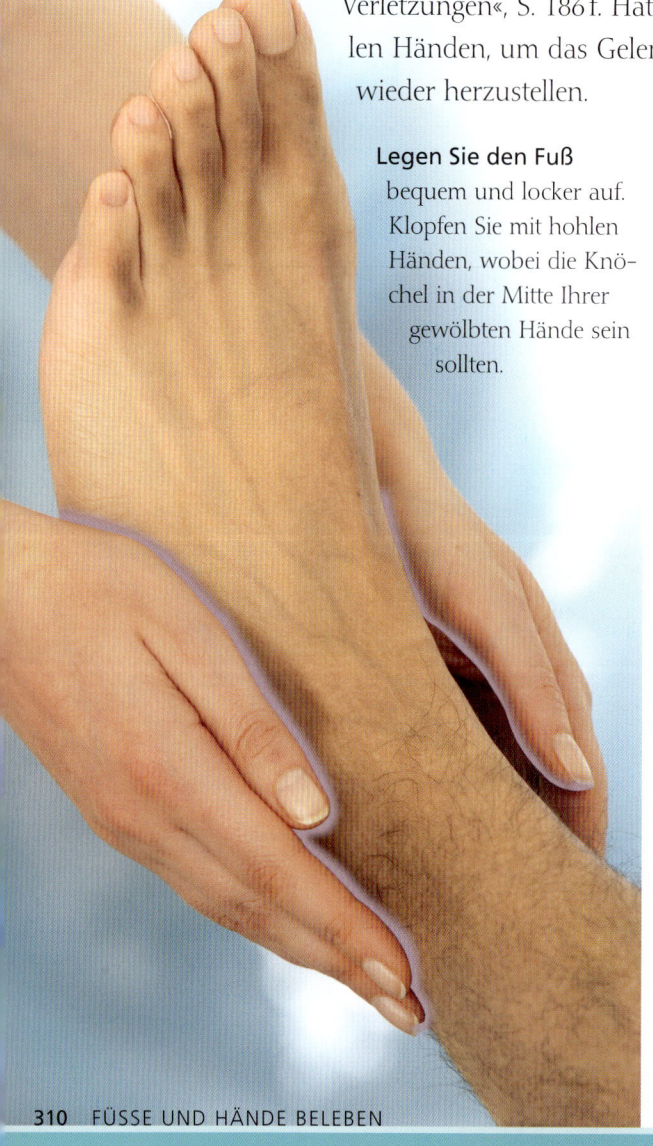

Legen Sie den Fuß bequem und locker auf. Klopfen Sie mit hohlen Händen, wobei die Knöchel in der Mitte Ihrer gewölbten Hände sein sollten.

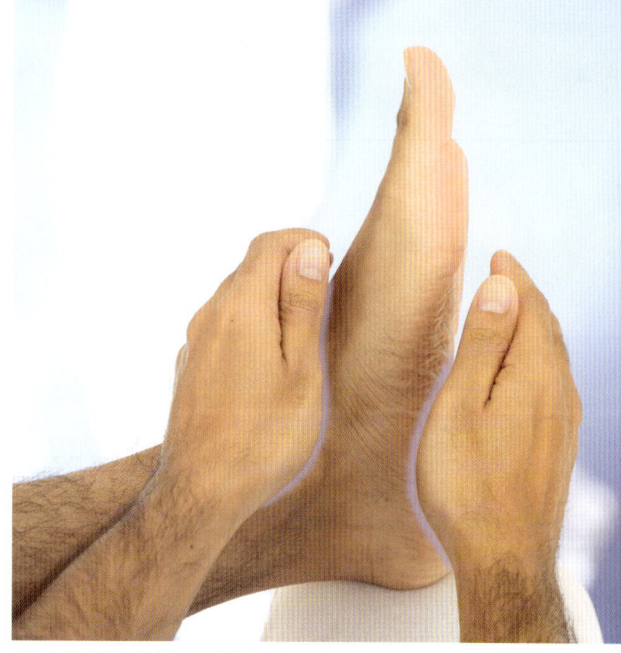

SELBSTBEHANDLUNG

Setzen Sie sich entspannt hin, der Fuß liegt auf Ihrem Knie. Klopfen Sie mit hohlen Händen mehrmals gleichzeitig auf das untere Längsgewölbe und den Rist. Achten Sie dabei darauf, dass nur Ihre Handkanten auf dem Fuß auftreffen.

Fersensporn

Durchblutungsstörungen der Füße

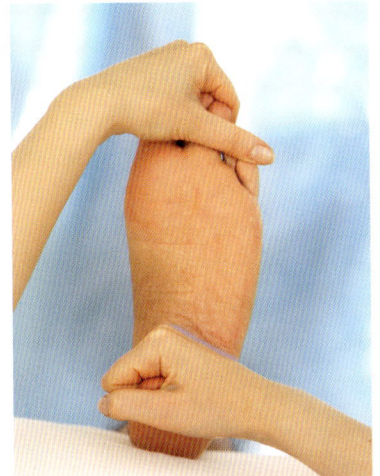

1 Strecken Sie den Fuß, indem Sie die Zehen zurückziehen. Trommeln Sie einige Male auf die äußere Fußkante oberhalb der Ferse.

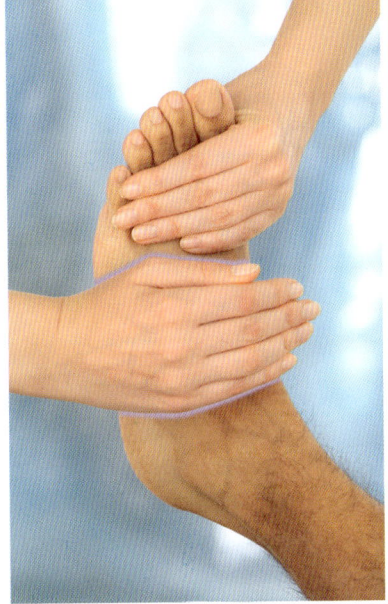

1 Klopfen Sie als Erstes mit hohler Hand auf die Oberseite des gestreckten Fußes. Es soll sich wie gedämpftes Klatschen anhören.

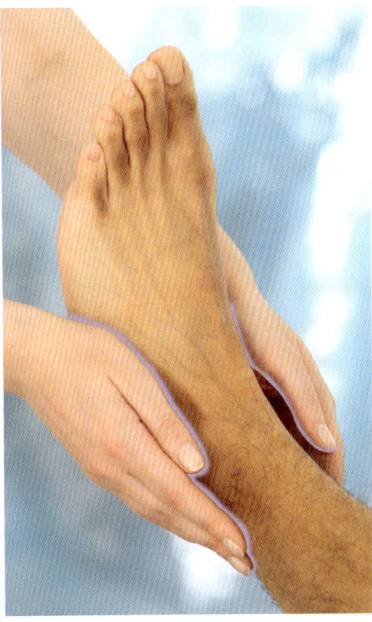

2 Nun klopfen Sie mit hohlen Händen einige Male an die Knöchel. Die Knöchel selbst sind unter den gewölbten Handflächen.

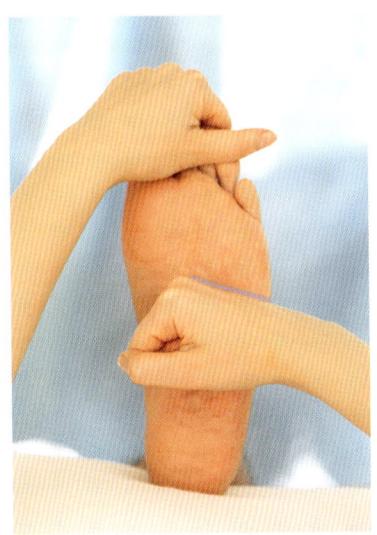

2 Trommeln Sie nun bei weiterhin gestrecktem Fuß mehrere Male auf den Mittelfuß.

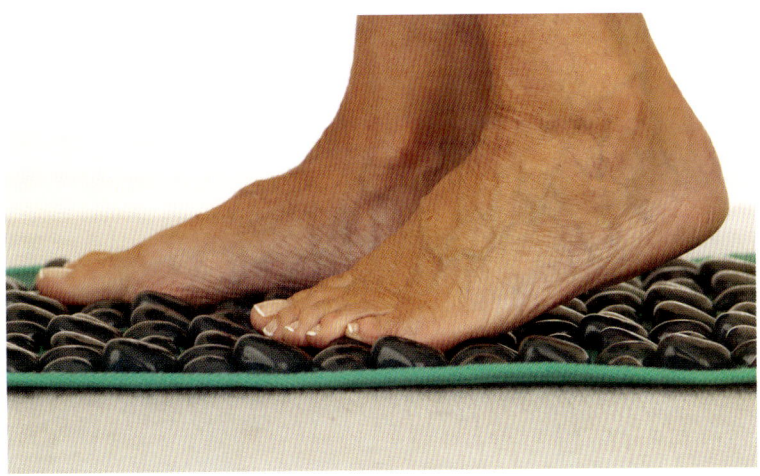

SELBSTBEHANDLUNG

Um die Durchblutung Ihrer Füße ganz leicht zu fördern, gehen Sie barfuß auf einer ungewöhnlichen, strukturierten Oberfläche, z. B. einer speziellen Steinmatte, einem Besenstiel, einem Bambusstab oder Ähnlichem (vgl. S. 302–305).

HOHLFÜSSE

1 Bringen Sie den Fuß in eine entspannte, aufrechte Position. Klopfen Sie dann mehrmals rhythmisch mit hohlen Händen auf den Fußballen, eine Hand von unten, die andere von oben.

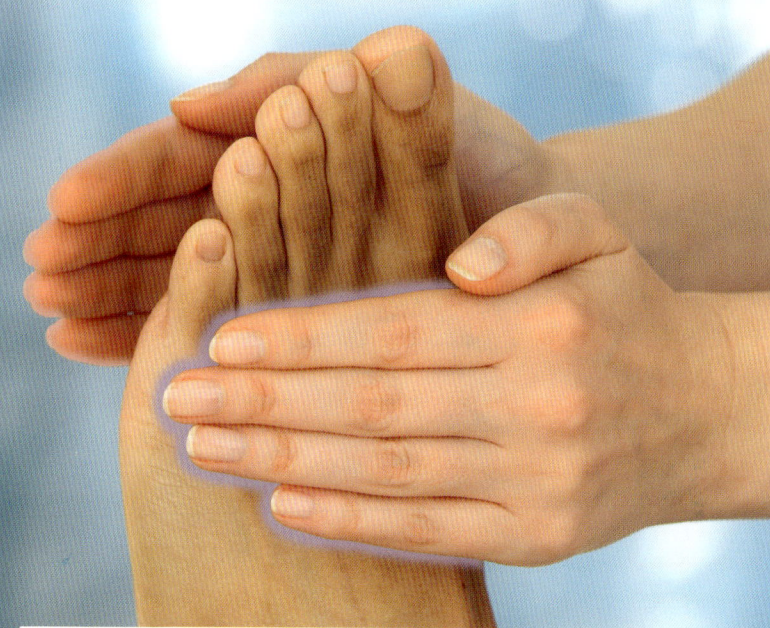

SENKFÜSSE

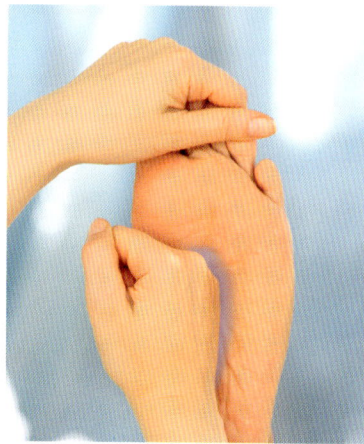

1 Halten Sie den Fuß gestreckt und trommeln Sie mehrmals mit der weichen Handkante Ihrer lockeren Faust, bis Sie das gesamte Längsgewölbe erreicht haben.

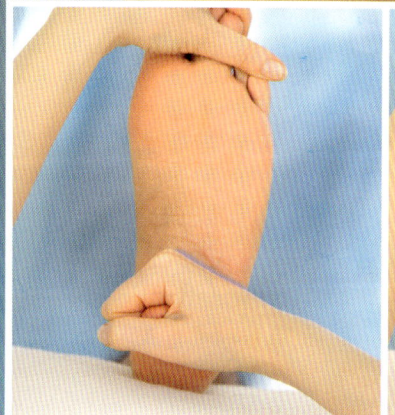

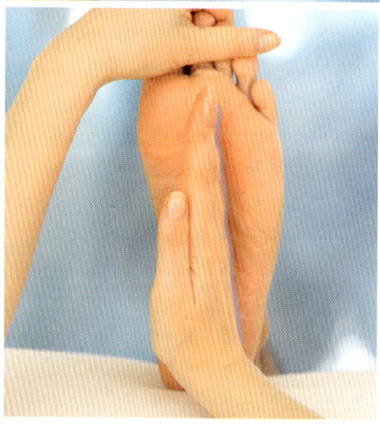

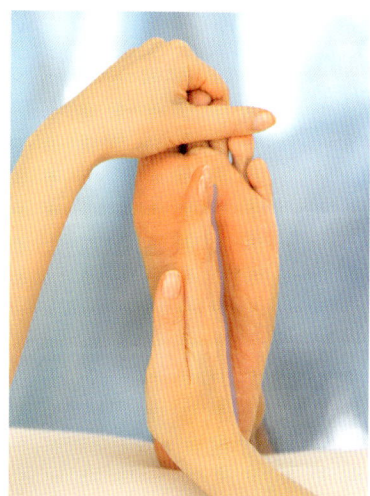

2 Halten Sie dann den Fuß gestreckt und trommeln Sie einige Male auf den äußeren Fersenrand und anschließend die ganze Fußsohle entlang nach oben. Der Fuß sollte dabei gestreckt bleiben.

3 Abschließend klopfen Sie mehrmals auf das Längsgewölbe wie abgebildet. Lassen Sie Ihre Finger locker, es sollte sich etwa so anhören, als würden Sie mit einem geschlossenen Fächer klopfen.

2 Klopfen Sie dann mehrmals mit hohler Hand auf den weiterhin gestreckten Fuß wie abgebildet. Die Handkante sollte dabei auf dem Fuß auftreffen.

SCHWEISSFÜSSE

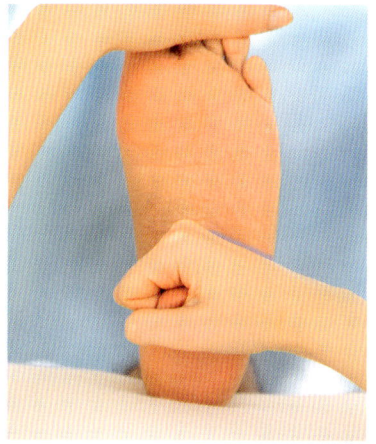

1 Halten Sie den Fuß so, dass Sie die Innenkante gut erreichen können. Trommeln Sie als Erstes entlang der Innenkante der Ferse.

SHIN-SPLINT (TIBIAKANTEN-SYNDROM)

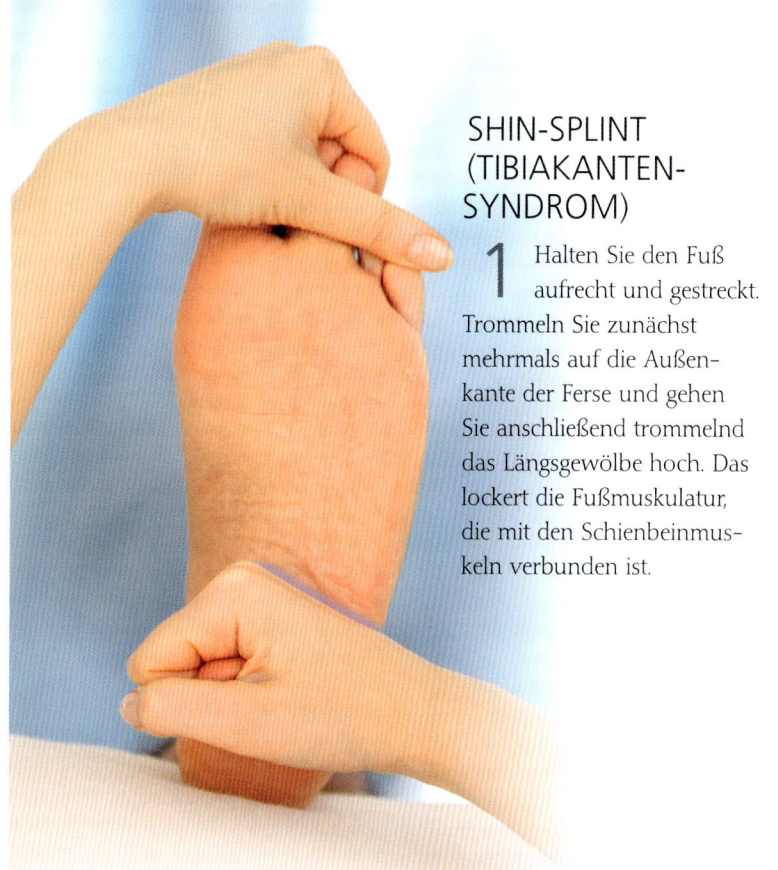

1 Halten Sie den Fuß aufrecht und gestreckt. Trommeln Sie zunächst mehrmals auf die Außenkante der Ferse und gehen Sie anschließend trommelnd das Längsgewölbe hoch. Das lockert die Fußmuskulatur, die mit den Schienbeinmuskeln verbunden ist.

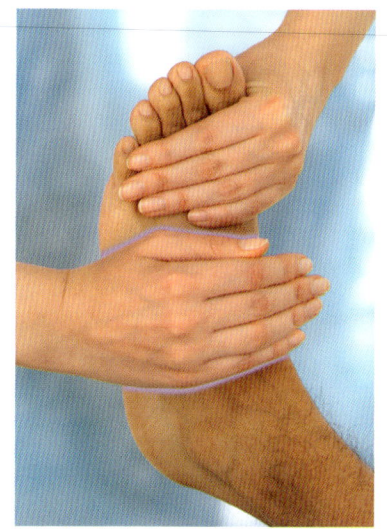

2 Klopfen Sie dann mehrmals mit hohler Hand auf den weiterhin gestreckten Fuß wie abgebildet. Die Handkante sollte dabei auf dem Fuß auftreffen.

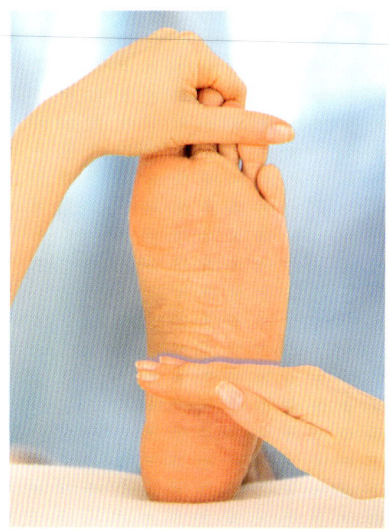

2 Als Nächstes klopfen Sie einige Male mit relativ lockeren Fingern auf die äußere Seite des Mittelfußes.

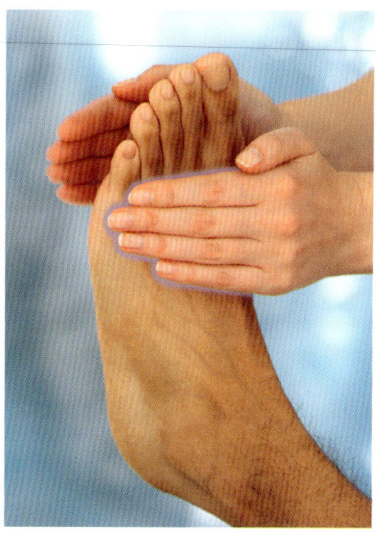

3 Abschließend klopfen Sie mit hohlen Händen von unten und oben gleichzeitig auf den Fußballen. Der Fuß sollte dabei aufrecht und entspannt sein.

Müde Hände munter machen

Dehn- und Bewegungsübungen verbessern die Durchblutung. Entspannungsgriffe (Extras) dienen als Bewegungsübungen, während Klopfen, Trommeln und Klopfen mit hohler Hand eine schnelle Entspannung fördern.

Basistechniken

Zum Klopfen, Trommeln und Klopfen mit hohler Hand legen Sie die zu behandelnde Hand auf eine gepolsterte Unterlage. Üben Sie diese Techniken rhythmisch aus und trainieren Sie sie vorher an Ihren eigenen Händen, bevor Sie jemand anderen damit behandeln (vgl. S. 320–321, »Bei müden Händen«).

KLOPFEN MIT HOHLER HAND

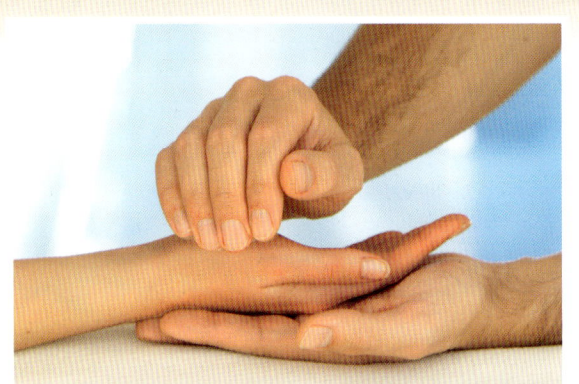

1 Legen Sie die zu behandelnde Hand zunächst mit der Handfläche nach unten auf eine weiche Unterlage. Wölben Sie Ihre Hand wie zum Wasserschöpfen. Klopfen Sie dann mehrmals rhythmisch mit Ihrer Handaußenkante auf die Hand.

2 Drehen Sie die Hand um und klopfen Sie rhythmisch mit der Handkante Ihrer hohlen Hand auf die Handfläche.

KLOPFEN

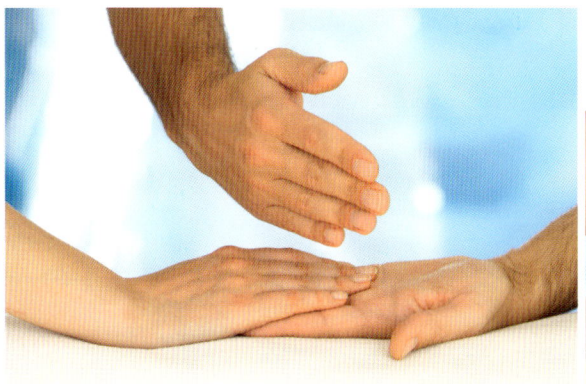
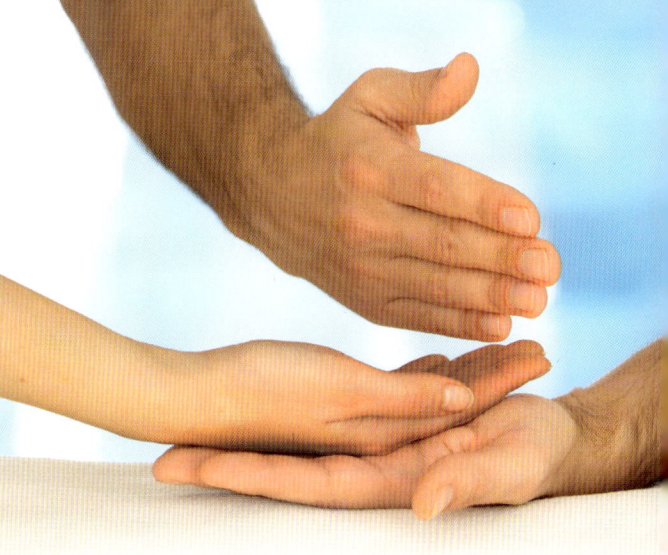

1 Legen Sie die Hand mit der Handfläche nach unten auf Ihre Haltehand. Klopfen Sie rhythmisch mit der Außenseite des kleinen Fingers Ihrer Arbeitshand auf die Hand. Es sollte sich anhören, als ob Sie mit einem geschlossenen Fächer klopfen. Platzieren Sie dann Ihre Haltehand neu und beklopfen Sie die ganze Hand und die Finger.

2 Drehen Sie dann die Hand um und beklopfen Sie die Handinnenseite, während die Hand auf Ihrer Haltehand liegt. Wieder trifft die Außenseite Ihres kleinen Fingers möglichst rhythmisch auf. Klopfen Sie nach und nach auf die ganze Handfläche und die Fingerinnenseiten.

TROMMELN

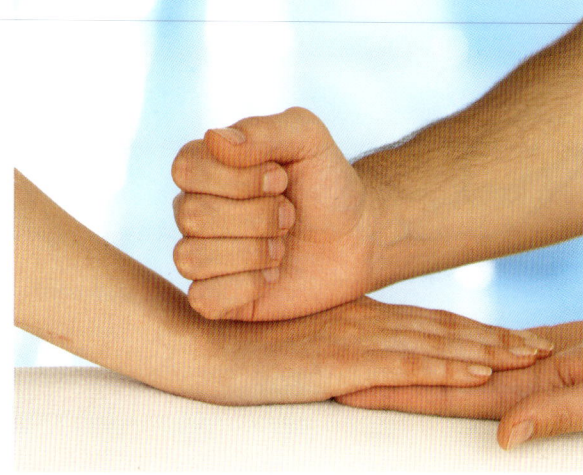
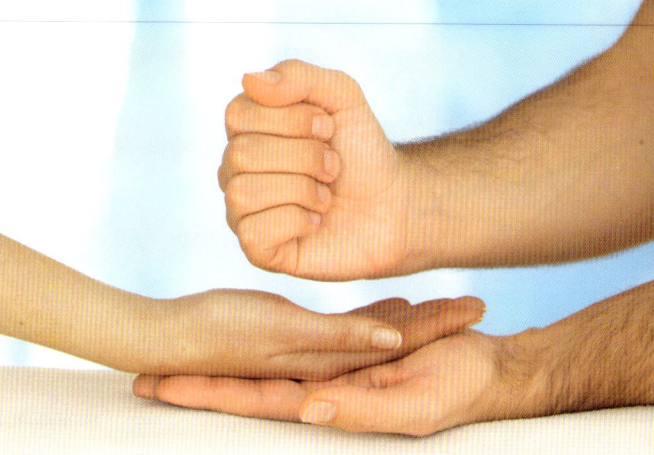

1 Legen Sie die Hand mit der Handfläche nach unten auf. Trommeln Sie dann sanft und rhythmisch mit der weichen Außenkante Ihrer lockeren Faust darauf. Arbeiten Sie die ganze Handoberseite und die Fingeroberseiten durch.

2 Drehen Sie anschließend die Handfläche nach oben und trommeln Sie auf die Handfläche. Dann bearbeiten Sie die ganze Handinnenseite einschließlich der Finger mit Trommeln.

MÜDE HÄNDE MUNTER MACHEN

Das Zehn-Minuten-Entspannungs-programm

Diese Folge besteht aus Extras und Lockerungstechniken, um die Hand zu entspannen. Sorgen Sie für eine gepolsterte Unterlage und setzen Sie sich beide bequem hin.

1 Entspannen Sie die ganze Hand mit dem Schmetterling. Halten Sie die Hand und drücken Sie die Oberseite nach unten, indem Sie Ihre Handgelenke nach innen drehen. Dann drehen Sie Ihre Handgelenke nach außen und drücken gleichzeitig mit Ihren Fingern die Handfläche nach oben. Mehrmals wiederholen.

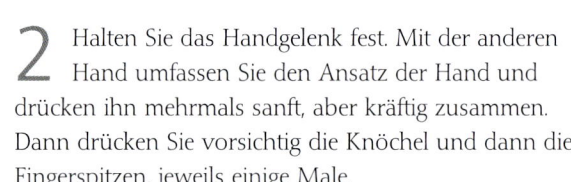

2 Halten Sie das Handgelenk fest. Mit der anderen Hand umfassen Sie den Ansatz der Hand und drücken ihn mehrmals sanft, aber kräftig zusammen. Dann drücken Sie vorsichtig die Knöchel und dann die Fingerspitzen, jeweils einige Male.

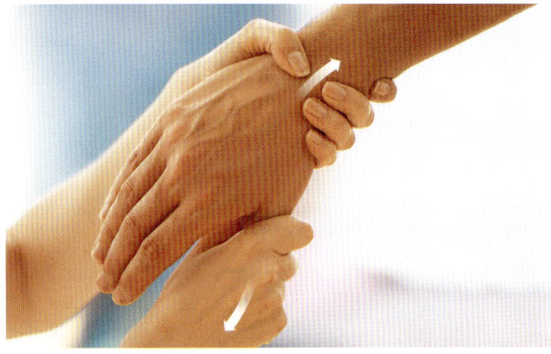

3 Es folgt der Fingerzug. Halten Sie das Handgelenk fest und ziehen Sie langsam und gleichmäßig am Daumen, während Sie das Handgelenk entgegengesetzt ziehen. Einige Sekunden halten, dann mit jedem Finger wiederholen.

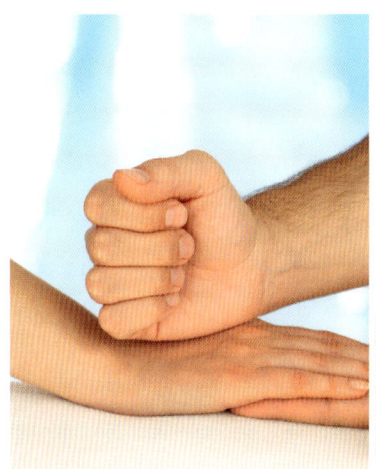
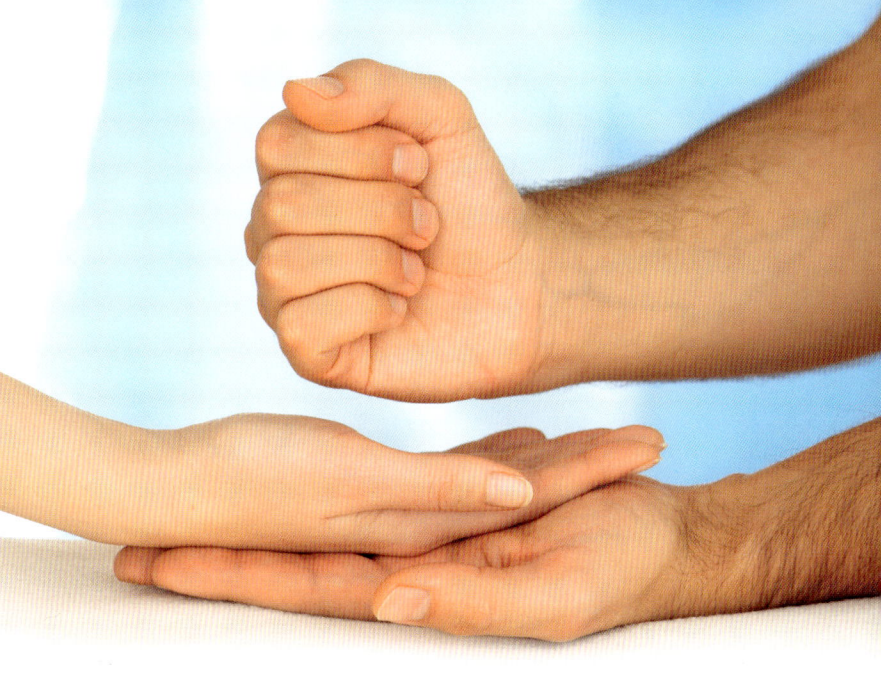

4 Legen Sie die Hand flach auf eine gepolsterte Unterlage. Trommeln Sie rhythmisch mit der weichen Kante Ihrer lockeren Faust auf die ganze Handoberseite und die Finger.

5 Drehen Sie die Hand anschließend um, sodass Sie die Handfläche bearbeiten können. Trommeln Sie nun rhythmisch auf die gesamte Handinnenfläche und die Finger.

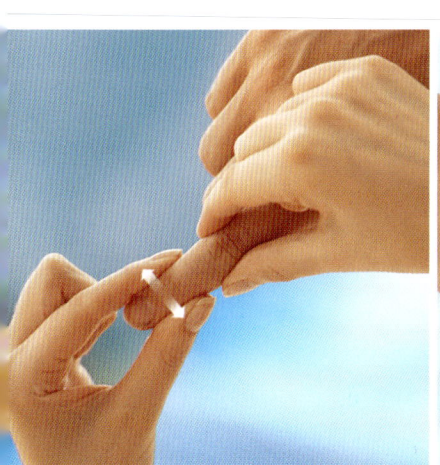
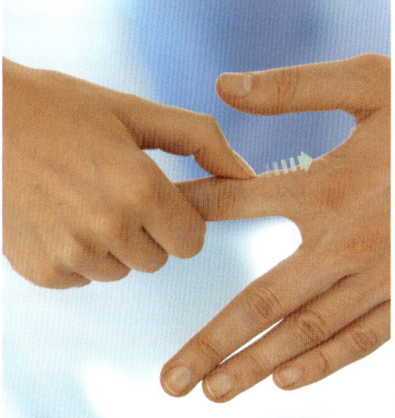
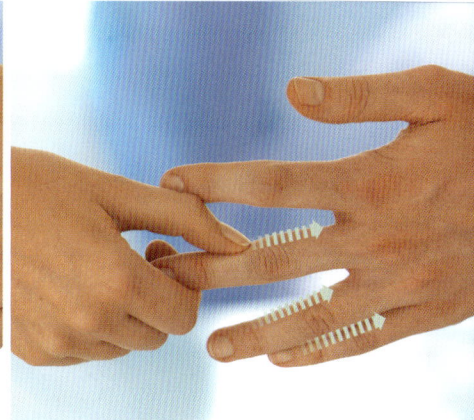

6 Machen Sie die Seitenbeuge an jedem Finger und allen Gelenken: Nehmen Sie als Erstes wie abgebildet den Zeigefinger am Endgelenk und bewegen Sie ihn seitwärts hin und her.

7 Weiter geht es mit dem Daumengang mit Dehnen: Halten Sie die Hand fest und gehen Sie mit dem Daumen auf der Zeigefingerseite nach unten, während Sie die Innenkante dehnen.

8 Machen Sie den Daumengang mit Dehnen an allen Fingern und gehen Sie dann noch mit Daumengängen auf der Oberseite der Finger hinunter.

MÜDE HÄNDE MUNTER MACHEN

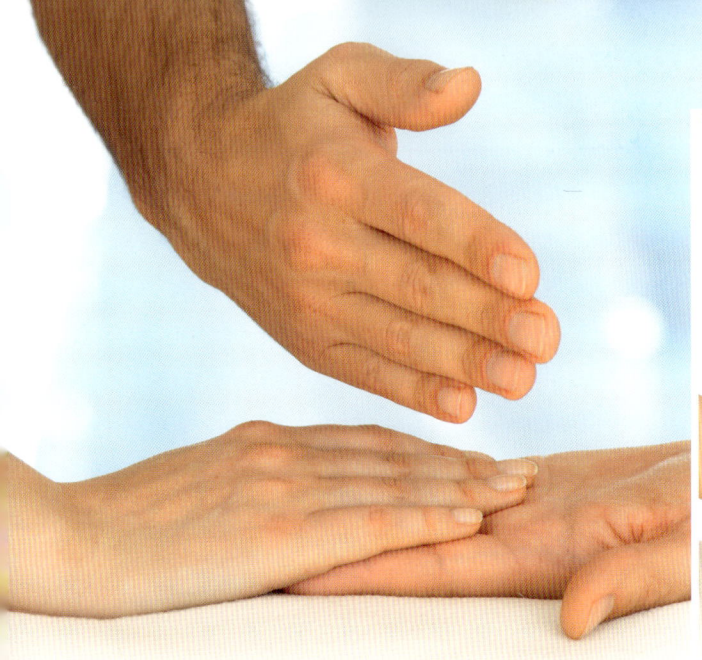
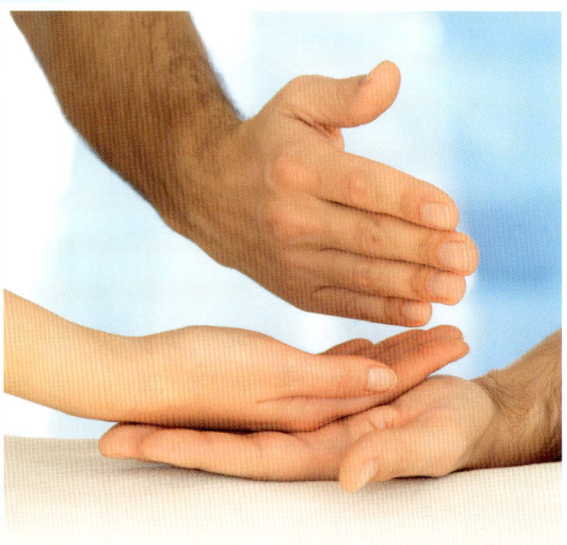

9 Legen Sie die Hand flach auf eine gepolsterte Unterlage, die Handfläche zeigt nach unten. Klopfen Sie mit der Außenkante Ihres kleinen Fingers rhythmisch Stück für Stück die ganze Handoberseite ab.

10 Drehen Sie die Handfläche dann um, sodass Sie die Handfläche behandeln können. Klopfen Sie wie eben wieder rhythmisch mit der Außenkante Ihres kleinen Fingers, bis Sie die ganze Handfläche und die Finger beklopft haben.

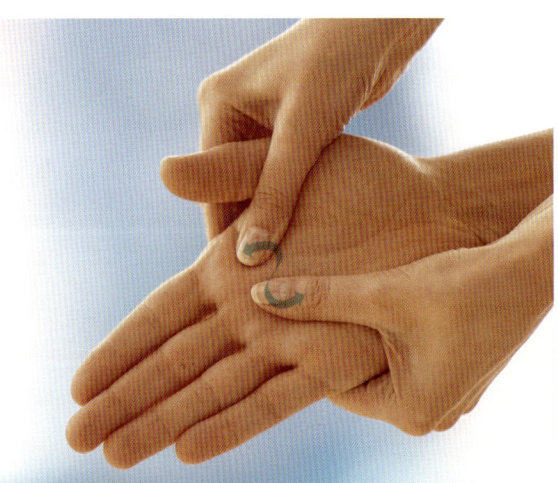
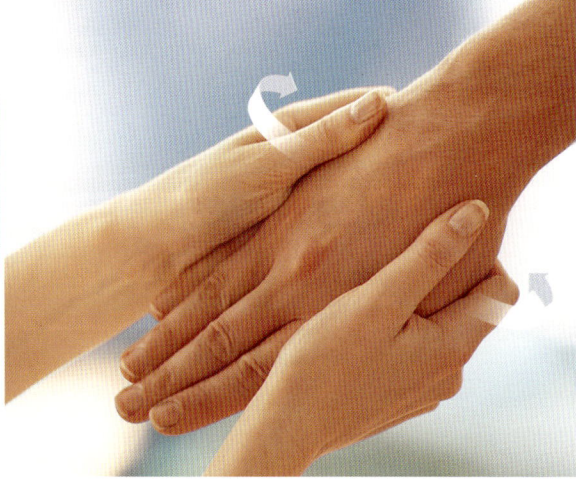

11 Machen Sie dann die Handflächenschaukel: Beginnen Sie unterhalb des Zeige- und Mittelfingers und drücken Sie erst mit der rechten Hand, während Sie mit der linken ziehen, dann kehren Sie die Bewegungen um. Wiederholen Sie das Ganze mehrmals und massieren Sie dann unterhalb der anderen Finger genauso.

12 Es folgt der Schmetterling: Nehmen Sie die Hand und drücken Sie die Oberseite nach unten, indem Sie Ihre Handgelenke nach innen drehen. Dann drehen Sie sie nach außen und drücken mit Ihren Fingern dabei die Handfläche nach oben. Wiederholen Sie das mehrmals mit möglichst gleitenden Übergängen.

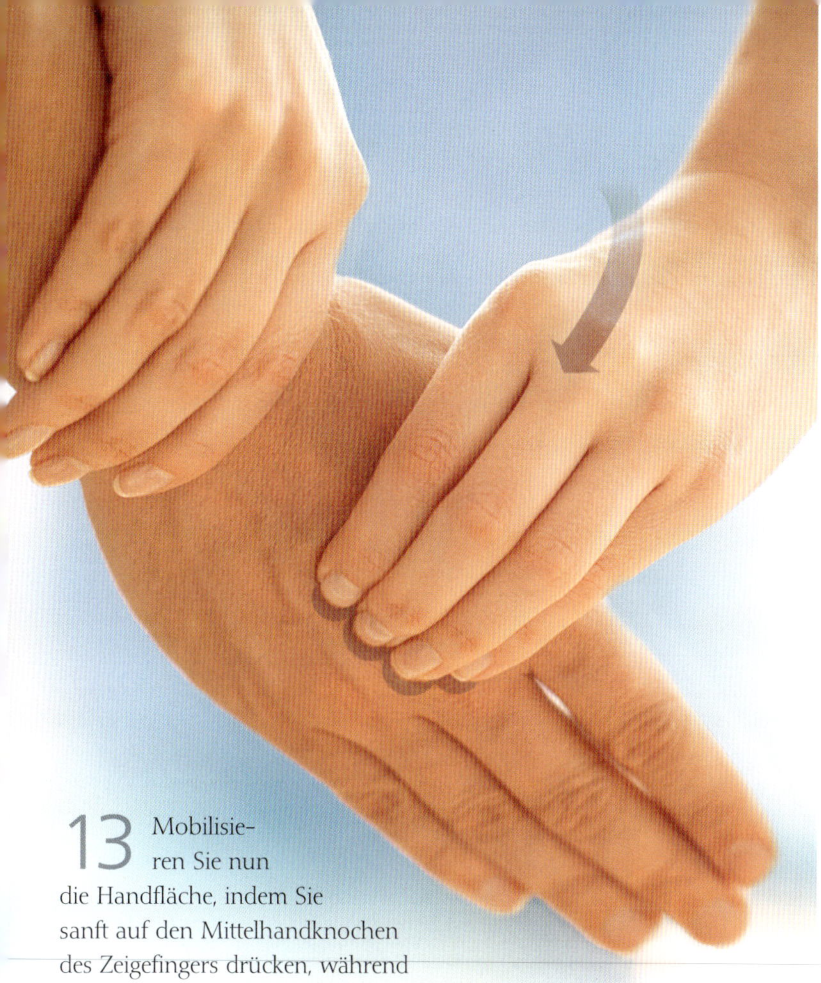

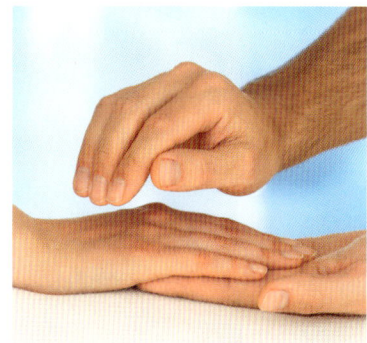

14 Legen Sie die Hand auf eine gepolsterte Unterlage und beklopfen Sie sie mit hohler Hand.

13 Mobilisieren Sie nun die Handfläche, indem Sie sanft auf den Mittelhandknochen des Zeigefingers drücken, während Sie mit Ihrem Daumen von unten entgegengesetzt ziehen. Wiederholen Sie das an allen Mittelhandknochen.

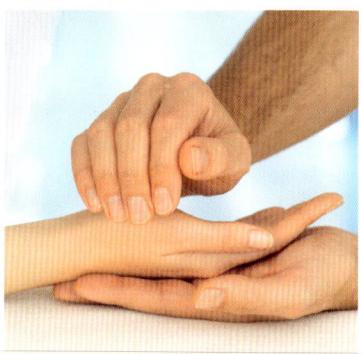

15 Drehen Sie die Hand um und klopfen Sie mit hohler Hand auf die Handinnenseite.

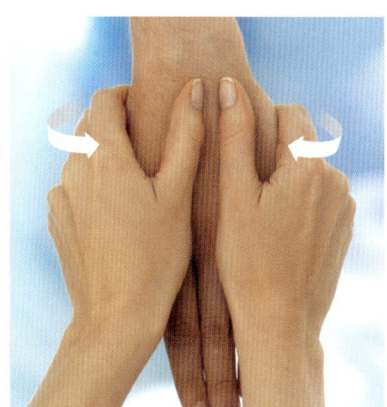

16 Abschließend machen Sie noch einige Extras, zuerst den Schmetterling.

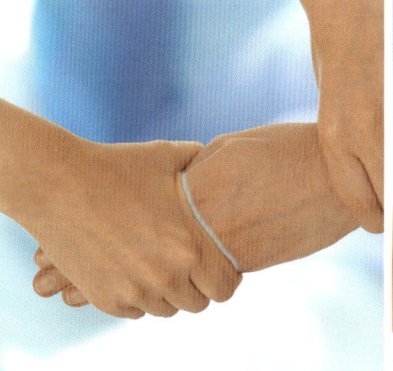

17 Dann die Presse, bei der Sie nacheinander die ganze Hand und die Finger drücken.

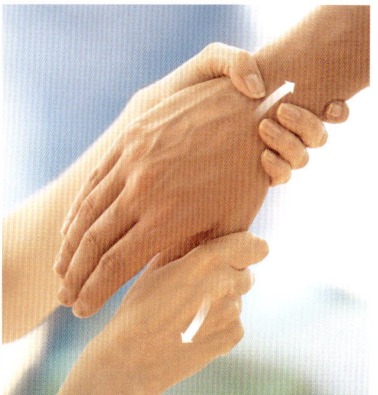

18 Am Ende machen Sie am Daumen und an jedem Finger noch den Fingerzug.

MÜDE HÄNDE MUNTER MACHEN

Bei müden Händen

Beleben Sie Ihre Hände, wenn sie erschöpft sind, mit den verschiedenen Klopf- und Trommel-Techniken. Wenn Sie sich damit selbst behandeln, hat das außerdem den Vorteil, dass Sie erfahren, wie es sich anfühlt, wenn Sie sie bei jemand anderem anwenden.

Basistechniken

Spannen Sie die Finger und die Hand vor und nach der Behandlung an, um den Unterschied festzustellen. Beobachten Sie, wie lange es dauert, bis sich die Hand entspannt anfühlt.

SELBSTBEHANDLUNG: KLOPFEN MIT HOHLER HAND

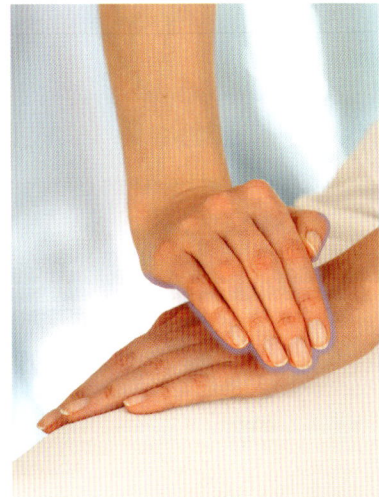

1 Legen Sie Ihre Hand mit der Handfläche nach unten auf Ihren Oberschenkel. Klopfen Sie mit hohler Hand auf Ihre Hand und die Finger. Die Außenkante der Arbeitshand sollte auf der Hand auftreffen und es sollte wie gedämpftes Klatschen klingen.

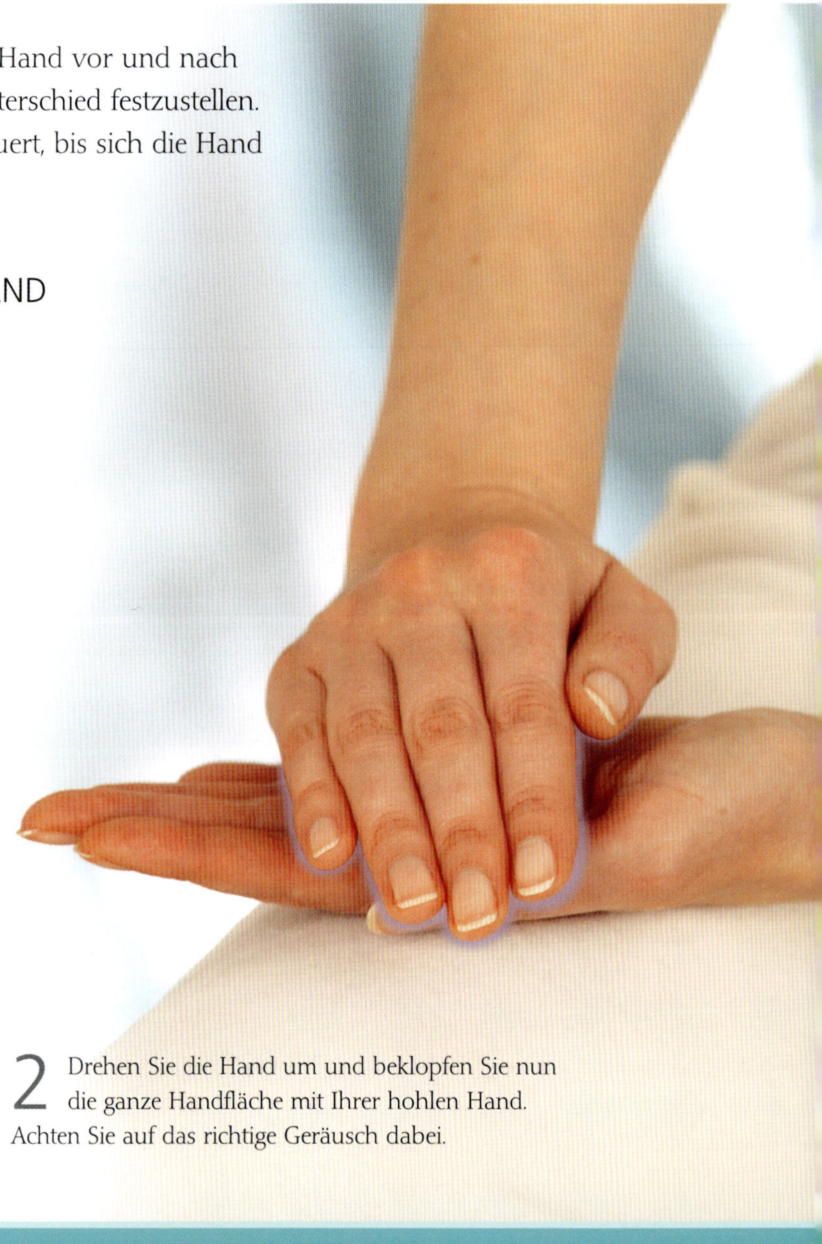

2 Drehen Sie die Hand um und beklopfen Sie nun die ganze Handfläche mit Ihrer hohlen Hand. Achten Sie auf das richtige Geräusch dabei.

SELBSTBEHANDLUNG: KLOPFEN

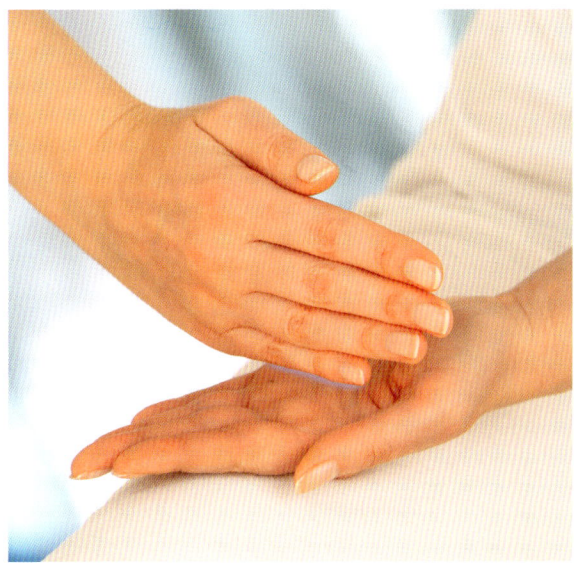

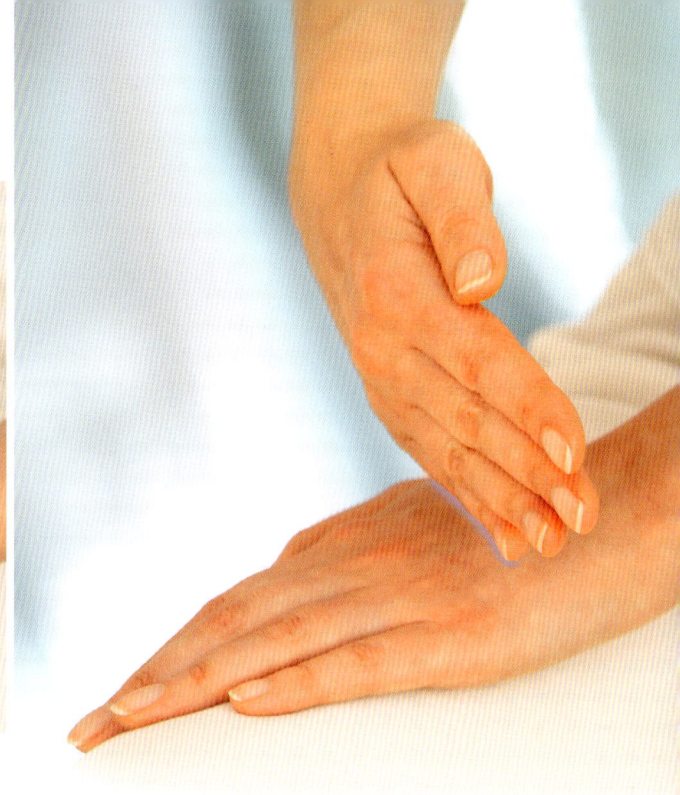

1 Bearbeiten Sie die Handfläche, indem Sie sie beklopfen. Die Finger sind dabei relativ locker und die Außenseite des kleinen Fingers trifft auf der Hand auf. Es sollte klingen wie ein Klaps mit einem geschlossenen Fächer.

2 Drehen Sie die Hand um und beklopfen Sie die komplette Handoberseite.

SELBSTBEHANDLUNG: TROMMELN

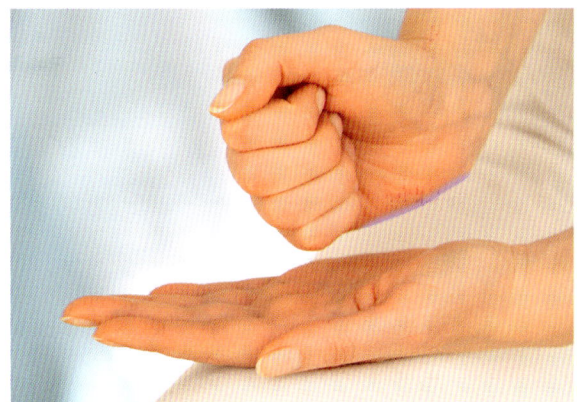

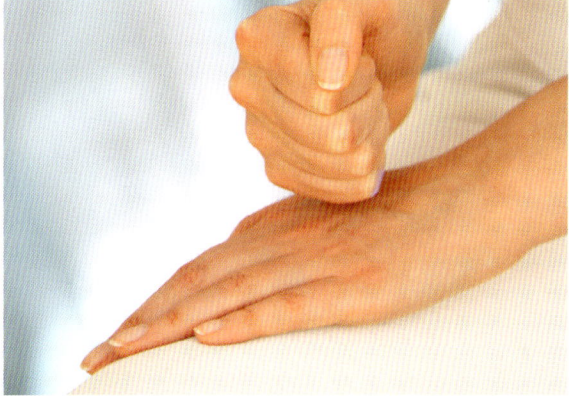

1 Trommeln Sie anschließend mit der weichen Außenkante Ihrer lockeren Faust über die gesamte Handinnenfläche. Es sollte eine möglichst rhythmische Bewegung sein.

2 Trommeln Sie dann über die ganze Handoberseite. Bewegen Sie die Finger beider Hände und spüren Sie, ob sich die behandelte Hand anders anfühlt als die andere. Wiederholen Sie die ganze Behandlung an der anderen Hand.

BEI MÜDEN HÄNDEN

Das Zehn-Minuten-Entspannungstraining

Nehmen Sie sich morgens die Zeit, die Hände zu entspannen, das bereitet Sie bestens auf den Tag vor. Es hilft auch, Stress zu reduzieren und sich abends besser von den Strapazen zu erholen. Beobachten Sie, wie sich jede Übung anfühlt – wie lange Sie arbeiten und was Ihnen von den Übungen am besten gefällt, entscheiden Sie.

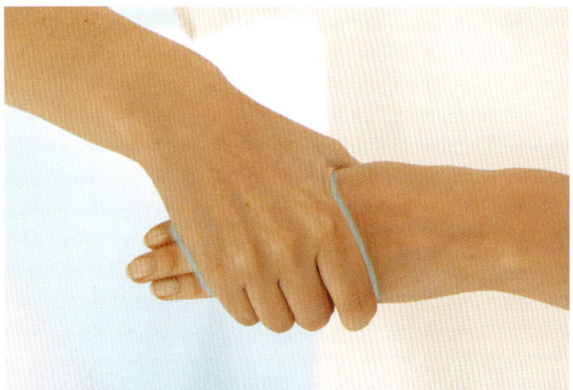

1 Beginnen Sie mit der Presse: Drücken Sie mehrmals die Hand kurz zusammen, erst am Ansatz, dann weiter in der Mitte, schließlich an den Fingerspitzen.

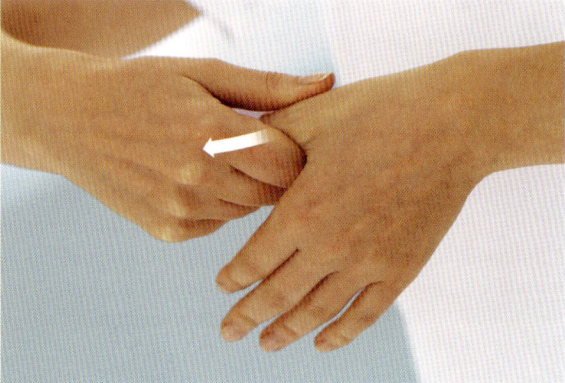

2 Machen Sie dann den Fingerzug; legen Sie Ihre Hand um den Daumen, ziehen Sie daran und halten Sie kurz die Spannung. An den anderen Fingern ebenso.

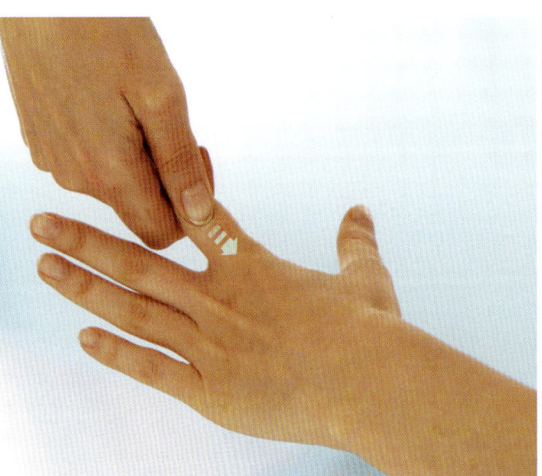

3 Als Nächstes kommt der Daumengang mit Dehnen. Gehen Sie die Fingeroberseite hinab und dehnen Sie gleichzeitig die Unterseite mit Ihren Fingern. Bei jedem Finger.

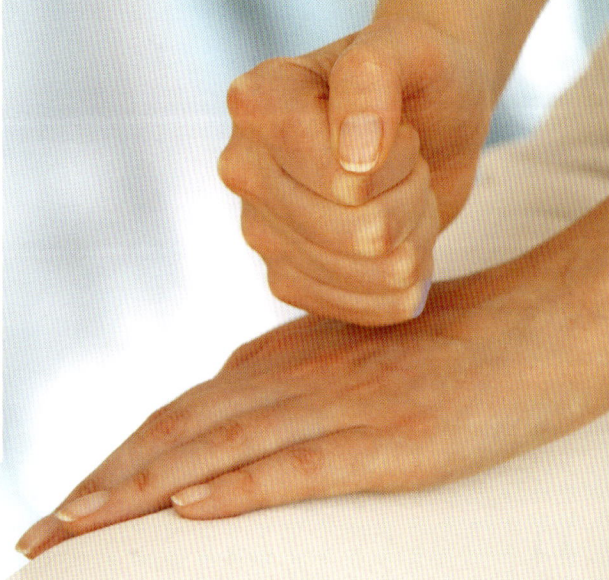

4 Trommeln Sie nun rhythmisch über die gesamte Handoberfläche.

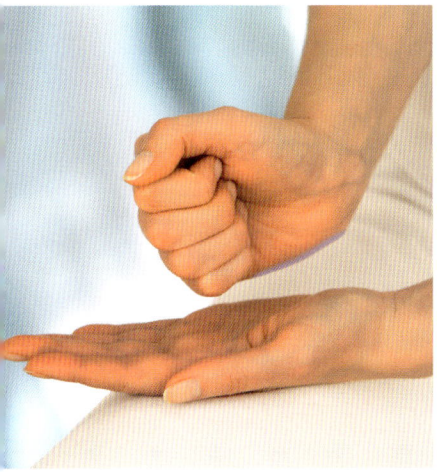
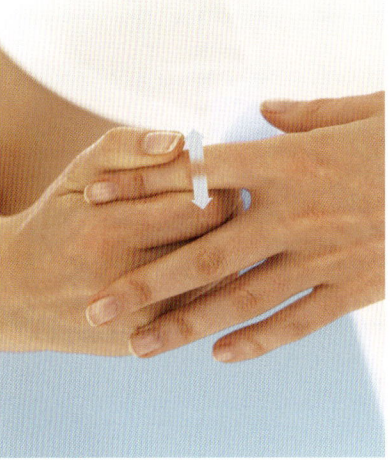
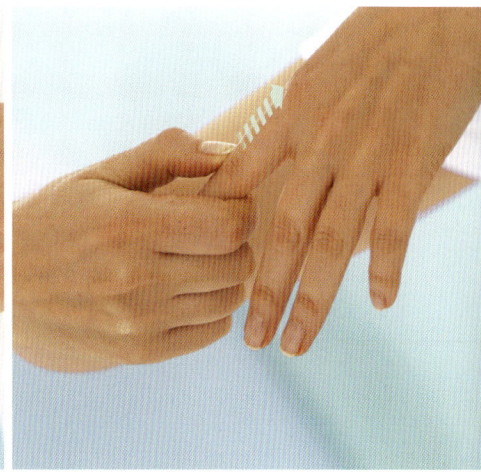

5 Drehen Sie die Hand um und trommeln Sie anschließend auf jeden Teil der Handfläche.

6 Bewegen Sie den Zeigefinger sanft mit der Seitenbeuge hin und her. Dann die anderen Finger, an allen Gelenken.

7 Machen Sie dann den Daumengang mit Dehnen an der Seite des Zeigefingers und dann an allen Fingern.

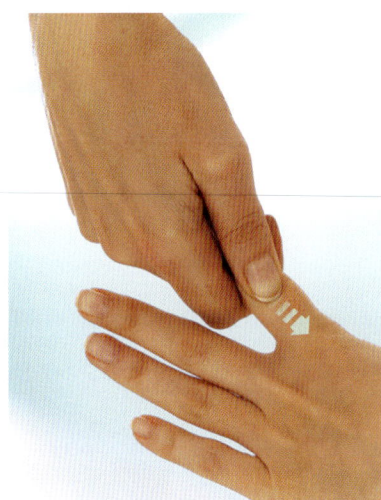

8 Auf Wunsch können Sie nun nochmals die Fingeroberseiten mit dem Daumengang mit Dehnen massieren.

9 Als Nächstes klopfen Sie rhythmisch mit der Außenkante des kleinen Fingers auf die gesamte Handoberseite.

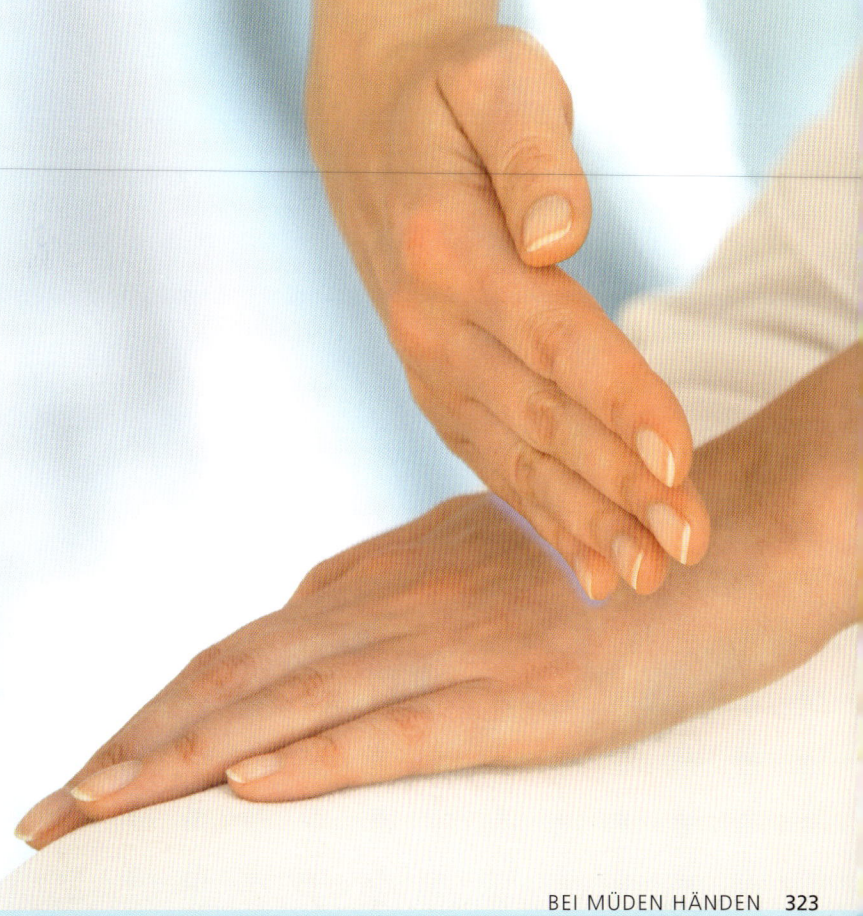

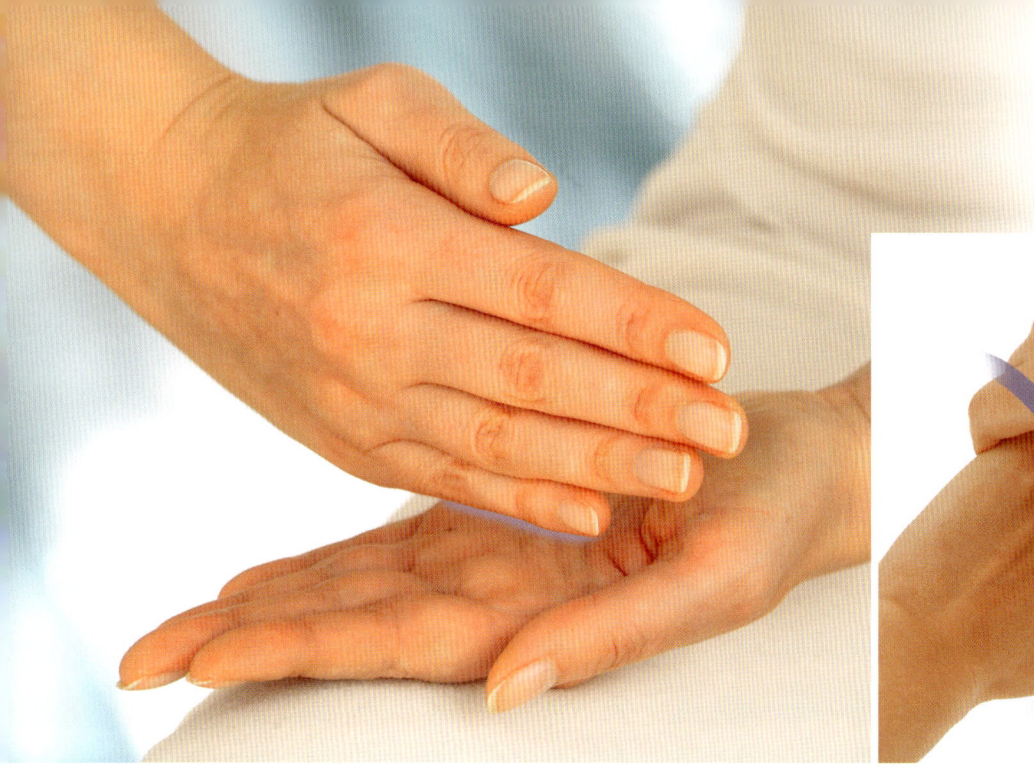
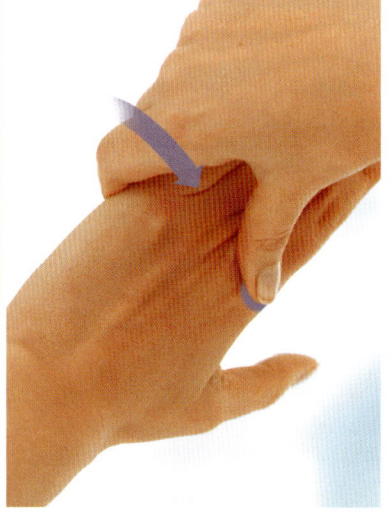

10 Drehen Sie die Hand um und beklopfen Sie nun locker die Handfläche. Eventuell müssen Sie die Hand zwischendurch einmal neu platzieren, um jede Stelle der Handinnenseite, auch die Finger, zu erreichen.

11 Mobilisieren Sie dann die Handfläche einige Male bis ganz hinauf zu den Fingerknöcheln.

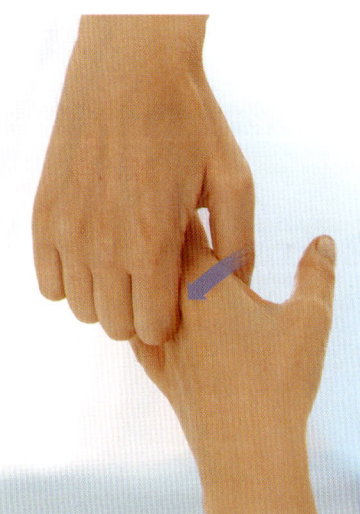
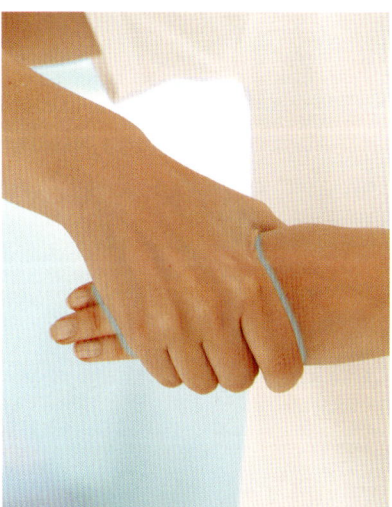
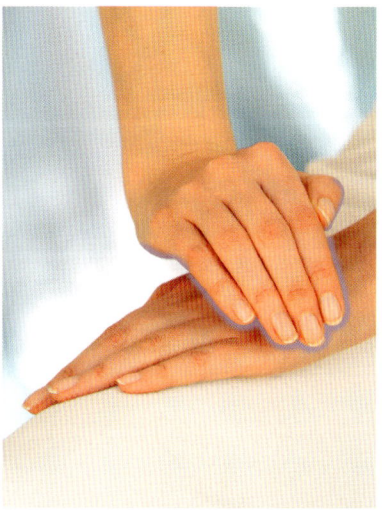

12 Nun mobilisieren Sie noch mehrmals entgegengesetzt, wieder bis hinauf zu den Fingerknöcheln.

13 Machen Sie jetzt die Presse, bei der Sie die Hand der Länge nach mehrmals zusammendrücken – bis zu den Fingerspitzen.

14 Legen Sie die Hand auf den Oberschenkel und beklopfen Sie die komplette Handoberseite locker mit hohler Hand.

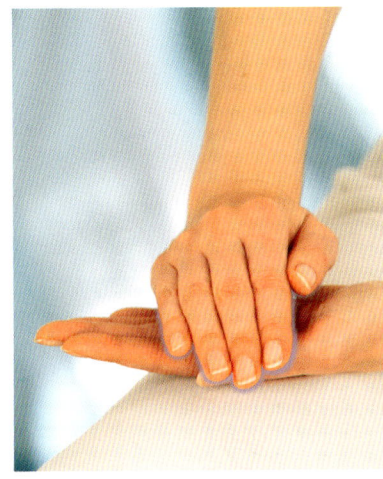
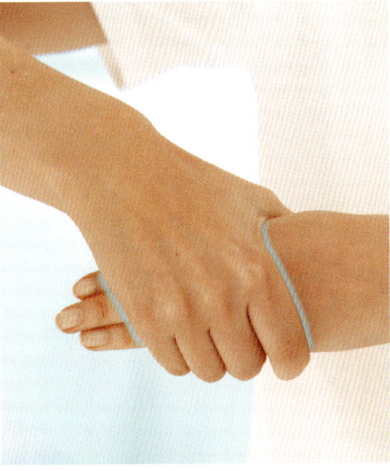
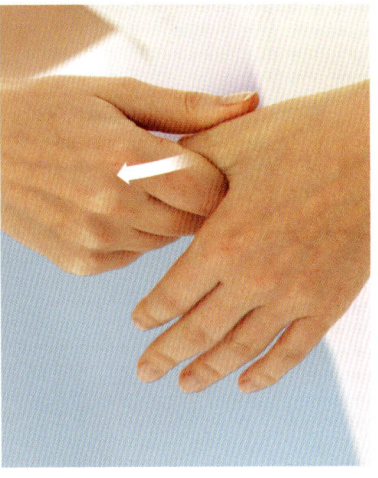

15 Drehen Sie die Hand um und beklopfen Sie mit hohler Hand die gesamte Handfläche.

16 Gegen Ende der Behandlung machen Sie noch einmal die Presse und gehen dabei wieder die ganze Hand entlang.

17 Es folgt der Fingerzug, erst am Daumen, dann an den anderen Fingern. Halten Sie die Spannung einige Sekunden lang.

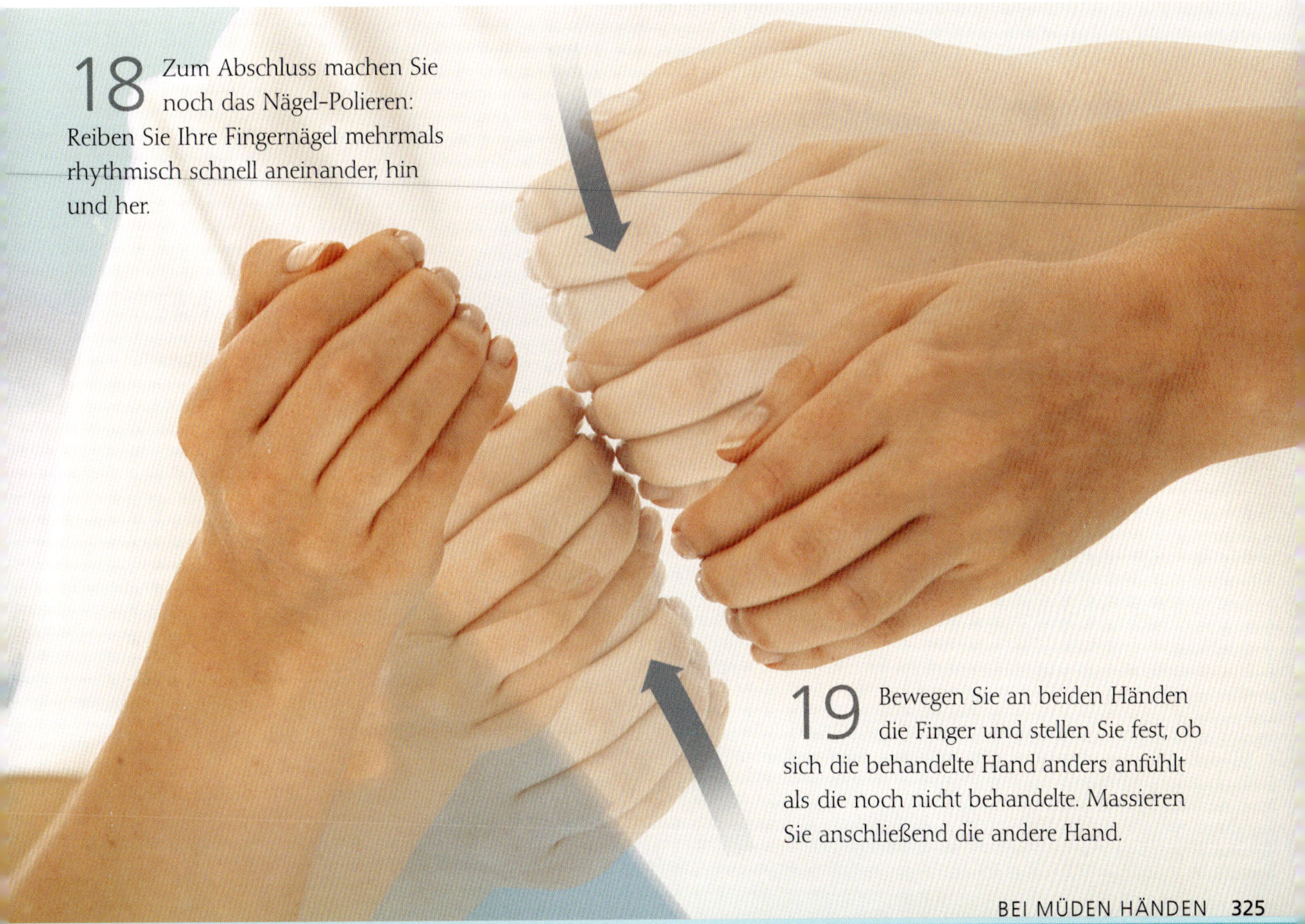

18 Zum Abschluss machen Sie noch das Nägel-Polieren: Reiben Sie Ihre Fingernägel mehrmals rhythmisch schnell aneinander, hin und her.

19 Bewegen Sie an beiden Händen die Finger und stellen Sie fest, ob sich die behandelte Hand anders anfühlt als die noch nicht behandelte. Massieren Sie anschließend die andere Hand.

BEI MÜDEN HÄNDEN

Beschwerden der Hand

Solche Probleme können durch Überbeanspruchung, Verletzungen oder eine Einschränkung der Muskelbeweglichkeit entstehen. Zur Linderung dienen die Mobilisierungsgriffe, die die Hand beweglicher machen. Wenn Sie sie regelmäßig und systematisch anwenden, können Sie Steifheit und Schmerzen vorbeugen bzw. sie lindern.

Müde und schmerzende Hände

Wenn Ihre Hände wehtun und erschöpft und kraftlos sind, versuchen Sie, die Ursache in Zukunft auszuschalten oder die Belastung zu verringern. Aufwändige Selbstbehandlungen können die Hände eher noch mehr strapazieren, ein warmes Handbad dagegen oder ein Paraffinbad (s. S. 69) kostet keine Kraft und tut ausgesprochen gut. Alternativ können Sie auch eine Freundin bitten, Sie mit folgenden Extras zu verwöhnen.

DIE HÄNDE BEHANDELN

Achten Sie besonders darauf, jemanden mit schmerzenden Händen durch die Massage nicht zu überfordern. Entspannen Sie die Hände vor allem durch viele Extras, die Sie langsam und sanft ausführen.

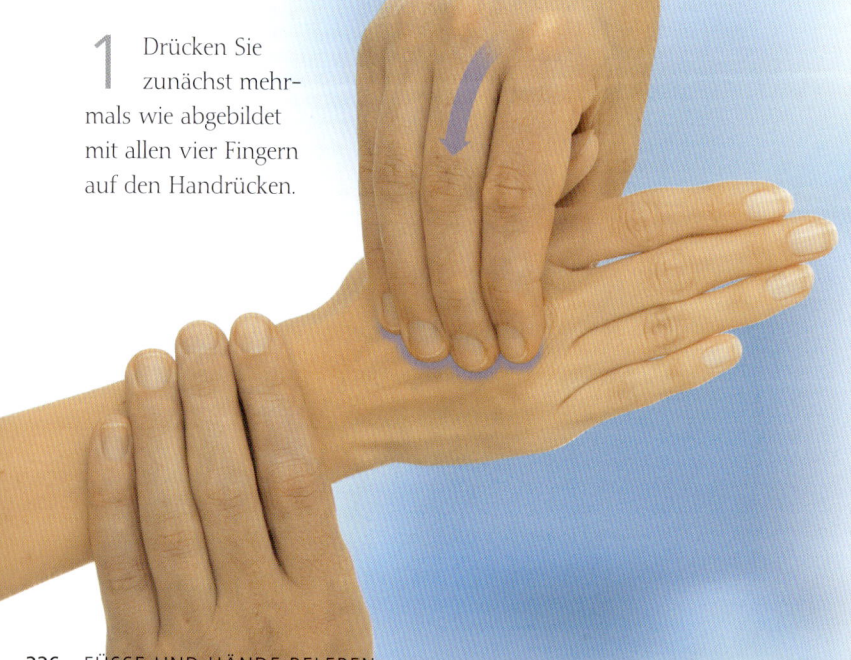

1 Drücken Sie zunächst mehrmals wie abgebildet mit allen vier Fingern auf den Handrücken.

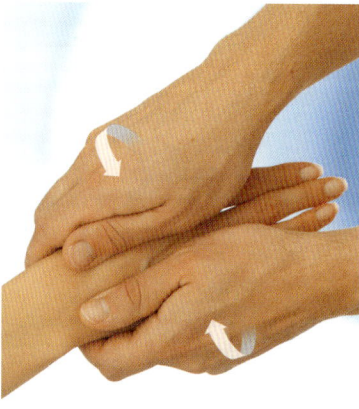

2 Halten Sie die Hand dann von beiden Seiten und entspannen Sie die Handfläche mit dem Schmetterling.

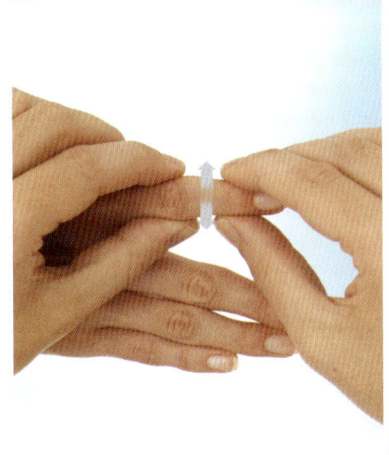 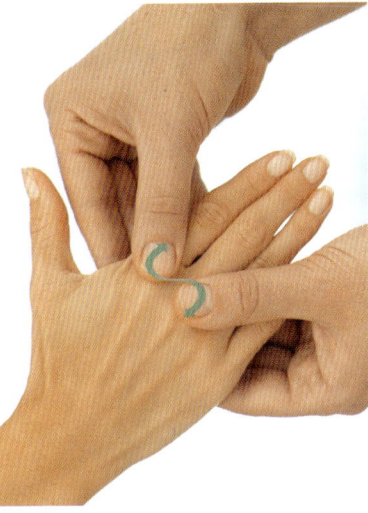 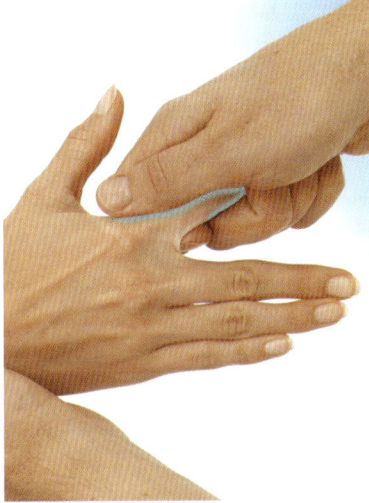

3 Machen Sie an allen Fingergelenken sanft die Seitenbeuge. Achten Sie auf steifere Gelenke und behandeln Sie sie intensiver.

4 Mobilisieren Sie die Mittelhandknochen in die eine wie in die entgegengesetzte Richtung. Drücken Sie mehrmals rhythmisch.

5 Pressen Sie jeden Finger einige Sekunden lang und abschließend die ganze Hand. An der anderen Hand ebenfalls.

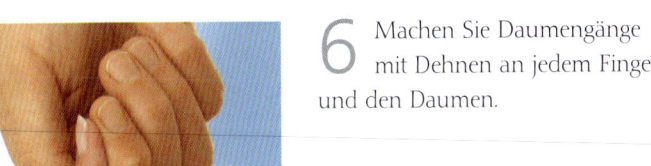

6 Machen Sie Daumengänge mit Dehnen an jedem Finger und den Daumen.

MÜDE HÄNDE BELEBEN

- ▶ Überlegen Sie, wovon Ihre Hände erschöpft sind, und belasten Sie sie nicht mehr oder bauen Sie Gegenbewegungen ein. Wenn Sie etwa länger einen Tennisschläger gehalten haben, dehnen Sie die Finger in die Gegenrichtung zur Entlastung.
- ▶ Entspannen Sie Ihre Hände beim Fernsehen mit einem Massagestab.
- ▶ Denken Sie an Ihre Hände, bevor Sie ein anstrengendes Projekt beginnen. Wenn sie bereits schmerzen, vermeiden Sie eine weitere Belastung.

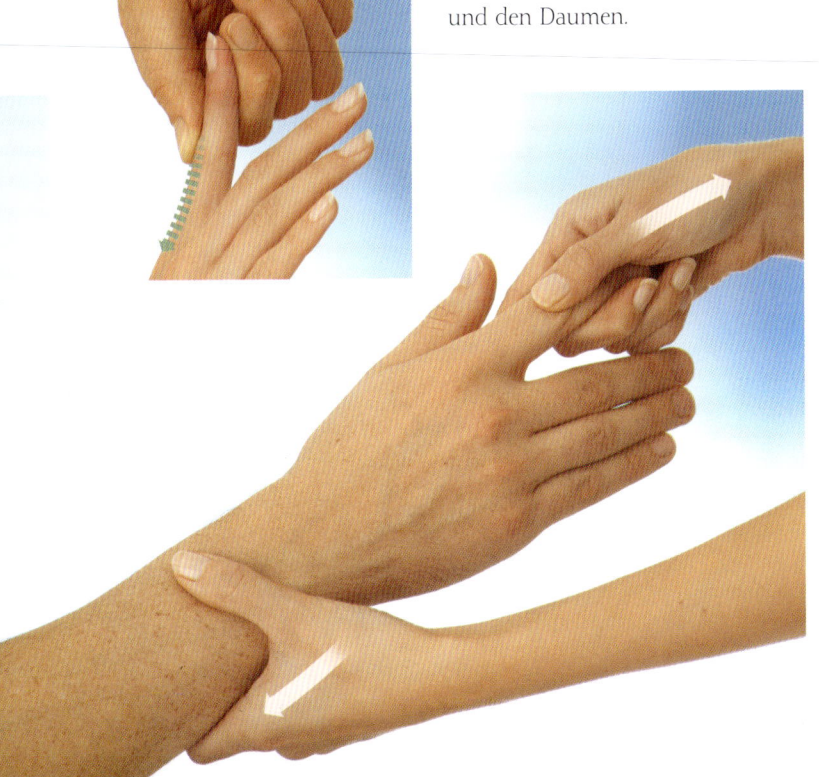

7 Bearbeiten Sie alle Finger und die Daumen nun noch sanft mit dem Fingerzug (vgl. S. 122). Halten Sie die Spannung einige Sekunden und drehen Sie die Finger leicht.

Karpaltunnel-Syndrom

Diese Erkrankung entsteht, wenn der Mittelnerv (Nervus medianus) am Handgelenk immer mehr eingeklemmt wird. Es kann zu Schmerzen, Taubheit und Kribbeln in Fingern, Händen und Unterarmen kommen. Die Ursache sind häufig monotone Tätigkeiten wie Tippen. Die folgenden Techniken tragen zur Entspannung der Hand bei und können die Symptome lindern.

BEACHTEN SIE
- Fangen Sie ganz sanft und langsam an, halten Sie Augenkontakt und achten Sie auf Feedback: Es darf nicht wehtun!
- Achten Sie darauf, nicht zu stark oder zu lange zu massieren. Ziehen Sie nur ganz sanft an den Fingern und dehnen Sie nicht zu weit.

DIE BEHANDLUNG
Prüfen Sie vor der Massage, welche Bewegungen schmerzhaft bzw. welche Stellen besonders sensibel sind.

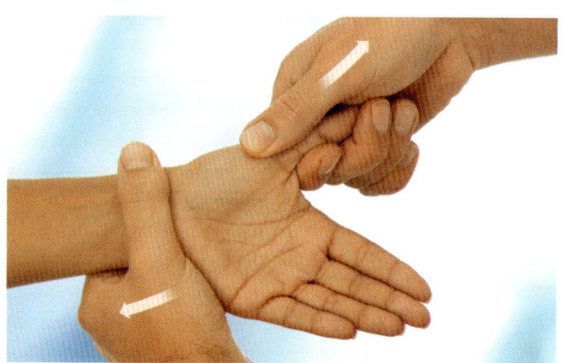

1 Sanft am Daumen ziehen und die Hand gleichzeitig in die entgegengesetzte Richtung ziehen.

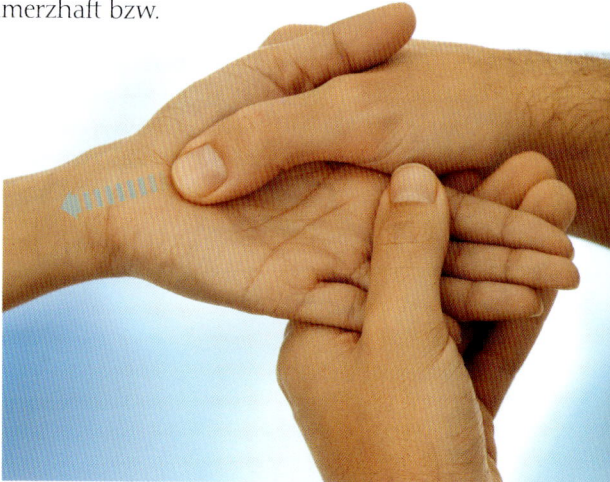

2 Machen Sie lockere Daumengänge am Handansatz. Der Mittelnerv verläuft zwischen dem Daumenballen und dem Handballen.

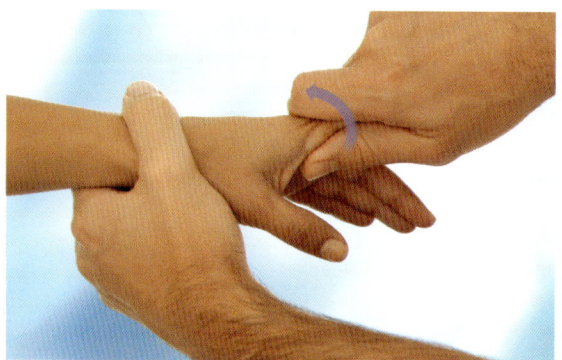

3 Den Finger halten und nach unten drücken, während Sie mit dem Daumen nach oben ziehen.

DIE PRESSE

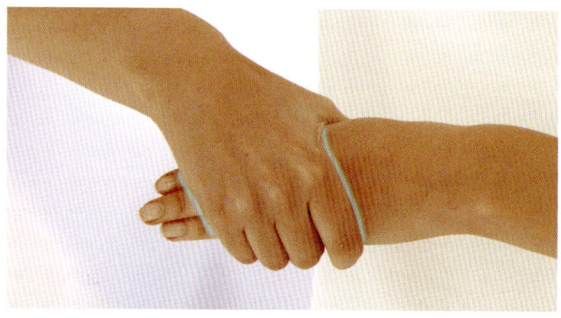

UM DIE HÄNDE noch weiter zu entspannen, machen Sie an jeder Hand mehrmals die Presse.

Beim Tippen

Ob am Computer, am Handy oder an der Spielkonsole: In unserer hoch technisierten Welt gönnen wir unseren Händen kaum einen Moment Ruhe. Das Tippen auf der Tastatur kann zum Karpaltunnel-Syndrom führen, das Bedienen kleinster Geräte, wie z. B. Handys oder auch die Computermaus, zu Daumenschäden.

DIE BEHANDLUNG

Unser Daumen ist an mindestens der Hälfte aller Tätigkeiten, die unsere Hände ausführen, beteiligt. Wird er verspannt, kann sich das in die ganze Hand fortsetzen. Folgende Übungen können die Spannung lösen. Wenn Sie die Hand in alle vier Richtungen bewegt haben, können Sie beurteilen, welche Bewegung für Sie am anstrengendsten war.

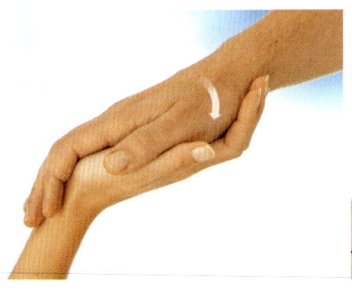

1 Legen Sie Ihre Hand auf die Handfläche der Hand, die Sie entspannen möchten. Drücken Sie einige Sekunden lang mit Ihrem Handballen sanft nach unten.

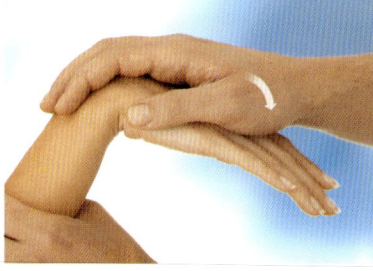

2 Drücken Sie sanft einige Sekunden mit Ihrer Handfläche den Handrücken nach unten.

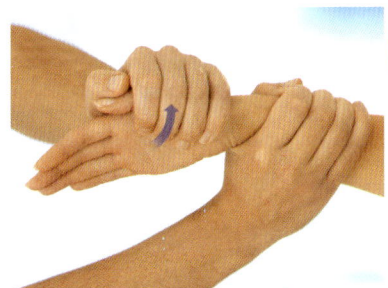

3 Legen Sie Ihre Handfläche auf den Handrücken, die Finger umgreifen die Handkante. Ziehen Sie sie sanft nach oben.

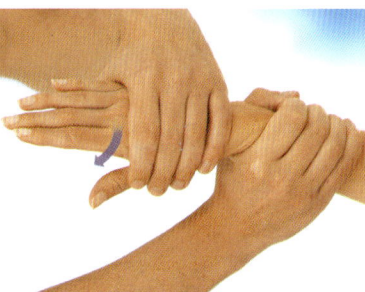

4 Den Daumen um die andere Handkante legen. Leicht nach oben ziehen, während Ihre Finger den Handrücken nach unten drücken.

DIE SELBSTBEHANDLUNG

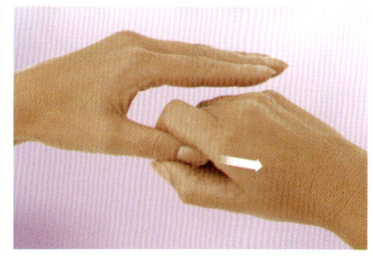

1 Ziehen Sie sanft an Ihrem Daumen. Drehen Sie ihn vorsichtig in beide Richtungen. Dann lockern Sie die anderen Finger genauso.

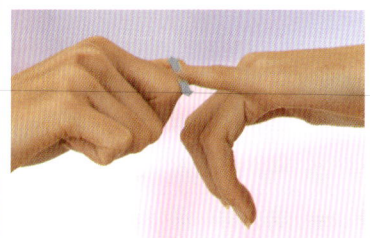

2 Massieren Sie alle Finger mit der Seitenbeuge. Legen Sie alle Finger rund um den Daumen, bewegen Sie das Gelenk seitwärts.

DIE DAUMEN ENTLASTEN

Spielkonsolen und das Schreiben von SMS haben dem Daumen ein ganz neues Aufgabenfeld beschert. Achten Sie bewusst auf alle anstrengenden oder monotonen Tätigkeiten, die ihn strapazieren können, behalten Sie die Dauer der Belastung im Auge und machen Sie Pausen.

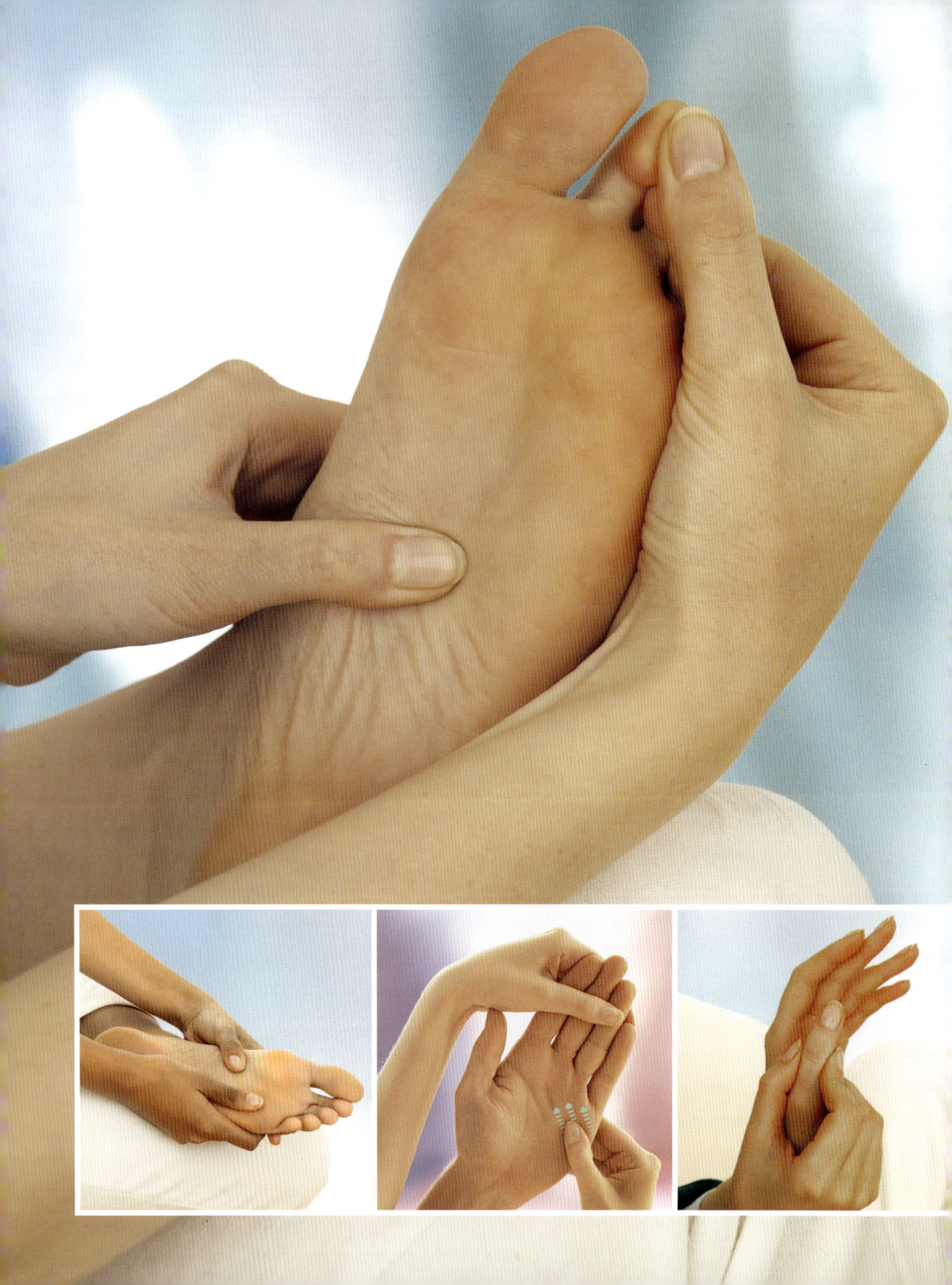

Kapitel 8

Auf einen Blick

Um Ihnen einen schnellen Zugriff zu ermöglichen, finden Sie hier Abbildungen der Reflexzonen zusammen mit den geeigneten Techniken. Manchmal möchte man einfach schnell eine spezielle Zone mit dem richtigen Griff massieren, statt erst ein umfangreiches Behandlungsprogramm herauszusuchen oder eine komplette Reflexzonenmassage zu machen. Hier finden Sie auf einen Blick die genaue Lage aller Fuß- und Handreflexzonen für den ganzen Körper. Parallel dazu erfahren Sie, welche Technik für welche Zone geeignet ist.

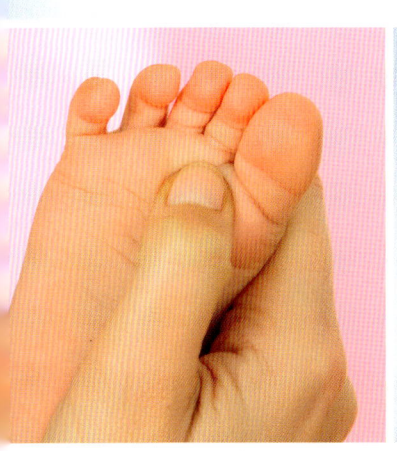
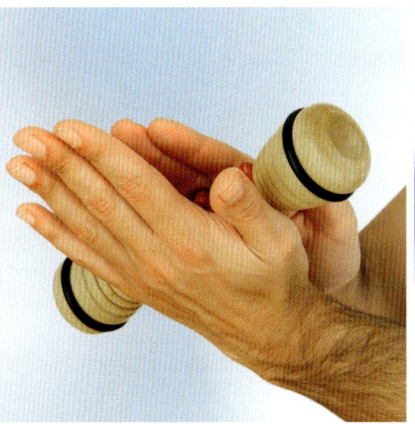
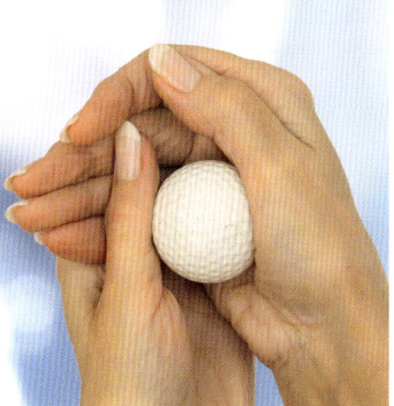

Die Übersichten

In diesem Abschnitt finden Sie schnell die passende Technik, um die Zone eines bestimmten Körperbereichs zu behandeln. Auf den folgenden Seiten gehen wir von oben nach unten vor, angefangen beim Kopf. Suchen Sie als Erstes die Körperstelle, die Sie behandeln möchten, wählen Sie aus, ob Sie am Fuß oder der Hand, jemand anderen oder sich selbst massieren wollen, und wenden Sie die abgebildete Technik an oder folgen Sie erst dem Seitenverweis.

So gehen Sie vor

Auf Seite 78–121 finden Sie genaue Anleitungen zu den einzelnen Techniken am Fuß bzw. auf Seite 122–161 zu den Techniken an der Hand. Zur Selbstbehandlung finden Sie die Techniken am Fuß auf Seite 108–121 und die an der Hand auf Seite 142–161. Schritt-für-Schritt-Anleitungen der Basistechniken sehen Sie auf Seite 72–77.

KOPF / GEHIRN / NEBENHÖHLEN

Die Zonen für die linke Kopfseite, die linke Gehirnseite sowie die linken Nasennebenhöhlen liegt an den ersten Zehen- bzw. Fingergliedern der linken Hand.

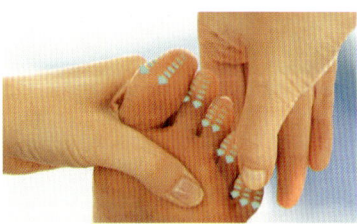

Fuß An jeder Zehe mehrere Daumengänge nach unten (s. S. 85).

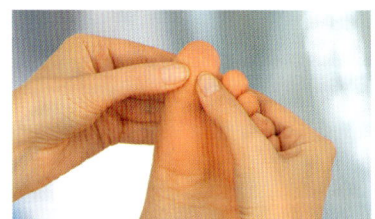

Eigener Fuß Daumengänge alle Zehen hinauf (s. S. 109).

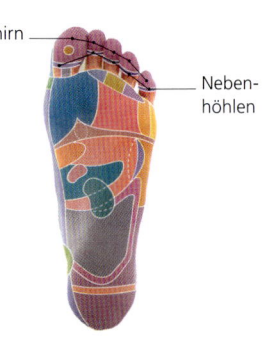

Kopf/Gehirn
Nebenhöhlen

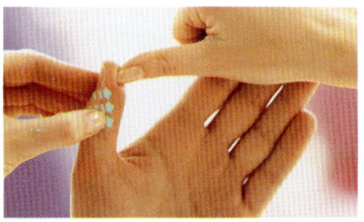

Hand Daumengänge quer über Daumen und Finger (s. S. 127).

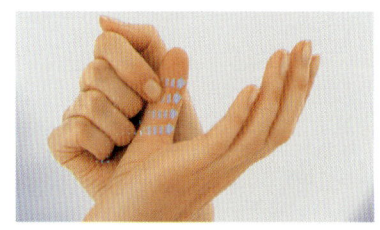

Eigene Hand Fingergänge über Daumen und Finger (s. S. 146 f.)

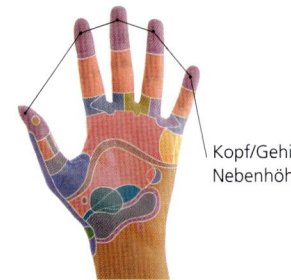

Kopf/Gehirn/Nebenhöhlen

HYPOPHYSE

In der Mitte der großen Zehe und der Daumenkuppe liegt die Reflexzone der Hypophyse.

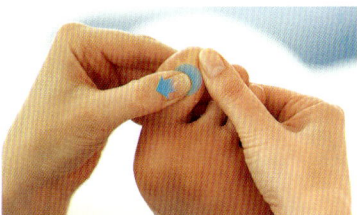
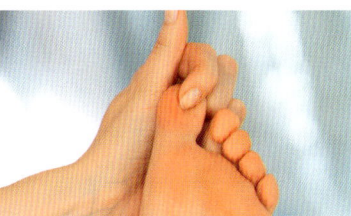
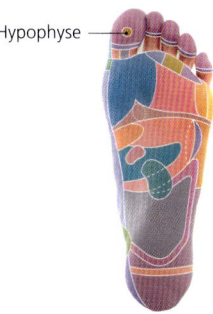

Fuß Massieren Sie mit Einhaken und Ziehen (s. S. 84).

Eigener Fuß Mit dem Zeigefinger einhaken und ziehen (s. S. 108).

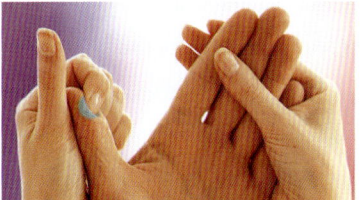
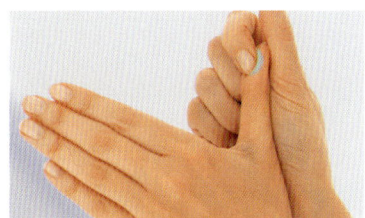
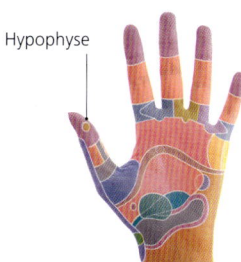

Hand Einhaken und ziehen am Daumen (s. S. 126).

Eigene Hand Mit dem Zeigefinger einhaken und ziehen (s. S. 146).

AUGE / OHR / INNENOHR

Der Ansatz der Zehen am linken Fuß und der Ansatz der Finger der linken Hand beziehen sich auf das linke Auge, Ohr und Innenohr.

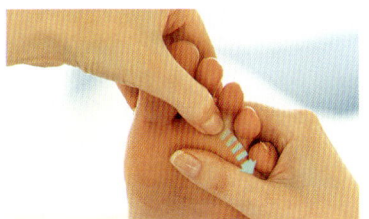
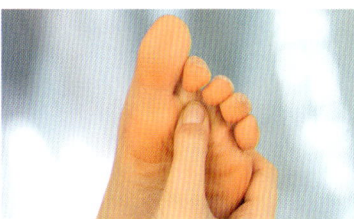
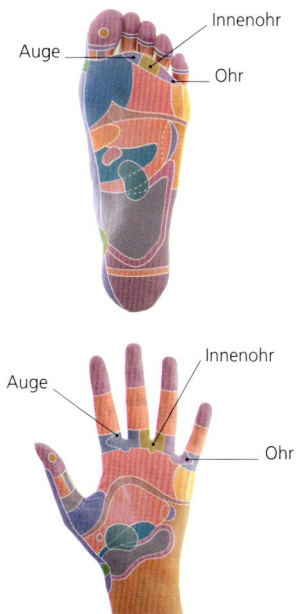

Fuß Daumengänge, den Fußballen nach unten halten (s. S. 86 f.).

Eigener Fuß Zwischen den Zehen sanft kneifen (s. S. 110).

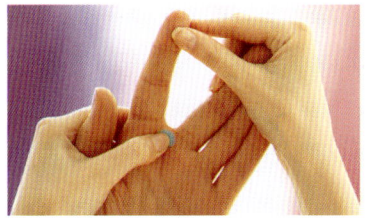
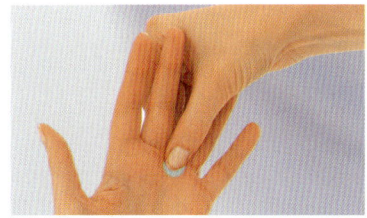

Hand Kneifen Sie mehrmals sanft die Schwimmhäute (s. S. 131).

Eigene Hand Kneifen Sie sanft die Schwimmhäute (s. S. 151).

GESICHT / ZÄHNE

Bänder, die über die Zehenoberseiten und Fingeroberseiten verlaufen, korrespondieren mit dem Gesicht und den Zähnen.

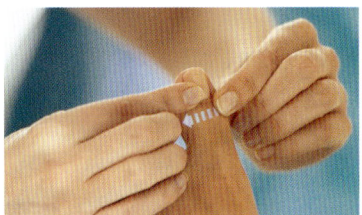

Fuß Machen Sie mehrere Daumengänge über alle Zehenoberseiten.

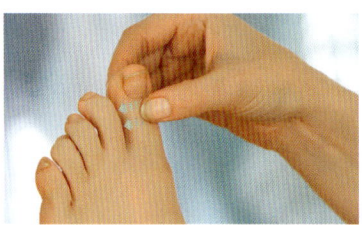

Eigener Fuß Einige Daumengänge über die Zehenoberseiten (s. S. 116).

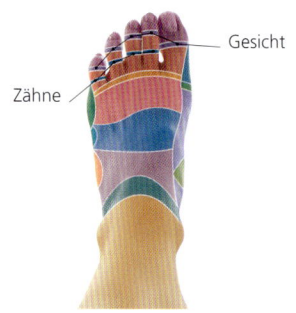

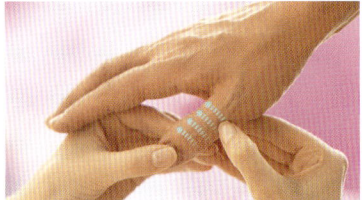

Hand Daumengänge über Daumen und Finger (s. S. 135).

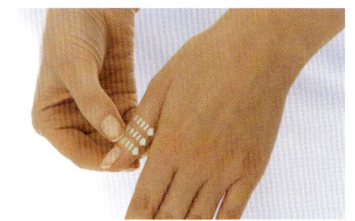

Eigene Hand Daumengänge über Daumen und Finger (s. S. 155).

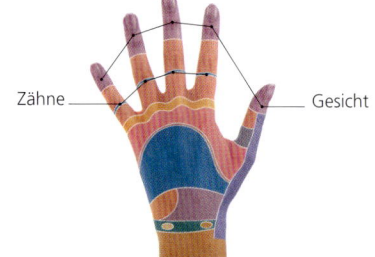

HALS / NACKEN / SCHILDDRÜSE / NEBENSCHILDDRÜSEN

Schilddrüse und Nebenschilddrüsen sind an den Daumen und großen Zehen reflektiert, Hals/Nacken an allen Zehen und Fingern.

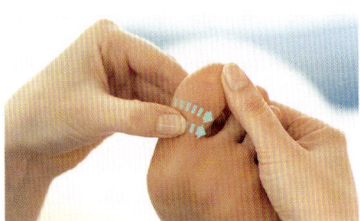

Fuß Massieren Sie die Zonen mit Daumengängen (s. S. 84 f.).

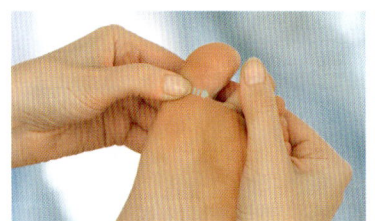

Eigener Fuß Machen Sie mehrere Daumengänge (s. S. 108 f.).

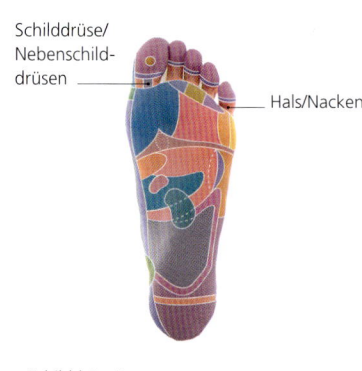

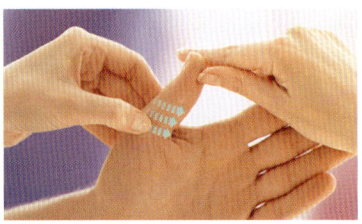

Hand Mehrere Daumengänge durch die Zonen (s. S. 126 f.).

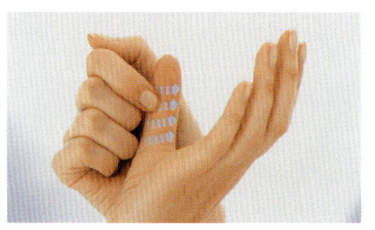

Eigene Hand Massieren Sie mit Fingergängen (s. S. 146).

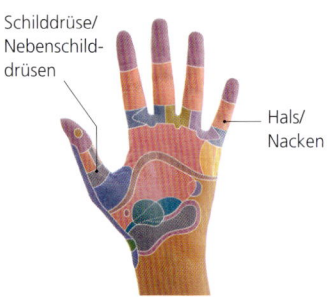

BRUST / LUNGE / OBERER RÜCKEN

Der Fußballen des linken Fußes und der obere Teil der linken Handfläche entsprechen der linken Seite von Brust, Lunge und oberem Rücken.

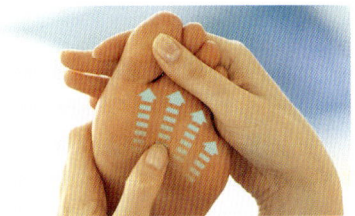

Fuß Daumengänge über den ganzen Fußballen (s. S. 88 f.).

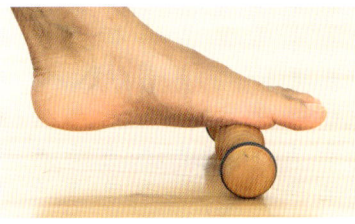

Eigener Fuß Mit dem Fußroller den Fußballen massieren (s. S. 163).

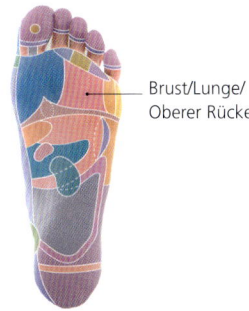

Brust/Lunge/Oberer Rücken

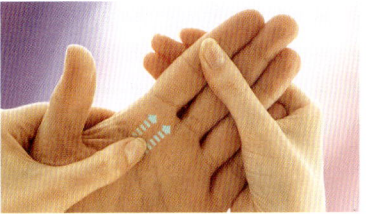

Hand Finger strecken und Daumengänge die Handfläche hoch (s. S. 130).

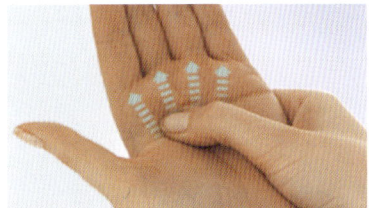

Eigene Hand Mehrere Daumengänge durch die Handfläche (s. S. 150).

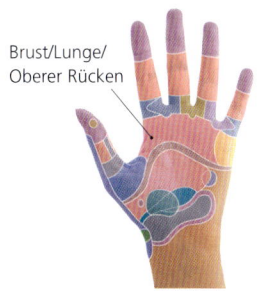

Brust/Lunge/Oberer Rücken

HERZ

Der Fußballen unter der großen Zehe und die Handfläche unter dem Daumen stehen für das Herz, das überwiegend auf der linken Körperseite liegt.

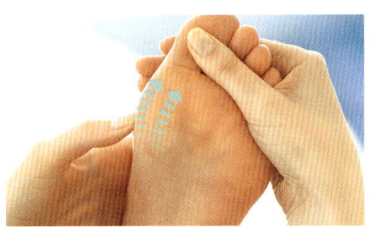

Fuß Machen Sie mehrere Daumengänge von unten nach oben (s. S. 88).

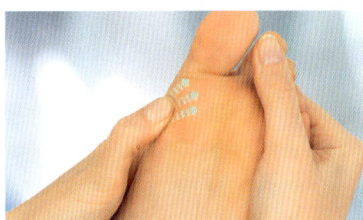

Eigener Fuß Mehrere Daumengänge durch die Zone (s. S. 111).

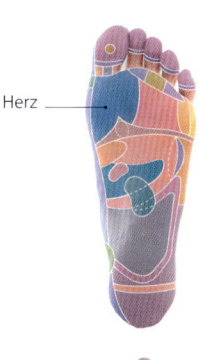

Herz

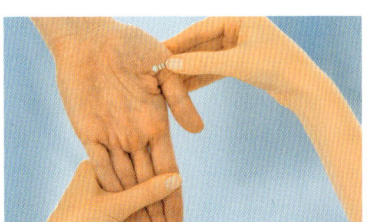

Hand Finger nach hinten halten und Daumengänge (s. S. 130).

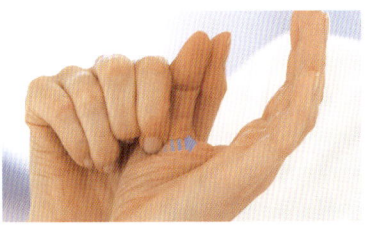

Eigene Hand Massieren Sie mit Fingergängen (s. S. 150).

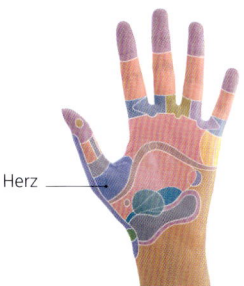

Herz

DIE ÜBERSICHTEN

SCHULTER

Der Bereich unterhalb der linken kleinen Zehe und der unter dem linken kleinen Finger entspricht der linken Schulter.

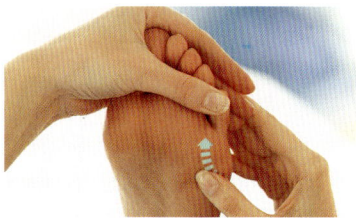

Fuß Die Zehen zurück; Daumengänge durch die Schulterzone (s. S. 88).

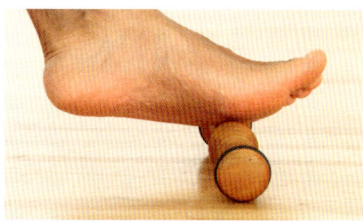

Eigener Fuß Fuß neigen, durch die Schulterzone rollen (s. S. 163).

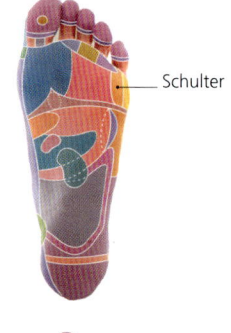

Schulter

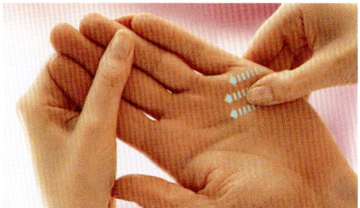

Hand Die Finger gestreckt halten, Daumengänge machen (s. S. 130).

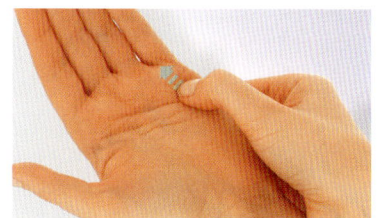

Eigene Hand Daumengänge durch die Schulterzone (s. S. 150).

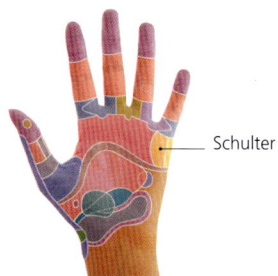

Schulter

SOLARPLEXUS

Die Zone am linken Fußballen bzw. in der linken Handfläche entspricht der linken Hälfte des Solarplexus.

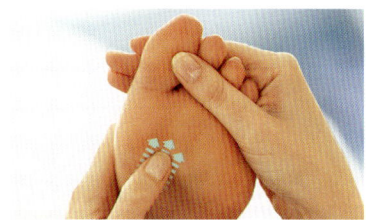

Fuß Die Zehen zurück; Daumengänge durch die Zone (s. S. 88).

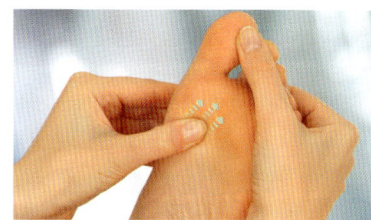

Eigener Fuß Die Zehen zurück; Daumengänge (s. S. 111).

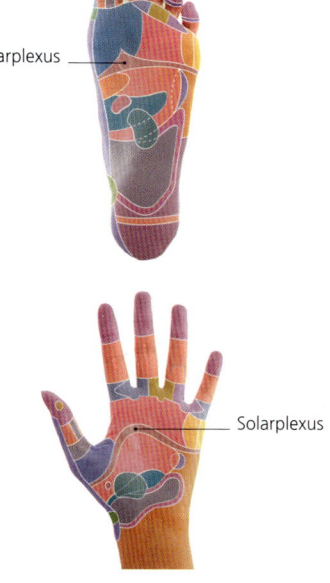

Solarplexus

Solarplexus

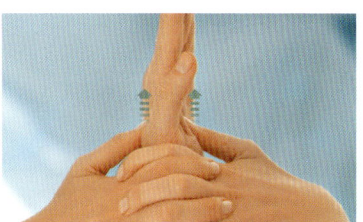

Hand Von beiden Seiten Daumengänge in der Handfläche.

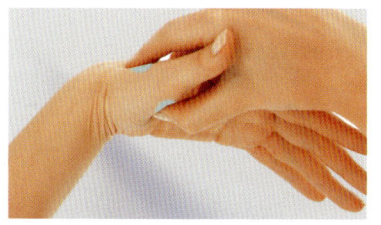

Eigene Hand Kneifen Sie mehrmals sanft die Zonen beider Hände.

LEBER / GALLENBLASE

Die Leber wird größtenteils, die Gallenblase ausschließlich am rechten Fuß und der rechten Hand reflektiert.

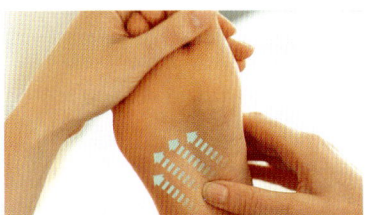

Fuß Fuß und Zehen stützen; Daumengänge (s. S. 91).

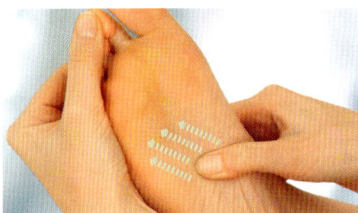

Eigener Fuß Zehen zurück, Daumengänge im Längsgewölbe.

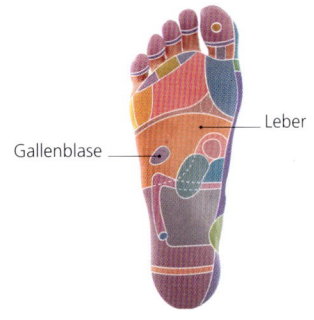

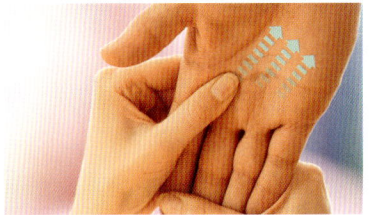

Hand Daumengänge über die Handfläche (s. S. 132 f.).

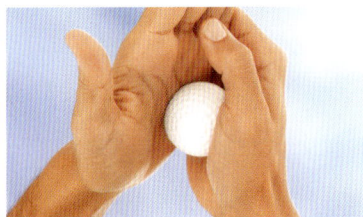

Eigene Hand Golfball durch die Handmitte rollen (s. S. 173).

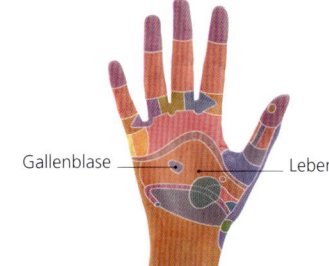

MAGEN / MILZ

Das obere Längsgewölbe des linken Fußes bzw. die Mitte der linken Handfläche korrespondieren mit Magen und Milz.

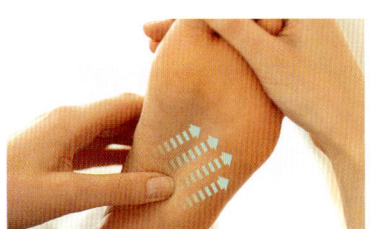

Fuß Den Fuß stützen, Daumengänge durch die Zonen (s. S. 90 f.).

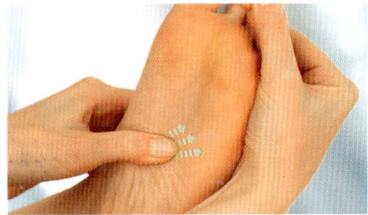

Eigener Fuß Daumengänge durch die Zonen (s. S. 113).

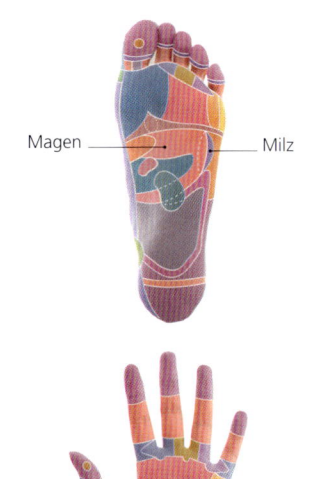

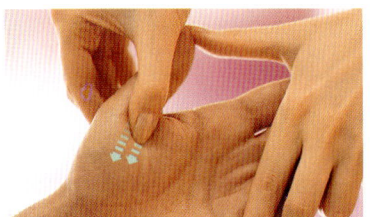

Hand Finger gestreckt halten; Daumengänge (s. S. 129).

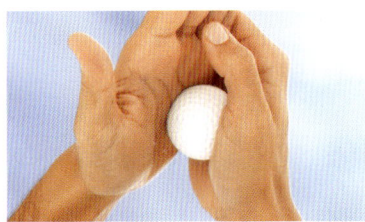

Eigene Hand Golfball durch die Zonen rollen (s. S. 173).

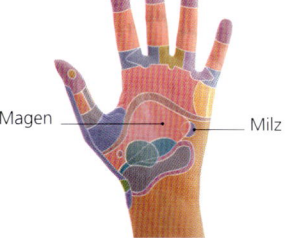

DIE ÜBERSICHTEN

BAUCHSPEICHELDRÜSE

Der größte Teil der Bauchspeicheldrüse ist mittig im Fußgewölbe des linken Fußes und am linken Handballen reflektiert.

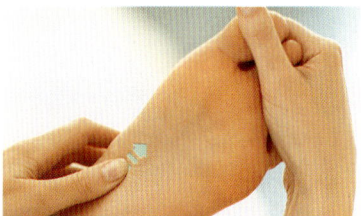

Fuß Zehen nach hinten halten; Daumengänge (s. S. 90).

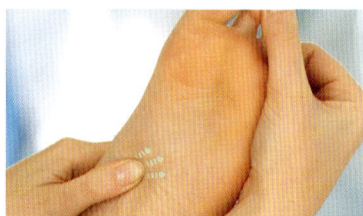

Eigener Fuß Daumengänge, Zehen nach hinten halten (s. S. 112).

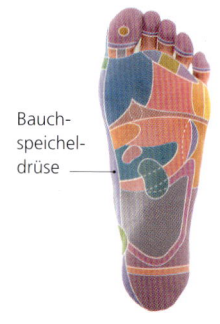

Bauch-speichel-drüse

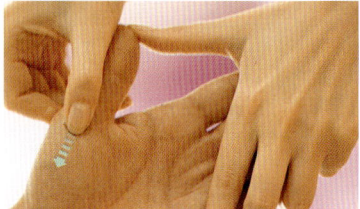

Hand Finger leicht gestreckt; Daumengänge nach unten (s. S. 128).

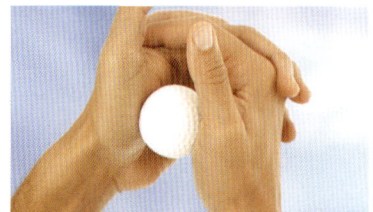

Eigene Hand Golfball durch die Zone rollen (s. S. 171).

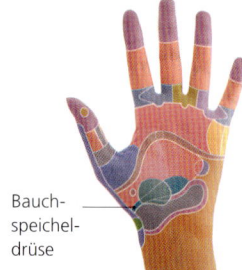

Bauch-speichel-drüse

NEBENNIEREN

Die Zone liegt etwa in der Mitte des Mittelfußknochens der großen Zehe sowie des Mittelhandknochens des Daumens.

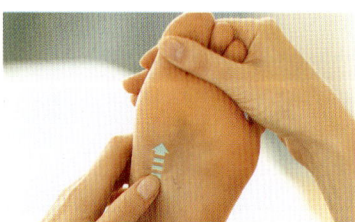

Fuß Mit Daumengängen nach oben durch die Zone (s. S. 90).

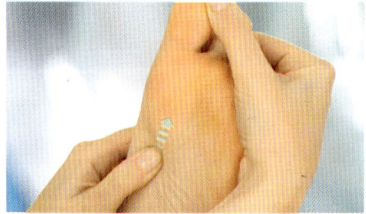

Eigener Fuß Zehen gerade; Daumengänge (s. S. 112).

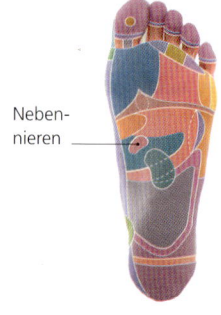

Nebennieren

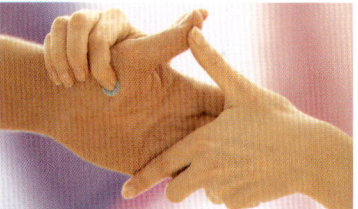

Hand An der Zone einhaken und ziehen (s. S. 128).

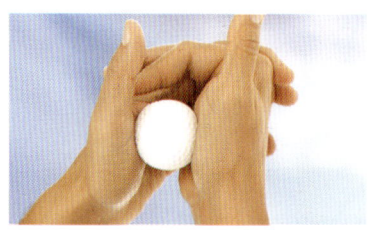

Eigene Hand Golfball über den Handballen rollen (s. S. 171).

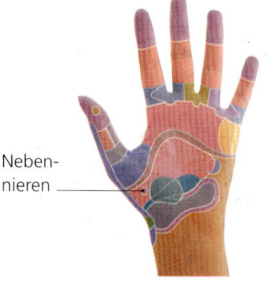

Nebennieren

NIEREN

Die linke Niere ist etwa mittig in der linken Fußsohle sowie in der linken Handfläche am Daumenballen reflektiert.

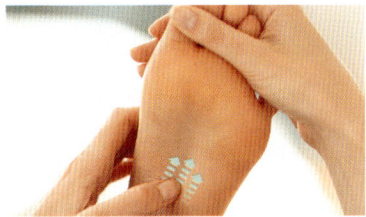

Fuß Zehen nach hinten halten; Daumengänge durch die Zone (s. S. 91).

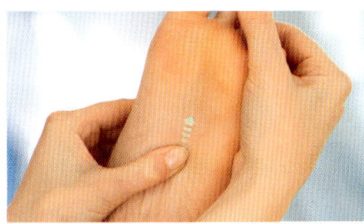

Eigener Fuß Fuß gerade halten; Daumengänge (s. S. 112).

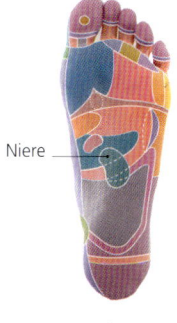

Niere

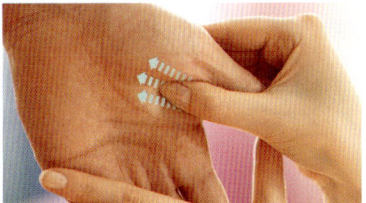

Hand Daumengänge vom Ballen in die Handfläche (s. S. 129).

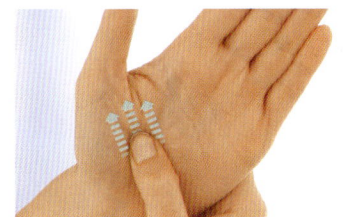

Eigene Hand Daumengänge durch die Zone (s. S. 149).

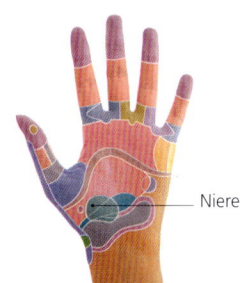

Niere

DICKDARM / DÜNNDARM

Das hintere Längsgewölbe des linken Fußes und der rechte Handballen korrespondieren mit den linken Anteilen des Dick- und Dünndarms.

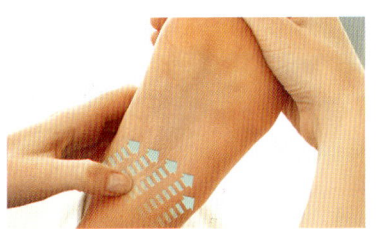

Fuß Fuß strecken; Daumengänge durch die Zone (s. S. 93).

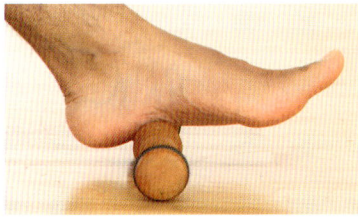

Eigener Fuß Durch das hintere Längsgewölbe rollen (s. S. 165).

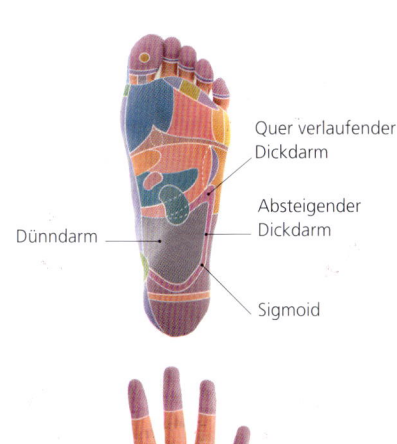

Quer verlaufender Dickdarm

Absteigender Dickdarm

Dünndarm

Sigmoid

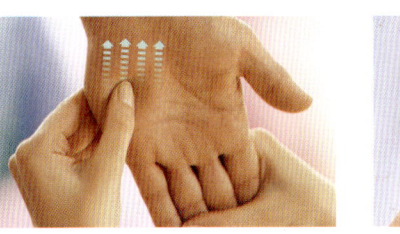

Hand Finger leicht strecken; Daumengänge (s. S. 133).

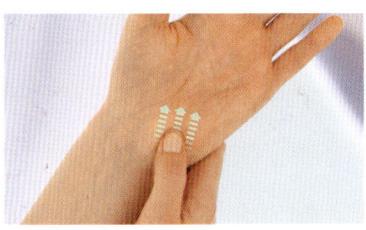

Eigene Hand Daumengänge über den Handballen (s. S. 153).

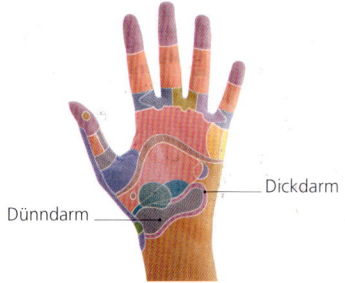

Dickdarm

Dünndarm

BLASE / UNTERER RÜCKEN

Die linke Seite der Blase und des unteren Rückens sind am Innenrand des linken Fußes bzw. der linken Hand reflektiert.

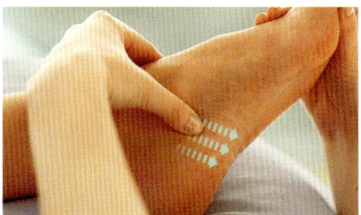

Fuß Fuß stützen; Daumengänge durch die Zonen (s. S. 95).

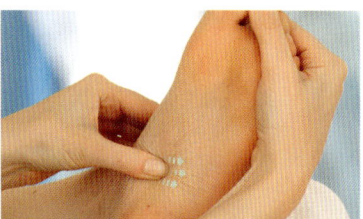

Eigener Fuß Massieren Sie mit Daumengängen (s. S. 114).

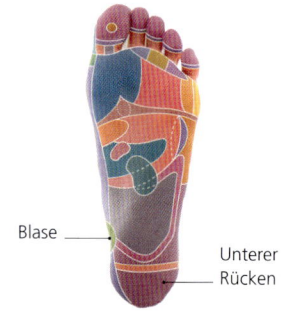

Blase

Unterer Rücken

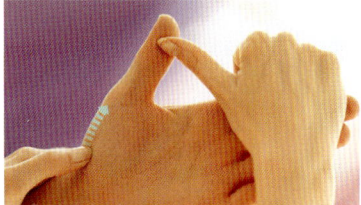

Hand Finger leicht gestreckt; Daumengänge nach oben.

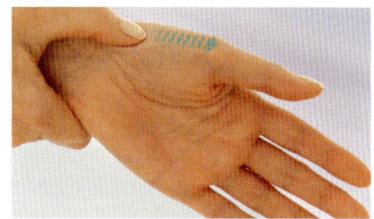

Eigene Hand Machen Sie Daumengänge durch die Zonen.

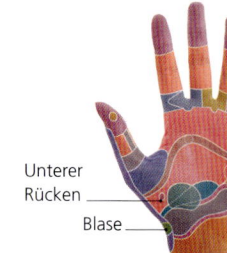

Unterer Rücken

Blase

EIERSTÖCKE / HODEN

Die Reflexzone des linken Eierstocks bzw. Hodens liegt unter dem linken äußeren Fußknöchel sowie links am Handgelenk.

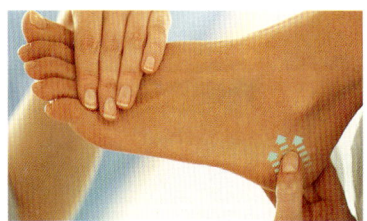

Fuß Fuß stützen; Daumengänge durch die Zone (s. S. 100).

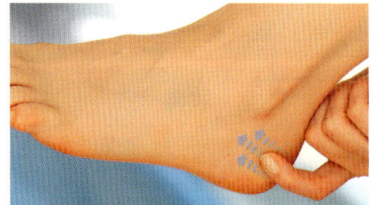

Eigener Fuß Massieren Sie mit mehreren Fingergängen (s. S. 118).

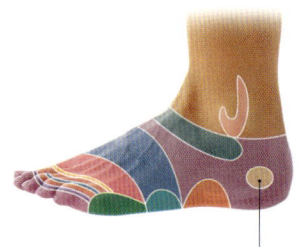

Eierstock/Hoden

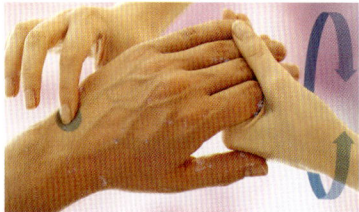

Hand Massieren Sie mit Rotieren-um-einen-Punkt (s. S. 137).

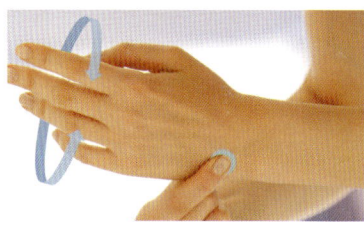

Eigene Hand Rotieren-um-einen-Punkt (s. S. 157).

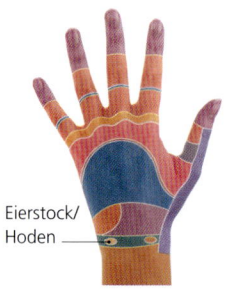

Eierstock/Hoden

GEBÄRMUTTER / PROSTATA

Die Zonen liegen innen am Fuß unter dem Fußgelenk und an der Daumenseite des Handgelenks.

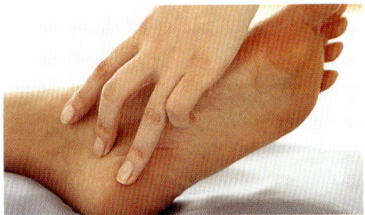

Fuß Rotieren-um-einen-Punkt auf der Zone (s. S. 94).

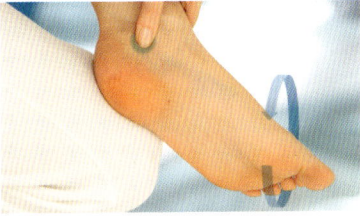

Eigener Fuß Rotieren-um-einen-Punkt auf der Zone (s. S. 114).

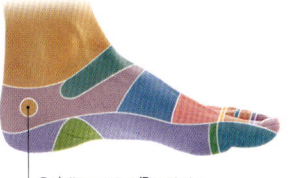

Gebärmutter/Prostata

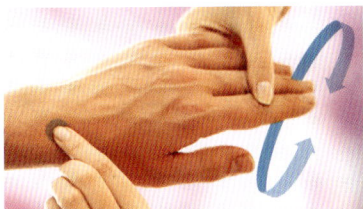

Hand Rotieren-um-einen-Punkt auf der Zone (s. S. 137).

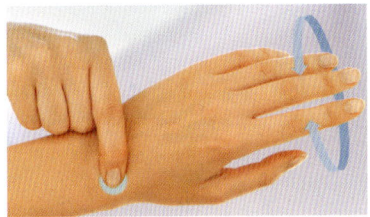

Eigene Hand Rotieren-um-einen-Punkt auf der Zone (s. S. 157).

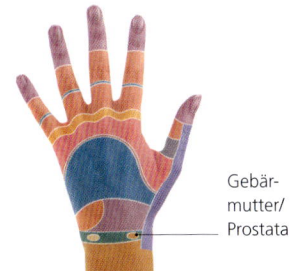

Gebärmutter/Prostata

KNIE / BEIN

Die Reflexzone für das linke Bein und Knie ist mittig außen am linken Fuß und außen an der Handoberseite zu finden.

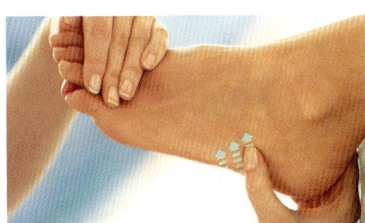

Fuß Fuß stützen; Daumengänge durch die Zone (s. S. 101).

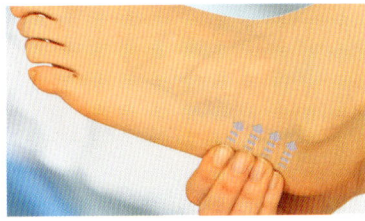

Eigener Fuß (s. S. 119).

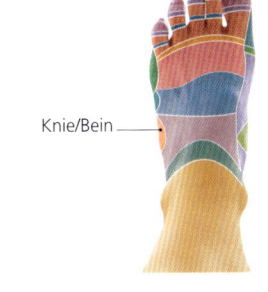

Knie/Bein

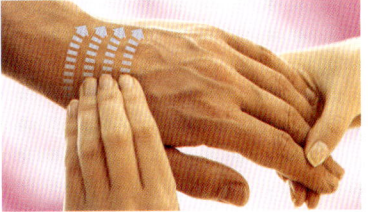

Hand Machen Sie Fingergänge mit vier Fingern durch die Zone.

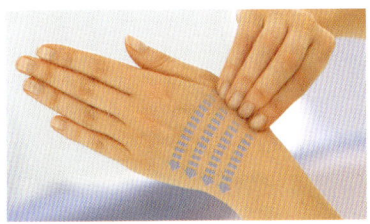

Eigene Hand Mehrere Fingergänge mit vier Fingern.

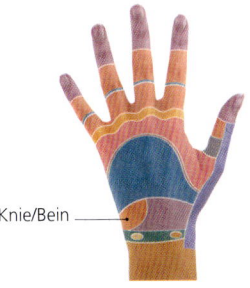

Knie/Bein

HÜFTE / ISCHIASNERV

Die linke Hüfte und der linke Ischiasnerv sind am Fuß am Außenknöchel bzw. außen am Handgelenk reflektiert.

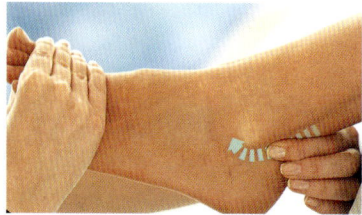

Fuß Fuß stützen; Fingergänge durch die Zone (s. S. 100).

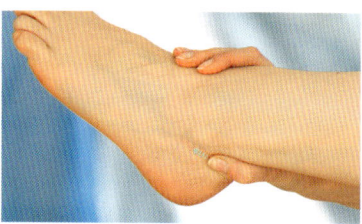

Eigener Fuß Mehrere Daumengänge durch die Zone (s. S. 118).

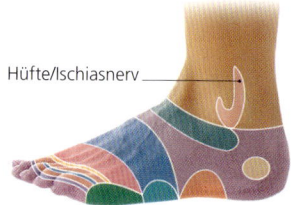

Hüfte/Ischiasnerv

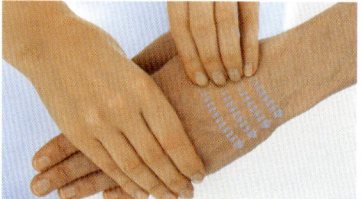

Hand Fingergänge mit vier Fingern durch die Zone.

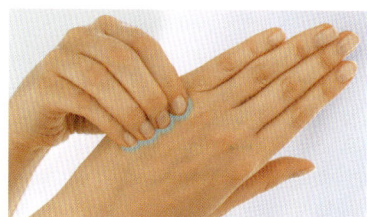

Eigene Hand Fingerkuppen aufsetzen, mehrmals drücken.

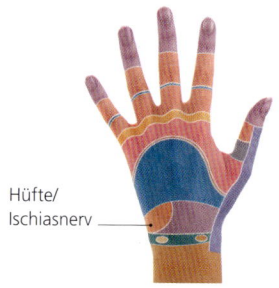

Hüfte/Ischiasnerv

ARM / ELLBOGEN

Die Zonen des linken Arms und Ellbogens liegen unterhalb der kleinen Zehe am äußeren Fußrand und am Ansatz des kleinen Fingers.

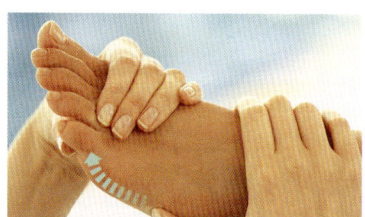

Fuß Fuß stützen; Daumengänge durch die Zonen (s. S. 101).

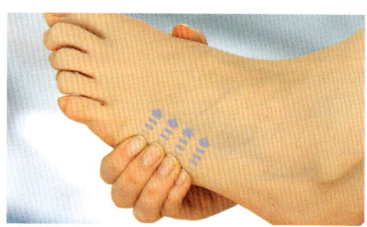

Eigener Fuß Fingergänge mit vier Fingern (s. S. 119).

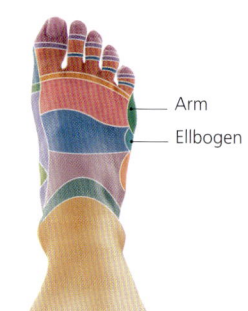

Arm
Ellbogen

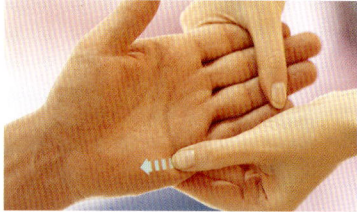

Hand Hand stützen; Daumen- und Fingergänge (s. S. 133).

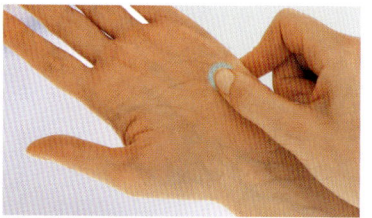

Eigene Hand Gehen Sie durch die weiche Handkante (s. S. 153).

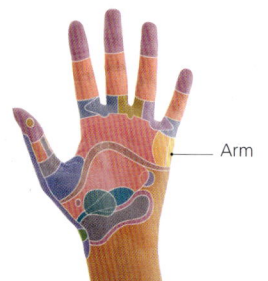

Arm

LYMPHKNOTEN / EILEITER / LEISTE

Die Zonen am linken Fuß- und Handgelenk entsprechen den Lymphknoten, dem Eileiter und der Leiste auf der linken Körperseite.

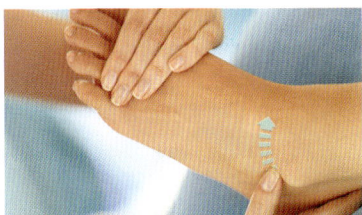

Fuß Fuß stützen; mehrere Daumengänge durch die Zone (s. S. 99).

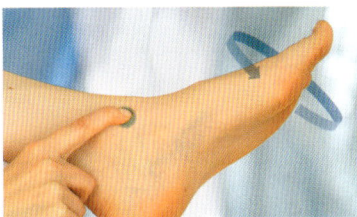

Eigener Fuß Rotieren-um-einen-Punkt (s. S. 117).

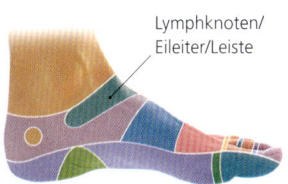

Lymphknoten/Eileiter/Leiste

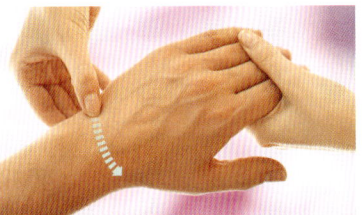

Hand Mehrere Daumengänge oben über das Handgelenk (s. S. 137).

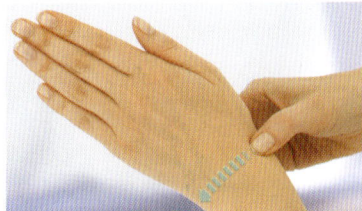

Eigene Hand Daumengänge oben über das Handgelenk (s. S. 157).

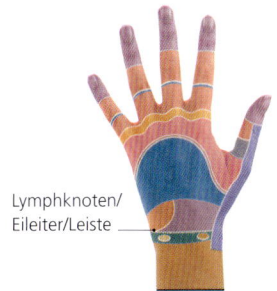

Lymphknoten/Eileiter/Leiste

WIRBELSÄULE

Die Zone für die linke Seite der Wirbelsäule liegt am Innenrand des linken Fußes sowie an der Daumenkante der linken Hand.

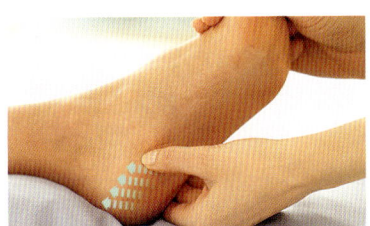

Fuß Machen Sie mehrere Daumengänge durch die Zone (s. S. 95).

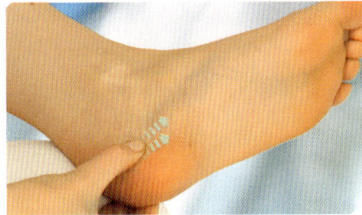

Eigener Fuß Mehrere Daumengänge durch die Zone (s. S. 114f.).

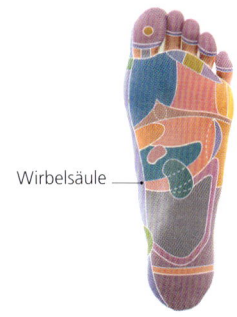

Wirbelsäule

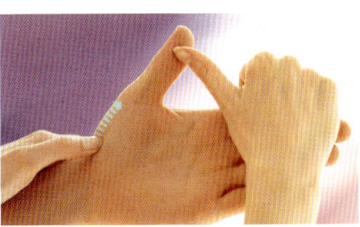

Hand Finger leicht nach hinten halten; Daumengänge (s. S. 134).

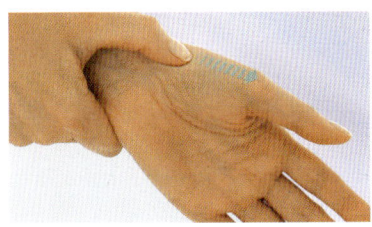

Eigene Hand Massieren Sie mit Daumengängen durch die Zone.

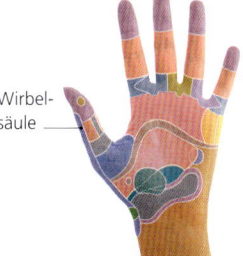

Wirbelsäule

DIE ÜBERSICHTEN

So finden Sie einen Reflexzonentherapeuten

Wenn Sie sich entschließen, einen professionellen Reflexzonentherapeuten aufzusuchen, entweder anstelle einer Selbstbehandlung oder ergänzend dazu, dann prüfen Sie, welche Ausbildung sie oder er absolviert hat und ob sie oder er in Berufsverbänden und/oder entsprechenden Organisationen Mitglied ist. Gerade im Verlauf der letzten zehn Jahren hat sich in Fachkreisen einiges verändert, Ihr Therapeut sollte also auf dem Laufenden sein und sich fortgebildet haben. Sehr gut qualifizierte Therapeuten haben mindestens 50 Ausbildungsstunden und ein Jahr Berufserfahrung hinter sich. Beachten Sie, dass jemand, der daneben noch andere Produkte oder Leistungen anbietet, möglicherweise kein Spezialist in Reflexzonentherapie ist.

DEUTSCHLAND

Deutscher Reflexologen Verein e.V.
c/o Karin Mester
Bienenweg 19
13589 Berlin
Tel./Fax/AB: 030/3 73 77 98
www.deutscherreflexologenverein.de

Ewald Kliegel & Thomas Gutsche GbR.
Rotebergstraße 152
70190 Stuttgart
Tel.: 0711/26 47 80
www.reflexzonenprofi.de

Lehrinstitut für Naturheilkunde
Hans Eduard Reitz
Pfuhlgasse 15
56068 Koblenz
Tel.: 0261/1 49 87
ab 20:00 Uhr: 02628/85 07
www.naturheilinfo.de

Lehrstätte für Reflexzonen
Therapie am Fuß
Prof.-Domagk-Weg 15
78126 Königsfeld-Burgberg
Tel.: 0 77 25/71 17
www.fussrelex.de

Institut Kappel Wuppertal GmbH
Höchsten 3
42105 Wuppertal
Tel.: 0202/44 04 21
www.institut-kappel.de

Institut für Reflexologie
Oberhofen 38 F
87452 Kimratshofen/Altusried
Tel.: 0 83 73/92 24 91
www.reflexology.de

Massage- und Kosmetikzentrum
Sibylle Hecke und Emil Reyer
Lerchenweg 6
86925 Leeder
Tel. 0 82 43/96 89 38
www.kosmetik-massagezentrum.de

SCHWEIZ

SAKE Bildungszentrum AG
Scheibenstrasse 20
3014 Bern
Tel. 031/3 52 35 44
www.sake.ch

Verband Reflexzonentherapie am Fuß VRZF
Monbijoustrasse 35
Postach 6432
3001 Bern
Tel.: 031/3 80 54 53
www.reflexzonentherapie.ch

ÖSTERREICH

Ausbildungszentrum Bergler,
J. Bergler GmbH
Babenbergerstraße 88
8020 Graz
Tel.: 0316/38 10 71
www.bergler.at

body & health academy
Stelzen 16
4170 Haslach
Tel.: 0 72 89/7 19 99
www.bodytrainer.at

Fachschule für Medizinische
Masseure und Heilmasseure
im Kurhaus zu St. Radegund
Schöckelstraße 1
8061 St. Radegund
Tel.: 0 31 32/31 01
www.schloss-schule.at

Karl Schabus Dewitz
Massage-Praxis Einzelhandel
und Seminare
6850 Dornbirn
Tel.: 0 55 72/2 34 47
www.hilfemithandundfuss.at

TCM Privatuniversität
Li Shi Zhen
Campus Wien
Halirschgasse 16
1170 Wien
Tel.: 01/6 41 67 38
www.tcm-university.edu

LITERATUR ZU VERWANDTEN THEMEN

Clare Maxwell-Hudson
Massagepraxis
Dorling Kindersley Verlag,
München 2007

Monica Roseberry
*Wellness-Massage für Körper
und Geist*
Dorling Kindersley Verlag,
München 2007

Register

Achillessehnendehnung 178
Adrenalin und Kampf-oder-Flucht-Reflex 18, 19, 192, 250, 264
Akne 218
Allergien 191, 192, 254, 256
   und Asthma 191, 250, 280, 283
Ältere Menschen 46-48, 55, 70, 194, 222-229, 251, 291
Alzheimer-Krankheit 55, 226f., 278
Angina pectoris 260, 263
Angst 191, 254
Armreflexzonen
   Abbildung des Skeletts am Fuß 35
   Behandlung mit dem Fußroller 164
   Bewegungsapparat 272, 274
   Fußbehandlung 100, 101, 106
   Handbehandlung 132, 133, 140
   Lage am Fuß 26-29, 272, 342
   Lage an der Hand 30f., 272, 342
   Selbstbehandlung am Fuß 118, 119, 121
   Selbstbehandlung an der Hand 152, 153, 161
Asthma 191, 250, 280, 283
Atemprobleme 57, 280
   Asthma 191, 250, 280, 283
   Bronchitis 54, 250, 280, 283
Atmung 101, 107
Atmungsorgane 193, 250, 280-283
Augenprobleme 256
Augenreflexzonen
   bei Augenbeschwerden 256
   bei Babys 203, 205
   bei Kindern 210f., 215
   bei Lähmung 279
   Fußbehandlung 86f., 103
   Golfball-Massage 170
   Handbehandlung 130f., 140
   Lage der Zonen 26f., 30f., 333
   Selbstbehandlung am Fuß 110f., 121
   Selbstbehandlung an der Hand 150f., 159

Babys 9, 40, 50-1, 54, 70, 202-7, 251
Ballenzehe (Hallux valgus) 46
Bauchspeicheldrüsenreflexzonen
   bei Angst und Depression 191, 219, 254
   bei Babys 204, 206
   bei Cholesterinspiegel, erhöhtem 255
   bei Diabetes und Hypoglykämie 251, 271
   bei Kindern 211, 215
   bei schädlichen Umwelteinflüssen 256
   Fußbehandlung 90f., 105
   Golfball-Massage 171, 176, 256
   Handbehandlung 128f., 139
   Hormonsystem 268-270
   in der Schwangerschaft 241
   Lage am Fuß 26f., 264, 268, 338
   Lage an der Hand 30, 31, 264, 268, 338
   Selbstbehandlung am Fuß 112f., 120
   Selbstbehandlung an der Hand 148f., 159
   Verdauungssystem 264
Becken
   Abbildung des Skeletts am Fuß 35
   Querlinie Beckenboden 22-24
Behandlungsfolgen s. Behandlungsprogramme am Fuß; Behandlungsprogramme an der Hand
Behandlungsprogramme am Fuß
   bei Babys 203f.
   bei Beschwerden s. einzelne Beschwerden (z. B. Kopfschmerzen)
   bei Kindern 209-13
   Kurzbehandlungen 183-99
   mit Hilfsmitteln 162-167, 222, 230
   Schritt-für-Schritt-Anleitungen 84-101, 102-107
   Selbstbehandlung 108-121
   Vorbereitung 69-71, 194
   zur Entspannung 294-301
Behandlungsprogramme an der Hand
   bei Babys 205f.
   bei Beschwerden s. einzelne Beschwerden (Kopfschmerzen)
   bei Kindern 214f.
   Entspannungsprogramme 316-319, 322-325
   Golfball-Massage 170-177
   Kurzprogramme 183-199
   Schritt-für-Schritt-Anleitungen 126-141
   Selbstbehandlung 146-161
   Selbstbehandlung mit Hilfsmitteln 168f., 202, 230
Beinreflexzonen
   Bewegungsapparat 272f.
   Fußbehandlung 100f., 106
   Lage am Fuß 28f., 272, 341
   Lage an der Hand 32f., 272, 341
   Selbstbehandlung am Fuß 118f., 121
Belebung 20, 289-291
   der Füße 44, 57, 292f., 302-309
   der Hände 44, 314-325
Belebung müder Füße 20, 44, 57, 290-309
Belebung müder Hände 20, 44, 290f., 314-325
Berührungen, Positive Wirkung 40, 198
Beschwerden 192f., 249-287, 310-313, 326-329
   bei älteren Menschen 222-229
   bei Babys 207
   bei Frauen 184, 231, 234-241
   bei Männern 242-247
   bei Teenagern 216-221
   durch Stress 20
   in der Schwangerschaft 238-241
   Kurzbehandlung 193
   s. a. einzelne Körpersysteme (z. B. Nervensystem); einzelne Beschwerden (z. B. Kopfschmerzen)
Beschwerden durch Tippen an Tastaturen 220, 291, 328
   Vorbeugung 63-65, 180f., 216, 329
Beschwerden durch Überlastung 63-65, 220, 328f.
Bewegungsapparat 272-275
Bezugszonen und Reflexzonen 22-25
Bindehautentzündung 256
Blähungen 267
Blasenprobleme 192, 193, 286f.
Blasenreflexzonen
   Behandlung mit dem Fußroller 165
   bei Blasenentzündung 287
   bei Kindern 212
   bei Nierenentzündung 286, 287
   Fußbehandlung 94, 95, 105
   Golfball-Massage 167
   Harntrakt 286, 287
   Lage am Fuß 26, 27, 28, 286, 340
   Lage an der Hand 30, 31, 286, 340
   Selbstbehandlung am Fuß 114, 115, 120
Blutdruck, Erniedrigter 260, 263
Blutdrucks, Störungen des 260, 262, 263
Bluthochdruck 260, 262
Blutzuckerspiegel 251, 271, 291
Blutzuckerspiegel, Erniedrigter 251, 271
Brüste, Reflexzonen der
   Behandlung mit dem Fußroller 163
   bei Angina pectoris 263
   bei empfindlichen Brüsten 237
   bei geschwollenen Füßen 301
   bei Ödemen 239
   Fußbehandlung 98, 99, 107
   Golfball-Massage 172, 177
   Handbehandlung 136, 137, 140, 141
   in der Schwangerschaft 239
   Lage der Zonen 28, 29, 32, 33
   Selbstbehandlung am Fuß 116, 117, 120
   Selbstbehandlung an der Hand 156, 157, 160
Brustreflexzonen
   Behandlung mit dem Fußroller 163
   bei Angina pectoris 263
   bei geschwollenen Füßen 301
   bei hohem Blutdruck 262
   bei Ödemen 239
   Fußbehandlung 88f., 98f., 103f., 107
   Golfball-Massage 172, 177
   Handbehandlung 130f., 136f., 139ff.
   Herz-Kreislauf-System 261
   in der Schwangerschaft 239
   Lage am Fuß 26-29, 335
   Lage an der Hand 30-33, 335
   Selbstbehandlung am Fuß 111, 116f., 120
   Selbstbehandlung an der Hand 150f., 156, 159f.

Chemotherapie bei Krebs 38, 51, 54, 198
Cholesterinspiegel, Erhöhter 255

Daumen
   Beschwerden 220, 329
   Golfball-Massage 171, 174, 176
Daumengang 72f.
Daumengang mit Dehnen (Hand-Extra)
   bei Kopfschmerzen und Migräne 252f.
   bei müden, schmerzenden Händen 327
   Entspannungsprogramme für die Hände 317, 322, 323
   Golfball-Massage 177
   Handbehandlung 126f., 138f.
   Selbstbehandlung an der Hand 146f., 158-160
   Techniken 123, 143
Dehnungen 178-181, 309
Depression 55, 219, 254
Diabetes 251, 271, 291

Dickdarm, Absteigende (Reflexzonen) 27, 93, 104
Dickdarm, Aufsteigender (Reflexzonen) 26, 31, 92, 93, 264
Dickdarmreflexzonen
   Behandlung mit dem Fußroller 165, 229
   bei Babys 206f.
   bei Blähungen 267
   bei Durchfall 207
   bei Kindern 212
   bei Reizdarm 266
   bei Verstopfung 229, 250, 267
   Fußbehandlung 92f., 104
   Golfball-Massage 173, 177, 229, 267
   Handbehandlung 152f., 140
   Lage der Zonen 26f., 30f., 339
   Selbstbehandlung am Fuß 112, 115, 121
   Selbstbehandlung an der Hand 152f., 160f.
Drücken 169
Druckrezeptoren 8–10, 13, 18–21, 58, 290f.
Druckrezeptoren der Füße 8–10, 13, 18–21, 58, 290
Dünndarmreflexzonen
   Behandlung mit dem Fußroller 165, 229
   bei Blähungen 267
   bei Kindern 212
   bei Reizdarm-Syndrom 266
   bei Verstopfung 229, 267
   Fußbehandlung 92f., 104f.
   Golfball-Massage 173, 177, 229, 267
   Handbehandlung 132f., 140
   Lage am Fuß 26f., 264, 339
   Lage an der Hand 30, 31, 264, 339
   Selbstbehandlung am Fuß 112f., 121
   Selbstbehandlung an der Hand 152f., 160f.
   Verdauungsorgane 264
Durchblutungsstörungen am Fuß 311
Durchfall 207

Eierstock-/Hoden-Reflexzonen
   Behandlung mit dem Fußroller 165
   bei Impotenz 246
   bei Kindern 213
   bei Unfruchtbarkeit 254f.
   Fortpflanzungsorgane 284f.
   Fußbehandlung 100f., 107
   Handbehandlung 136f., 140
   Handbehandlung 32f., 268, 284, 540
   Hormonsystem 268–270
   in den Wechseljahren 257
   in der Pubertät 252f.
   in der Schwangerschaft 241
   Lage am Fuß 29, 268, 284, 540
   Selbstbehandlung am Fuß 118f., 121
   Selbstbehandlung an der Hand 156f., 161
Eileiterreflexzonen
   Behandlung mit dem Fußroller 165
   bei Kindern 213
   bei Unfruchtbarkeit 254f.
   bei Wechseljahresbeschwerden 257
   Fortpflanzungsorgane 284f.
   Fußbehandlung 98f., 106
   Handbehandlung 136f., 140
   Lage am Fuß 28f., 284, 343
   Lage an der Hand 32f., 284, 343
   Selbstbehandlung am Fuß 116f., 120
   Selbstbehandlung an der Hand 156f., 161
Einhaken und ziehen 76f.
Ellbogenreflexzonen
   Abbildung des Skeletts am Fuß 34, 35
   Behandlung mit dem Fußroller 164
   Fußbehandlung 100f., 106
   Lage der Zonen 28f., 272, 342
   Selbstbehandlung am Fuß 118f.
Eltern-Kind-Beziehung 38, 40f.
Entspannung und Spannungsabbau 13, 20, 42, 56
   Behandlungsziel 69, 230
   bei Angst und Depression 254
   beim Tippen an Tastaturen 180f., 329
   einfache Entspannung 232f.
   Entspannungsprogramme für die Füße 294–301
   Entspannungsprogramme für die Hände 316–319, 322–325
   Entspannungsübungen 178–181, 309
   für Frauen 230, 232f.
   Kurzbehandlung 189, 194–197, 199, 251
   Strategien 250f.
   Wellness 62, 232f., 308
   zur Funktion der Verdauung 264
   s. a. Stress
Entspannungsgriffe s. Extras
Entspannungsübungen für die Hände 180f.
Entzündung 254
Epilepsie 278
Erfolgsgeschichten 8–10, 42, 46, 50f., 56f., 190, 290
   bei Kindern und Teenagern 22, 25, 40, 186, 190
Ergonomie 64f.
Erste Hilfe 8–10, 190f.
Extras für den Fuß
   bei älteren Menschen 222, 224f.
   bei Kindern 209
   Entspannungsprogramme für die Füße 294–301
   in Kurzbehandlungen 195f., 199, 251
   Techniken 78–83, 294
   zur Vitalisierung 291
   Einsatz bei Massagen s. Behandlungsprogramme am Fuß; einzelne Extras (z. B. Wirbeldrehung)
Extras für die Hand
   bei älteren Menschen 222
   bei Kindern 214
   bei Kurzbehandlungen 196f., 199, 251
   Entspannungsprogramme für die Hände 316–319, 322–325
   Techniken 122–125, 142–145
   zur Belebung 291
   Einsatz bei Massagen s. Behandlungsprogramme an der Hand; einzelne Extras (z. B. Fingerzug)
Extras s. Extras für die Füße; Extras für die Hände

Fazialislähmung 278
Fersensporn 311
Fibromyalgie 257
Fieber 207
Fingergang 74f.
Fingernägel 69, 175, 177
   s. a. Fingernägel-Polieren
Fingernägel-Polieren
   bei der Golfball-Massage 177
   Entspannungsprogramme für die Hände 325
   Haarwuchs fördern 247
   Selbstbehandlung 146, 155, 159, 161
   Technik 144
Fingerroller 168
Fingerzug (Hand-Extra)
   bei Kindern 214
   bei Kurzbehandlungen 196f., 199
   bei müden Händen 327
   bei SMS-Daumen 220
   bei Stress 244
   beim Sport 221
   beim Tippen an Tastaturen 329
   Entspannungsprogramme für die Hände 316, 319, 322, 325
   Golfball-Massage 177
   Handbehandlung 126f., 129, 133, 137–141
   Selbstbehandlung an der Hand 146, 149, 153, 158–160
   Techniken 122, 142
Forschungsergebnisse 19f., 42, 46, 48, 51, 54f., 184, 252, 302
Fortpflanzungsorgane 193, 284f.
Frauen 184, 230–237, 284
   Forschungsergebnisse 51, 55
   Schuhe 60f., 291
   Schwangerschaft und Geburt 51, 55, 57, 238–241, 291
Fuß strecken (Fuß-Extra)
   bei Kindern 209
   bei Stress 224
   Entspannungsprogramme für die Füße 294, 300f.
   Fußbehandlung 93, 97, 105f.
   Technik 82
Fußgelenk, Beschwerden am 308, 310
Fußgelenks, Rotation des s. Rotation des Fußgelenks
Fußgesundheit 44f., 58–61
Fußroller 52f., 162, 168
   in der Selbstbehandlung 162–5, 229f., 237, 245
Fußrütteln 294, 298, 301
Fußsohlenschaukel (Fuß-Extra)
   bei Stress 225
   Entspannungsprogramme für die Füße 299
   Fußbehandlung 87, 89, 91, 99, 103, 105f.
   Technik 80

Gallenblasenreflexzonen
   Behandlung mit dem Fußroller 164
   bei Verstopfung 229
   Fußbehandlung 90f., 121
   Golfball-Massage 173, 177
   Handbehandlung 132f., 161
   Lage der Zonen 26, 31, 264, 337
   Selbstbehandlung 121, 161
   Verdauungsorgane 264f.
Gebärmutter-/Prostata-Reflexzonen
   Behandlung mit dem Fußroller 165
   bei Impotenz 246
   bei Kindern 213

bei Menstruationsbeschwerden 221, 236
bei PMS 221, 236
bei Prostatavergrößerung 245
bei Unfruchtbarkeit 234f.
Fortpflanzungsorgane 284f.
Fußbehandlung 94, 95, 104
Handbehandlung 136f., 141
Hormonsystem 268–270
in den Wechseljahren 237
in der Pubertät 217
in der Schwangerschaft 241
Lage am Fuß 28, 268, 284, 341
Lage an der Hand 32f., 268, 284, 341
Selbstbehandlung am Fuß 114f., 120
Selbstbehandlung an der Hand 156f., 161
Gehen 290f.
    barfuß 16, 60f., 302f.
Gehirnlähmung 54, 278
Gehirnreflexzonen s. Kopf-/Gehirn-Reflexzonen
Gehwege und Straßen 58, 60
Geschwollene Füße und Knöchel 301, 308
Gesichtsnervenlähmung 278
Gesichtsreflexzonen
    bei Fazialislähmung 278
    bei Kopfschmerzen 252
    Fußbehandlung 96f., 106
    Lage der Zonen 28f., 334
    Selbstbehandlung am Fuß 116f., 121
Gesundheitswege 48, 55, 58f., 222, 302–305, 311
Golfball-Massage
    am Fuß 162, 166f.
    an der Hand 162, 168f., 170–177
    bei älteren Menschen 223, 228f.
    bei Beschwerden s. einzelne Beschwerden (z. B. Kopfschmerzen)
    bei Männern 244f.
    für die Atemorgane 282
    in der Schwangerschaft 57, 238
Greifen
    bei der Golfball-Massage 169
    mit mehreren Fingern 281, 308
Großhirnrinde 276
Grundlagen 13
Gummibälle 168, 202
Gürtelrose 258

Haarwuchs anregen 247
Hallux valgus 46
Hals
    Nackenschmerzen 189
    Nackenverspannung 64
    Querlinie Halsansatz 22–24
Hals-/Nacken-Reflexzonen
    Abbildung des Skeletts am Fuß 35
    bei Depression 219
    bei Fazialislähmung 278
    bei Hallux valgus 46
    bei Halsentzündung 259
    bei Kopfschmerzen 189, 252f.
    Bewegungsapparat 272, 274f.
    Fußbehandlung 84f., 95–97, 102f., 106f.
    Golfball-Massage 166, 170, 174, 176f.
    Handbehandlung 126f., 134f., 138–140
    Lage am Fuß 26–29, 272, 334

Lage an der Hand 30–33, 272, 334
Selbstbehandlung am Fuß 108f., 114–117, 121
Selbstbehandlung an der Hand 146f., 154f., 159, 161
Halsentzündung 259
Halswirbelreflexzonen 28, 34f.
Hämorrhoiden 267
Handbeschwerden 220, 326–329
Hände
    Druckrezeptoren 8, 13, 19f., 291
    Ergonomie 64f.
    Fingernagellänge 69
    Gesundheit 19, 44f., 62–65, 290f.
    Hautpflege 62
    Wellnessbehandlung 62
Handfläche entgegengesetzt mobilisieren (Hand-Extra)
    Entspannungsprogramme für die Hände 324
    Golfball-Massage 176
    Kurzprogramm zur Entspannung 197
    Selbstbehandlung an der Hand 146, 151, 158, 160f.
    Techniken 125, 145
Handfläche mobilisieren (Hand-Extra)
    Entspannungsprogramme für die Hände 319, 324
    Golfball-Massage 176
    Handbehandlung 129, 131, 133, 135, 137, 139, 141
    Kurzprogramm zur Entspannung 197
    Selbstbehandlung an der Hand 146, 151, 158, 160f.
    Techniken 124, 145
Handflächenmassage mit Golfball 172f., 176f.
Handflächenschaukel (Hand-Extra) 125, 131, 135, 140f., 318
Harninkontinenz 228, 286
Harnsystem 192f., 286f.
Hebelwirkung 73f., 172
Hernien 247, 266
Herzinfarkt 260, 263
Herzinsuffizienz 260, 262
Herz-Kreislauf-System 193, 260–263
Herzreflexzonen
    Behandlung mit dem Fußroller 245
    bei Angina pectoris 263
    bei Babys 203
    bei Bluthochdruck 262
    bei Herzinfarkt 263
    bei Herzrhythmusstörungen 262
    bei Herzschwäche 262
    bei Stress 244f.
    Fußbehandlung 88f., 103
    Golfball-Massage 170, 172, 177
    Herz-Kreislauf-System 260f.
    Lage am Fuß 26f., 260, 335
    Lage an der Hand 30f., 260, 335
    Schritt-für-Schritt-Anleitungen 130f.
    Selbstbehandlung am Fuß 111, 120
    Selbstbehandlung an der Hand 150f., 158
Herzrhythmusstörungen 260, 262
Herzschwäche 260, 262
Heuschnupfen s. Allergien
Hilfsmittel 69f., 233

Hilfsmittel zur Fußbehandlung 52, 162–7, 230
    s. a. Fußroller; Gesundheitswege
Hilfsmittel zur Handbehandlung 52, 57, 168f., 202, 230
    s. a. Golfball-Massage
Hilfsmittel zur Selbstbehandlung
    für die Füße 52, 162–167, 230
    für die Hände 52, 57, 168f., 202, 230
    s. a. Fußroller; Golfball-Massage; Gesundheitswege
Hin und her (Fuß-Extra)
    bei Blasenproblemen 193
    bei Kindern 209
    bei Stress 218, 224
    Entspannungsprogramme für die Füße 294, 298f., 301
    Fußbehandlung links 102–106
    Fußbehandlung rechts 84f., 87, 89, 91, 95, 101
    Kurzbehandlung 195f., 199
    Technik 78
Hin und her pendeln 178
Hirnstammreflexzonen
    bei Alzheimer-Krankheit und Demenz 226, 278
    bei Depression 219
    bei Herzrhythmusstörungen 262
    bei Herzschwäche (Insuffizienz) 262
    bei Inkontinenz 228, 286
    bei Kindern 213
    bei Multipler Sklerose 279
    bei Schlaflosigkeit 257
    bei Stress 245
    Fußbehandlung 95
    Golfball-Massage 166, 228, 245
    Herz-Kreislauf-System 260, 261
    Lage der Zonen 26–29, 260, 276
    Nervensystem 276, 277
    Selbstbehandlung am Fuß 114, 115, 121
Hodenreflexzonen s. Eierstock-/Hoden-Reflexzonen
Hohlfuß 312
Hormondrüsen s. einzelne Drüsen (z. B. Hypophyse); einzelne Reflexzonen (z. B. Nebennierenreflexzonen)
Hormone 268, 284
    s. a. einzelne Hormone (z. B. Adrenalin)
Hormonsystem 193, 268–71, 276, 284
Hörschaden s. Schwerhörigkeit
Hüftreflexzonen
    Abbildung des Skeletts am Fuß 35
    bei Schmerzen im unteren Rücken 240
    Bewegungsapparat 272f.
    Fußbehandlung 100f., 107
    Golfball-Massage 173
    Lage der Zonen 29, 32f., 272, 342
    Selbstbehandlung am Fuß 118f., 121
Hypoglykämie 251, 271
Hypophysenreflexzonen
    bei Babys 203, 205, 207
    bei Depression 219
    bei Fieber 207
    bei Herzinfarkt 263
    bei Kindern 210, 214
    bei Ohnmacht 191
    bei Schwindel 255

Druckrezeptoren 19
Fußbehandlung 84f., 102
Handbehandlung 126f., 138
Hormonsystem 268–270
in der Pubertät 217
in der Schwangerschaft 241
Lage am Fuß 26f., 268, 276, 333
Lage an der Hand 30, 31, 268, 276, 333
Nervensystem 276
Selbstbehandlung am Fuß 108f., 120
Selbstbehandlung an der Hand 146f., 159
Wiederbelebung 10
Hypothalamus 276

Ileozökalklappenreflexzonen 26, 31, 92f. 264
Immunsystem 193
Impotenz 55, 246
Inkontinenz 228, 286
Innenohrreflexzonen
  bei Babys 203, 205
  bei Kindern 210f., 215
  bei Schwerhörigkeit 227
  bei Schwindel 255
  Fußbehandlung 86f., 102f.
  Golfball-Massage 170
  Handbehandlung 131, 140
  Lage der Zonen 26f., 30f.
  Selbstbehandlung am Fuß 110f., 120
  Selbstbehandlung an der Hand 150f., 159
Ischiasnervreflexzonen
  bei Schmerzen im unteren Rücken 240
  Bewegungsapparat 273
  Fußbehandlung 100f., 107
  Lage der Zonen 26f., 29, 342
  Selbstbehandlung am Fuß 118f., 121

Karpaltunnel-Syndrom 328
Kinder
  Bedürfnisse, besondere 40, 54
  Behandlungsdauer 69f., 194, 208, 251
  Entwicklung 40
  Extras für 209, 214
  Forschungsergebnisse 54
  Fußbehandlung 210–213
  Geschwister, Unterstützung durch 50f.
  Handbehandlung 214f.
  Körperbewusstsein 44f.
  Schuhe 60
  Selbstbehandlung 48f.
  Verletzungen und Fußschmerzen 186, 291
  s. a. Babys; Teenager
Kleinhirn 276
Klopfen mit hohlen Händen
  bei Fußbeschwerden 310–313
  Beweglichkeit des Fußes bei Männern 243
  Entspannungsprogramme für die Füße 295, 301
  zur Belebung müder Füße 293, 306f.
Klopfen mit hohler Hand
  bei Fußproblemen 311–313
  Belebung der Hand 314, 320
  Entspannungsprogramme für den Fuß 295, 301

Entspannungsprogramme für die Hand 319
Golfball-Massage 169
zur Belebung des Fußes 291, 293, 306f.
s. a. Klopfen mit hohlen Händen
Klopfen
  bei Fußbeschwerden 312f.
  Beweglichkeit des Fußes bei Männern 243
  Entspannungsprogramme für die Füße 297, 299
  Entspannungsprogramme für die Hände 318
  zur Belebung müder Füße 291f., 307
  zur Belebung müder Hände 315, 321
Kneifen 227, 254, 262
Kniereflexzonen
  Bewegungsapparat 272f.
  Fußbehandlung 100f., 106
  Lage am Fuß 28f., 272, 341
  Lage an der Hand 32f., 272, 341
  Selbstbehandlung am Fuß 118f., 121
Knöchel, Verstauchter 310
Koliken 54, 207
Kopf-/Gehirn-Reflexzonen
  Behandlung mit dem Fußroller 163
  bei Alzheimer-Krankheit und Demenz 226f., 278
  bei Babys 203
  bei Epilepsie 278
  bei Gehirnlähmung 278
  bei Inkontinenz 286
  bei Kindern 210, 215
  bei Kopfschmerzen 189, 252f.
  bei Schlaflosigkeit 257
  bei Schlaganfällen 278
  Fußbehandlung 84f., 102f., 107
  Golfball-Massage 167, 170, 175, 177, 286
  in der Schwangerschaft 241
  Lage am Fuß 26–29, 332
  Lage an der Hand 30–33, 276, 332
  Lähmung 279
  Nervensystem 276f.
  Parkinson-Syndrom 279
  Schritt-für-Schritt-Anleitungen 126f., 134f., 138–140
  Selbstbehandlung am Fuß 108f., 121
  Selbstbehandlung an der Hand 146f., 154f., 159, 161, 227
  s. a. Fingernägel-Polieren
Kopfschmerzen 48, 54, 189, 252f.
Körperbewusstsein 44f.
Körpersysteme und Reflexzonen 260–286
Krebs und Chemotherapie 38, 51, 54, 198
Kreisen 243, 294–298, 301
  s. a. Rotieren um einen Punkt
Kreuzbeinreflexzonen 34f.
Kurzbehandlungen 183–185
Kurzprogramme 183–185

Lage der Fußreflexzonen 23, 26–29, 35
Lage der Handreflexzonen 24, 30–33
Lage der Reflexzonen 16, 20–24
Lähmungen s. Fazialislähmung; Gehirnlähmung
Leberreflexzonen
  Behandlung mit dem Fußroller 164
  bei erhöhtem Cholesterinspiegel 255
  bei schädlichen Umwelteinflüssen 256
  bei Verstopfung 229

Fußbehandlung 90f.
Golfball-Massage 171, 173, 177, 256
Handbehandlung 132f.
Lage der Zonen 26f., 31, 264, 337
Selbstbehandlung am Fuß 121
Selbstbehandlung an der Hand 161
Verdauungsorgane 264f.
Leistenreflexzonen
  bei Hernien 247
  bei Impotenz 246
  bei Kindern 213
  Fußbehandlung 98, 99, 106
  Handbehandlung 136f., 140
  Lage der Zonen 28f., 32f., 343
  Selbstbehandlung am Fuß 116f., 120
  Selbstbehandlung an der Hand 156f., 161
Lungenemphysem 280
Lungenpresse (Fuß-Extra)
  bei Kindern 209
  bei Stress 224
  Entspannungsprogramme für die Füße 300
  Fußbehandlung 85, 87, 89, 91, 99, 101–103, 105–107
  Kurzbehandlung 195, 199
  Technik 81
Lungenreflexzone
  Atmungsorgane 250, 280–282
  Behandlung mit dem Fußroller 163
  bei Angina pectoris 263
  bei Asthma 250, 280, 283
  bei Babys 203, 206
  bei Bronchitis 250, 280, 283
  bei Kindern 211
  Fußbehandlung 88f., 98f., 104, 107
  Golfball-Massage 172, 177, 283
  Handbehandlung 130f., 136f., 139–141
  Lage am Fuß 26–29, 280, 335
  Lage an der Hand 30–33, 280, 335
  Selbstbehandlung am Fuß 111, 116f., 120
  Selbstbehandlung an der Hand 150f., 156f., 159f.
Lymphdrainage 232, 239, 301, 308
Lymphknotenreflexzonen
  bei Arthritis 223
  bei geschwollenen Füßen 301
  bei Kindern 213
  bei Ödemen 239
  Fußbehandlung 98f., 106
  Handbehandlung 136f., 140
  Lage der Zonen 28f., 32f., 343
  Selbstbehandlung am Fuß 116f., 120
  Selbstbehandlung an der Hand 157, 161
Lymphsystem 193

Magengeschwüre 42
Magenreflexzonen
  bei Babys 204, 206
  bei Kindern 212
  bei Magenschmerzen 267
  bei Verstopfung 250
  Fußbehandlung 90f., 104
  Golfball-Massage 171, 173, 176f., 267
  Handbehandlung 128f., 139
  Lage am Fuß 26f., 264, 337
  Lage an der Hand 30, 31, 264, 337

Selbstbehandlung am Fuß 112f.
Selbstbehandlung an der Hand 148f., 152f.
Verdauungsorgane 264f.
Magenschmerzen 267
Männer 55, 242–247, 284
Massagesitzungen s. Reflexzonenmassagen
Menstruationsbeschwerden und PMS 51, 55, 221, 236, 285
Migräne 54, 252, 253
Milzreflexzonen
    Fußbehandlung 90f., 104
    Golfball-Massage 173, 177
    Handbehandlung 140
    Lage der Zonen 27, 30, 337
    Selbstbehandlung am Fuß 112f.
Mittelfuß lockern (Fuß-Extra) 82, 95, 95, 97, 105, 107
Mittlerer Rücken s. Reflexzonen des mittleren Rückens
Multiple Sklerose 54, 279

Nackenreflexzonen s. Hals-/Nacken-Reflexzonen
Nasennebenhöhlenbeschwerden 48, 258
Nasennebenhöhlenreflexzonen
    Behandlung mit dem Fußroller 163
    bei Kopfschmerzen 252
    Fußbehandlung 84f., 96f., 107
    Golfball-Massage 170, 175, 177
    Handbehandlung 126f., 134f., 138–140
    Lage am Fuß 26–29, 332
    Lage an der Hand 30–33, 332
    Selbstbehandlung am Fuß 108f., 116f., 121
    Selbstbehandlung an der Hand 146f., 154f., 159, 161
Nebenhöhlenreflexzonen s. Nasennebenhöhlenreflexzonen
Nebennierenreflexzonen
    als Hormondrüsen 268, 270
    bei Allergien 191, 192, 254
    bei Angst und Depression 191, 219, 254
    bei Arthritis 225
    bei Asthma 191, 250, 280, 283
    bei Babys 204, 206
    bei Blasenproblemen 193, 286, 287
    bei Bronchitis 280, 283
    bei Fibromyalgie 257
    bei Halsentzündung 259
    bei Harnwegsinfekten 193, 286, 287
    bei Herz-Kreislauf-Problemen 260, 261
    bei Kindern 211, 215
    bei Lungenproblemen 192, 250, 280, 281, 282
    bei Nasennebenhöhlenentzündung 258
    bei niedrigem Blutdruck 263
    bei Nierenentzündung 286, 287
    bei Psoriasis 257
    bei schädlichen Umwelteinflüssen 256
    bei Stress 218, 244
    beim Reizdarm-Syndrom 266
    Fußbehandlung 90, 91, 104
    Golfball-Massage 171, 176, 225, 244, 256, 258, 282, 283
    Handbehandlung 128, 129, 138
    in der Pubertät 217
    in der Schwangerschaft 241
    Lage am Fuß 26, 27, 260, 268, 338
    Lage an der Hand 30, 31, 260, 268, 338
    Selbstbehandlung am Fuß 112, 113, 121
    Selbstbehandlung an der Hand 148, 149, 158
Nebenschilddrüsen s. Schilddrüsen-/Nebenschilddrüsen-Reflexzonen
Nervensystem 193, 276–279
Nierenprobleme 54, 286f.
Nierenreflexzonen
    bei Akne 218
    bei älteren Menschen 222f.
    bei Arthritis 223
    bei Babys 204
    bei Blasenbeschwerden 193, 286f.
    bei Diabetes und Hypoglykämie 271
    bei geschwollenen Beinen 301
    bei Kindern 211, 215
    bei Nierenentzündungen 286f.
    bei Psoriasis 257
    Fußbehandlung 90f., 104
    Golfball-Massage 171, 176
    Handbehandlung 128f., 138
    Harntrakt 286f.
    in der Schwangerschaft 238f.
    Lage am Fuß 26–29, 286, 339
    Lage an der Hand 30f., 286, 339
    Ödeme 239
    Selbstbehandlung am Fuß 112f., 121
    Selbstbehandlung an der Hand 148f., 159

Oberer Rücken s. Reflexzonen des oberen Rückens
Ödeme 232, 239
Ohnmacht 191
Ohrgeräusche s. Tinnitus
Ohrreflexzonen
    bei Kindern 210f., 215
    bei Lähmung 279
    bei Tinnitus 259
    Fußbehandlung 86f., 102f.
    Golfball-Massage 174
    Handbehandlung 130f., 140
    Lage der Zonen 26f., 30f., 333
    Selbstbehandlung am Fuß 110f.
    Selbstbehandlung an der Hand 150f., 160

Paraffinbäder 69, 233, 308, 326
Parkinson-Syndrom 279
PMS und Menstruationsbeschwerden 51, 55, 221, 236, 285
Presse (Hand-Extra)
    bei Karpaltunnel-Syndrom 328
    bei müden und schmerzenden Händen 327
    Entspannungsprogramme für die Hände 316, 319, 322, 324f.
    Golfball-Massage 176
    Kurzbehandlung 197, 199
    Selbstbehandlung 146, 149, 158, 161
    Technik 145
Prostata, Vergrößerte 55, 245
Prostatareflexzone s. Gebärmutter-/Prostata-Reflexzone

Psoriasis 257
Pubertät 217

Querlinie Beckenboden 22, 23, 24
Querlinie Halsansatz 22, 23, 24
Querlinie Zwerchfell 22–24
Querlinien 21–24

Reflexzone des quer verlaufenden Dickdarms, 26f., 31, 92f., 104, 264
Reflexzonen 18
    auffinden 71, 184, 192f., 250
    s. a. Übersichten zur Lage der Zonen; einzelne Reflexzonen (z.B. Hypophysenreflexzonen)
    Reflexe 16, 20f., 290f.
Reflexzonen des mittleren Rückens 28, 105, 114f., 121, 164, 167, 212
Reflexzonen des oberen Rückens
    Behandlung mit dem Fußroller 163, 245
    bei Angina pectoris 263
    bei Depression 219
    bei Hallux valgus 46
    bei Kindern 212
    bei Stress 245
    Bewegungsapparat 274f.
    Fußbehandlung 88f., 95, 98f., 104
    Golfball-Massage 172f., 177
    Handbehandlung 128–131, 134, 136–141
    Lage am Fuß 26–29, 335
    Lage an der Hand 30–33, 335
    Selbstbehandlung am Fuß 115–117
    Selbstbehandlung an der Hand 148–152, 156f., 159f.
Reflexzonen des unteren Rückens
    Behandlung mit dem Fußroller 165
    bei Fibromyalgie 257
    bei Kindern 212
    bei Ödemen 239, 301
    bei Schmerzen im unteren Rücken 240
    Bewegungsapparat 272, 274f.
    Fußbehandlung 95, 98f., 105
    Golfball-Massage 167, 173, 177
    Handbehandlung 136f., 140
    Lage am Fuß 26–29, 272, 340
    Lage an der Hand 30–33, 272, 340
    Selbstbehandlung am Fuß 114–117, 120
    Selbstbehandlung an der Hand 156f., 160
Reflexzonenmassagen
    Ausstattung 69f., 233
    bei älteren Menschen 222
    bei Babys 70, 202
    bei Frauen 230f.
    bei Kindern 69, 70, 194, 202, 208
    bei Männern 242
    bei Teenagern 216
    Kurzbehandlungen, gezielte 183–199
    s. a. Behandlungsprogramme am Fuß; Behandlungsprogramme an der Hand
Reizdarm-Syndrom 266
Rezeptoren 8–10, 13, 18–21, 58, 290f.
Rheuma 223
Roller 57, 168; s. a. Fußroller

Rotation des Fußgelenks (Fuß-Extra) 83, 99, 101, 107, 179, 196, 209, 309
Rotieren um einen Punkt 77, 118, 308; *s. a.* Kreisen
Rücken, Mittlerer *s.* Reflexzonen des mittleren Rückens
Rücken, Unterer *s.* Reflexzonen des unteren Rückens
Rücken, Oberer *s.* Reflexzonen des oberen Rückens
Rückenmark 64, 276f.
Rückenreflexzonen *s.* bestimmte Abschnitte (z. B. Reflexzonen des oberen Rückens)
Rückenschmerzen in der Schwangerschaft 240
Rütteln am Fuß 294, 298, 301

Säuglinge *s.* Babys
Schilddrüsen-/Nebenschilddrüsen-Reflexzonen
    bei Kindern 210
    bei Psoriasis 257
    Fußbehandlung 84f., 102
    Golfball-Massage 170, 177
    Handbehandlung 126f., 138
    Hormonsystem 268–270
    in der Pubertät 217
    in der Schwangerschaft 241
    Lage am Fuß 26f., 268, 334
    Lage an der Hand 30–33, 268, 334
    Selbstbehandlung am Fuß 108f., 121
    Selbstbehandlung an der Hand 146f., 159
Schlaf 207, 257
Schlaflosigkeit 257
Schlaganfall 46, 260, 278
Schmerzen 34, 64f., 188f.
Schmerzen im unteren Rücken in der Schwangerschaft 240
Schmetterling (Hand-Extra)
    Entspannungsprogramme für die Hände 316, 318f.
    Handbehandlung links 138f., 141
    Handbehandlung rechts 126f., 129, 131, 135, 135, 137
    Kurzprogramm zur Entspannung 197
    Technik 124
Schock 191
Schritt-für-Schritt-Programme *s.* Behandlungsprogramme am Fuß; Behandlungsprogramme an der Hand
Schuhe 60f., 291
Schulterblatt, Abbildung des Skeletts am Fuß 35
Schulteroberseiten *s.* Schulterreflexzonen
Schulterreflexzonen
    Abbildung des Skeletts am Fuß 35
    Behandlung mit dem Fußroller 163
    Bewegungsapparat 272–274
    Fußbehandlung 86–89, 104
    Golfball-Massage 172, 176
    Handbehandlung 130f., 140
    Lage am Fuß 26–29, 272, 336
    Lage an der Hand 30–33, 272, 336
    Reflexzonen der Schulteroberseiten 28–33, 86f.
    Selbstbehandlung am Fuß 120
    Selbstbehandlung an der Hand 150, 151, 159
Schwangerschaft und Geburt 51, 55, 57, 238–241, 291
Schweißfüße 313
Schwerhörigkeit 50, 227
Schwindel 255
Sehnengleiten 180
Seitenbeuge (Hand-Extra)
    bei Arthritis 223
    bei Kindern 214
    bei müden Händen 327
    bei SMS-Daumen 220
    beim Sport 221
    beim Tippen an Tastaturen 329
    Entspannungsprogramme für die Hände 317, 325
    Golfball-Massage 177
    Handbehandlung 126f., 139
    Kurzprogramm zur Entspannung 196
    Selbstbehandlung an der Hand 146f., 158–160
    Techniken 123, 145
Selbstbehandlung 48
    bei Beschwerden *s.* einzelne Beschwerden (z. B. Kopfschmerzen)
    bei müden Füßen 57, 302–305
    bei müden Händen 320–325
    beim Tippen an Tastaturen 180f., 329
    Belebung müder Füße 306–8
    Belebung müder Hände 320–325
    Entspannungsprogramme für die Hände 322–325
    Extras für die Hände 142–145
    Fortpflanzungsorgane 285
    für ältere Menschen 223, 227–229
    für Frauen 235–238, 241
    für Männer 244f., 246f.
    für Teenager 216–221
    Fußbehandlung 108–121
    Fußbehandlung mit Hilfsmitteln 52, 162–167, 230
    Handbehandlung 146–161
    Harnsystem 287
    Hilfsmittel für die Handbehandlung 52, 57, 168f., 202, 230
    in der Schwangerschaft 57, 238, 241
    mit dem Fußroller 162–165, 229, 237, 245
    s. a. Golfball-Massage; einzelne Techniken (z. B. Trommeln)
Senkfuß 312
Shin-splint 313
Sigmoidreflexzone 27, 30, 93, 104
Skelett und Skelettreflexzonen 34f.
SMS-Daumen 220, 529
Sodbrennen 266
Solarplexusreflexzonen
    Atmung 101, 107
    bei Akne 218
    bei Angst und Depression 191, 254
    bei Arthritis 223
    bei Babys 203, 206f.
    bei Bluthochdruck 262
    bei Kindern 211
    bei Kopfschmerzen 253
    bei Schlaflosigkeit 257
    bei Schock 207
    bei Sodbrennen 266
    bei Verstopfung 267
    Fußbehandlung 88f., 103
    Golfball-Massage 170, 244, 266
    Herz-Kreislauf-System 260f.
    Kneifen an der Hand 227, 254, 262
    Kurzbehandlungen 195f., 199, 251
    Lage am Fuß 26f., 260, 336
    Lage an der Hand 30–33, 260, 336
    Selbstbehandlung am Fuß 111, 120
    Stress- und Spannungsabbau 189, 218, 225, 244, 251
Spannungsabbau *s.* Entspannung und Spannungsabbau
Speiseröhrenreflexzone bei Kolik 207
Stabilität 302
Stehen 44, 60, 291
Steine 302, 304
Steinmatten 48, 55, 222, 311
Steißbeinreflexzonen
    Abbildung des Skeletts am Fuß 34f.
    Behandlung mit dem Fußroller 165
    bei Hämorrhoiden 267
    bei Kindern 212
    bei Migräne 253
    bei Multipler Sklerose 279
    bei Schmerzen im unteren Rücken 240
    Bewegungsapparat 273f.
    Fußbehandlung 95, 105
    Golfball-Massage 167, 174, 176
    Handbehandlung 154f.
    Lage der Zonen 26–28, 30f.
    Selbstbehandlung am Fuß 114f., 120
    Selbstbehandlung an der Hand 154f.
Straßen und Gehwege 58, 60
Stress 18–20, 42f., 264
    bei älteren Menschen 224f.
    bei Männern 244f.
    bei Teenagern 216, 218
    s. a. Entspannung und Spannungsabbau

Taille
    Abbildung des Skeletts am Fuß 35
    Lage der Reflexzonen 28f., 32f.
    Querlinie 22–24, 33
Techniken und Fertigkeiten einüben 52f., 56
Techniken
    Belebung müder Füße 292f., 306f.
    Belebung müder Hände 314f., 320f.
    Daumengang 72f.
    Einhaken und ziehen 76f.
    Entspannungsübungen 178–181, 309
    Fingergang 74f.
    Fuß-Extras 78–83, 294
    Greifen mit mehreren Fingern 281
    Hand-Extras 122–125
    Kreisen 294
    Rotieren um einen Punkt 77, 118, 308
    Zeichenerklärung 71
    s. a. Klopfen mit hohler Hand; Klopfen; Trommeln
Teenager 216–221
Thymusreflexzone, Lage der 26–29
Tibiakanten-Syndrom 313
Tinnitus 50, 259
Trommeln
    bei Fußbeschwerden 311–313

Beweglichkeit der Füße bei Männern 243
Entspannungsprogramme für die Füße 296, 300
Entspannungsprogramme für die Hände 317
zur Belebung müder Füße 291, 295, 307
zur Belebung müder Hände 315, 321

Übersichten über die Reflexzonen der Körpersysteme 260–286
Übersichten zur Lage der Zonen 18, 20
    Fußreflexzonen 23, 26–29, 35
    Handreflexzonen 24, 30–33
    Körpersysteme 260–286
    Reflexzonen und Bezugszonen 22–24
Übungen zur Entspannung der Füße 178f., 309
Unfruchtbarkeit 234f.
Unterer Rücken s. Reflexzonen des unteren Rückens
Untergrund s. Gesundheitswege
Unterzucker 251, 271

Verdauungsorgane 193, 264–267
Verjüngung s. Belebung
Verletzungen 25, 57, 62, 70, 186f., 190f.
Verstauchter Knöchel 310
Verstopfung 55, 229, 250, 267
Vitalisierung s. Belebung
Vorzüge 40, 46, 50f., 54–57
    Entspannungswirkung 13, 20, 42, 56
    s. a. einzelne Beschwerden (z. B. Verstopfung)

Vorzüge der Reflexzonenbehandlung 6, 8, 13, 20, 37, 40
    s. a. einzelne Anwendungsgebiete (z. B. Entspannung)

Wechseljahre 55, 184, 237
Wirbel
    Abbildung des Skeletts am Fuß 34f.
    s. a. Wirbelsäulenreflexzonen
Wirbeldrehung (Fuß-Extra)
    bei Kindern 209
    bei Stress 225
    Entspannungsprogramme für die Füße 299
    Fußbehandlung 95, 101, 103, 106
    Kurzprogramm zur Entspannung 195
    Technik 79
Wirbelsäulenreflexzonen
    Behandlung mit dem Fußroller 163
    bei Depression 219
    bei Kindern 212
    Bewegungsapparat 272, 274
    Fußbehandlung 94f., 99, 106
    Golfball-Massage 166, 174, 176
    Handbehandlung 134f., 141
    Lage am Fuß 26–29, 272, 343
    Lage an der Hand 30–33, 272, 343
    Nervensystem 277
    Selbstbehandlung am Fuß 114f.
    Selbstbehandlung an der Hand 154f., 160f.

Zähne-/Zahnfleisch-/Kiefer-Reflexzonen
    bei Babys 204
    Fußbehandlung 96f., 106
    Lage der Zonen 28f., 32f., 334
    Selbstbehandlung am Fuß 116f., 121
    Selbstbehandlung an der Hand 146, 154f., 159, 161
Zahnen 207
Zahnfleischreflexzonen s. Zähne-/Zahnfleisch-/Kiefer-Reflexzonen
Zahnreflexzonen s. Zähne-/Zahnfleisch-/Kiefer-Reflexzonen
Zehendehnung, Fersenheber, Zehenpresse (Entspannungsübungen) 179, 309
Zehenrotation (Fuß-Extra)
    bei Stress 225
    Entspannungsprogramme für die Füße 300
    Fußbehandlung 85, 93, 97, 102f., 105f.
    Technik 83
Zehn-Minuten-Entspannungsprogramme 298–301, 316–319, 322–325
Zeichenerklärung 71
Zwerchfellreflexzonen
    Fußbehandlung 88f., 95
    Handbehandlung 129f., 132
    Herz-Kreislauf-System 261
    Lage am Fuß 26f.
    Lage an der Hand 30–33
    Selbstbehandlung am Fuß 111

Dank

Dank der Autoren

Ganz besonders danken wir den Lektoren und dem Gestaltungsteam für ihre großartige Arbeit an diesem Buch. Außerdem der Fotografin Ruth Jenkinson und ihrer Assistentin Emma Horne; den Models Anna Bootle, Francine Bloom, Elizabeth Clive, Sarah Clive, Nia Dauncy, Renato De Fazio, Suzy Gilmore, Luke Jenkinson, Michael Hakeem, Angelina Le, Julianne Le, Nina Malone, Joe Redington, Huyen Tran; der Hairstylistin Victoria Barnes; sowie Peggy Sadler, Jo Godfrey Wood, Mary-Clare Jerram, Marianne Markham und Penny Warren bei Dorling Kindersley.

Dank des Verlags

Dorling Kindersley bedankt sich für Assistenz und die Beiträge zu diesem Buch bei: den Assistenten der Fotografen; den Haar- und Make-up-Stylisten; den Models; Sue Bosanko für die Erstellung des Registers sowie bei Tara Woolnough, Chuck Wills, Diana Vowles, Diana Craig, Katie John, Glenda Fisher, Ester Ripley, Ruth Hope und Ted Kinsey.

Abbildungen

Der Verlag dankt folgenden Personen und Firmen für die freundliche Genehmigung, ihre Fotos abzudrucken:
Alami Images: Sherab 17; Corbis: Eric Cahan 242 u. li.; Getty Images: Jens Koenig 19; Loretta Ray 216 u. li.; Ann Gillanders 15 ob.

Alle anderen Abbildungen
© Dorling Kindersley

Weitere Informationen finden Sie im Internet unter:
www.dkimages.com